AF560909

Dr. Randine Lewis

Der sanfte Weg zur Fruchtbarkeit

Impressum

Randine Lewis
DER SANFTE WEG ZUR FRUCHTBARKEIT
Schwanger werden mit Traditioneller Chinesischer Medizin
1. deutsche Auflage 2023
ISBN: 978-3-96257-346-1

Titel der Originalausgabe:
THE INFERTILITY CURE
The Ancient Chinese Wellness Program for Getting Pregnant and Having Healthy Babies

Übersetzung aus dem Englischen: Mona Sande (Seiten 14 - 72) & GECKO LINGUA, Samira Goth (Seiten i - 14 & 72 - 306)
Layout und Satz: © Eva Artinger
Coversatz und Layout: © Narayana Verlag
Coverabbildungen: Shutterstock 2009885258 ©morrowlight
Illustrationen: © 2004 by Brian Carli

Herausgeber:
Unimedica im Narayana Verlag GmbH,
Blumenplatz 2, D-79400 Kandern
Tel.: +49 7626 974 970–0
E-Mail: info@unimedica.de
www.unimedica.de

Anmerkung des Verlags:

Die Gleichberechtigung aller Geschlechteridentitäten ist in unserem Unternehmen eine Selbstverständlichkeit. Wir sehen daher davon ab, diese Haltung auch in unseren Publikationen zu betonen und verzichten zugunsten des Leseflusses auf Mehrfachnennungen, um einzelne Geschlechter ansprechen. Mit der Verwendung des generischen Maskulinums als neutrale, klassische Schreibweise sind alle Identitäten gemeint.

Dr. Randine Lewis

Der sanfte Weg zur Fruchtbarkeit

Schwanger werden mit Traditioneller Chinesischer Medizin

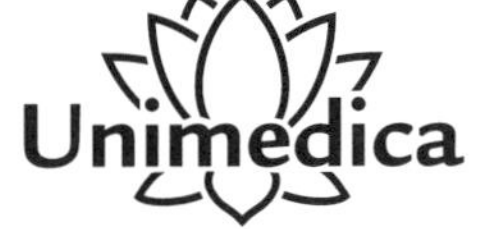

Gewidmet allen Frauen, deren Sehnsucht, dem Leben Ausdruck
zu verleihen, die Kinder von morgen hervorbringen wird.
Den Kindern, die von diesen engagierten Frauen geboren wurden:
Möget ihr immer wissen, wie sehr ihr geliebt wurdet,
noch ehe ihr geboren wart.

Für Theresa
Für Kyra
Für Lars
Danke, dass ihr euch in meinem Leben gezeigt habt.

Inhalt

Zur Verwendung dieses Buches

Falls bei Ihnen ein bestimmtes Leiden diagnostiziert wurde, das Ihre Fruchtbarkeit beeinträchtigt, können Sie direkt mit Teil 3 beginnen, der sich mit Ihrem spezifischen Problem befasst. Um jedoch den größten Nutzen aus diesem Buch zu ziehen, sollten Sie die Grundlagen der Traditionellen Chinesischen Medizin (TCM) verstehen, damit Sie die Vorschläge in den späteren Kapiteln des Buches richtig anwenden können. Wenn Sie ein wenig Hintergrundwissen über die Prinzipien der TCM besitzen, können Sie damit Ihre ganz individuellen Fruchtbarkeitsprobleme verstehen und herausfinden, wie sie sich mit dieser uralten Heilmethode behandeln lassen und was Sie dabei selbst tun können.

Ich empfehle Ihnen Folgendes:

- Lesen Sie Kapitel 3. Dann verfügen Sie über eine Grundlage zu den Prinzipien der Taditionellen Chinesischen Medizin.
- Lesen Sie Kapitel 4 und machen Sie den Diagnosetest. Dies ist unumgänglich, wenn Sie die Ursachen Ihrer Infertilität gemäß der TCM verstehen wollen. In Kapitel 4 lernen Sie auch eine Reihe von Abkürzungen kennen, die im ganzen Buch verwendet werden und sich auf bestimmte Unausgewogenheiten in den verschiedenen Organsystemen des Körpers beziehen. Sobald Sie wissen, an welchen Missverhältnissen Sie leiden, können Sie in den Kapiteln zu Ernährung, Lebensweise, Akupunktur und Heilkräutern sowie in den Kapiteln, die sich mit Erkrankungen befassen, die schulmedizinisch diagnostiziert wurden, nach dem Symbol für Ihre spezifischen Ungleichgewichte suchen.
- Ich empfehle Ihnen auch, den gesamten Teil 2 zu lesen, „Das uralte chinesische Programm zur Wiederherstellung der Fruchtbarkeit.“ Hier werden die unterschiedlichen Behandlungsmethoden der TCM beschrieben, die Sie auf Ihre spätere Diagnose im Buch anwenden können.

Obwohl ich mein Bestes getan habe, um das Material in diesem Buch leicht lesbar und verständlich zu machen, ist das Wissen auf diesen Seiten möglicherweise neu und ungewohnt. Doch wie ein chinesisches Sprichwort sagt: „Mit Zeit und Geduld wird aus der Maulbeere ein Seidenkleid.“ Mit etwas Beharrlichkeit werden Sie bald herausfinden, wie die TCM helfen kann, Fruchtbarkeit zu verbessern oder wiederherzustellen.

HINWEIS: Dieses Buch soll eine Ergänzung sein. Es ist nicht dazu gedacht, die medizinische Versorgung, ob TCM- oder schulmedizinisch-basiert, zu ersetzen. Es ist ein Versuch, in einfacher Sprache darzustellen, wie natürliche Behandlungsformen, die auf einem östlichen Modell beruhen, dazu beitragen können, Ihre Fruchtbarkeit zu verbessern. Ehe Sie einen Behandlungsplan in die Tat umsetzen, sollten Sie einen Arzt konsultieren.

In diesem Buch sind Übungen enthalten, die Ihren Körper dabei unterstützen können, seine Reproduktionsfähigkeit optimal zu fördern. Diese Übungen, die auf individuellen Mustern basieren, bieten Ihnen die Vorteile der TCM. Anspruchsvollere Behandlungen erfordern eine Konsultation bei einem lizenzierten Akupunkteur oder Arzt für östliche Medizin.

Viele der Artikel, auf die in diesem Buch verwiesen wird, stammen aus medizinischen Quellen in Europa oder Asien. Die internationale medizinische Fachwelt unterstützt natürliche Alternativen schon seit vielen Jahren. Die US-amerikanische Ärzteschaft beginnt gerade erst, wissenschaftliche Studien zur Erforschung natürlicher, komplementärer Behandlungsmethoden zu unterstützen. Dank der öffentlichen Nachfrage nimmt dieser Trend erfreulicherweise zu.

Alle in diesem Buch verwendeten Patientennamen wurden zum Schutz ihrer Privatsphäre geändert.

Einführung

Von Unfruchtbarkeit zu Mutterschaft

Meine Eltern stammen aus Skandinavien, ich selbst jedoch wuchs im nördlichen Minnesota auf. Ich habe zwei ältere Schwestern, Zwillinge, und einen jüngeren Bruder. Solange ich mich erinnern kann, wollte ich eine eigene Familie haben. Kinder zu haben schien einfach Teil meines Schicksals zu sein. Obwohl ich ein Wildfang war und weder Vater-Mutter-Kind oder typische Mädchenspiele spielte, wusste ich immer, dass ich eines Tages Mutter werden wollte.

Da meine Eltern nicht das Geld hatten, um mich zur Universität zu schicken, ging ich mit 18 Jahren zur US Air Force. Ich wurde nach Italien versetzt und heiratete mit 20 Jahren. Sechs Monate später war ich schwanger, ohne Mühe oder genaue Planung. Meine Schwangerschaft verwandelte mich. Mein Leben hatte nie zuvor so viel Sinn gemacht. Das Wunder dieses Kindes, das in mir wuchs, war unbeschreiblich. Ich brachte unsere wunderschöne Tochter Theresa zur Welt. Meine Ehe war jedoch eine andere Geschichte. Mein Mann und ich hatten unsere Leidenschaft füreinander verloren und die Partnerschaft endete.

Da meine Ehe vorbei war, richtete sich mein Blick nun auf ein berufliches Ziel. Der Enthusiasmus für das Wunder der Schwangerschaft hat mich nie verlassen und ich entschied mich für eine Karriere in der Medizin. Ich interessierte ich sehr für Geburtshilfe und Gynäkologie. Theresa ging gerade in die 3. Klasse, als ich einen Studienplatz für Medizin bekam. Mein Studium war intensiv und erforderte Opfer als Mutter, doch ich hatte meine Lebensaufgabe gefunden.

Nachdem ich den akademischen Teil meines Studiums beendet hatte, traf ich Ed, einen Arzt aus Texas, den ich heiratete. Wir beschlossen, eine eigene Familie zu gründen. Währenddessen begann ich, in Houston als Konsiliarärztin zu arbeiten.

Okay, *ich* wollte unsere Familie vergrößern; Ed hatte es weniger eilig, er war zufrieden mit unserem Leben, wie es war. Doch meine Sehnsucht, ein weiteres Kind zu bekommen, wurde zu einer fixen Idee.

Gleichzeitig hatte ich hormonelle Probleme. Meine Gelenke schmerzten, ich hatte Rücken- und Knieschmerzen, musste häufig urinieren, schwitzte nachts, hatte Haarausfall, meine Periode war extrem unregelmäßig und blieb manchmal ganz aus. Eine medizinische Untersuchung ergab, dass mein Östrogen- und Progesteronspiegel alarmierend niedrig war, weshalb ich nicht schwanger werden konnte. Der Arzt empfahl Clomifen, ein Medikament, das die Eierstöcke einer Frau überstimulieren soll, damit sie mehr Eizellen produzieren, was die Chancen auf eine Schwangerschaft erhöht. Diese Empfehlung erschien mir falsch: Warum sollten meine Eierstöcke hyperstimuliert werden, wenn das Problem offensichtlich in meinem gesamten Hormonsystem lag? Ed war ebenfalls gegen solch ein Vorgehen. Während seiner medizinischen Ausbildung hatte er die unglücklichen Folgen von Mehrlingsgeburten aus erster Hand miterlebt: fötale Not und Tod, Zwei-Kilo-Babys, die gerade noch durch lebenserhaltende Maßnahmen am Leben gehalten wurden, um dann für ihr Leben irreparabel geschädigt zu sein.

Doch in meiner Verzweiflung hätte ich mich *jeder* medizinischen Prozedur unterzogen, um schwanger zu werden. Ich kam schließlich zu dem Schluss, dass ich mein hormonelles Problem selbst lösen musste. Ich konnte mich jedoch nur an sehr wenige praktische Informationen aus meiner medizinischen Ausbildung erinnern – aus gutem Grund, denn sie wurden nie vermittelt! Wir lernten etwas über Frauenkrankheiten, aber nicht über gynäkologische *Gesundheit* und noch weniger über reproduktive Gesundheit. Also begann ich alles zu lesen, was ich in der Bibliothek, im Buchhandel und in medizinischen Suchmaschinen finden konnte. Ich fing an, mich gesund zu ernähren und Sport zu treiben, und verschlang jedes Buch, das je über natürliche Empfängnis geschrieben wurde. Mit der Zeit hörte ich auf, Alkohol zu trinken und zu rauchen, trank weder Kaffee noch Diät-Limonaden und aß keinen Zucker, keine Milchprodukte und kein Fleisch. Ich kaufte nur in einem exklusiven Bio-Supermarkt ein, der sich auf biologische Lebensmittel spezialisiert hatte. Ich ernährte mich streng vegan, trank jeden Tag ein Gläschen Weizengrassaft und nahm eine Fülle von Nahrungsergänzungsmitteln ein. In einem Buch las ich, dass Akupunktur bei Infertilität helfen konnte. Obwohl dies ein wenig weit hergeholt schien, war ich fasziniert. Ich fand einen Arzt, der akupunktierte, und einen anderen, der neben Akupunktur auch chinesische Kräuter verschrieb. Ein weiterer hatte sich auf Kräutermedizin für Gynäkologie spezialisiert. Ich suchte alle drei auf! Außerdem begann ich, Kräuterheilmittel für Fruchtbarkeit zu recherchieren, und nahm natürliche Heilmittel wie wilden Yams, Vitex und andere Kräutertonika. Ich machte Tees, Tinkturen und andere Gebräue, von denen jedes schlimmer roch und schmeckte als das andere. Ich braute Mischungen aus rohen chinesischen Kräutern auf dem Herd, hielt mir die Nase zu und schluckte jeden Tag meine speziellen Kräutertränke herunter.

Trotzdem wurde ich nicht schwanger. In meiner Not versuchte ich alles Mögliche. Ich machte Kopfstand, schob beim Sex Kissen unter die Hüften, wartete und betete viel. Jeder Monat war ein Kreislauf aus gespannter Erwartung und Verzweiflung. Ich wurde fast nach Schwangerschaftstests für zu Hause süchtig. Beim kleinsten Anzeichen eines möglichen Schwangerschaftssymptoms (ein Stechen in der Gebärmutter, empfindliche Brüste, Übelkeit) kaufte ich *nur einen* Schwangerschaftsfrühtest und schwor mir, keinen weiteren zu kaufen, falls er negativ war. Aber jedes Mal wurde ich enttäuscht. Ich begann, die einzelne rosa Linie zu verabscheuen, nur um es am nächsten Morgen erneut zu versuchen.

Wenn man versucht, schwanger zu werden, scheint es, als würde jede Frau um einen herum plötzlich schwanger werden. Ich begann, mich über die Kleinbusse zu ärgern, die die „Storchenverein"-Parkplätze am Supermarkt belegten. Es kam mir vor, als wäre ich die Einzige, die diesem Verein nicht beitreten durfte. Ich sah obdachlose Frauen mit schwangerem Bauch unter der Brücke mit einer Kippe in der einen und einem Bier in der anderen Hand. Würde ich einem Kind nicht ein besseres Zuhause bieten? Jeder Aspekt meines Seins wurde infrage gestellt: mein Selbstwertgefühl, meine Weiblichkeit, mein Beruf, meine Ehe, mein Glaube.

In der Zwischenzeit bemerkte ich allerdings positive Veränderungen in meinem Körper. Mein Haarausfall hörte auf. Meine Gelenke schmerzten nicht mehr. Ich hatte mehr Energie und fühlte mich allgemein besser. Drei Monate später wurde ich mit Kyra schwanger. Ich war überglücklich. Meine Faszination für die fernöstliche Medizin wuchs. Ich wollte diese nicht-invasive, gesunde Denkweise noch besser verstehen. Ich schrieb mich an der Abendschule für chinesische Medizin ein und schloss das vierjährige Programm in zweieinhalb Jahren ab. Meine Freunde und meine Familie standen staunend daneben. Eine Karriere in der „echten" Medizin aufgeben, um diesem Kauderwelsch nachzugehen? Doch ich hatte die Wirksamkeit dieser für mich neuartigen Medizin am eigenen Leib erfahren und wollte wissen, wie und warum sie wirkt. Vor allem aber wollte ich anderen Frauen helfen, die ebenfalls mit Unfruchtbarkeit zu kämpfen hatten.

Als ich meine Ausbildung abgeschlossen hatte, hatte ich jedoch nicht das Gefühl, genug über die chinesische Medizin zu wissen, um sie effektiv auf andere anzuwenden. Also zog ich mit meiner Familie in eine Stadt an der Ostküste Chinas, wo ich in einem Krankenhaus für Traditionelle Chinesische Medizin arbeitete. Dieses Krankenhaus hatte Abteilungen wie jedes beliebige amerikanische Krankenhaus – Neurologie, Kardiologie, Dermatologie, Notfallmedizin. Die diagnostischen Geräte waren ähnlich, mit dem Unterschied, dass jeder Patient nur mit Akupunktur oder Kräutern behandelt wurde. Obwohl ich diese Erfahrung gerne als besonders und exotisch darstellen würde, ist ein Teil der Wahrheit, dass dem Krankenhaus eine Zentralheizung fehlte und es nicht so sauber war, wie ich es mir gewünscht hätte. Doch alle Ärzte, mich eingeschlossen, arbeiteten außergewöhnlich hart und das System war äußerst effizient und freundlich.

Mein Praktikum konzentrierte sich auf Patientinnen mit gynäkologischen Problemen, insbesondere mit Unfruchtbarkeit. (Frauen in China werden spätestens in ihren Dreißigern auf Empfängnisprobleme aufmerksam gemacht. Diese gesundheitliche Beeinträchtigung wird sehr ernst genommen und sofort angegangen.) Ich sah bis zu vierzig Frauen am Tag. Ich untersuchte ihre sogenannten Muster, fühlte ihren Puls und sah mir ihre Zunge an. So sehr diese Routine sich vom amerikanischen Krankenhaussystem unterschied, sie funktionierte. Ich behandelte Patienten, bis die chinesische Medizinphilosophie mir zur zweiten Natur wurde.

Die meisten Patientinnen wollten eine Diagnose und Kräuterverschreibungen, andere kamen für eine Akupunktur. In manchen Behandlungszimmern standen acht bis zehn Betten, um die Masse der Patientinnen unterzubringen, doch jede einzelne erhielt die volle Aufmerksamkeit ihres Arztes. Die Patienten unterhielten sich während ihrer Behandlungen mit den Ärzten und auch untereinander, und schienen ihre wöchentlichen Ausflüge ins Krankenhaus zu genießen. Ich lernte eine ganz andere Auffassung von Gesundheitsfürsorge kennen: Hier waren Ärzte und Patienten ein Team.

Nach meiner Rückkehr aus China eröffnete ich eine eigene gynäkologische Praxis in Houston. Ich habe selbst geforscht und eine Dissertation über die Behandlung von

Fruchtbarkeitsproblemen mit Traditioneller Chinesischer Medizin verfasst. Es war meine wahre Leidenschaft, Frauen bei der Empfängnis zu helfen.

Nach Kyras Geburt verhütete ich nicht mehr, kehrte aber zu meinem normalen ungesunden US-amerikanischen Lebensstil zurück. Nach einigen Jahren wollten wir noch ein Baby. Ich begann, mich gesund zu ernähren, änderte mein Bewegungsprogramm, maß meine Basaltemperatur und nahm Vitamine und Kräuter zu mir. Diesmal wurde ich recht schnell schwanger. Doch neun Wochen später wachte ich eines Morgens auf und wusste, dass ich das Baby verloren hatte. Meine Brüste waren nicht mehr empfindlich und ich fühlte mich einfach nicht mehr schwanger. Ich rief meinen Gynäkologen an, der mir versicherte, dass alles in Ordnung sei. Meine subjektiven Anzeichen seien zwar nicht klinisch bedeutsam, aber ich könne mich untersuchen lassen. Mein Instinkt hatte recht: Mein hCG-Wert war gesunken und beim Ultraschall fand man keinen Herzschlag. In der zehnten Woche hatte ich eine Fehlgeburt.

Ich war am Boden zerstört. Mein ganzes Leben konzentrierte sich auf Fruchtbarkeit, aber den Verlust meines eigenen Kindes konnte ich nicht verkraften. Ich durchlebte vier der fünf Trauerphasen – Verleugnung, Wut, Verhandeln und Depression –, kam aber nie zur Akzeptanz. Niemand, nicht einmal mein Mann, verstand mich. Meine Freunde und Familie drängten mich, „es hinter mir zu lassen“. Aber dies war mehr als ein materieller Verlust – ein Teil meiner Seele war gestorben. Ich wurde mit der übermächtigen Verzweiflung nicht fertig. An Heiligabend ließ ich eine Ausschabung vornehmen. Mein Arzt gab mir Schmerztabletten für die Genesungszeit. Der körperliche Schmerz war zwar gering, aber der emotionale Schmerz war unerträglich. Ich schluckte so viele Pillen, dass ich völlig betäubt war. In den nächsten Monaten nahm ich weiterhin Kräuter ein und machte ein paar Akupunkturbehandlungen, aber in Wahrheit fühlte ich mich körperlich und seelisch abgeschaltet. Zum Glück wurde ich im Februar wieder schwanger.

Als meine hCG-Testergebnisse wieder sanken, befürchtete ich das Schlimmste. Zu meinem geplanten Ultraschalltermin war ich wie versteinert, weil ich Angst hatte, dass mein Baby tot sei. Ich verstand nicht, warum ich all das ertragen musste. Meine größte Sorge war, dass ich vielleicht nicht dazu bestimmt war, ein weiteres Kind zu bekommen. Ich änderte meine Gebete und bat um die Kraft, dies durchzustehen, anstatt es so zu gestalten, wie ich es wollte. Der Gedanke, dass meine Verluste vielleicht jemand anderem helfen könnten, gab mir etwas Frieden. Plötzlich wusste ich, dass alles in Ordnung sein würde, egal wie das Ergebnis ausfallen würde. Mich überkam eine stoische Gelassenheit und ich ging mit einem neuen Gefühl der Stärke zu meinem Termin. Meine Augen klebten am Ultraschallbildschirm, als mein Arzt den Stab neu positionierte, um nach dem Fötus zu suchen, und da war er – ein Herzschlag! Das Leben war wieder lebenswert. Sechs Wochen später war meine Fruchtwasseruntersuchung normal. Und ich würde einen Jungen bekommen!

Im fünften Monat meiner Schwangerschaft hatte ich plötzlich heftige Blutungen. Bei mir wurde *Vasa praevia* diagnostiziert, was bedeutet, dass die Plazenta zu tief lag, über dem Muttermund. Als sich die Gebärmutter ausdehnte, um das wachsende Baby aufzunehmen, hatte ein großes Gefäß zu bluten begonnen. Für den Rest meiner Schwangerschaft wurde mir Bettruhe verordnet. Ich lag fast drei Monate lang flach auf dem Rücken und tat nichts, außer fernzusehen.

In der 32. Woche hörte ich nicht auf zu bluten. Lars wurde acht Wochen zu früh per Not-Kaiserschnitt geboren; seine Nabelschnur war verknotet und dreimal um seinen Hals gewickelt. Der kleine Kerl hat einige große Hindernisse überwunden, um auf die Welt zu kommen! Er verbrachte zwei Wochen auf der Neugeborenen-Intensivstation. Heute sind Lars und meine anderen Kinder völlig gesund. Aber all diese Erfahrungen haben mich gelehrt, dass ich selbst Verantwortung für meine eigene reproduktive Gesundheit übernehmen muss.

Die Schulmedizin hatte mir einst weisgemacht, ich sei unfruchtbar oder irgendwie „kaputt". Doch ich war nicht unfruchtbar, sondern nur aus dem Gleichgewicht. Um mich selbst zu heilen, musste ich mich anderen Denkweisen öffnen, die auf einem Konzept des Wohlbefindens und nicht der Krankheit basieren. Ich musste meinen Körper als Verbündeten begreifen, nicht als Feind, als etwas, das genährt und geheilt werden musste, damit darin ein Kind wachsen konnte.

Aus meinen eigenen Kämpfen um Fruchtbarkeit erwuchs das Mitgefühl und die Entschlossenheit, alles zu tun, damit andere Frauen nicht solche Dinge erleben müssen, ohne dass ihnen alles zur Verfügung steht, was die Medizin – westlich oder östlich – zu bieten hat.

Heute kann ich meinem steinigen Weg zur Mutterschaft eine Bedeutung geben. Mein Kampf mit der Fruchtbarkeit war keine Krankheit, sondern ein Mangel an reproduktivem und hormonellem Gleichgewicht. Ich glaube, dass ich herausgefordert wurde, manchmal über meine Kräfte hinaus. Doch ich weiß, dass diese Erfahrungen mir Kraft geben. Die Hindernisse, die ich überwunden habe, machen mich zu einer besseren Mutter und Ärztin. Ich hoffe, dass dieses Buch auch Ihnen helfen wird, Ihre beeinträchtigte Fruchtbarkeit zu überwinden. Ich hoffe, dass es ein wertvoller Ratgeber sein wird, der Ideen, Behandlungen und Lösungen bietet, die über das von den westlichen Ärzten Gesagte hinausgehen, und dass es Ihnen einen natürlicheren und hilfreicheren Weg eröffnet, ein Baby auszutragen. Hier im Westen sind uns die TCM-Techniken vielleicht nicht vertraut, aber sie haben Millionen von Frauen seit Jahrtausenden geholfen. Sie sollen Gesundheit und Wohlbefinden auf natürliche Art fördern und uns fruchtbar machen.

Ich weiß nicht, welchen Schmerz Sie bei Ihrer Bemühung um eine Empfängnis erlebt haben – die Enttäuschung, die Frustration, die Hoffnung und die Hoffnungslosigkeit bei jedem negativen Schwangerschaftstest. Vielleicht haben Sie, wie ich, den Kummer gespürt, ein Kind zu verlieren. Vielleicht haben Sie, wie ich, die Verantwortung über Ihren Körper an Ärzte abgegeben, in der Hoffnung, dass sie irgendwie alles besser machen werden. Ich weiß nicht, warum uns ein so schmerzhafter Weg auferlegt wurde, warum wir solche Kämpfe durchmachen müssen, um unsere Kinder auf die Welt zu bringen. Doch ich weiß, wenn wir in die Gesichter unserer Kinder schauen, werden sie sich *nie* fragen müssen, ob sie wirklich gewollt sind. Unsere Kinder werden, egal auf welchem Wege sie zu uns gekommen sind, ihre Eltern ansehen und aus tiefstem Herzen *wissen*, wie sehr wir sie schätzen und wie wir uns bemüht haben, ihnen das Leben zu schenken. Es gibt kein größeres Geschenk.

TEIL 1

Ändern Sie Ihre Einstellung zu Unfruchtbarkeit

Ein hervorragender Arzt behandelt nicht nur Krankheiten, sondern lehrt die Gesellschaft und hilft, die Absichten der Menschheit zu formen.

Sun Si Miao*

Als ich anfing, TCM zu studieren, fiel es mir schwer zu glauben, was mir präsentiert wurde. Ich ertappte mich dabei, dass ich mich mit meinen Professoren stritt, bis einer von ihnen mir sagte, ich solle alle Ideen der westlichen Medizin vergessen, die ich bis dahin als einzige Wahrheit akzeptiert hatte. Was für eine Herausforderung – meinen wissenschaftlichen Hintergrund beiseite zu lassen und mich auf neue Ideen und ein neues Paradigma einzulassen! Doch die Tatsache, dass die TCM seit Tausenden von Jahren bei unzähligen Menschen wirkt und ihre Praktiken auch mir selbst geholfen hatten, auf natürlichem Wege schwanger zu werden, während die einzige Lösung meines westlichen Arztes in der Einnahme von Clomifen bestand, spornte mich an, alles über die TCM zu lernen, was ich konnte, insbesondere zum Thema Unfruchtbarkeit.

Also lernte ich, die Prinzipien der chinesischen Medizin anzuwenden und beobachtete das Staunen meiner Patientinnen, als sie schwanger wurden, nachdem die Schulmedizin ihnen keine Hoffnung gegeben hatte.

* Alle im Buch vorkommenden Zitate wurden nach der Zitierweise der Originalausgabe übernommen.

Ich bin sowohl für meine westliche als auch östliche Ausbildung dankbar, denn dadurch kann ich eine Brücke zwischen beiden medizinischen Weltanschauungen sein. Ich schätze die Fähigkeit der westlichen Medizin, jeden Moment des Reproduktionszyklus einer Frau zu messen, was mir erlaubt, genau zu bestimmen, wo der mögliche Mangel an Harmonie liegen könnte. Ebenso habe ich großen Respekt vor den technischen Errungenschaften der schulmedizinischen Wissenschaft, die es uns ermöglichen, mit großer Genauigkeit in den Körper zu sehen, vor der Mikrochirurgie, die die kleinsten Risse und Verstopfungen reparieren kann, und vor allem vor der assistierten Reproduktionstechnologie (ART), die es Frauen ohne Hoffnung auf eine Schwangerschaft ermöglicht, Kinder zu gebären.

Allerdings hat mir meine medizinische Ausbildung in TCM eine andere Perspektive eröffnet. Die östliche Medizin betrachtet den Körper als Mikrokosmos der Natur. Krankheit oder Fehlfunktion ist eine Störung im „Ökosystem" des Körpers und die Gesundheit wird wiederhergestellt, indem das gesamte System behandelt wird, anstatt nur einen Teil davon zu reparieren. Schon der Arzt Paracelsus sagte im 16. Jahrhundert: „Der Arzt ist nur der Diener der Natur, nicht ihr Herr. Daher ist es Aufgabe der Medizin, dem Willen der Natur zu folgen."

Unser Fortpflanzungssystem besteht nicht aus isolierten Organen und Mengen an separaten Hormonen. Jedes Element im System muss reibungslos funktionieren, damit die Bedingungen für eine Schwangerschaft passen. Wenn man die Gesundheit des Körpers wiederherstellt, wird das Reproduktionssystem einer Frau das tun, wofür es von Natur aus geschaffen wurde: ein gesundes Kind empfangen und austragen.

Der erste Schritt zur Wiederherstellung der Fruchtbarkeit ist nicht ein Medikament oder ein Verfahren, nicht einmal eine Akupunkturbehandlung: Es geht vielmehr darum, eine neue Denkweise über sich selbst, seinen Körper und seine Gesundheit zu entdecken. Die ersten Kapitel dieses Buchs sind eine Einführung in die verschiedenen Herangehensweisen der westlichen und östlichen Medizin zur Behandlung von Infertilität. Beide medizinischen Disziplinen haben ein schlüssiges Weltbild. Aber ich glaube, die östliche Methode bietet in vielen Fällen Alternativen für Frauen, die unter ihrer Unfruchtbarkeit leiden und für sich prüfen wollen, ob östliche Methoden ihre westlichen Behandlungen effektiver machen können.

Es gibt ein chinesisches Sprichwort: „Wir irren nie so weit, wie wenn wir glauben, den Weg zu kennen." Ich erwarte nicht, dass Sie Ihre kritischen Fähigkeiten hinter sich lassen und diese Ideen allein aufgrund Ihres Glaubens akzeptieren. Ich bitte Sie nur, einen offenen Geist zu bewahren. Nähern Sie sich dieser Materie mit Interesse und einem Sinn für die Möglichkeiten an und Sie werden die Hilfe finden, die Sie brauchen.

Kapitel 1

Unfruchtbarkeit gibt es nicht

Es kann beängstigend sein, diese Sehnsucht nach einem Kind – es ist schwer, die verzweifelte Dringlichkeit zu verstehen.

Wendy Wasserstein, preisgekrönte Bühnenautorin und erstmals Mutter im Alter von 46 Jahren, aus *Creating A Life* von Sylvia Ann Hewlett

Während die Frage „Wann beginnt das Leben?" im Laufe der Jahrhunderte immer wieder diskutiert wurde, ist ein Thema praktisch unumstritten: der intensive Wunsch der meisten Frauen, Kinder zu bekommen. Junge Mädchen springen Seil und singen: „Erst kommt die Liebe, dann kommt die Ehe, dann kommt Maria mit dem Kinderwagen!" Selbst Mädchen, die als Heranwachsende kein Interesse an Babys oder Puppen zeigen, gehen davon aus, dass sie die Fähigkeit, wenn nicht sogar den Wunsch haben, Kinder zu bekommen.

Doch wenn Kinder zu Teenagern werden, verlagert sich der Schwerpunkt darauf, erst einmal *kein* Kind zu bekommen. Die meisten Jugendlichen sind heutzutage gut darüber informiert, wie man durch Kondome, Antibabypillen, Abstinenz usw. eine Schwangerschaft verhindert. Dies ist für Teenager sicherlich wichtig. Doch was ist mit Frauen, die feststellen, dass es nicht so einfach ist, schwanger zu werden, wie man ihnen weismachte, wenn sie schließlich bereit sind, ein Kind zu bekommen? Hierbei handelt es sich nicht um ein kleines oder nur das Problem einzelner Betroffener. In Deutschland ist laut Bundesministerium für Familie, Senioren, Frauen und Jugend fast jedes zehnte Paar zwischen 25 und 59 Jahren ungewollt kinderlos. (Ein Paar gilt als unfruchtbar, wenn nach zwei Jahren ohne Verhütung keine Schwangerschaft eingetreten ist.)

Es gibt viele verschiedene Ursachen für Infertilität – leider wissen Paare oft erst, dass es ein Problem gibt, wenn sie ein Baby bekommen wollen. Dann geraten sie in eine endlose Spirale aus Diagnose, Behandlung, dem Versuch, schwanger zu werden, und dem Scheitern, noch mehr Diagnose, noch mehr Behandlung und noch mehr Scheitern. Als Ärztin, die sich mit Fruchtbarkeitsproblemen befasst, weiß ich aus erster Hand, welche verzweifelte Sehnsucht diese Paare nach einem Kind haben.

Mutterschaft um jeden Preis

Oh, was für eine Macht ist Mutterschaft, sie besitzt einen starken Zauber. Alle Frauen kämpfen gleichermaßen erbittert um ein Kind.

Euripides, *Iphigenie In Aulis,* um 405 v. Chr.

Für ein Paar mag die Diagnose Unfruchtbarkeit schwierig sein, doch für eine Frau ist sie vernichtend. Wenn einem gesagt wird, dass man unfruchtbar ist, ist das so, als ob man erfährt, dass der Körper seine eigentliche Existenzberechtigung verloren hat. Seit jeher galt eine Frau, die „steril" war, als vom Unglück verfolgt. Im Alten Testament gibt es mehrere Geschichten über Frauen, die ohne Unterlass um ein Kind beteten. Rachel, Jacobs Frau, ging so weit, Jacob zu bitten, ihre Dienerin zu schwängern, damit sie das Kind dann als ihr eigenes beanspruchen konnte. Märchen um Märchen (*Rumpelstilzchen, Däumelinchen, Dornröschen)* beschreibt die Sehnsucht nach Kindern, die von Königin und Bäuerin in gleicher Weise erlebt wurde. Frauen versuchten alles – vom Gebet über Zaubertränke, seltsame Sexualstellungen, Drogen bis hin zur Leihmutterschaft –, um ihre Fruchtbarkeit zu steigern.

Heute wird Fruchtbarkeit durch die Tatsache kompliziert, dass die Frauen länger warten, bis sie Mütter werden. Seit den 1950er-Jahren ist das Heiratsalter bei Männern und Frauen stetig gestiegen. Wir heiraten erst mit Ende 20 oder gar Ende 30 und verschieben das Kinderkriegen auf einen noch späteren Zeitpunkt. Wir glauben, dass wir zwischen Menarche und Wechseljahren jederzeit Kinder bekommen können, und wollen warten, bis es perfekt in unsere Lebensplanung passt.

Ich wollte, es wäre so einfach. Viel zu viele von uns stellen fest, dass unser Körper nicht für Kinder bereit ist, wenn wir es sind. Einigen Statistiken zufolge erreicht die Fruchtbarkeit einer Frau in ihren frühen Zwanzigern ihren Höhepunkt und beginnt bereits im Alter von 27 Jahren zu sinken. Bis zum Alter von 35 Jahren verringern sich die Chancen einer Frau, schwanger zu werden, um 50 Prozent, und bis zum Alter von 40 Jahren schrumpfen sie auf 20 Prozent. (Diese Statistiken mögen zwar zutreffen, doch es gibt Möglichkeiten, wie eine Frau in fast jedem Alter ihre Fruchtbarkeit erhöhen kann.) Das Alter, dessen Auswirkungen durch jahrelange schlechte Ernährung und Stress oftmals noch verstärkt werden, erschöpft das Fortpflanzungssystem von Frauen und Männern gleichermaßen. Der Körper der Frau kann die Belastungen, ein gesundes Kind zu empfangen und auszutragen, nicht mehr so einfach auf sich nehmen. Monat für Monat steigt die Hoffnung, nur um mit dem Einsetzen der Menstruation wieder zu sinken.

Aber Frauen sind hartnäckig. Wir geben unseren Kinderwunsch nicht so leicht auf – vor allem seit die westliche Reproduktionsmedizin einige der größten Wunder der modernen Wissenschaft vollbracht hat. Die „Infertilitätsepidemie" hat eine riesige Industrie für Biomedizin hervorgebracht, die all jene behandelt, die Kinder wollen, aber keine bekommen können. Die assistierte Reproduktionstechnologie (ART) hat in der Tat vielen Frauen Hoffnung gegeben. Doch die physischen, emotionalen und finanziellen Kosten dieser Behandlungen sind hoch. Frauen geben ihr ganzes Geld für In-vitro-Fertilisationszyklen (IVF) aus. Sie nehmen Medikamente, die ihre Eierstöcke hyperstimulieren und sie in eierproduzierende, hormonwütige Wahnsinnige verwandeln. Frauen haben Sex, haben keinen Sex, haben Sex nach Zeitplan, haben ständig Sex – was immer funktionieren soll. Sie lassen zu, dass ihre Eizellen entnommen, außerhalb ihres Körpers befruchtet und wieder in die Gebärmutter eingesetzt werden, in der Hoffnung, dass wenigstens eine Eizelle „ankommt". Sie greifen auf Leihmütter zurück oder verwenden die Eizellen anderer. Wir Frauen unterziehen uns buchstäblich jeder Prozedur, egal wie gefährlich oder erniedrigend sie auch sein mag, um Mutter zu werden. Doch nur allzu oft sind wir am Ende pleite und untröstlich, unsere Arme leer und unsere Körper erschöpft.

Leider hören wir zwar viel darüber, wie die westliche Reproduktionsmedizin Frauen bei der Empfängnis geholfen hat, aber viel weniger über die Schmerzen, die Kosten und die statistisch geringen Erfolgsquoten solcher Verfahren. Die Forschung zeigt, dass selbst junge Frauen, die auf IVF-Techniken zurückgreifen, eine Empfängnischance von lediglich 20 bis 30 Prozent haben. Bei Frauen im Alter von 39 Jahren sinken die Chancen auf weniger als 10 Prozent und bei Frauen im Alter von 44 Jahren auf nur 3 Prozent. Im Durchschnitt durchlaufen Frauen sieben ART-Zyklen, bevor sie entweder schwanger werden oder aufgeben. Bei ihren Versuchen, Kinder zu bekommen, nehmen manche sogar Kredite auf, um die hohen Kosten bezahlen zu können.

Glücklicherweise haben diese Misserfolge viele Frauen dazu veranlasst, nach gesünderen, ganzheitlicheren Methoden der Fruchtbarkeitsverbesserung zu suchen. Für diese Frauen bietet meine Praxis in der Eastern Harmony Clinic und bei Fruchtbarkeits-Retreats eine Alternative, wo ich TCM-Techniken anwende, um die Fruchtbarkeit von Frauen und Männern zu steigern und ihre Gesundheit zu verbessern. Die Traditionelle Chinesische Medizin kann in Verbindung mit modernster westlicher Reproduktionsmedizin eingesetzt werden, um die Chancen auf Empfängnis zu erhöhen. Sie kann einer Frau auch helfen, auf sanfte und natürliche Weise einen Zustand von Gesundheit und Wohlbefinden zu erreichen, der es ihrem Körper ermöglicht, ein gesundes Kind zu empfangen und zu gebären.

Dieses Buch beschreibt die Grundlagen des Fruchtbarkeits- und Gesundheitsprogramms, mit dem ich Frauen behandle. Beginnen wir mit der Geschichte einer solchen Frau, die stellvertretend für die vielen Hundert steht, die mit ihren Fruchtbarkeitsproblemen, mit ihrer Verzweiflung, aber auch ihrer Hoffnung zu mir kommen.

Der dritte Weg zur Empfängnis: Susies Geschichte

Man hatte bei Susie „unerklärliche Unfruchtbarkeit" diagnostiziert, das heißt ihre Ärzte konnten keinen genauen hormonellen oder körperlichen Grund für ihren unerfüllten

Kinderwunsch finden. Ihr Reproduktionsendokrinologe hatte ihr Hormonspritzen verabreicht, um ihre Eierstöcke zur Produktion von mehr Eizellen anzuregen, sowie intrauterine Inseminationen, um mögliche Zervix- oder Spermafaktoren zu umgehen. Aber nichts hatte funktioniert. Eine Freundin erzählte ihr von meinem Programm und Susie wollte es damit probieren. „Was hatte ich zu verlieren?“, erzählte sie mir später.

Als Susie zum ersten Mal einen Termin in unserer Klinik vereinbarte, lud sie eine Reihe von Formularen herunter, die sie im Voraus ausfüllen und mitbringen sollte. Darin wurde sie nach ihrem allgemeinen Gesundheitszustand, ihrer Ernährung, ihren Emotionen und spezifischen menstruellen und hormonellen Beschwerden gefragt. Susie fand manche Fragen irrelevant für ihr Fertilitätsproblem, doch sie füllte alles aus und brachte es zum Termin mit.

Susie war frustriert, ängstlich und skeptisch. Sie wusste viel darüber, was ihr die westliche Medizin zur Erfüllung ihres Kinderwunsches zu bieten hatte, war aber nicht vertraut mit natürlicheren Ansätzen zur Steigerung der Fruchtbarkeit. Wir unterhielten uns über ihren allgemeinen Gesundheitszustand und die Probleme, die sie bei der Empfängnis hatte, und ich sah mir ihren Fragebogen an, um mich mit ihren Symptomen vertraut zu machen. Dann fühlte ich Susies Puls – eine der wichtigsten Diagnosemethoden in der TCM. (TCM-Ärzte lernen, neun verschiedene Stellen beim Puls eines Patienten zu lesen.) Ich sah mir ihre Augen und ihre Zunge an und suchte nach äußeren Anzeichen für innere Energien. Ich wollte sehen, wo der Fluss von Susies Lebenskraft oder Qi (sprich: Tschie) blockiert oder aus dem Gleichgewicht geraten war.

Nachdem ich Susies Zustand beurteilt hatte, sagte ich: „Ich glaube, Sie haben ein Energieungleichgewicht in den Meridianen, die zu Ihren Fortpflanzungsorganen führen. In der Traditionellen Chinesischen Medizin müssen Nieren, Leber und Milz im Gleichgewicht sein, damit auch Eierstöcke und Gebärmutter ausgewogen sind, denn diese Energiesysteme sind eng mit der Fortpflanzung verknüpft. Die energetische Unausgewogenheit hat auf Ihre Hormone ebenso Einfluss wie auf Ihre allgemeine Gesundheit.“

„Aber mein Reproduktionsendokrinologe hat keine Probleme bei meinen Hormonen festgestellt“, erwiderte Susie.

„Viele hormonelle Probleme treten bereits durch leichte Imbalancen im Hormonsystem auf, was Auswirkungen auf die Art und Weise hat, wie der Körper Hormone produziert“, erklärte ich ihr. „Moderne westliche Diagnosetechniken entdecken vielleicht keine Anomalien, aber selbst eine kleine Abweichung kann das gesamte System aus der Balance bringen, sodass es nicht mehr optimal funktioniert. Wir müssen Ihre Hormone und die anderen Systeme in Ihrem Körper wieder ins Gleichgewicht bringen.“

„Meine Hormone wurden stimuliert, aber ohne Erfolg“, entgegnete Susie.

„Ich rede nicht davon, Ihre Hormone zu stimulieren, sondern die natürliche Balance Ihres Körpers wiederherzustellen“, versicherte ich ihr. „Stellen Sie sich Ihren Körper wie einen Fluss vor. Die Gesundheit des Flusses hängt vom natürlichen Lauf des Wassers ab. Wenn die Natur ihre Aufgabe erfüllt, fällt der Regen in den Bergen, fließt in Rinnsalen bergab in Bäche, dann in größere Bäche und schließlich in den Fluss. Aber wenn der Fluss nicht genug Wasser bekommt – zum Beispiel bei einer Dürre –, fließt das System nicht so, wie es soll. Die westliche Lösung für eine Dürre ist, die Schleusen eines Staudamms flussaufwärts zu öffnen und eine enorme Menge Wasser auf einmal abzulassen. Das führt dazu, dass Wasser in den Fluss fließt, aber es kann auch enorme Probleme verursachen, weil das Ökosystem des Flusses nicht darauf vorbereitet ist, so viel Wasser auf einmal zu verarbeiten. Hormonelle Stimulation kann denselben Effekt auf den Körper einer Frau haben: Sie überflutet das System mit einer enormen Menge an Reizen, für die der Körper einfach nicht gerüstet ist.

Die östliche Methode ist anders. Anstatt den Fluss mit Wasser aus einem Staudamm zu fluten, besteht der natürliche Ansatz darin, für Wolken zu sorgen, die gerade so viel Regen freisetzen, dass der richtige Wasserstand im Fluss wiederhergestellt wird. Traditionelle chinesische Behandlungen sind so ausgelegt, dass sie die eigene natürliche Hormonproduktion des Körpers anregen sowie Gesundheit und Harmonie des ganzen Systems wiederherstellen. Sobald der Körper in Balance ist und die Hormone richtig fließen, kann eine Empfängnis stattfinden."

„Sind Sie sicher, dass es funktionieren wird?", fragte Susie.

„Die ersten Fruchtbarkeitsbehandlungen mit der Traditionellen Chinesischen Medizin sind bereits lange vor der christlichen Zeitrechnung dokumentiert", antwortete ich. „Ich schlage ein einfaches vierstufiges Programm vor, das Ihnen helfen wird, Ihre Energien ins Gleichgewicht zu bringen und Ihren Körper darauf vorbereitet, ein Kind zu nähren. Jedes Programm ist genau auf jede Patientin zugeschnitten. Der erste Schritt besteht darin, zu diagnostizieren, was mit Ihrem Körper los ist und wie Ihre reproduktiven Energien zu harmonisieren sind. Im zweiten Schritt ändern Sie Ihre Ernährung. Im chinesischen Medizinsystem haben bestimmte Lebensmittel spezifische Eigenschaften – sie erzeugen zum Beispiel Hitze oder Feuchtigkeit. Abhängig von Ihrer Diagnose gemäß der chinesischen Medizin müssen Sie vielleicht Lebensmittel auswählen, die Ihr Blut reinigen oder den Energiefluss zu Ihren Nieren erhöhen oder Stagnationen in Ihrer Leber beseitigen. Und wir werden auch untersuchen, ob Sie bestimmte Vitamin- und Mineralstoffpräparate in Ihre Ernährung aufnehmen sollten."

„Der nächste Schritt besteht darin, Ihre Energiemeridiane frei zu machen. In Ihrem Fall sollte eine Reihe von Akupunkturbehandlungen helfen. Ich verschreibe Ihnen vielleicht auch besondere Übungen."

„Meine Freundin schwört darauf, dass es die Akupunkturbehandlungen waren, die ihr halfen, schwanger zu werden", erzählte Susie. „Aber nach all den Spritzen, die ich in den letzten Monaten bekommen habe, habe ich genug von Nadeln."

Ich erklärte: „Akupunktur ist keine Injektion. Die meisten meiner Patientinnen sagen, dass sie die Nadeln gar nicht spüren, und viele berichten mir, dass sie nach einer Behandlung entspannter sind. Ich schlage vor, dass Sie eine Behandlung ausprobieren und sehen, wie Sie sich fühlen. Wenn das nichts für Sie ist, können wir andere Möglichkeiten versuchen, wie zum Beispiel Akupressur. Das Ziel besteht darin, Ihre Energiemeridiane auszugleichen und das Qi wieder zum Fließen zu bringen."

„Im letzten Schritt erhöhen wir Ihre Chance auf Empfängnis durch den Einsatz von Kräutern, natürlichen energetischen Substanzen, die sanft zugrunde liegende Defizite korrigieren oder Blockaden lösen. Kräuterpräparate und Tonika werden in China schon seit Jahrtausenden zur Steigerung der Fruchtbarkeit eingesetzt. Wir werden jede Kräuterrezeptur individuell auf Ihr diagnostisches Muster abstimmen. Dabei gibt es unterschiedliche Kräuter für verschiedene Abschnitte Ihres Zyklus. Ich werde Ihnen auch eine Kräutermischung geben, die Ihre allgemeine Gesundheit und Ihr Wohlbefinden verbessern soll."

„Wir werden den Fortschritt ständig überprüfen und bei Bedarf Änderungen vornehmen. Allein durch die Beachtung dieser Schritte – Ernährung, Akupunktur und Kräuter – und die Anwendung von Entspannungs- und Stressabbautechniken sind viele Frauen in unserer Praxis in der Lage, innerhalb weniger Monate schwanger zu werden."

Susie sah mich erwartungsvoll an. „Glauben Sie wirklich, dass ich ein Kind bekommen kann?"

Ich wusste, was sie empfand, denn ich habe es bei Hunderten von Patienten gesehen und selbst das gleiche Bedürfnis nach Hoffnung verspürt. „Susie, wir reden hier von keiner schnellen Lösung. Chinesische medizinische Behandlungen sind so ausgelegt, dass sie *mit* der Natur statt gegen sie arbeiten, damit die Empfängnis geschehen kann, ohne sie zu forcieren. Die meisten meiner Patientinnen müssen dieses Programm mindestens drei Zyklen lang durchführen, ehe sie merkliche hormonelle Veränderungen feststellen. Doch viele von ihnen berichten über eine fast sofortige Verbesserung ihrer allgemeinen Gesundheit und des Wohlbefindens sowie über mehr Energie, mehr emotionale Ruhe und das Gefühl, dass sie mit ihrem Körper arbeiten, um sich auf die Schwangerschaft vorzubereiten. Meine Patientinnen werden bestätigen, dass diese Techniken funktionieren. Ja, ich glaube wirklich, dass sie Ihnen helfen können, ein Kind zu bekommen." Susie verließ meine Praxis an diesem Tag mit einem neuen Gefühl von Hoffnung und Perspektive. Sie kam wöchentlich zu ihren Akupunktursitzungen, stellte ihre Ernährung um und begann, die von mir verschriebenen Kräutermischungen einzunehmen. Innerhalb eines Monats waren ihre Energie und ihr allgemeiner Gesundheitszustand viel besser. Vier Monate nach ihrem ersten Besuch in meiner Praxis wurde Susie auf natürliche Weise schwanger. Sie bekam eine wunderschöne Tochter und erwartet derzeit ihr zweites „Akupunkturbaby".

Das Märchen von der Unfruchtbarkeit

Die Frauen, die ihren Weg in meine Praxis finden, haben häufig eine ähnliche Geschichte wie Susie. Sie kommen entmutigt und niedergeschlagen bei uns an, hoffnungslos und doch gleichzeitig voller Hoffnung, bei uns einen anderen Weg zu finden, um ein Kind zu bekommen. Für mich ist es ein Segen und auch eine große Verantwortung, diesen Frauen wieder die Hoffnung zurückzugeben, dass auch sie ein neues Leben in sich heranwachsen fühlen und dieses Kind in den Armen halten können.

Mein eigener Leidensweg bewegte mich dazu, meinen Fokus auf Fruchtbarkeitsstörungen zu legen. Mittlerweile behandle ich ausschließlich Frauen mit unerfülltem Kinderwunsch. Natürlich leide ich mit ihnen. Doch ich darf auch an ihrer Freude teilhaben, wenn sie es durch meine Behandlung schaffen, schwanger zu werden, nachdem sie zuvor für unfruchtbar erklärt worden waren.

Falls man auch Ihnen gesagt hat, Sie seien unfruchtbar, habe ich eine Botschaft an Sie: ***So etwas wie Unfruchtbarkeit gibt es nicht, es ist ein Irrglaube!*** Selten ist mir eine Frau im gebärfähigen Alter mit intakten Fortpflanzungsorganen begegnet, die tatsächlich zeugungsunfähig war. Solange die anatomischen Strukturen vorhanden sind, ist die Diagnose „Unfruchtbarkeit" meist eine Fehldiagnose. Viele Faktoren können dazu führen, dass eine Frau Schwierigkeiten hat, schwanger zu werden. Doch sobald diese Faktoren überwunden sind und der weibliche Körper wieder gesund ist, kann eine Befruchtung auf natürlichem Wege stattfinden.

Mein Programm ist darauf ausgelegt, Blockaden zu beseitigen, die eine Empfängnis verhindern. Die Geschichten der von mir behandelten Patientinnen sind keine Einzelfälle. Frauen auf der ganzen Welt finden natürliche Wege, um Fruchtbarkeitsstörungen zu beheben. Wenn der optimale Gesundheitszustand wiederhergestellt ist, kann sich auch der natürliche Zustand der Fruchtbarkeit wieder einstellen. Unsere Aufgabe besteht lediglich darin, uns auf den Zeitpunkt vorzubereiten, an dem das Universum sagt: „Jetzt ist es so weit."

Ich möchte Ihnen ans Herz legen, alles über Fruchtbarkeit zu lesen, das Sie finden können. Nehmen Sie Ihre Gesundheit selbst in die Hand und vertrauen Sie sich selbst. Niemand kennt Ihren Körper so gut wie Sie. Sie müssen nur lernen, Ihren Instinkten wieder zu vertrauen, bis Sie Ihre persönliche Lösung finden. Machen Sie sich vor allem bewusst: Sie sind *nicht* kaputt, Sie sind *nicht* fehlerhaft! Egal wo Ihr persönlicher Lebensweg Sie am Ende hinführt – Sie sind ganz.

Sie können ein Kind empfangen. Vielleicht müssen Sie dafür mehr Motivation und Durchhaltevermögen aufbringen, als Sie je für möglich gehalten hätten. Doch die Natur ist auf Ihrer Seite. Mit ihrer sanften Hilfe und Unterstützung wird Ihr Kind zu Ihnen kommen.

Kapitel 2

Der Irrglaube der Schulmedizin über das Wunder der Empfängnis

Um ganzheitliche Gesundheit zu erreichen, brauchen wir eine neue Art von Wissen, die auf einem tieferen Verständnis des Lebens basiert.

Dr. Deepak Chopra, *Die heilende Kraft in mir*

Werfen wir einen Blick darauf, wie der typische Behandlungsablauf einer Frau mit unerfülltem Kinderwunsch im westlichen System der Schulmedizin aussieht, und nehmen das Beispiel von Joanne.

Joanne war 37 Jahre alt und eine schlanke, attraktive Frau. Seit zwei Jahren war sie mit Bill verheiratet, einem Manager aus der Erdölindustrie. Nachdem das Paar ein Jahr lang erfolglos versucht hatte, schwanger zu werden, schickte Joannes Frauenarzt sie zur Überprüfung ihres Hormonstatus zu einem Facharzt für Endokrinologie und Reproduktionsmedizin. Dieser fand Schilddrüsen-Antikörper in ihrem Blut und stellte einen Mangel an zirkulierendem Schilddrüsenhormon fest. Bei Joanne wurde Hashimoto-Thyreoiditis diagnostiziert: Ihr eigenes Immunsystem griff die Schilddrüse an und schränkte so deren Funktionsfähigkeit ein. (Ein Mangel an Schilddrüsenhormonen wird mit Unfruchtbarkeit und wiederholten Fehlgeburten in Verbindung gesetzt.) Joannes Endokrinologe verschrieb ihr ein Levothyroxin-Präparat, das als synthetischer Ersatz für das Schilddrüsenhormon agiert. Die Behandlung machte ihr Hoffnung, nun schwanger werden zu können.

Doch auch Monate später hatte das Paar noch keinen Erfolg. Da Joannes Schilddrüsenhormone nun „korrigiert“ waren, fiel sie in eine neue diagnostische Kategorie: Unfruchtbarkeit mit ungeklärter Ursache.

Ihr Arzt empfahl ihr, Clomifen einzunehmen, ein Präparat, das die Eierstöcke zur Reifung von mehr Eizellen anregt. Durch die Einnahme fühlte sie sich zwar emotional instabil, doch es gab ihr Hoffnung.

Joanne wusste nicht, dass Clomifen (ein Anti-Östrogen) bei bestimmten Frauen zu vermehrten Problemen führen kann: Funktionsstörungen der Eierstöcke, verminderte Produktion von Zervixschleim und Verdünnung der Gebärmutterschleimhaut. Doch für Reproduktionsendokrinologen und Gynäkologen ist Clomifen in den meisten Fällen das Mittel erster Wahl, soweit der Verwendung keine spezifischen Kontraindikationen entgegenstehen. In Joannes Fall wurde ihr vom Arzt versichert, dass sie mithilfe von Clomifen ein Kind bekommen könne. Doch das Einzige, was sie bekam, waren Zysten.

Nach drei Monaten der Clomifen-Einnahme war Joanne immer noch nicht schwanger geworden. Ihr Arzt empfahl ihr, die Behandlung mit Gonadotropinhormonen fortzuführen. Joanne musste sich eine Reihe von Spritzen setzen, damit ihre Eierstöcke mehr Follikel bilden würden. Als der richtige Zeitpunkt gekommen und die Eizellen mithilfe einer weiteren Hormoninjektion freigesetzt worden waren, kam Joanne in die Klinik. Zuvor hatte Bill eine Samenprobe abgegeben, welche „gereinigt“ wurde, um nur die beweglichsten seiner Spermien zu enthalten. Das Sperma wurde in eine Spritze gefüllt und ein Katheter durch Joannes Zervix bis zur Gebärmutter geführt, in die dann die Spermien entlassen wurden (intrauterine Insemination, kurz: IUI).

Für die Medikamente hatten Joanne und Bill mehr als 2.000 US-Dollar pro Monat ausgegeben, wobei keine der Kosten von ihrer Krankenversicherung übernommen wurden. Doch nach fünf Befruchtungsversuchen mit hormoneller Stimulation war Joanne immer noch nicht schwanger. Ihr Arzt riet dem Paar nun dringend dazu, eine In-vitro-Fertilisation (IVF) in Betracht zu ziehen. Für diese Behandlung würden Kosten von 10.000 Dollar entstehen und auch für diese würde ihre Versicherung nicht aufkommen. Doch Joanne und Bill entschieden sich, es zu versuchen. Schnell wurde Joanne klar, dass die Medikamente zur Vorbereitung auf die IVF-Stimulation um Welten schlimmer waren als alles andere, was sie bisher verabreicht bekommen hatte. Bevor eine IVF durchgeführt werden kann, muss erst das körpereigene Hormonsystem der Frau unterdrückt werden – mithilfe eines Medikaments, das die Menopause simuliert. Drei Wochen lang bekam Joanne Leuprolin, das ihre körpereigene Hormonproduktion stilllegte und ihr furchtbare Kopfschmerzen bescherte. Sie bekam Hitzewallungen und litt unter Nachtschweiß; der körperliche und mentale Stress waren entsetzlich. Sobald Joannes Hormonwerte entsprechend angepasst waren, wurde ihr zur Überstimulation der Eierstöcke FSH (follikelstimulierendes Hormon) gespritzt, damit gleich mehrere reife Eizellen produziert werden konnten. Alle paar Tage kehrte sie für Bluttests und Ultraschalluntersuchungen in die Klinik zurück und freute sich, als ihr mitgeteilt wurde, dass sie recht gut auf die Medikamente ansprach. Zwei Wochen später bekam sie die Nachricht, dass sich sechs Follikel gebildet hatten.

Die enthaltenen Eizellen würden zum richtigen Zeitpunkt im Rahmen einer Nadelaspiration durch die Vagina entnommen werden.

Sobald Joannes Follikel fertig entwickelt waren, bekam sie eine weitere Injektion, um den Reifungsprozess der Eizellen weiter zu stimulieren. Daraufhin wurden diese chirurgisch entnommen und im Labor zusammen mit Bills gereinigten Spermien in eine Petrischale gegeben. Dort konnte sich die Mischung 18 Stunden lang entwickeln. Joanne war überglücklich, als sie am Telefon erfuhr, dass die meisten ihrer Eizellen erfolgreich befruchtet worden waren. Ihr wurde gesagt, sie solle sich entspannen und zwei Tage später zum Transfer der Embryos zurückkommen. Doch wie sollte sich Joanne entspannen? All ihre Hoffnungen lagen auf dieser Behandlung. Als Joanne (unentspannt) wieder in die Klinik kam, sagte ihr das Pflegepersonal, dass sich zwei der Embryonen gut genug entwickelt hatten, um in ihre Gebärmutter implantiert zu werden. Joanne begab sich in die Standardposition auf dem Frauenarztstuhl: auf dem Rücken liegend, die Beine in kalten Metallbügeln gespreizt und ihre intimsten Körperteile entblößt. Der Arzt übertrug die Embryonen in ihre Gebärmutter. Er verschrieb Joanne tägliche Progesteron-Spritzen, die ihre Chancen auf eine erfolgreiche Einnistung der Embryonen erhöhen sollten. Er sagte ihr, dass sie alle täglichen Aktivitäten wieder wie gewohnt aufnehmen könne und in zwei Wochen zum Schwangerschaftstest wiederkommen solle. Joanne konnte nicht schlafen und bekam auch fast keinen Bissen herunter, doch durch die Hormone legte sie dennoch Gewicht zu. Sie war so angespannt, dass sie sich nicht einmal mehr mit Freunden traf. Nur ihre engsten Verwandten wussten, was sie gerade durchmachte. Sie fühlte sich depressiv, einsam und hatte große Angst davor, dass die Behandlung scheitern könnte. Gleichzeitig wurde sie von Schuldgefühlen darüber geplagt, dass sie so pessimistisch war. Ständig musste sie weinen und auch ihr Ehemann konnte ihr keinen Trost spenden.

Zwei Wochen später fiel der Schwangerschaftstest negativ aus, genau wie sie es befürchtet hatte. Beim Arzt erfuhren sie, dass sie es mit einer weiteren Runde IVF versuchen oder eine Eizellenspende in Betracht ziehen könnten. Joanne war nicht schwanger; sie und ihr Mann hatten zehntausende Dollar Schulden, sie war übergewichtig, depressiv und ein Kind hatte sie immer noch nicht. Joanne und Bill entschieden sich aufzugeben. Jedes Mal, wenn sie gefragt werden, warum sie keine Kinder haben, kann sie es kaum ertragen.

Die schulmedizinische Herangehensweise

Je mehr ärztliche Interventionen mit Medikamenten, Nadeln und chirurgischen Eingriffen notwendig sind, damit Eizelle und Sperma aufeinandertreffen, desto höher ist die Wahrscheinlichkeit, dass etwas schiefläuft.

Christine Gorman, *Time*, 15. April 2002

Joannes Fall ist ein typisches Beispiel für den Behandlungsablauf der meisten Frauen mit unerfülltem Kinderwunsch. Wenn Gebärmutter und Eierstöcke in ihrer mechanischen Funktionsfähigkeit als normal befunden werden, macht die Reproduktionsmedizin keine großen Unterschiede in ihrer individuellen Herangehensweise. Mit jedem

Schritt wird mehr ärztliche Kontrolle über den weiblichen Zyklus ausgeübt. Doch auf dem verzweifelten Weg zur Mutterschaft machen Frauen dies bereitwillig mit. Die Zahl der schulmedizinischen Eingriffe zur Behandlung von Fruchtbarkeitsproblemen stieg zwischen 1995 und 1999 um 40 Prozent. Die „Kinderwunschindustrie" in den USA erwirtschaftet jedes Jahr mehr als 2 Milliarden US-Dollar. Problematisch wird es, wenn die westliche Medizin versagt. So war es in Joannes Fall und jeden Monat teilen tausende Frauen ihr Schicksal.

Die Zeugung eines Kindes ist ein komplexes Wunder, das durch zahlreiche Faktoren verhindert wird, zum Beispiel wenn Eierstöcke, Eileiter oder die Gebarmutter blockiert sind, irgendein Hormon nicht in der richtigen Konzentration vorliegt, der Menstruationszyklus nicht exakt genug verlauft, der Eisprung nicht zum passenden Zeitpunkt stattfindet, der Zervixschleim durch Östrogenmangel nicht flussig genug ist, damit das Sperma bis in die Gebarmutter gelangen kann, die Gebärmutterschleimhaut um nur einen Millimeter zu dick oder zu dünn ist, keine Zelladhasionsmoleküle produziert werden oder die Drüsen im Endometrium nicht auf das Progesteron reagieren – falls auch nur eines dieser Probleme auftritt, besteht nur eine minimale Chance, in diesem Monat schwanger zu werden, wenn überhaupt. All diese Faktoren werden nicht nur durch die Fortpflanzungsorgane und Hormone der Frau beeinflusst, sondern ebenso durch ihren allgemeinen Gesundheitszustand, ihr Stresslevel, ihr Maß an körperlicher Bewegung und ihre Essgewohnheiten.

Die Schulmedizin ist ausgezeichnet gut darin, die kleinen Details körperlicher Beschwerden und Krankheiten aufzuspüren. Diagnostische Tests, Hormonspiegel, Ultraschalluntersuchungen, genetische Tests und so weiter können häufig mit hoher Präzision Aussagen darüber treffen, was mit unseren Organen, Hormonen oder Genen nicht stimmt. Dennoch können diese Tests manchmal den Blick auf den sprichwörtlichen Wald trüben, da man so damit beschäftigt ist, die Blattadern an einem einzelnen Baum zu betrachten. Einige der subtilen darunterliegenden Dysbalancen, die womöglich den Ursprung der Unfruchtbarkeit eines Paares darstellen, kann die Schulmedizin nicht korrigieren – insbesondere, wenn dieses gestörte Gleichgewicht mit dem allgemeinen Gesundheitszustand zu tun hat.

Gehen wir zurück zu Joannes Beispiel: Der Mangel an Schilddrüsenhormonen schien die Ursache ihrer Probleme zu sein. Eine Wiederherstellung des hormonellen Gleichgewichts ihrer Schilddrüse war definitiv der richtige Behandlungsansatz und durch die Verschreibung von Levothyroxin wollte ihr Arzt genau das erreichen. Doch wäre es nicht besser, wenn Joannes Körper selbst mehr Schilddrüsenhormone herstellen könnte? Sollte es nicht das Ziel sein, dass der gesamte Körper des Patienten in einen optimalen Zustand gebracht wird und alle Systeme, einschließlich der Fortpflanzung, wie gedacht funktionieren? Wäre die beste Behandlung nicht so aufgestellt, dass der Fokus nicht auf die Heilung einzelner Symptome beschränkt ist, sondern auf der Wiederherstellung ganzer aus der Balance geratener Systeme liegt? Ich denke, dass die „Fruchtbarkeitsmythen" der westlichen Medizin aus dem Ansatz heraus geboren werden, sich ausschließlich auf einzelne Komponenten des Systems zu fokussieren – eine Krankheit, ein Organ – und dann nur diesen einen Bereich zu behandeln.

Jeder Patient wird Ihnen bestätigen, dass es keine Symptome und Krankheiten gibt, deren Auswirkungen nur auf einen Körperteil beschränkt sind. Wenn Sie sich das Bein brechen, ist durch die Veränderung im Bein der gesamte Körper betroffen. Ihr Gleichgewichtssinn ist gestört, Ihr Gang verändert sich und sogar Ihr Schlaf wird beeinträchtigt; ganz abgesehen von den tausenden von biochemischen Veränderungen, die gleichzeitig in Blut, Knochen, Lymphen, Muskeln und Nerven ablaufen, während der Körper damit beschäftigt ist, die Fraktur zu heilen.

Das gleiche Prinzip gilt für die isolierte Behandlung von Unfruchtbarkeit durch moderne Reproduktionsmedizin. Natürlich gibt es auch einige Ursachen für Fruchtbarkeitsstörungen, bei denen eine Behandlung des erkrankten Körperteils sinnvoll ist. Wenn die Eileiter beispielsweise blockiert oder vernarbt oder wenn Gebärmutter oder Zervix geschädigt sind, kann die Behebung solcher physischer Blockaden dazu verhelfen, dass die Befruchtung oder Einnistung stattfinden kann. Doch bei vielen anderen Ursachen einer verringerten Fruchtbarkeit sind weitaus kompliziertere Faktoren involviert. Wenn eine Patientin beispielsweise die Diagnose Lutealphasendefekt (LPD) erhält, produziert ihr Körper eventuell jeden Monat erfolgreich Follikel und Eizellen.

Diese Eizellen können auch befruchtet werden. Doch da der Gelbkörper nicht genügend Progesteron freisetzt, damit sich die befruchtete Eizelle in der Gebärmutter einnisten kann, scheint sie unfruchtbar zu sein. Was ist hier das eigentliche Problem? Ist es ein Mangel an Progesteron oder die beeinträchtigte Funktion des Gelbkörpers? Wie löst man ein Problem, dessen Ursache man nicht kennt?

Die schulmedizinische Herangehensweise beschränkt sich häufig darauf, das System mit den synthetischen Versionen der Hormone zu überschwemmen, die der Körper normalerweise in kleinen Mengen selbst herstellt. In der chinesischen Medizin wird hingegen versucht, den Körper wieder ins Gleichgewicht zu bringen, sodass dieser die Hormone nicht nur selbst herstellen, sondern auch angemessen auf diese reagieren kann. Um den Unterschied mithilfe einer Metapher aus der Natur zu erklären: Man kann eine Menge chemischen Dünger auf eine Pflanze kippen oder die Erde mit Kompost und anderen natürlichen Nährstoffen anreichern und die Pflanze auf diese Weise ins Gleichgewicht bringen, sodass sie als natürliche Konsequenz gesunde Früchte trägt. Ich würde behaupten, dass der natürliche Ansatz besser ist, insbesondere da der „chemische Dünger" (also die synthetischen Hormone) aus der Schulmedizin mit vielen gesundheitsschädlichen Nebenwirkungen verbunden sein kann und trotzdem nicht die Frucht bringt, die sich die Frau wünscht.

Verstehen Sie mich nicht falsch: Als mein Sohn acht Wochen zu früh auf die Welt kam, war ich unendlich dankbar für die Neugeborenenstation des Krankenhauses, wo er mit modernen Mitteln am Leben gehalten wurde und sich in ein gesundes und glückliches Baby entwickeln konnte. Ich schätze die enormen Möglichkeiten der modernen Medizin und bleibe auf dem neuesten Stand der Forschung im Bereich Unfruchtbarkeit. Nichtsdestotrotz bin ich der Meinung, dass in vielen Fruchtbarkeitsbehandlungen sprichwörtlich mit Kanonen auf Spatzen geschossen wird. Frauen, die sich für eine künstliche Befruchtung entscheiden, nehmen teilweise in einem Monatszyklus mehr als 15 unterschiedliche Medikamente ein und können in der Folge stark erhöhte Hormonspiegel aufweisen. Auch Wochen oder Monate später können die Hormone noch auf diesem künstlich erhöhten Niveau bleiben. Medikamente wie Clomifen und Follitropin alfa (FSH) wurden entwickelt, um die Funktionen der körpereigenen Hormone nachzuahmen. Sie stimulieren das Wachstum der Follikel und Eizellen in den

Eierstöcken sowie die Freisetzung der reifen Eizellen in die Eileiter, wo sie befruchtet werden können. Doch die Auswirkungen dieser Wirkstoffe sind vielfältig: Es kann zur gleichzeitigen Entwicklung mehrerer Eizellen oder zu Eierstockzysten kommen; Nebenwirkungen umfassen außerdem Stimmungsschwankungen, Schlaflosigkeit, Unterleibsschmerzen, Brustspannen, Übelkeit, Hautausschläge und so weiter. Dies weist darauf hin, dass diese Medikamente alles andere als perfekte Ersatzmittel für die Hormone sind, die der Körper einer gesunden Frau im Laufe des normalen Monatszyklus selbst herstellt. Da sich die Wissenschaft der Fruchtbarkeitssteigerung noch in den Kinderschuhen befindet, wird es noch eine Weile dauern, bis wir verstehen, wie sich solch erhöhte Hormonspiegel langfristig und in höherem Alter auf die Frauen auswirken.

Mit schulmedizinischen Medikamenten und künstlicher Befruchtung kann man Erstaunliches erreichen. Doch was, wenn es einen Weg gäbe, den weiblichen Körper auf *natürliche* Art dazu anzuregen, die Hormone für eine erfolgreiche Befruchtung in der richtigen Menge und zum richtigen Zeitpunkt herzustellen? Würde es nicht Sinn machen, diesen Weg zuerst zu versuchen? Stellen wir uns vor, Ihre Hormone sind wie ein Reißnagel, der in der Wand steckt. Würden wir nicht zuerst versuchen, ihn mit dem Daumen vorsichtig zu begradigen, wenn er schief steht, bevor wir einen Vorschlaghammer benutzen? Wäre es außerdem nicht sinnvoller, den allgemeinen Gesundheitszustand im ganzen Körper zu verbessern, anstatt sich nur auf einige Hormone und Reproduktionsorgane einzuschießen?

Die TCM besagt, dass der weibliche Körper sanft genährt und gestärkt werden muss, um Früchte tragen zu können. Sie arbeitet daran, das feine Zusammenspiel der monatlich auftretenden Energien wieder ins Gleichgewicht zu bringen, sodass der Körper der Frau eine gesunde, fruchtbare Eizelle hervorbringen und die Gebärmutterschleimhaut auf die Einnistung dieser Eizelle vorbereiten kann. In meinen vielen Jahren der TCM-Praxis und der Anwendung ihrer Lehren auf Infertilität hat sich herausgestellt, dass die meisten hormonellen Dysbalancen auf östliche Behandlungsmethoden ansprechen. Diese machen ca. 40 Prozent der dokumentierten Fälle von Unfruchtbarkeit aus, doch gelten sie in der westlichen Schulmedizin als nicht behandelbar. Bei vielen der Patientinnen, die zu mir kommen, wurden zu hohe FSH-Werte, Lutealphasendefekte, polyzystisches Ovarialsyndrom (PZOS), Endometriose und so weiter diagnostiziert oder sie haben Monate bis Jahre fehlgeschlagener künstlicher Befruchtungsversuche hinter sich. Viele sind überglücklich, wenn sie innerhalb von drei bis sechs Monaten durch Ernährungsumstellung, Heilkräuter und Akupunkturbehandlungen ohne weitere Anstrengungen plötzlich schwanger werden.

Lassen Sie mich von einer Patientin erzählen, die sich in einer ähnlichen Situation wie Joanne befand. Carla, 40 Jahre alt, hatte eine lange Vorgeschichte ungewollter Kinderlosigkeit hinter sich. Auch bei ihr hatte man einen Mangel an zirkulierendem Schilddrüsenhormon festgestellt, aber sie hatte bislang keiner medikamentösen Behandlung zugestimmt. Während des Gesprächs mit Carla fiel mir ihre blasse, gelbliche Hautfarbe auf. Ihre Haare sahen dünn und trocken aus, ihre Fingernägel waren brüchig und ihre Augenbrauen reichten nicht über den gesamten Augenbereich. All dies waren Symptome einer Schilddrüsenunterfunktion. Ich befragte sie nach ihrer Ernährung, ihrem Schlafrhythmus, den Symptomen vor ihrer Periode und ihrer allgemeinen emotionalen Stimmungslage. Im Gespräch stellte sich heraus, dass Carla schon lange mit Nahrungsmittelunverträglichkeiten, Haarausfall, extremer Erschöpfung und Migräne zu kämpfen hatte. Ihr Vaginalausfluss schien anomal und ihre Urin- und Stuhlgangsmuster veränderten sich vor dem Einsetzen der Monatsblutung. Jeden Monat bekam sie vor der Periode erhöhte Temperatur, die Blutung selbst war stark und mit Krämpfen verbunden, außerdem waren Gewebeklumpen enthalten.

Mithilfe der TCM-Prinzipien diagnostizierte ich bei Carla ein hormonelles Ungleichgewicht. Im ersten Schritt empfahl ich ihr eine Ernährungsumstellung. Sie sollte Zucker und einfache Kohlenhydrate vermeiden, ebenso unfermentierte Sojaprodukte wie beispielsweise Proteinpulver auf Sojabasis. Grünes Gemüse wie Rosenkohl, Kohl und Broccoli sollte sie nur gegart zu sich nehmen. Ich riet ihr, Seetang und Algen in ihre Ernährung einzubauen (beide sind gute Jod-Quellen und die Schilddrüse ist auf dieses Mineral angewiesen). Außerdem bat ich sie, Fluorid zu meiden, da es die Funktion der Schilddrüse beeinträchtigt, und verordnete die morgendliche Einnahme von 500 mg Tyrosin (eine Vorstufe des aktiven Schilddrüsenhormons). Zusätzlich sollte Sie Magnesium und B-Vitamine einnehmen.

Einmal pro Woche erhielt Carla eine Akupunkturbehandlung, um ihre schwachen Energien zu stärken. Ich verschrieb eine Kräutermischung, die ich je nach Symptombild immer wieder anpasste. Obwohl ihr Hauptanliegen die Erfüllung ihres Kinderwunschs war, nahmen wir das Wort „Unfruchtbarkeit" nie in den Mund. (Ich glaube, dass allein das Wort „Unfruchtbarkeit" zu emotionalem Stress führt, und Stress schadet, wenn man versucht, schwanger zu werden.)

Nach zwei Monaten berichtete Carla, dass sowohl ihre Erschöpfung als auch die allergischen Symptome verschwunden waren. Nach drei Monaten hatte sie keine prämenstruellen Beschwerden mehr, ihre Monatsblutungen kamen regelmäßiger und fielen weniger stark aus.

Im Monat darauf wurde sie auf natürlichem Weg schwanger. Ihr Gynäkologe wiederholte die Messung der Schilddrüsenhormone und ihre Werte lagen nun im normalen Bereich. Carlas Schwangerschaft verlief komplikationslos und sie bekam später weitere Kinder.

In der westlichen Medizin ist es so: Zuerst werden wissenschaftliche Messungen vorgenommen, um das Problem zu beurteilen, dann werden Arzneien verabreicht, die gegen dieses eine spezifische Problem helfen sollen. Im Gegensatz dazu wird in der chinesischen Medizin der Mensch als Ganzes betrachtet und man sucht nach Disharmonien im Gesamtsystem, anstatt allein die Krankheit in den Fokus zu stellen. In Carlas Fall machte ein Ungleichgewicht ihren Körper unwirtlich für ein heranwachsendes Leben. Die von mir verschriebenen Behandlungen stellten die normale Funktionsfähigkeit ihres Körpers wieder her und so konnte sie ein Kind empfangen.

Mit Schulmedizin und TCM schwanger werden

Als jemand, der sowohl in der westlichen als auch in der östlichen Medizin geschult ist, unterstütze ich jeden Behandlungsweg, den eine Frau mit unerfülltem Kinderwunsch für sich auswählt. Für die Frauen, die ausschließlich mit TCM arbeiten möchten, bin ich gerne die Hauptanlaufstelle für Fruchtbarkeitsbehandlungen. Andere Frauen wollen ebenfalls die Schulmedizin nutzen. In diesen Fällen trete ich einen Schritt zurück und unterstütze mit meiner Arbeit ihre schulmedizinische Therapie. Ich möchte jedoch jede Frau ermutigen, ihre Fruchtbarkeitsbehandlung selbst in die Hand zu nehmen. Wir betrachten Ärzte zu oft als allwissende Wesen, die genau zu wissen scheinen, welche Schritte wir gehen müssen, um schwanger zu werden. Dabei sind Ärzte (mich eingeschlossen) auch nur Menschen.

Seien Sie bereit, so viel wie möglich über jeden Aspekt Ihrer Behandlung zu lernen. Schaffen Sie sich Klarheit darüber, welche Medikamente Sie verschrieben bekommen, wie diese wirken und welche Nebenwirkungen auftreten können. Stellen Sie bei jedem Verfahren sicher, dass Sie verstehen, was ihr Arzt sich davon verspricht und welche Voraussetzungen erforderlich sind, um die bestmöglichen Ergebnisse zu erzielen. Suchen Sie sich medizinische Fachartikel im Internet heraus. Unterhalten Sie sich mit anderen Patientinnen. Ihr Körper, Ihr Hormonhaushalt und Ihre Zyklen sind einzigartig und niemandem liegt Ihre Fruchtbarkeit so sehr am Herzen wie Ihnen selbst. Treten Sie für das ein, was Sie sich am meisten wünschen: ein gesundes Kind zu zeugen und in einem gesunden Körper bis zum Ende der Schwangerschaft auszutragen.

Falls Sie die TCM als ergänzende Behandlung nutzen möchten, ist das großartig. Die meisten alternativen Behandlungen wie die TCM versuchen gezielt, den Körper wieder ins Gleichgewicht und in einen Zustand der Gesundheit zur bringen. So können sie dazu beitragen, dass schulmedizinische Behandlungsmethoden besser wirken. Doch Ihr schulmedizinischer Arzt muss darüber informiert sein. *Informieren Sie Ihren Arzt, wenn Sie Kräuterpräparate, Vitamine oder andere Ergänzungsmittel einnehmen oder wenn Sie Meditation, Yoga oder Akupunktur für sich nutzen – alles, was Ihre Fruchtbarkeit beeinflussen könnte, ist hier wichtig.*

Vielleicht werden Sie am einfachsten mithilfe der westlichen Medizin, der östlichen Medizin oder einer Kombination aus beiden schwanger. Bleiben Sie offen. Recherchieren Sie. Finden Sie heraus, was für Sie Sinn macht, probieren Sie es aus und beobachten Sie, wie Ihr Körper reagiert. Falls Sie damit gute Ergebnisse erzielen können, machen Sie weiter, falls nicht, versuchen Sie es mit etwas Neuem.

Schlussendlich müssen *wir* dazu bereit sein, das Zepter unserer medizinischen Versorgung selbst in die Hand zu nehmen – egal auf welchem Heilungspfad wir uns bewegen, um schwanger zu werden. Wir können uns nicht auf die Versprechen einer bestimmten medizinischen Disziplin oder eines bestimmten Arztes verlassen. Vor allem müssen wir lernen, auf unseren eigenen Körper und unseren Geist, unsere Seele, unser Herz zu hören. In dem Buch *Inconceivable* von Julia Indichova schreibt Dr. Christiane Northrup (Autorin von *Frauenkörper – Frauenweisheit*): „Wenn wir dazu bereit sind, auf unseren Körper zu hören und damit anfangen, uns selbst genauso zu vertrauen, wie wir Autoritäten vertrauen, ändern sich alle Regeln, und damit auch unsere Biologie. Statistiken haben keine Aussagekraft mehr über uns. Wir begeben uns in das Reich der Wunder und der unvorstellbaren Möglichkeiten."

Kapitel 3

Die östliche Sichtweise auf Ihren Körper und seine Bedürfnisse

Man stelle sich nur einmal vor, die praktizierenden Ärzte, die in direkten Kontakt mit dem Leid der Menschheit kommen, wären mit den östlichen Heilsystemen vertraut! Der östliche Geist durchflutet jede Pore wie ein Balsam für alle Gebrechen.

C.G. Jung

Menschen sind keine Maschinen. Wir agieren im Einklang mit den Naturgesetzen. Unser Körper und unsere Psyche sind eins mit den Zeiten und Gezeiten der Natur – dem Rhythmus von Tag und Nacht, dem Mondzyklus und den vier Jahreszeiten. Die Gesundheit der Menschen ist eng verbunden mit den Umweltbedingungen. Wenn das Klima zu heiß oder zu kalt ist, leiden wir. Wenn unsere Gewässer verseucht sind, werden wir krank. Wenn unsere Luft verschmutzt ist, können wir nicht mehr atmen. Es ist, als ob wir durch ein unsichtbares Netz von Kausalitäten mit der Natur verwoben sind, Substanz mit Substanz, Energie mit Energie. Wie der Philosoph Zhuangzi im zweiten Jahrhundert v. Chr. schrieb: „Himmel, Erde und ich existieren gemeinsam, mit allem bin ich in untrennbarer Einheit verbunden."

Die Traditionelle Chinesische Medizin basiert mit ihrer Philosophie und ihren Behandlungsprinzipien auf der Erkenntnis dieser Verbundenheit von Mensch und Natur. Sie betrachtet den menschlichen Körper als Ökosystem. So wie Ökosysteme in der Natur aus Flüssen, Ebenen, Bergen, Wolken und so weiter bestehen, so besteht der menschliche Körper aus Organen, Flüssigkeiten und Energien.

Genauso wie es komplizierte Beziehungen in der Natur gibt – Wolken bringen durch Regen Wasser in die Berge, der Regen fließt die Berge herab und spült Erde mit sich in die Ebenen hinunter, wo die Erde die Böden belebt und erneuert, während das Wasser die Flüsse auffüllt –, so gibt es vergleichbar komplizierte und dennoch nachverfolgbare Beziehungen zwischen den unterschiedlichen Systemen im Körper. Und genau wie das große, äußere Ökosystem auf den Erhalt des Gleichgewichts angewiesen ist – die richtige Regenmenge zur rechten Zeit, die richtige Menge an herabgespülter Erde –, so ist die Gesundheit des menschlichen Körpers davon abhängig, dass auch in seinen Systemen Harmonie besteht.

Auch die westliche Medizin bedenkt die Bedeutung des Gleichgewichts im Körper. Sie verwendet hierfür den Begriff *Homöostase*: die Fähigkeit des Körpers, seine biochemischen Prozesse innerhalb bestimmter Parameter zu halten, indem er auf entstehende Anforderungen durch innerliche und äußerliche Umstände entsprechend reagiert. Doch die chinesische Definition von Gleichgewicht geht weit über biochemische Prozesse hinaus. *Die Aufrechterhaltung und Wiederherstellung der Balance ist das Herzstück von Diagnose und Behandlung in der chinesischen Medizin.*

Nehmen wir zum Beispiel an, Sie leiden häufig unter Kopfschmerzen. Sie könnten ein Schmerzmittel einnehmen wie Paracetamol oder Ibuprofen, doch damit behandeln Sie nur das Symptom, nicht die Ursache. In der schulmedizinischen Herangehensweise würde man versuchen herauszufinden, worin die Ursache Ihrer Kopfschmerzen liegt. Vielleicht würde man eine MRT-Untersuchung durchführen, um zu beurteilen, ob die Schmerzen das Symptom eines schwerwiegenderen Problems, wie einem Gehirntumor, sind. Auf Grundlage der Diagnose würden Sie entweder weiter behandelt werden oder einfach nur ein stärkeres Schmerzmittel verschrieben bekommen.

Im Gegensatz dazu würde man in der TCM nach einer Disharmonie suchen, welche die Symptome verursacht. Man würde Ihnen eine Reihe von Fragen stellen: zum genauen Ort und zur Qualität der Schmerzen, zu Ihrer Ernährung, Ihrem Stresspegel, Ihrem Ausmaß körperlicher Aktivität, Ihren Schlafgewohnheiten und so weiter. Der TCM-Therapeut würde Ihren Puls tasten und sich Ihre Zunge ansehen, um den Zustand der Organe und Meridiane zu überprüfen. Auf Basis dieser Informationen ließe sich diagnostizieren, in welchen Energiesystemen ein Mangel oder Überschuss, eine Fülle oder Leere, vorliegt. Sie würden Kräuter und Akupunkturbehandlungen verschrieben bekommen und Empfehlungen zur Nahrungsergänzung erhalten, welche Ihre Organe und Energiemeridiane wieder ins Gleichgewicht bringen. Sobald Ihr Körper wieder ins Gleichgewicht kommt, würden Ihre Kopfschmerzen wieder verschwinden. Wahrscheinlich würden Sie außerdem eine Verbesserung Ihres allgemeinen Gesundheitszustands feststellen. Hier lassen sich die fundamentalen Unterschiede zwischen westlicher und östlicher Medizin gut erkennen. Die TCM behandelt nicht die Nieren oder die Lunge oder die Eierstöcke; vielmehr befasst sie sich mit der den Organen zugrunde liegenden energetischen Gesundheit und bringt den Körper auf sanfte Art dazu, bestmöglich zu funktionieren.

Wie lässt sich dieses Prinzip auf die menschliche Fortpflanzung und insbesondere unsere Fruchtbarkeit anwenden? Anstatt Unfruchtbarkeit einfach als Störung eines Eierstocks oder eines spezifischen Hormons zu betrachten, lehrt uns die TCM, dass Fruchtbarkeit der natürliche Zustand der Frau ist – von der ersten Periode bis zum Einsetzen der Menopause. Eine eingeschränkte Empfängnisfähigkeit resultiert aus Disharmonien im Netzwerk der Organe, Hormone und Energiesysteme im weiblichen Körper.

Diese Disharmonien verhindern, dass der Körper seine natürliche Funktion ausführt, nämlich bei jedem Eisprung potenziell ein Kind empfangen zu können. Ein TCM-Therapeut wird jeden Teilaspekt Ihrer medizinischen Vorgeschichte und Ihrer Gewohnheiten beleuchten, um herauszufinden, welche Organe und Meridiane aus dem Gleichgewicht sind. Dann wird ein Behandlungsplan aus Akupunktur, Heilkräutern, Sport und/oder Ernährungsumstellung erstellt, um die Harmonie im Körper wiederherzustellen. Wenn der Körper der Frau wieder in Balance gebracht wird, werden auch die notwendigen Hormone für Befruchtung und Schwangerschaft wieder so im Körper produziert, wie von der Natur vorgesehen.

Das Schöne an der östlichen Medizin ist, dass Körper, Geist und Seele nicht voneinander getrennt betrachtet werden. Ich glaube, dass diese Herangehensweise im Einklang mit unserem Körperaufbau ist.

Heutzutage steigt das Interesse der westlichen Wissenschaft an der TCM und der Erforschung und Quantifizierung ihrer Wirksamkeit. Es gibt immer mehr Studien (besonders in China und Europa), die sich mit der Wirksamkeit von Behandlungen wie Akupunktur und pflanzlichen Therapien bei Reproduktionsstörungen befassen. Tatsächlich hat die Weltgesundheitsorganisation der Vereinten Nationen Akupunktur zur Behandlung einer großen Bandbreite an Erkrankungen befürwortet, darunter Impotenz, Unfruchtbarkeit, Prämenstruelles Syndrom (PMS), Beckenentzündung (PID), Vaginitis, unregelmäßige oder schmerzhafte Monatsblutungen und Schwangerschaftsübelkeit.

Das Interesse der Forschung an diesen uralten Heilmethoden wächst inzwischen stetig. Eine Studie am Weill Medical College der Cornell University vom Dezember 2002 zur Rolle der Akupunktur in der Behandlung von weiblicher Unfruchtbarkeit kommt zu dem Schluss: „Es gibt genügend Evidenz für den Nutzen der Akupunktur, um ihre Anwendung in der konventionellen Medizin und bei der Behandlung weiblicher Unfruchtbarkeit auszuweiten."

Im nächsten Kapitel werden wir uns mit den Grundlagen der TCM befassen, damit Sie die Diagnosen und Empfehlungen im Rest dieses Buches richtig verstehen können. Wir beschäftigen uns mit den unterschiedlichen Komponenten Ihres Fortpflanzungssystems: mit Hormonen wie Östrogen und Progesteron, mit Strukturen wie Gebärmutter, Follikel und Eierstöcke, sowie mit Prozessen wie Eisprung, Menstruation und Menopause. Wir werden sehen, wie diese aus Sicht der Traditionellen Chinesischen Medizin diagnostisch eingeordnet werden.

Ich möchte Sie bitten, beim Lesen dieses Kapitels offen zu bleiben. Frauen haben ein ureigenes Verständnis für das Prinzip des Körpers als Ökosystem, denn wir selbst sind die „Umgebung", in der (hoffentlich) ein Kind gezeugt wird und heranreift. Wenn Sie diese Perspektiven aus dem tiefsten Inneren Ihres Bewusstseins betrachten, glaube ich, dass Sie die Wahrheit dieser uralten und weisen Heiltradition erkennen werden.

Energie, Gegensätze und Gleichgewicht: Die Grundlagen der TCM

Sein und Nichtsein erzeugen einander.
Schwer und Leicht vollenden einander.
Lang und Kurz gestalten einander.
Hoch und Tief verkehren einander.
Vorher und Nachher folgen einander.

Tao Te King von Laotse (übersetzt von Richard Wilhelm)

Den Schlüssel zur chinesischen Medizin findet man in der uralten Philosophie des Tao. Im Tao wird alles im Universum als Zusammenspiel von Gegensätzen gesehen: Licht und Dunkelheit, männlich und weiblich, Wachstum und Zerfall, Geburt und Tod. Verdeutlicht wird dies im Konzept von Yin und Yang, den zwei Gegensätzen, die das Universum kreieren und in allem verweilen. Jede Energie trägt einen Kern der jeweils anderen in sich, wie Sie in der folgenden Abbildung erkennen können.

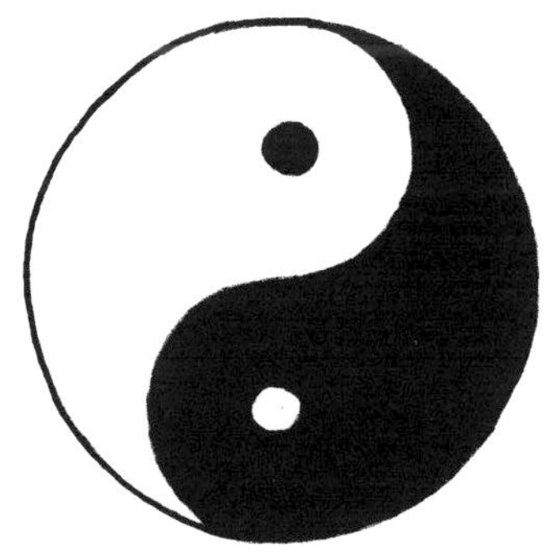

Abb. 1: Yin und Yang (Tai Chi)

Um ein Beispiel aus der Natur zu nehmen: Der kürzeste Tag des Jahres ist gleichzeitig der Zeitpunkt, an dem die Tage wieder länger werden; der längste Tag des Jahres ist zugleich der Tag, an dem die Anzahl der Sonnenstunden wieder abnimmt. Jeder Tag enthält den Kern seines Gegenteils.

Die Merkmale von Yin und Yang werden mit Wasser und Feuer verglichen. Yin ist wie das Wasser: nachgiebig, empfangend, kalt, langsam, trübe, passiv und schwer. Yang ist wie das Feuer: heiß, schnell, brennend, hell, leicht und aggressiv. Yin und Yang werden oft als „feminine" und „maskuline" Energie definiert, doch das bedeutet nicht, dass jede Frau aus reinem Yin und jeder Mann aus reinem Yang besteht. Während bestimmte Energien mit bestimmten körperlichen Funktionen in Zusammenhang stehen, ist das *Gleichgewicht* zwischen diesen Energien maßgeblich. Alle Frauen haben auch Yang-Energie und alle Männer haben Yin-Energie. Jede Energie muss einen Anteil ihres Gegenteils in sich tragen.

Yin und Yang halten sich gegenseitig in Balance – ein Prinzip, das die Chinesen als „gegenseitige Begrenzung" bezeichnen. In dem uralten Schriftstück *Treatise on the Essential Law of Disease Occurrence* (zu Deutsch: ‚Abhandlung über die grundlegenden Gesetze von Erkrankungen') heißt es: „Wenn das Yin ausgeglichen und das Yang kräftig ist, wird ein relatives Gleichgewicht erreicht und Gesundheit ist garantiert." Doch das Zusammenspiel von Yin und Yang ist in ständiger Bewegung. Wir nehmen unbewusst ständig Einfluss auf die Harmonie zwischen Yin und Yang: durch unsere Nahrung, unsere Gefühlslage, unsere Aktivitäten, unsere Emotionen und sogar unsere Gedanken. Meistens halten wir diese Stabilität aufrecht, ohne dass wir darüber nachdenken müssen. Tagsüber sind wir aktiv (Yang) und nachts schlafen wir (Yin). Wir betätigen uns körperlich und steigern so unsere Yang-Energie, dann ruhen wir uns aus und begeben uns somit in die Yin-Energie. Wir essen heißes, scharfes Essen (Yang) und trinken etwas Kaltes (Yin). Wir gleichen Phasen der intensiven mentalen Anstrengung (Yang) mit Entspannung (Yin) aus. Auch unsere Emotionen gleichen sich selbst aus: nach Angst (Yin) folgt Erleichterung oder häufig auch Lachen (Yang), auf Wut (Yang) folgt Beruhigung (Yin).

Die Regeln zur Aufrechterhaltung der Harmonie im menschlichen Körper basieren auf den Gesetzen des Universums. Disharmonie entsteht, wenn wir (1) zu viel von etwas haben – Überschuss oder Fülle – oder (2) zu wenig von etwas haben – Mangel oder Leere. Symptome, die durch Unstimmigkeiten von Yin und Yang entstehen, werden häufig in Paaren kategorisiert: Hitze und Kälte, Feuchtigkeit und Trockenheit, akut und chronisch. Ein Überschuss an Yang-Energie manifestiert sich beispielsweise häufig als Hitze, während sich ein Yin-Überschuss in Form von Kälte zeigt. Ein Überschuss der einen Energie verursacht einen entsprechenden Mangel der anderen. Wenn Sie zum Beispiel Fieber haben, deutet dies üblicherweise auf zu viel Yang hin. Doch Sie könnten zu viel Yang haben, weil Ihre Yin-Energie schwach ist und das Yang deshalb überkompensiert.

Lassen Sie uns einen Blick darauf werfen, wie sich diese Balance auf das weibliche Reproduktionssystem auswirkt. Östrogen, das dominante Hormon in der Follikelphase des monatlichen Zyklus, ist Yin. Dieses Hormon wird in unterschiedlichen Geweben hergestellt, unter anderem in den Eierstöcken und in Fettzellen. Unter dem Yin-Einfluss von Östrogen gedeihen die Fortpflanzungsorgane. Östrogen lässt die Gebärmutterschleimhaut dick und weich werden, führt zu Veränderungen des Gebärmutterhalses und zur Produktion von spermienfreundlichem Zervixschleim während des Eisprungs. Es bereitet die warme „Höhle“ der Gebärmutter darauf vor, eine befruchtete Eizelle aufzunehmen und den sich entwickelnden Embryo zu nähren.

Wenn Frauen in die Wechseljahre kommen, sinken die Östrogenwerte und es kommt zu Nachtschweiß, Hitzewallungen und vaginaler Trockenheit. Da es uns an Yin (in Form von Östrogen) fehlt, tritt Yang (Hitze) in den Vordergrund und verursacht so diese Symptome. Um diese Symptome des Yin-Mangels auszugleichen, verabreicht man Frauen in den Wechseljahren oft einen synthetischen Östrogen-Ersatz. Zu den Nebenwirkungen dieser Behandlung zählt jedoch ein erhöhtes Risiko für Brust- und Gebärmutterkrebs. Die TCM besagt, dass diese Krebsarten durch eine pathologische Anreicherung überschüssiger Feuchtigkeit (Yin) entstehen, da nicht ausreichend Yang-Qi im System ist, um das zusätzliche Yin in Bewegung zu halten. Durch die Substitution mit synthetischen Hormonen wird versucht, die fehlende Yin-Energie auszugleichen, doch die Dysbalance wird vom Mangel zum Überschuss verschoben. Das Ergebnis ist Krankheit.

Yang-Energie wird mit der Produktion von Testosteron und Progesteron assoziiert. Progesteron ist ein Hormon, das nach dem Einsprung im Eierstock vom Gelbkörper freigesetzt wird, und ist vom Wesen her Yang: Es wärmt, transformiert und stärkt. Lutealphasendefekte sind häufige Ursache einer verminderten Fruchtbarkeit. Sie entstehen, wenn der Gelbkörper nicht ausreichend Progesteron freisetzt, um das Gebärmuttergewebe auf eine Einnistung der befruchteten Eizelle vorzubereiten. Die meisten der in der westlichen Reproduktionsmedizin eingesetzten Hormonstimulationen regen Yang-Energien an. Auch Schilddrüsenhormone sind vom Wesen her dem Yang zuzuordnen. Menschen mit einem Überschuss an

Schilddrüsenhormon leiden unter Nervosität, Hitze und Schlaflosigkeit (Yang-Fülle). Eine Schilddrüsenunterfunktion hingegen führt zu Kälte und trägen Yang-Energien.

Die Harmonie von Yin und Yang brauchen wir nicht nur zum Überleben, sondern auch für die normale Funktionsfähigkeit unserer Fortpflanzungsorgane. Anstatt den Körper jedoch mit synthetischen Hormonen zu überfluten, nutzt die TCM die körpereigene Energie, um die Produktion von Endorphinen und Hormonen anzukurbeln. Die TCM erinnert den Körper lediglich an seine natürlichen Aufgaben.

Qi: Die Lebensenergie

Leben, Geburt und Wandel entstammen alle dem Qi.

Hangshi Leijing

Energie ist die Grundlage jeder Traditionellen Chinesischen Medizin. Die Energie des Körpers ist die Kraft, die jede einzelne Zelle belebt. Jeder existierende lebendige Organismus ist letztlich nur Energie, die eine Form angenommen hat ($E = mc^2$). Unsere Körper bestehen aus Energie, die sich in elektrischen Strömungsmustern bewegt. All unsere Zellen und Gewebe leiten und übertragen durch Proteinmoleküle Energie und machen uns so lebendig. Diese Energie fließt durch jeden Teil unseres Körpers, belebt unsere Organe und treibt die Prozesse an, durch die sie miteinander verbunden sind. Diese elektromagnetische Kraft steuert die Ausschüttung aller Moleküle und Hormone. Die Chinesen nennen diese universelle Energie „Qi". Hangshi Leijing beschreibt diese in seinem klassischen chinesischen Medizinlehrbuch als „die Quelle, aus der das Licht der Sonne, des Mondes und der Sterne entstammt, aus der Donner, Regen, Wind und Wolken ihr Sein schöpfen, aus der die vier Jahreszeiten und die Vielzahl an Formen ihre Geburt, ihr Wachstum, ihre Ansammlung und Speicherung gewinnen: All dies entsteht durch das Qi. Die Lebensfähigkeit des Menschen ist vollkommen abhängig von diesem Qi."

Im menschlichen Körper manifestiert sich dieses Qi auf unterschiedliche Art. Zunächst ist das Qi eine Art elektromagnetische Kraft, die durch ein weitläufiges Netzwerk aus Energiebahnen, den sogenannten Meridianen, durch den Körper fließt.

Diese Energiebahnen sind für uns nicht sichtbar, sie wurden aber im Laufe der Jahrtausende durch Beobachtungen und Experimente von orientalischen Ärzten kartiert. Durch äußerlichen Druck (Akupressur) oder das Setzen von Nadeln (Akupunktur) an unterschiedlichen Punkten entlang dieser Meridiane können messbare Effekte auf verschiedene Körperteile, Organe und Systeme im Körper ausgeübt werden.

Außerdem wird diese Form der Energie im Körper in unterschiedliche Substanzen und Flüssigkeiten umgewandelt, die dafür sorgen, dass er richtig funktioniert. Der TCM zufolge sind die vier Lebenssubstanzen des Körpers Qi (welches sowohl eine Energie als auch eine Flüssigkeit beschreibt), Yin, Yang und Blut. Zu den Flüssigkeiten zählen Essenzen und Feuchtigkeit. Jede Flüssigkeit und jede Substanz wirkt auf die unterschiedlichen Organsysteme des Körpers ein und transportiert Energie durch das System. Diese

Flüssigkeiten und Substanzen sind maßgeblich beteiligt an der Umwandlung dessen, was wir von außen aufnehmen – Luft, Wasser und Nahrung –, in die unterschiedlichen Nährstoffarten, die unser Körper braucht. Dann transportieren diese Flüssigkeiten und Substanzen die Nährstoffe zu unseren Organen, Zellen und Systemen. Abfallstoffe werden abtransportiert und schließlich aus dem Körper geleitet.

Drittens manifestiert sich das Qi in Form der unterschiedlichen Organe und Systeme. Die Traditionelle Chinesische Medizin betrachtet Organe gänzlich anders als die Schulmedizin. Obwohl die Namensgebung der Organe gleich ist (Lunge, Nieren, Milz, Gebärmutter usw.), werden den Energiesystemen dieser Organe weitaus mehr Funktionen zugeordnet. So steht zum Beispiel die *Leber* in der TCM in enger Verbindung zum *Blut*. Wenn also eine Störung der Menstruation vorliegt, geht ein TCM-Therapeut davon aus, dass auch das System der *Leber* auf irgendeine Art involviert ist. Andere Organe, die auf direktem Wege die Fruchtbarkeit beeinflussen, sind die *Milz* und die *Nieren*.* Die Funktionen der unterschiedlichen Organsysteme, auch Funktionskreise genannt, werde ich Ihnen weiter hinten in diesem Kapitel vorstellen.

Die Organe und Körperflüssigkeiten bestehen nicht nur aus Qi, es fließt entlang der Meridiane auch zu den Organen und durch sie hindurch. Daher können Akupunkturpunkte genutzt werden, um bestimmte Organe zu behandeln. So fließt beispielsweise das Lungen-Qi durch Bahnen, die im Brustraum und entlang der Arm-Innenseiten bis zu den Fingerspitzen verlaufen. Die Akupunktur oder Akupressur dieser Punkte beeinflusst den Fluss des Qi durch die Meridiane und somit die Funktion des Lungensystems. Deshalb ist es möglich, durch eine Kombination von Akupunkturpunkten eine große Bandbreite an Krankheiten zu behandeln.

Das Qi, das durch unseren Körper fließt, ist das gleiche Qi, das jeden anderen Aspekt des Universums erschafft. Pflanzen, Tiere, Luft und Wasser resonieren mit der gleichen Frequenz wie unsere individuellen Energien. Wenn man also Heilkräuter einnimmt, eine Akupunkturbehandlung erhält oder den Lebensstil und das Umfeld verändert, dann führt dieses Qi zu einer Veränderung des innerlichen Qi.

Die Meridiane

Dao bringt hervor das Eine.
Das Eine bringt hervor die Zwei.
Die Zwei bringen hervor die Drei.
Die Drei bringen hervor die zehntausend Dinge.

Tao Te King

Um von der TCM zu profitieren, müssen Sie nicht verstehen, wie Akupunktur funktioniert. Doch falls Sie sich näher informieren möchten: Die Wissenschaft hat mehrere Theo-

* Um zwischen der schulmedizinischen Bedeutung von Begriffen wie *Blut, Nieren, Leber* usw. und der Bedeutung derselben Organe, Systeme und Substanzen in der TCM zu unterscheiden, werden die chinesischen Organe, Systeme oder Flüssigkeiten kursiv geschrieben.

rien dazu entwickelt, wie die durch den Körper laufenden Energiebahnen (Meridiane) Systeme und Organe beeinflussen, die oberflächlich betrachtet in keinerlei Zusammenhang zueinander stehen. Eine Theorie, die ich aus naheliegenden Gründen interessant finde, bezieht sich auf die embryonale Entwicklung. Durch die Befruchtung wird die Eizelle zur „Zygote". Diese Zelle teilt sich horizontal in zwei Zellen und wird nun als „Blastomer" bezeichnet. Die zwei Zellen teilen sich jeweils vertikal und werden so zu vier, danach zu acht. Diesen Vorgang bezeichnet man als „Furchung" (Abb. 2).

Mit Voranschreiten der Furchung formen die sich teilenden Zellen eine kompakte Kugel aus eng aneinander liegenden Zellen und werden nun „Morula" genannt. Im nächsten Entwicklungsschritt entsteht die „Blastozyste", in der sich die Zellen weiter aufteilen. Der „Trophoblast" bildet sich – eine dünne äußere Zellschicht, die später zum fetalen Teil der Plazenta wird. Die anderen Zellen formen die innere Zellmasse, aus denen sich der Embryo entwickelt (Abb. 3).

Während sich der Embryo weiterentwickelt, wandern bestimmte Zellen zu Falten zusammen. Diese Falten trennen eine Zellgruppe von der anderen; gleichzeitig stellen sie die Verbindung zwischen verwandten Zellgruppen dar.

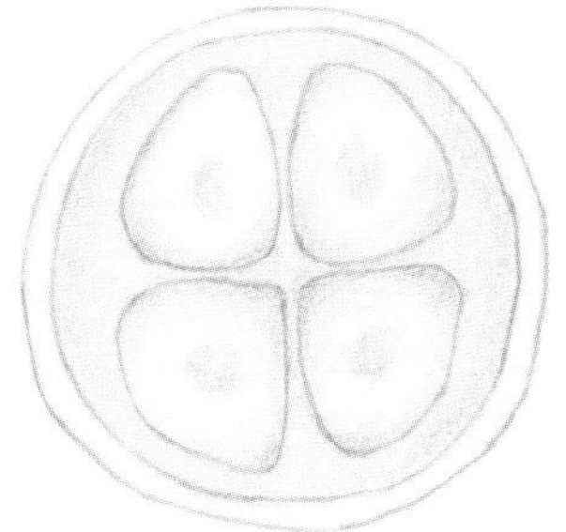

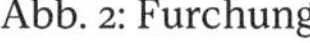

Abb. 2: Furchung

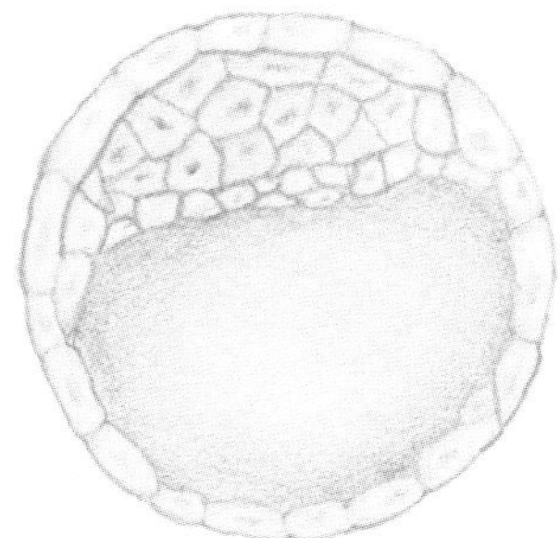

Abb. 3: Zellteilung

Wenn die Zellen sich entlang dieser Falten weiter differenzieren, werden daraus die Organe und Organsysteme. Warum ist das wichtig? Weil Überreste dieser embryonalen Falten auch noch dann in unserem Körper zu finden sind, wenn die Organsysteme bereits fertig ausgeformt wurden. Moderne chinesische Wissenschaftler glauben, dass diese embryonalen Falten zu den Energiemeridianen werden. Diese Falten dienen als „Verbindungskanäle" zwischen augenscheinlich voneinander getrennten Körperteilen. Stellen Sie sich diese Strukturen wie einen elektrischen Zaun vor. Die Falte trennt die beiden Bereiche, die jeweils zu den Seiten des Zauns liegen. Gleichzeitig würde bei einem Stromstoß die Energie sehr schnell von Punkt A (wo die Energie hinzugefügt wird) zu Punkt B (am anderen Ende des Zauns) gelangen. Auch wenn Punkt A und Punkt B weit voneinander entfernt liegen, dient der Zaun (die embryonale Falte) als äußert effizienter Energieleiter. Das erklärt, warum Punkte an den Füßen oder entlang der Arme die Funktion der Nieren, Lunge oder Eierstöcke beeinflussen können.

Akupunkturpunkte sind Punkte auf dem Körper, an denen der durch den Körper verlaufende elektromagnetische Stromfluss nah unter der Haut liegt. Deshalb reagieren diese Punkte sensibel auf von außen zugeführte elektrische Impulse reagieren. Jegliche Maßnahmen zur Steigerung der elektromagnetischen Energie im Körper haben an den Akupunkturpunkten den größten Effekt.

Während die Energie von einem Ort zum anderen fließt, stößt sie auf Widerstand in den Leitbahnen. Um einen reibungslosen Energiefluss zu gewährleisten, muss dieser Widerstand, soweit es geht, minimiert werden. In der Analogie des elektrischen Zauns: Um Energie durch den Zaun leiten zu können, muss man den Energiefluss von einem Ende des Zauns zum anderen steigern, indem man den elektrischen Widerstand verringert. Und was ist der beste Stromleiter? Metall.

In Bezug auf Akupunktur und Meridiane bedeutet dies Folgendes: Gehen wir davon aus, dass in einem Ihrer Meridiane die Energie nicht so fließt wie gewünscht. Wenn Sie eine Metallnadel (also einen äußerst effektiven Stromleiter) in einen Akupunkturpunkt setzen (wo die Meridiane nah an der Körperoberfläche verlaufen), wird der Widerstand verringert und der Energiefluss entlang dieses Meridians verbessert. Da der Meridian eine ganze Reihe an Geweben und Organen miteinander vernetzt, kann die Stimulation eines Akupunkturpunktes am Bein beispielsweise die Energie der *Milz* regulieren. Durch den verbesserten Energiefluss wird jedoch nicht einfach mehr Energie zu einem bestimmten Organ geleitet; vielmehr wird der Energiefluss im gesamten System stabilisiert. Falls das Problem durch einen Überschuss an Energie entstanden ist, kann diese sich entladen. Falls zu wenig Energie da ist, kann nun mehr Energie in diesen Bereich bzw. das Organ fließen.

Die Auswirkungen der Akupunktur auf das elektromagnetische Feld des Körpers wurden in den letzten 20 Jahren sowohl im Osten als auch im Westen ausführlich erforscht. Einige Studien zur Wirksamkeit der Akupunktur in der Schmerzbehandlung zeigten auch, wie die Akupunktur die Fruchtbarkeit steigern kann. In diesen Studien konnte nachgewiesen werden, dass durch den Druck der Akupunkturnadel die Freisetzung von Prostaglandinen angeregt wird. Diese stimulieren die Produktion von Molekülen in den Nervenenden, welche wiederum Botschaften an den Hypothalamus senden. Der Hypothalamus sitzt an der Gehirnbasis und ist die Steuerungszentrale für alle hormonellen Abläufe im Körper. Für uns ist er von besonderem Interesse, da er auch die Ausschüttung des Gonadotropin freisetzenden Hormons (GnRH) steuert, welches den Eisprung, die Menstruation und Schwangerschaft reguliert. Akupunktur beeinflusst die Funktionsweise des Hypothalamus und die Freisetzung von Hormonen im gesamten Körper. Beides sind wichtige Aspekte in der Behandlung vieler Ursachen von Unfruchtbarkeit.

Die fernöstliche Erklärung für die Wirkung der Akupunktur auf den Körper ist deutlich simpler: *Akupunktur stellt das Gleichgewicht im gesamten Körpersystem wieder her.* Stellen Sie sich ein großes Feld vor, das durch ein Netzwerk von Kanälen bewässert wird. Wenn einer der Kanäle verstopft ist, würde die Blockade nicht nur den Wasserfluss zu manchen Bereichen des Felds verhindern, sondern durch einen Rückstau auch dazu führen, dass in anderen Teilen zu viel Wasser ankommt. Durch Akupunktur wird sozusagen die Blockade aus einem Energie- „Kanal“ entfernt. Wenn die richtigen Punkte stimuliert werden, kann die blockierte Energie wieder frei fließen. Den Bereichen des Körpers, die nicht ausreichend Energie erhalten hatten, wird diese wieder zugeführt und das Energielevel der Bereiche mit Energiestau normalisiert sich wieder.

Es gibt 12 Hauptmeridiane in sechs Paaren, die durch den Körper verlaufen und direkt mit bestimmten Funktionskreisen verbunden sind:

1. Funktionskreise Nieren/Harnblase
2. Funktionskreise Leber/Gallenblase
3. Funktionskreise Milz/Magen
4. Funktionskreise Herz/Dünndarm
5. Funktionskreise Lunge/Dickdarm
6. Funktionskreise Perikard/Dreifacherwärmer (Quelle des Lebensfeuers)

Später in diesem Kapitel werde ich genauer darauf eingehen, wie und warum diese Organe miteinander verbunden sind. Auf tieferer Ebene als diese den Funktionskreisen zugeordneten Meridiane liegen die sogenannten *Außerordentlichen Gefäße:*

1. Durchdringungsgefäß (Chong Mai)
2. Konzeptionsgefäß (Ren Mai)
3. Lenkergefäß (Du Mai)
4. Gürtelgefäß (Dai Mai)

Die Durchdringungs-, Konzeptions- und Lenkergefäße steuern die Energien, die über Wachstum, Reifung und Alterung bestimmen. Sie wirken sich auch auf die hormonellen Aspekte der Reproduktion aus. Zusammen bilden diese drei Meridiane die Hypothalamus-Hypophysen-Eierstock-Achse (auch HPO-Achse von engl. *Hypothalamic-pituitary-ovarian axis*), deren Energie freigesetzt wird, wenn ein Mädchen die Pubertät erreicht, und mit Einsetzen der Wechseljahre wieder abnimmt. Die außerordentlichen Gefäße steuern auch die Entwicklung des Embryos sowie die genetischen Veranlagungen, Alterung und Verfall.

Das Durchdringungsgefäß

Das Durchdringungsgefäß (auch „Penetrationsgefäß" genannt) wird als „Meer der zwölf Hauptmeridiane" bezeichnet, da es mit den anderen Meridianen kommuniziert. Es verkörpert auch das „Meer des Blutes". Bei Frauen entspringt es in der Gebärmutter und ist zuständig für die Menstruation. Es steuert unsere hormonellen Kreisläufe und hängt außerdem mit dem psychoneuroendokrinologischen System zusammen, dem ineinandergreifenden System von Geist, Emotionen und Hormonen. Aus dem Durchdringungsgefäß zweigen sich das Konzeptionsgefäß und das Lenkergefäß ab, welche die Yin- und Yang-Energien des Körpers lenken.

Das Konzeptionsgefäß (Yin)

Das Konzeptionsgefäß wird auch „Meer aller Yin-Meridiane" genannt. Es reguliert die Yin-Energien des Körpers, also diejenigen Energien, die mit der weiblichen Natur assoziiert werden: kühl, dunkel, feucht und nährend. Durch das Konzeptionsgefäß fließen die Yin-Energien, welche die *Lunge, Leber, Milz, Nieren*, das *Herz* und das *Perikard* (der Herzbeutel – eine Gewebeschicht um das Herz) versorgen. Auch die Produktion von Östrogen (ein Yin-Hormon) steht in Verbindung mit dem Konzeptionsgefäß.

Das Lenkergefäß (Yang)

Das Lenkergefäß ist das „Meer aller Yang-Meridiane". Yang-Energien sind eher männlicher Natur: stark, hart, warm, hell und energiereich. Die Yang-Energien regulieren die *Harnblase, Gallenblase*, den *Magen*, den *Dreifach-Erwärmer* sowie *Dünn-* und *Dickdarm*. Das Lenkergefäß ist zuständig für die Produktion der zwei Yang-Hormone Testosteron und Progesteron.

Das Gürtelgefäß

Das Gürtelgefäß verläuft an der Taille horizontal um den Körper herum. In der TCM wird es als Gürtel beschrieben, der weder zu eng noch zu locker sitzen darf. Es verbindet das Durchdringungs- und Konzeptionsgefäß mit den *Nieren-*, *Leber-* und *Milz*meridianen. Überschüsse, wie etwa starker vaginaler Ausfluss, leiten wir über das Gürtelgefäß aus. Außerdem bremst das Gürtelgefäß jegliche vaginalen Austritte, einschließlich Fehlgeburten.

Die Organe

Der Himmel kennt fünf musikalische Klänge,
Menschen haben fünf Yin-Organe …

Neijing

Die sechs Meridianpaare stehen in direkter Verbindung zu bestimmten Funktionskreisen. Während diese Organsysteme häufig den gleichen Funktionen zugeordnet sind wie in der westlichen Medizin, haben sie in der TCM noch weitere Aufgabenbereiche. Nutzen wir den weiblichen Monatszyklus als Beispiel. Wenn der weibliche Zyklus nicht richtig funktioniert, sucht die westliche Medizin nach Ursachen im Hormonhausalt oder in der Gebärmutter. In der TCM hingegen können Menstruationsbeschwerden auch durch Probleme in den Meridianen oder in anderen Organsystemen entstehen. Gemäß des *Su Wen* (‚Fragen und Antworten zur lebenden Materie') von Liu Wan Su kann eine Frau keine Periode bekommen, wenn das Konzeptionsgefäß nicht „kommuniziert" und das Durchdringungsgefäß nicht „gefüllt" ist.*[*] Zusätzlich muss genug Essenz in den *Nieren* sein und von *Leber* und *Milz*

* Das Su Wen ist eines der zwei Bücher, aus denen das Neijing besteht, das grundlegende Werk zur chinesischen Medizin. Das eine konzentriert sich eher auf natürliche Arzneien, während das andere den Fokus auf Akupunktur legt.

ausreichend *Blut* bereitgestellt werden. Die Behandlung von Menstruationsproblemen kann in der TCM daher das Durchdringungs- und Konzeptionsgefäß und/oder die *Nieren, Leber* oder *Milz* involvieren. Durch die Therapie sollen das *Blut*, die Essenz oder das Verhältnis von Yin-/Yang-Energien ausgeglichen werden.

Während es natürlich wichtig für unseren allgemeinen Gesundheitszustand ist, dass alle Funktionskreise im Gleichgewicht sind, sind die Funktionskreise *Lunge/Dickdarm* und *Perikard/Dreifacherwärmer* nur indirekt an Reproduktion und Fruchtbarkeit beteiligt. Daher werde ich mich hier nicht näher mit ihnen befassen. Zusätzlich zu den zwölf Organsystemen hat die TCM jedoch einige weitere Organe als außerordentlich oder außergewöhnlich eingestuft (ähnlich zu den weiter oben beschriebenen außerordentlichen Gefäßen). Eines dieser Organe ist die *Gebärmutter*, ein anderes das *Gehirn*.

Sowohl die *Gebärmutter* als auch das *Gehirn* werden von den *Nieren* beherrscht, welche die fortpflanzungsrelevanten Aspekte der außerordentlichen Gefäße steuern. (Wir werden diese Informationen konkretisieren, wenn wir uns in späteren Kapiteln mit der Diagnose und Behandlung spezifischer Ursachen von Furchtbarkeitsstörungen widmen.)

Nierensystem und Fortpflanzung

In der Schulmedizin gelten die Nieren als zwei bohnenförmige Organe, die beidseitig im unteren Rücken liegen. Sie sind verantwortlich für den Flüssigkeits- und Säure-Basen-Haushalt sowie die Ausscheidung von Stoffwechselendprodukten. In der TCM hingegen sind die *Nieren* zuständig für unsere genetische Veranlagung. Sie regulieren Wachstum und Entwicklung und kontrollieren, wann die Menstruation einsetzt und die Wechseljahre eintreten. Die *Nieren* sind verantwortlich für die Bildung von Zähnen und Knochen sowie die allgemeine Gehirnfunktion. Auch in diesem Medizinsystem steuern sie zudem den Wasserhaushalt und die Ausscheidung.

Während der embryonalen Entwicklung der Organsysteme entwickeln sich die Eierstöcke, Hoden, Gebärmutter, Eileiter und zu einem gewissen Teil auch die Nebenniere gemeinsam. Die *Nieren* vernetzen und umschließen laut TCM das Fortpflanzungssystem, das Skelettsystem sowie das neurologische und endokrinologische System. In der chinesischen Medizin gilt Angst als schädlich für die *Nieren* und Nebennieren. Angst soll demnach das Qi „zerstreuen“ und wenn dies geschieht, kann in der Gebärmutter kein Embryo genährt werden.

Dies ist einer der Wege, über den Stress (Angst) die normale Funktionsweise des Reproduktionssystems behindern kann.

Die mit den Wechseljahren einhergehenden Symptome (starkes Schwitzen, geringere Knochendichte, Stimmungsschwankungen) sind alle auf die hormonellen Veränderungen im Körper der Frau zurückzuführen. Doch in der TCM werden diese Symptome normalerweise mithilfe von Therapien behandelt, welche die *Nieren* stärken, indem beispielweise Punkte auf dem Nierenmeridian stimuliert werden. Durch diese Behandlung lassen sich die Beschwerden vieler Frauen lindern: der Nachtschweiß lässt nach, sie fühlen sich mental besser und bekommen wieder ihre Periode. Frauen, denen gesagt wurde, dass sie bereits in den Wechseljahren sind, und die keine Chance mehr auf eine Schwangerschaft haben, können manchmal dennoch schwanger werden, wenn ihr *Nierensystem* wieder in Harmonie gebracht wird.

Durch die Stimulation des *Nierensystems* ist es auch möglich, die FSH-Werte wieder zu stabilisieren. Der westlichen Reproduktionsmedizin zufolge ist der ausschlaggebende Faktor für die reproduktive „Jugend" das Hormon FSH, das von der Hypophyse gebildet wird. Im Verlauf eines normalen Monatszyklus löst FSH die Produktion von Östrogen in den Eierstöcken aus und führt zur Entwicklung der Follikel. Zum Beginn des weiblichen Zyklus sollte dieses Hormon in geringer Konzentration vorliegen (weniger als 10 Internationale Einheiten [IE] pro Liter). Wenn dieses Hormon am Tag 3 des Zyklus in einer höheren Konzentration vorhanden ist, weiß der Gynäkologe, dass die Eierstöcke der Frau nicht richtig auf das FSH reagieren. Die Eierstöcke übermitteln dann ein Signal an das Gehirn, dass die Hypophyse die Produktion von FSH erhöhen soll. Eine Frau mit erhöhten FSH-Werten erhält entsprechend die Diagnose „Eierstockinsuffizienz".

Ich habe in meiner Praxis jedoch immer wieder beobachtet, dass eine TCM-Therapie für das *Nierensystem* bei Frauen mit normalgroßen, pinken (also gesunden) Eierstöcken die Eierstöcke dazu bringen kann, wieder angemessen auf FSH zu reagieren, mehr Östrogen zu produzieren und gesunde Follikel und Eizellen hervorzubringen.

In der chinesischen Medizin gelten die *Nieren* als der Ursprungsort aller anderen *Organe* und gleichzeitig als ihr Unterstützungssystem. In einer der alten Schriften steht: „Die Nieren sind der Sitz des Yin und des Yang ... der Kanal von Tod und Leben." Im Gegensatz zu den anderen Funktionskreisen weisen die *Nieren* selten ein Füllemuster auf; Krankheiten sind hier fast immer durch eine Leere verursacht. Daher sind die meisten Therapien darauf ausgerichtet, die Nierenenergien durch Ernährung, Heilkräuter und Akupunktur zu stärken oder aufzubauen.

Die *Nieren* sind außerdem das Speicherorgan für unsere Essenz – die genetische Veranlagung, die wir von unseren Eltern erhalten haben und an unsere Kinder weitergeben. Je mehr wir altern, desto mehr wird unsere Essenz erschöpft. Eine zweite Form der in den *Nieren* gespeicherten Essenz wird aus der aufgenommenen Nahrung, Luft und Wasser von der *Milz* hergestellt. Da ungesunde Ernährung und Lebensweise die Essenz auslaugen, kann durch eine Umstellung der Ernährungsweise und des Lebensstils direkter Einfluss auf das *Nierensystem* genommen werden. Weil die *Nieren* im unteren Rücken liegen, weisen Menstruationsbeschwerden mit dort lokalisierten Schmerzen auf eine Beteiligung dieser hin.

Milz, Verdauung und Immunsystem

Aus westlicher Sicht besteht die Funktion der Milz unter anderem darin, Blut- und Immunzellen zu bilden und später wieder abzubauen. In der TCM jedoch reguliert das *Milzsystem* (welches auch Teile der Bauchspeicheldrüse umfasst) die meisten energetischen Prozesse im Körper. Die *Milz* wandelt unsere Nahrung in Qi, *Blut* und andere verwertbare Energieformen um und muss daher für einen gesunden Monatszyklus optimal funktionieren. Außerdem ist die *Milz* für die Produktion bestimmter Hormone zuständig, wie beispielsweise Schilddrüsenhormon und Progesteron, sowie für Teile des Kreislauf- und Immunsystems. Ein schlecht funktionierendes *Milzsystem* führt oft zu Schilddrüsenstörungen, Autoimmunproblemen, Allergien, Verdauungsstörungen und Blutgerinnungsstörungen. Auch Menstruationsbeschwerden können durch eine Dysbalance der *Milz* verursacht werden.

Milzenergien manifestieren sich außerdem im Verdauungstrakt und werden stark durch unsere Ernährung beeinflusst. Ungezügelter Konsum von Zucker und einfachen Kohlenhydraten schaden der *Milz*; feuchte, fettige Lebensmittel verstopfen sie. Wenn unser *Milzsystem* stark ist, haben wir viel körperliche Energie; wenn es schwach ist, fühlen wir uns müde und ausgelaugt.

Das mit dem *Milzsystem* assoziierte Gefühl ist Sorge. In China glaubt man, dass man durch übermäßiges Grübeln die energetischen Abläufe der *Milz* behindert. Das erklärt, warum es zu Verdauungsproblemen wie Magengeschwüren und Reizdarmsyndrom kommt, wenn man sich zu viele Sorgen macht. Wir werden mit so vielen Informationen überflutet, dass diese unser Gehirn verstopfen, und viel zu häufig verbringen wir viel mehr Zeit mit Denken als mit Handeln. So entsteht ein Energiestau, der zu einer Disharmonie zwischen *Milz* (Denken/Geist), *Herz* (Seele) und *Nieren* (Wille) führt. Körperliche Betätigung hingegen unterstützt die gesunde Funktion der *Milz*. Da die *Milz* mit der Verdauung und Ausscheidung in Verbindung steht, ist das *Milzsystem* auch involviert, wenn die Menstruation mit losem Stuhlgang einhergeht. Die *Milz* ist auch häufig im Falle eines Lutealphasendefekts involviert; hierbei treten vor der Menstruation Schmierblutungen auf (siehe Kapitel 9).

Herz, Seele und Gebärmutter

In der chinesischen Sicht auf das *Herz* umfasst dieses den Geist und die Seele sowie *Blut* und Kreislaufsystem. Das *Herz* ist Ursprungsort unserer Persönlichkeit und ermöglicht uns inneren Frieden. Auch bei emotionalen Problemen ist das *Herz* involviert. Des Weiteren versorgt das *Herz* die *Gebärmutter* mit *Blut*. Seelische Störungen beeinflussen daher die Fähigkeit der *Gebärmutter*, das Heranwachsen eines Fötus zu unterstützen. Das Uterusgefäß (Bao Mai genannt) stellt die Verbindung zwischen *Herz* und *Gebärmutter* dar. Im *Su Wen* heißt es: „Wenn die Menstruation ausbleibt, ist das Uterusgefäß blockiert." Aus funktionellen Gründen wird jedoch bei Erkrankungen der *Gebärmutter* oder des *Herzens* zuerst das Durchdringungsgefäß behandelt.

Das Leber- und Gallenblasensystem und Stress

Die Leber ist eine große, dunkelrote Drüse im rechten Oberbauch, direkt unterhalb des Zwerchfells. Sowohl in der westlichen als auch der östlichen Medizin liegen die Hauptfunktionen der Leber in der Speicherung und Reinigung des Bluts sowie in Stoffwechselaktivitäten, wie zum Beispiel dem Hormonstoffwechsel. Der chinesischen Medizin zufolge ist die *Leber* auch für den gleichmäßigen Fluss und die Verteilung von *Blut*, Emotionen und Qi zuständig. Das *Leber*-Qi ist verantwortlich für alle Transformationsprozesse im Körper, auch für den Eisprung.

Für die Fortpflanzung ist die *Leber* vor allem durch ihre Rolle in der Menstruation von Bedeutung. Vor der Menstruation leitet die *Leber* den *Blutfluss* aus anderen Teilen des Körpers zur *Gebärmutter* um. Kurz bevor die Menstruation einsetzt, ist die *Leber* so damit beschäftigt, den Körper auf die Monatsblutung vorzubereiten, dass sie dazu neigt, ihre anderen Funktionen zu vernachlässigen (wie den Fluss von Qi und Emotionen in Bewegung zu halten). Dadurch entstehen emotionale Energieblockaden und die Frau kann depressiv, wütend, traurig oder weinerlich werden. Es kann zu Kopfschmerzen, spannenden Brüsten, Krämpfen und einer Vielzahl weiterer körperlicher und emotionaler Symptome kommen. Zu diesem Zeitpunkt führen jegliche *Leber*-Blockaden zu einem Stau bzw. einer Stagnation von Qi und *Blut*. Wenn die Kanäle blockiert bleiben, ist der Energiefluss in der *Gebärmutter* behindert und die Periode geht mit Schmerzen und Krämpfen einher.

Durch Disharmonien in der *Leber*, die Energieblockaden zur Folge haben, wird die Energie dieses wichtigen Systems auf engem Raum eingeschlossen. Durch diese Einengung der Energie entwickelt sich eine starke Hitze, die den Gallenblasenmeridian nach oben wandert und so prämenstruelle Migräne verursachen kann.

Bei der Diagnose von Mustern, welche die Befruchtung verhindern, ist die Berücksichtigung eventueller Blockaden in *Leber* und *Gallenblase* enorm wichtig. Wenn der Funktionskreis der *Leber* nicht reibungslos arbeitet, ist auch unser Hormonsystem beeinträchtigt. Die *Gebärmutter* kann zu einer toxischen Umgebung werden, in der keine Einnistung möglich ist. Leber-Qi-Stagnation führt dazu, dass sich Hormone wie Östrogen im Körper ansammeln. Östrogendominanz spielt unter anderem bei Krankheiten wie Endometriose, Uterusmyomen, polyzystischem Ovarialsyndrom und Krebs eine Rolle. Bei den meisten Frauen mit einer dieser Erkrankungen wird eine *Leber*-Qi-Stagnation diagnostiziert.

Zusätzlich zur Steuerung aller Transformationsprozesse und der Verteilung von Qi und Emotionen ist die *Leber* verantwortlich für die Speicherung des *Bluts*. Wenn das *Blut* (Yin-Energie) ausgelaugt ist (durch Blutverlust, einen zu aktiven Lebensstil, übermäßigen Stress, Sport, zu wenig Ruhe und fehlende Selbstfürsorge), verliert die *Leber* ihre Fähigkeit zum Ausgleich der emotionalen Energien. Auch die kleinsten Ärgernisse führen dann zu Frustration und Wut, wodurch die bereits aufgestaute emotionale Energie noch mehr blockiert wird. Solche emotionalen Blockaden können die transformativen Funktionen der *Leber* wie Eisprung und Menstruation behindern. Auch hier beeinträchtigt Stress unsere Reproduktionsfähigkeit. Da unerfüllte Sehnsüchte als emotionale Grundlage einer *Leber*-Qi-Stagnation gelten, sind Frauen mit unerfülltem Kinderwunsch häufig davon betroffen.

Auch Alkohol schadet der energetischen Funktion der *Leber*. Daher sollten Frauen mit einem Überschuss an stagniertem *Leber*-Qi keinen Alkohol trinken, wenn sie versuchen, schwanger zu werden.

Die Gebärmutter

Das chinesische Wort für Gebärmutter bedeutet wortwörtlich übersetzt „Palast des Kindes“. Obwohl die *Gebärmutter* ein unabhängiges Organ ist, steht es in enger Verbindung zum Rest des Körpers. Sowohl das Konzeptionsgefäß als auch das Durchdringungsgefäß sollen in der *Gebärmutter* ihren Ursprung haben. Das Uterusgefäß wiederum ist die Verbindung zwischen *Herz* und *Gebärmutter* und versorgt die *Gebärmutter* mit *Blut*. Außerdem gibt es noch weitere Durchblutungsnetzwerke, die für die Verbindung und Kommunikation zwischen *Gebärmutter* und den anderen Organen zuständig sind. Eines dieser Netzwerke verbindet die *Nieren* mit der *Gebärmutter*. Dabei handelt es sich um die energetische Leitbahn, über welche die Nierenessenz die *Gebärmutter* nährt und zum Aufbau der dortigen Schleimhaut führt. (Über diese Verbindung sendet die Hypophyse Botschaften an die Eierstöcke, damit diese Östrogen produzieren, und an die *Gebärmutter*, damit sich dort die Gebärmutterschleimhaut verdickt.) Wenn die *Gebärmutter* durch dieses Netzwerk keine Essenz aus den *Nieren* erhält und kein *Blut* durch das Uterusgefäß dorthin gelangt, kann auch keine Befruchtung stattfinden.

Wie TCM-Therapien funktionieren

Krankheiten mögen sich gleichen, doch die darunter leidenden Menschen unterscheiden sich. Der Arzt muss diese Unterschiede zwischen den Patienten daher gewissenhaft miteinbeziehen …

Hsu Ta-Chun (1757)

Die reproduktive Gesundheit ist, wie jeder andere Aspekt der Gesundheit auch, eine Frage der Balance und Relativität. Die wichtigste Differenzierung, die ein TCM-Arzt vornehmen kann, liegt in der Identifizierung der *Muster*, die jedem Krankheitsprozess zugrunde liegen. Wie Joseph Needham (1900-1995), ein bedeutender Historiker der chinesischen Naturwissenschaften, schrieb: „Die wichtigsten Begriffe der chinesischen Denkweise sind *Ordnung* und vor allem *Muster*." Die TCM beschreibt das weibliche Fortpflanzungssystem als ein Netzwerk aus einander ergänzenden Energiesystemen und hormonellen Reaktionen. Dieses Netzwerk reagiert auf Stress, Chemikalien, Bewegungsmangel, schlechte Ernährung und ein Übermaß an Emotionen, welche den Körper alle aus dem Gleichgewicht bringen können.

Auch die kleinste Abweichung kann das gesamte System durcheinanderbringen, sodass es nicht mehr reibungslos funktionieren kann. Doch genauso wie der Körper auf negative Einflüsse reagiert, kann er durch eine sanfte Justierung auch wieder in Harmonie gebracht werden.

In der fernöstlichen Medizin gibt es *immer* einen Grund, wenn ein Teil des Systems nicht so arbeitet, wie es sollte. Die zugrunde liegende Dysbalance kommt immer auf irgendeine Art zum Ausdruck und wenn die Wurzel des Problems behoben wird, verschwinden auch dessen Manifestationen. Wenn Sie einen Arzt für Traditionelle Chinesische Medizin aufsuchen, wird dieser Ihre Symptome beurteilen und basierend auf seinen Beobachtungen diagnostizieren, an welcher Stelle Ihr Körper aus dem Gleichgewicht geraten ist: ob zu viel Hitze oder Kälte und Trockenheit oder Feuchtigkeit im Körper ist, Überschuss oder Mangel, Fülle oder Leere. Verschrieben werden dann Akupunktur,

Heilkräuter, Ernährungsumstellung, Änderungen der Lebensweise oder eine Kombination daraus, um Ihr System wieder voll funktionsfähig zu machen.

Weiter unten finden Sie eine Tabelle mit den wichtigsten Meridianen und Funktionskreisen der TCM sowie deren Funktionen. Falls Sie noch Schwierigkeiten mit den feineren Details der TCM haben, erinnern Sie sich einfach an ihre grundlegenden Lehrsätze:

- die innere Umgebung des Körpers funktioniert ähnlich wie andere Ökosysteme in der Natur,
- eine Dysbalance an lediglich einer Stelle des Systems kann bereits zu Symptomen und Erkrankungen führen;
- Ziel der Behandlung ist das Gleichgewicht des Körpers.

Ich glaube, dass diese Grundlagen Ihnen auf dem Weg der Heilung Ihres Körpers und der Wiederherstellung Ihrer Fruchtbarkeit als neue Quelle für Gesundheit und Hoffnung dienen können.

Meridiane, Funktionskreise und ihre Funktionen

Meridian	Funktionen
Durchdringungsgefäß	• Kommuniziert mit anderen Meridianen • Reguliert Menstruation und Hormonzyklus • Ursprung des Konzeptionsgefäßes und des Lenkergefäßes
Konzeptionsgefäß	• Reguliert Yin-Energie • Versorgt Nieren-, Leber-, Milz-, Herz-, Perikard- und Lungenfunktionskreis • Assoziiert mit Östrogenproduktion
Lenkergefäß	• Reguliert Yang-Energie • Versorgt Harnblase, Gallenblase, Magen, Dünndarm, Dickdarm und Dreifacherwärmer • Steuert Testosteron- und Progesteronproduktion
Gürtelgefäß	• Umkreist den Körper horizontal an der Taille • Verbindet Durchdringungs-, Konzeptions-, Nieren-, Leber- und Milzmeridiane • Nützlich zur Ableitung von übermäßigem Vaginalausfluss • Bremst vaginalen Ausfluss, einschließlich Fehlgeburten

Nieren	• Enthält unsere genetischen Veranlagungen • Steuert das Reproduktionssystem und weibliche Hormone • Steuert das Reproduktions-, Skelett-, Nerven- und Hormonsystem • Speichert Essenz, eine der wichtigsten Energien im Körper
Milz	• Steuert Energieerzeugung, Stoffwechsel, Verdauung und Ausscheidung • Wandelt Nährstoffe und Qi in Blut um • Notwendig für einen gesunden Monatszyklus • Beeinflusst Produktion des Schilddrüsenhormons • Aufrechterhaltung der Lutealphase
Herz	• Steuert Geist und Seele • Steuert Blut und Kreislaufsystem • Versorgt die Gebärmutter mit Blut
Leber	• Steuert gleichmäßigen Fluss und Verteilung von Blut • Verantwortlich für alle Transformationsprozesse im Körper, einschließlich Eisprung • Stellt Blut für die Menstruation bereit • Beeinflusst Ausdruck von Emotionen, beruhigt emotionale Energie • Speichert Blut
Gebärmutter	• „Palast des Kindes“ • Verbunden mit dem Rest des Körpers, besonders mit Herz und Nieren • Ursprung des Konzeptionsgefäßes und des Lenkergefäßes

Kapitel 4

Warum werde ich nicht schwanger? Das eigene Muster erkennen

Naturen unterscheiden sich und Bedürfnisse mit ihnen. Folglich legten die Weisen von einst nicht einen Maßstab für alle fest.

Huang Tse (4. Jahrhundert v. Chr.)

Die meisten Frauen, die als unfruchtbar befunden werden, haben bereits eine Vielzahl von Untersuchungen hinter sich, um herauszufinden, was mit ihnen „nicht stimmt". Sie kommen mit Diagnosen wie „polyzystischem Ovarialsyndrom", „Eileiterverschluss" und ähnlichen in meine Praxis. Meist sind sie frustriert von der Invasivität und Unpersönlichkeit der westlichen Schulmedizin im Umgang mit diesem äußerst persönlichen Lebensbereich.

Natürlich schaue ich mir gerne die Patientenakten an und höre mir die Berichte über jeden einzelnen schulmedizinischen Behandlungsschritt der Patientin an. Die westliche Diagnose ist für mich jedoch lediglich ein Hinweis darauf, welche Bereiche genauer untersucht werden sollten. Viele der Fragen, die ich meinen Patientinnen stelle, befassen sich mit Symptomen, die augenscheinlich nichts mit dem Fortpflanzungssystem zu tun haben; so erkundige ich mich beispielsweise nach kalten Füßen oder einem trockenen Mund. Meine Fragen sind dazu gedacht, im gesamten Körper nach einem möglichen Mangel und Überschuss im Fluss des Qi zu suchen. So kann ich feststellen, welche Organe beteiligt sind, und herausfinden, wie die unterschiedlichen Systeme sich gegenseitig beeinflussen und den

Körper aus dem Gleichgewicht bringen. Wie in Kapitel 2 und 3 hervorgehoben, ist laut TCM *jede Krankheit ein Ergebnis von Mangel und Überfluss an Lebensenergie*. Die TCM konzentriert sich eher auf die Wiederherstellung der Harmonie im Körper als auf die Behandlung einzelner Krankheiten. Daher betrifft jede Diagnose auch alle Lebensbereiche der Frau.

Die Prinzipien der TCM-Diagnose: Sehen, Hören und Fühlen

Eine der wichtigsten ärztlichen Aufgaben ist die präzise Diagnosestellung. In der westlichen Medizin basiert die Diagnose auf Informationen aus drei unterschiedlichen Quellen: Anamnese, Beobachtung und klinische Tests. Doch jede Diagnose muss durch wissenschaftliche Untersuchungen bestätigt werden, um gültig zu sein. Diese Untersuchungen sind meist invasiv und kostspielig, doch dabei ist nicht gesichert, dass sie eine klare Ursache des Problems ausfindig machen können.

Die chinesische Medizin verlässt sich auf die berichteten Symptome in Kombination mit den Beobachtungen des Arztes beim ersten Besuch und den darauffolgenden Visiten. Wenn eine Frau zu mir kommt, schaue ich mir zuerst ihre Antworten auf dem ausführlichen Fragebogen an (siehe Seite 48).

In vielen Fällen erschließt sich mir die Diagnose bereits durch die schriftlichen Antworten. Doch jede meiner Theorien muss durch Sehen, Hören und Fühlen bestätigt werden: die „Tests", die in der TCM seit Tausenden von Jahren eingesetzt werden.

Sehen

Bereits die äußere Begutachtung eines Menschen liefert eine Vielzahl an Hinweisen. Westliche Ärzte achten auf Teint, Atemmuster, Bewegung und so weiter. TCM-Ärzte tun dies zwar auch, doch sie ziehen andere Schlüsse aus ihren Beobachtungen als ihre westlichen Kollegen.* Ist der Teint rot und deutet somit auf einen Überschuss an Hitze im Körper hin? (Denken Sie daran, dass Hitze nichts mit Fieber zu tun haben muss.) Sieht die Patientin blass aus oder erscheint sie geschwächt? Das kann ein Hinweis auf einen Mangel an Yang-Energie sein. Erfahrene TCM-Therapeuten können den Teint und Hautton eines Patienten mühelos lesen, doch wir schauen auch auf den allgemeinen Tonus und die Form des Körpers (straff und muskulär, fettleibig, dünn) sowie auf den Zustand der Augen (klar, gelblich, wässrig, geschwollen).

Eines der wichtigsten Diagnoseverfahren in der chinesischen Medizin ist die Untersuchung der Zunge, da diese in ihrer Form und ihrem Zustand den gesamten Körper abbildet und somit Aussagekraft über die Gesundheit der Funktionskreise und inneren

---

* Westliche Ärzte interpretieren zum Beispiel einen gelblichen Hautton als Gelbsucht. Für einen TCM-Arzt kann ein Gelbstich im Teint auf weitere Lebererkrankungen oder einen Überschuss an Feuchtigkeit hindeuten, je nachdem welche anderen Symptome noch vorliegen.

Organe hat. Ich betrachte den Zungenkörper, um zu beurteilen, ob dieser klein oder groß, geschwollen oder eingefallen ist. Dann schaue ich auf die Farbe (eine blasse Zunge weist auf einen Mangel hin, eine rote auf einen Überschuss an Hitze usw.) und suche nach Rissen oder Flecken auf der Oberfläche, welche auf Probleme mit bestimmten Organen hindeuten können. Ein weiterer Aspekt der Untersuchung ist der Zungenbelag. Die Zunge eines gesunden Menschen hat einen dünnen, feuchten, weißen Belag. Ein dicker weißer Belag deutet auf zu viel Kälte hin, ein gelblicher auf zu viel Hitze.

Die Fragen beziehen sich auf die Energiemeridiane, die durch den Körper verlaufen. Sie sollen bestimmen, ob die Organsysteme, die für die Fortpflanzung (darunter Nieren, Leber, Milz und Herz) oder den Hormonhaushalt relevant sind, mit zu viel oder zu wenig Energie, Blut oder Flüssigkeiten versorgt werden. Vergessen Sie nicht, dass die Organsysteme in der chinesischen Medizin eher Energiesysteme als spezifische Körperteile beschreiben. Daher kann eine Patientin ein Fülle-Muster aufweisen – zu viel Feuchtigkeit durch stagniertes Qi –, das den Energiefluss durch einen Funktionskreis wie die Milz behindert. Dies resultiert in einer relativen Defizienz der Milz und der Fluss der Qi-Energie durch den Körper kommt ins Stocken. Es verhält sich hier wie mit Erkältungen: Einige Erkältungen verursachen einen Schnupfen und Nebenhöhlenentzündung, andere gehen auf die Bronchien, wiederum andere verursachen Gelenkschmerzen und die ganz schlimmen gehen mit all diesen Symptomen einher. Auf die gleiche Art kann eine Fülle oder Leere den gesamten Körper beeinträchtigen, doch je nach Symptomen wird deutlich, dass bestimmte Funktionskreise stärker betroffen sind als andere.

Die Beobachtungen werden den jeweiligen Disharmoniemustern zugeordnet, doch die ersten Erkenntnisse müssen durch zwei weitere Diagnoseverfahren bestätigt werden: Hören und Fühlen.

Hören

Während des ersten Patientengesprächs verbringe ich die meiste Zeit mit Zuhören und Beobachten. Für viele meiner Patientinnen ist es der wichtigste Teil des Heilungsprozesses, dass sie offen über alles sprechen können und ihnen jemand mit echter Anteilnahme zuhört. Um eine genaue Diagnose stellen zu können, muss ich nicht nur ihre körperlichen Symptome kennen, sondern auch ihre Gefühlslage, ihren Lebensstil, ihre Beziehungen und so weiter. Je mehr man über den Menschen als Ganzes weiß, desto fundierter und präziser ist die Diagnose.

Ich stelle viele Fragen zum Monatszyklus, da sich hier die meisten hormonellen Probleme zeigen. Ich frage nach dem Menstruationsfluss, nach der Blutmenge, dem Schlafrhythmus, Veränderungen der Sehkraft, nach der Lebensqualität, zu welchem Zeitpunkt die Brüste spannen und wie die Patientin sich während des Eisprungs und der Periode fühlt und nach vielem mehr. Ich erkundige mich nach dem Zeitpunkt der Monatsblutung (eine zu früh einsetzende Periode kann auf Hitze hindeuten, durch welche sich das *Blut* zu schnell bewegt; unregelmäßige Blutungen können hingegen ein Hinweis auf unausgeglichenes *Leber*-Qi sein) sowie nach der Farbe und Konsistenz des Menstruationsbluts (wässriges, helles Blut deutet auf einen Mangel hin, geronnenes, leicht violettes Blut auf eine Blockade). Ich stelle außerdem Fragen zur Menge, Farbe und zum Zeitpunkt von vaginalem Ausfluss, da Flüssigkeiten auf Probleme mit der Feuchtigkeitsverteilung in den Organsystemen hinweisen können.

Disharmoniemuster manifestieren sich entweder als Mangel oder Überschuss, meistens aber als eine Kombination aus beidem. Also stelle ich basierend auf dem sich langsam abzeichnenden Muster weitere Fragen. Es ist nicht ungewöhnlich, dass Patientinnen mit „Woher wissen Sie das?" antworten, wenn ich mich nach Symptomen erkundige, von denen sie mir noch gar nicht berichtet haben und die in keinerlei Zusammenhang zur Unfruchtbarkeit zu stehen scheinen. Sie denken, ich könnte hellsehen, dabei bestätige ich damit lediglich meine Diagnose des zugrunde liegenden Musters.

So frage ich zum Beispiel: „Haben Sie nach dem Essen weniger Energie? Sind Ihre Hände, Füße oder Nase häufig kalt? Schwitzen Sie oft stark, auch wenn Sie sich gerade nicht körperlich anstrengen? Werden Ihre Menstruationsschmerzen von dem Gefühl begleitet, dass die Gebärmutter nach unten drückt?" Keines dieser Anzeichen scheint in Zusammenhang zur Fruchtbarkeit oder zur *Milz* zu stehen, doch es handelt sich dabei um klassische Symptome eines *Milz*-Qi-Mangels. Treffen folgende Fälle zu wie „Würden Sie sagen, dass Sie schnell wütend werden? Fällt es Ihnen schwer, nachts einzuschlafen? Wachen Sie manchmal mit einem bitteren Geschmack im Mund auf? Leiden Sie vor dem Einsetzen der Periode unter Reizbarkeit und Blähungen? Ist Ihr Menstruationsblut dickflüssig und dunkelrot oder leicht violett?", so deutet dies auf eine *Leber*-Qi-Stagnation hin.

Meine Aufgabe besteht wie für jeden anderen Arzt darin, Muster zu erkennen, um eine möglichst genaue Diagnose zu stellen.

Fühlen

Beim Puls geht es normalerweise darum, wie schnell, langsam oder gleichmäßig das Herz schlägt. In der TCM lernen die Praktizierenden jedoch, wie sie den Puls in drei unterschiedlichen Tiefen an drei unterschiedlichen Punkten am Handgelenk mit drei Fingern tasten können. Verschiedene Taststellen an den beiden Handgelenken sind mit unterschiedlichen Funktionskreisen assoziiert. Beim Tasten wird der Druck variiert – leichter Druck, um den Puls an der Oberfläche zu tasten; moderater Druck, um den Puls unterhalb der Oberfläche zu tasten; starker Druck, um den tief liegenden Puls zu tasten.

Ärzte für TCM beurteilen sowohl die Frequenz als auch die Qualität des Pulses. Ein starker, stabiler Puls deutet auf ein Fülle-Muster hin. Ein straffer Puls wird mit Disharmonien in *Leber* oder *Gallenblase* in Verbindung gesetzt. Ein rauer Puls kann auf *Blut*-Stagnation oder -Mangel hinweisen. Ein tiefer, rutschiger Puls ist ein deutliches Zeichen für eine Schwangerschaft. Meine Patientinnen sind häufig verblüfft, wenn ich ihren Puls taste und ihnen dann eröffne, dass sie schwanger sind – noch bevor sie selbst gewagt haben, dies zu hoffen, und lange bevor sie einen Schwangerschaftstest gemacht haben. Ich kann auch den Eisprung am Puls ertasten, denn der *Nieren*-Yin-Puls steigt dann meist aus seiner üblichen tieferen Lage näher an die Oberfläche und sprudelt wie ein Brunnen nach oben. Nach dem Eisprung beruhigt sich der

Puls wieder. Durch die Pulstastung kann ich auch beurteilen, wie meine Patientinnen auf die während der IVF-Behandlung verabreichten Hormone reagieren.

TCM-Ärzte nutzen die drei Diagnoseinstrumente Sehen, Hören und Fühlen, um die Diagnosemuster des Patienten zu finden. Doch niemand kennt Ihren Körper so gut wie Sie selbst. Allein durch die Beantwortung der Fragen auf den folgenden Seiten können Sie ein besseres Gefühl für Ihre zugrunde liegenden Muster von Fülle und Leere erlangen, die Ihre Gesundheit und Fruchtbarkeit beeinträchtigen.

Entdecken Sie Ihre persönlichen Muster

Es gibt vier Funktionskreise – *Nieren, Milz, Herz* und *Leber* – und vier Lebenssubstanzen – Yin, Yang, Qi und *Blut* –, die eng mit der weiblichen Fruchtbarkeit verknüpft sind. Entstehen in diesen Systemen Disharmonien durch Energieüberschuss, -mangel oder -stagnation so wirkt sich das unmittelbar auf die Fruchtbarkeit aus. *Alle Fruchtbarkeitsbehandlungen in der TCM basieren auf der Wiederherstellung der Balance und Gesundheit dieser Funktionskreise und Lebenssubstanzen.* Anhand der folgenden Fragen können Sie Ihr chinesisches Diagnosemuster herausfinden. Ich habe die Fragen nach betroffenen Funktionskreisen und den mit den jeweiligen Krankheiten assoziierten Symptomen kategorisiert. Die diagnostizierten Muster treten selten allein auf, meistens überschneiden sie sich in gewissem Maße. Wenn Sie aus einer bestimmten Kategorie nur ein Symptom aufweisen, ist dies wahrscheinlich nicht von Bedeutung. Wenn bei Ihnen jedoch 25 Prozent oder mehr der identifizierten Anzeichen zutreffen, passt dieses Muster wahrscheinlich zu Ihnen. In den folgenden Kapiteln werden diese Muster mit spezifischen Fruchtbarkeitsstörungen in Verbindung gesetzt und Sie erhalten Vorschläge zur Behandlung dieser Störungen und zur Wiederherstellung des Gleichgewichts im Körper. Beachten Sie bitte außerdem, dass diese Diagnosen sich auf länger anhaltende Muster beziehen und nicht auf die Tagesform. Genauso wie Ihr Puls höher ist, nachdem Sie Joggen waren oder wenn Sie nervös sind, so können Sie manchmal alle Anzeichen und Symptome aller Muster bei sich finden. Wichtig ist jedoch, die Symptome zu finden, die regelmäßig auftauchen, da diese auf zugrunde liegende Dysbalancen hinweisen.

Fragebogen zur Selbstanalyse

Beantworten Sie jede der folgenden Fragen mit „Ja" oder „Nein". Denken Sie nicht darüber nach, was die Symptome bedeuten könnten, vermerken Sie nur, ob Sie zutreffen. Wenn Sie mehr als ein Viertel oder ein Drittel der Fragen in einer diagnostischen Kategorie mit „Ja" beantwortet haben, dann liegt hier sehr wahrscheinlich eine Disharmonie im System vor. Es könnte sein, dass Sie mehr als eine Disharmonie haben, wundern Sie sich also nicht, wenn Sie in mehr als einer Kategorie 50 Prozent der Fragen mit „Ja" beantwortet haben. Notieren Sie sich die Abkürzungen Ihrer Kategorien. Sie finden im weiteren Verlauf des Buchs die dazu passenden Behandlungsprinzipien.

DIAGNOSE NIEREN-YIN-MANGEL (Ni Yi-)	**Ja**	**Nein**
Leiden Sie unter Schwäche oder Schmerzen im unteren Rücken oder haben Sie Knieprobleme?	☐	☐
Leiden Sie unter Ohrgeräuschen oder Schwindel?	☐	☐
Sind Ihre Haare früh ergraut?	☐	☐
Leiden Sie unter vaginaler Trockenheit?	☐	☐
Ist der Zervixschleim während der fruchtbaren Phase spärlich oder fehlt ganz?	☐	☐
Haben Sie dunkle Augenringe um oder unter Ihren Augen?	☐	☐
Haben Sie nächtliche Schweißausbrüche?	☐	☐
Sind Sie anfällig für Hitzewallungen?	☐	☐
Würden Sie sagen, dass Sie häufig ängstlich sind?	☐	☐
Fehlt auf Ihrer Zunge der Zungenbelag? Erscheint Ihre Zunge glänzend oder geschält?	☐	☐

DIAGNOSE NIEREN-YANG-MANGEL (Ni Yan-)	**Ja**	**Nein**
Haben Sie vor der Periode Schmerzen im unteren Rücken?	☐	☐
Ist Ihr unterer Rücken schwach oder schmerzt?	☐	☐
Haben Sie kalte Füße (besonders nachts)?	☐	☐
Frieren Sie schneller als andere?	☐	☐
Haben Sie eine schwache Libido?	☐	☐
Haben Sie häufig Angst?	☐	☐

Wachen Sie nachts oder am frühen Morgen mit Harndrang auf?	☐	☐
Haben Sie häufigen Harndrang und ist der Urin wässrig und/oder wird in großen Mengen ausgeschieden?	☐	☐
Haben Sie früh morgens dringenden, losen Stuhlgang?	☐	☐
Haben Sie starken vaginalen Ausfluss?	☐	☐
Ist Ihr Menstruationsblut tendenziell von matter Färbung?	☐	☐
Fühlen Sie während der Menstruation kalte Krämpfe, die durch ein Wärmekissen gelindert werden können?	☐	☐
Ist Ihre Zunge blass, feucht und geschwollen?	☐	☐

DIAGNOSE MILZ-QI-MANGEL (Mi-)	**Ja**	**Nein**
Sind Sie häufig erschöpft?	☐	☐
Haben Sie wenig Appetit?	☐	☐
Haben Sie nach dem Essen weniger Energie?	☐	☐
Fühlen Sie sich nach dem Essen aufgebläht?	☐	☐
Haben Sie starkes Verlangen nach Süßem?	☐	☐
Haben Sie losen Stuhlgang, Bauchschmerzen oder Verdauungsbeschwerden?	☐	☐
Sind Ihre Hände und Füße kalt?	☐	☐
Ist Ihre Nase kalt?	☐	☐
Neigen Sie dazu, sich schwer oder träge zu fühlen?	☐	☐
Fühlt sich ihr Kopf häufig schwer und benommen an?	☐	☐
Bekommen Sie schnell blaue Flecken?	☐	☐
Würden Sie sagen, dass Sie eine Kreislaufschwäche haben?	☐	☐
Haben Sie Krampfadern?	☐	☐
Haben Sie wenig Kraft in den Armen und Beinen?	☐	☐
Machen Sie zu wenig Sport?	☐	☐
Neigen Sie dazu, sich zu sorgen?	☐	☐
Wurde bei Ihnen niedriger Blutdruck diagnostiziert?	☐	☐
Schwitzen Sie viel, ohne dass Sie sich körperlich anstrengen?	☐	☐
Treten Schwindel, Benommenheit oder Sichtveränderungen auf, wenn Sie schnell aufstehen?	☐	☐
Ist Ihr Menstruationsfluss dünnflüssig, wässrig, stark oder pink?	☐	☐
Sind Sie zum Zeitpunkt von Eisprung und Menstruation müder als sonst?	☐	☐

Haben Sie einige Tage (oder mehr) vor der Periode Schmierblutungen?	☐	☐
Hatten Sie jemals einen Gebärmuttervorfall (Uterusprolaps)?	☐	☐
Werden Ihre Menstruationsschmerzen von einem Druckgefühl nach unten in der Gebärmutter begleitet?	☐	☐
Sind Sie häufig krank oder leiden unter Allergien?	☐	☐
Haben Sie eine Schilddrüsenunterfunktion oder Blutarmut?	☐	☐
Haben Sie Hämorrhoiden oder Polypen?	☐	☐
Ist Ihre Zunge geschwollen, mit Zahnabdrücken am Rand?	☐	☐
Haben Sie einen blassen, gelblichen Teint?	☐	☐

DIAGNOSE **BLUTMANGEL (Bl-)** *(nicht mit Blutarmut zu verwechseln)*	**Ja**	**Nein**
Haben Sie seltene und/oder verspätete Perioden?	☐	☐
Haben Sie trockene, schuppende Haut?	☐	☐
Neigen Sie zu trockenen Lippen?	☐	☐
Sind Ihre Fingernägel oder Fußnägel brüchig?	☐	☐
Leiden Sie unter Haarausfall (nicht stellenweise, sondern großflächig)?	☐	☐
Sind Ihre Haare trocken oder brüchig?	☐	☐
Können Sie nachts schlecht sehen?	☐	☐
Leiden Sie um Ihre Periode herum unter Schwindel oder Benommenheit?	☐	☐
Sind Ihre Lippen, die Innenseite Ihrer unteren Augenlider oder Ihre Zunge blass?	☐	☐

DIAGNOSE **BLUTSTAU (Bl X)** *(häufig assoziiert mit Blutmangelsymptomen; siehe Bl-)*	**Ja**	**Nein**
Ist Ihr Menstruationsblut jemals braun oder schwarz?	☐	☐
Empfinden Sie Mittelschmerz an den Eierstöcken?	☐	☐
Haben Sie schmerzhafte, unbewegliche Brustknoten?	☐	☐
Werden Ihre Hände und Füße manchmal taub (besonders nachts)?	☐	☐
Haben Sie Krampfadern oder Besenreiser?	☐	☐

Haben Sie rote Blutschwämmchen auf der Haut?	☐	☐
Erscheint Ihr Teint dunkel und „rußig“?	☐	☐
Haben Sie chronische Hämorrhoiden?	☐	☐
Finden sich in Ihrem Menstruationsblut Blutklumpen?	☐	☐
Haben Sie Endometriose oder Uterusmyome?	☐	☐
Reagiert Ihr Unterbauch beim Abtasten schmerzempfindlich?	☐	☐
Können Sie im Unterbauch anomale Knoten ertasten?	☐	☐
Haben Sie stechende Schmerzen während der Menstruation?	☐	☐
Sieht Ihre Zunge dunkel aus?	☐	☐
Haben Sie dunkle Stellen auf der Zunge?	☐	☐
Sind die Venen unter Ihrer Zunge kurvenreich und gewunden?	☐	☐
Haben Sie dunkle Flecken in den Augen?	☐	☐
Wurden bei Ihnen Gefäßanomalien oder Blutgerinnungsstörungen diagnostiziert?	☐	☐

DIAGNOSE LEBER-QI-STAGNATION (Le Qi X)	Ja	Nein
Sind Sie anfällig für Depressionen?	☐	☐
Neigen Sie zu Wut und/oder Zorn?	☐	☐
Werden Sie vor Ihrer Periode gereizt?	☐	☐
Fühlen Sie sich zum Zeitpunkt des Eisprungs aufgebläht oder gereizt?	☐	☐
Fühlt es sich so an, als ob der Eisprung länger dauert, als er sollte?	☐	☐
Werden Ihre Brüste während des Eisprungs sensibel/schmerzend?	☐	☐
Schmerzen Ihre Brustwarzen oder tritt Flüssigkeit aus ihnen aus?	☐	☐
Schmerzen oder spannen Ihre Brüste vor der Periode stark?	☐	☐
Sind Ihre Prolaktinwerte erhöht?	☐	☐
Leiden Sie vor der Periode unter Blähungen?	☐	☐
Sind Ihre Pupillen meist geweitet und groß?	☐	☐
Fällt es Ihnen schwer, nachts einzuschlafen?	☐	☐
Leiden Sie unter Sodbrennen oder wachen Sie manchmal mit einem bitteren Geschmack im Mund auf?	☐	☐

Ist Ihre Periode schmerzhaft?	☐	☐
Haben Sie Menstruationsschmerzen im äußeren Genitalbereich?	☐	☐
Ist das Menstruationsblut dickflüssig und dunkel oder leicht violett?	☐	☐
Ist Ihre Zunge dunkel oder leicht violett?	☐	☐

DIAGNOSE HERZ-MANGEL (Hz-) *(häufig mit Hitze assoziiert)*	Ja	Nein
Wachen Sie früh morgens auf und können dann nicht mehr einschlafen?	☐	☐
Haben Sie Herzklopfen, besonders wenn Sie nervös sind?	☐	☐
Haben Sie Albträume?	☐	☐
Sind Sie häufig niedergeschlagen oder es fehlt Ihnen an Lebensfreude?	☐	☐
Neigen Sie zu Gemütserregung oder extremer Unruhe?	☐	☐
Sind Sie zappelig?	☐	☐
Ist Ihre Zungenspitze rot?	☐	☐
Haben Sie in der Mitte Ihrer Zunge einen Riss, der sich bis zur Spitze ausdehnt?	☐	☐
Schwitzen Sie stark, besonders am Brustkorb?	☐	☐

DIAGNOSE HITZE-ÜBERSCHUSS (^H)	Ja	Nein
Haben Sie einen schnellen Puls?	☐	☐
Sind Ihr Mund und Rachen meist trocken?	☐	☐
Haben Sie meist Durst auf kalte Getränke?	☐	☐
Ist Ihnen häufig wärmer als anderen um Sie herum?	☐	☐
Wachen Sie schwitzend oder mit Hitzewallungen auf?	☐	☐
Leiden Sie unter roter Akne (besonders vor der Periode)?	☐	☐
Haben Sie einen kurzen Monatszyklus?	☐	☐
Leiden Sie unter vaginalen Reizungen oder Ausschlägen?	☐	☐

DIAGNOSE FEUCHTIGKEIT (F)	Ja	Nein
Fühlen Sie sich nach dem Essen müde und träge?	☐	☐

Leiden Sie unter fibrozystischer Mastopathie?	☐	☐
Haben Sie zystische Akne oder Akne mit Pusteln?	☐	☐
Haben Sie dringenden, glänzenden oder schlecht riechenden Stuhlgang?	☐	☐
Enthält Ihr Menstruationsblut strangförmiges Gewebe oder Schleim?	☐	☐
Neigen Sie zu Pilzinfektionen und vaginalem Juckreiz?	☐	☐
Schmerzen Ihre Gelenke, besonders bei Bewegung?	☐	☐
Sind Sie übergewichtig?	☐	☐
Haben Sie eine nasse, schleimige Zunge?	☐	☐

DIAGNOSE FEUCHTE HITZE (FH)	Ja	Nein
Gibt es bei Ihnen obige Anzeichen für Hitze und/oder Feuchtigkeit?	☐	☐
Haben Sie schlecht riechenden, gelben oder grünlichen vaginalen Ausfluss?	☐	☐
Neigen Sie zu vaginalem und/oder rektalem Juckreiz während der Lutealphase oder prämenstruellen Phase?	☐	☐

DIAGNOSE KALTE GEBÄRMUTTER (KG)	Ja	Nein
Passen Sie in die Kategorie „Nieren-Yang-Mangel“?	☐	☐
Passen Sie in die Kategorie „Blutstau“?	☐	☐
Fühlt Ihr Unterleib sich bei Berührung kälter an als der Rest Ihres Oberkörpers?	☐	☐

Sie werden diese Diagnosen besser verstehen können, wenn wir uns die unterschiedlichen Kategorien der Fortpflanzungsstörungen ansehen. Jeder Mensch ist anders, also muss jeder individuell behandelt werden. Wenn Sie eine TCM-Therapie auswählen, muss diese auf den zugrunde liegenden Mustern basieren und nicht nur auf den vorhandenen Symptomen. Denken Sie beim Lesen der Kapitel zu Ernährung und Lebensstil, Akupunktur und Heilkräutern an die Abkürzung Ihrer diagnostischen Kategorie und probieren Sie die Behandlungsempfehlungen aus. Sie werden möglicherweise feststellen, dass Ihre Symptome rasch abklingen oder dass über mehrere Monate hinweg allmählich Veränderungen auftreten.

Vergessen Sie nicht, dass Menschen nur selten komplett in eine Kategorie passen. So ist es beispielsweise nicht ungewöhnlich, dass jemand gleichzeitig einen *Milz*-Qi-Mangel (Mi-) und eine *Leber*-Qi-Stagnation (Le Qi X) hat. Die Betroffene könnte unter Umständen den Großteil des Monats unter Müdigkeit sowie kalten Füßen und Händen leiden (*Milz*-Qi-Mangel), während sie um ihre Periode herum mit Wut, Gereiztheit, Blähungen, Schlaflosigkeit und starken Krämpfen zu tun hat (*Leber*-Qi-Stagnation). Eine Frau mit *Nieren*-Yin-Mangel (Ni Yi-) und Blutmangel (Bl-) könnte unter vaginaler Trockenheit und Schmerzen im unteren Rücken in Kombination mit trockener, schuppender Haut, seltenen oder verspäteten Monatsblutungen und brüchigen Nägeln leiden. Dieselbe Frau kann ebenfalls Symptome eines Blutstaus (Bl X) mit Krampfadern, Hämorrhoiden und einem schmerzempfindlichen Unterleib und sogar Anzeichen eines Hitze-Überschusses (^H) wie schneller Puls, Hitzewallungen und trockener Mund aufweisen. Ein *Nieren*-Yang-Mangel (Ni Yan-) kann zusammen mit einem *Milz*-Qi-Mangel (Mi-) und einem Feuchtigkeitsüberschuss (F) auftreten.

Eine Frau mit diesen drei Mustern könnte zum Beispiel kalte Füße, eine geringe Libido und generell wenig Energie haben, dazu neigen, sich viele Sorgen zu machen, unter einer fibrozystischen Mastopathie leiden, häufig mit Pilzinfektionen kämpfen und übergewichtig sein.

Eine Disharmonie in einem Organsystem oder eine systemische Dysbalance durch Überschuss oder Mangel an Hitze, Feuchtigkeit oder Kälte kann auf die eine oder andere Art jeden Teilaspekt des Körpers beeinflussen. *Jede einzelne Disharmonie hat viele unterschiedliche Auswirkungen.* So stammen beispielsweise das *Blut* und das *Nieren*-Yin (Essenz) aus dem gleichen Ursprung. Yin wird umgewandelt in Essenz, welche notwendig zur Erschaffung, Transformation und Erzeugung des *Bluts* ist. Die *Leber* (Speicherorgan des *Bluts*) und die *Nieren* (Speicherorgan der Essenz) entspringen aus derselben Quelle. Wenn also in einem der Funktionskreise Fülle oder Leere besteht, so gilt dies meist auch für den anderen. Meist treten Symptome eines Blutmangels und eines *Nieren*-Yin-Mangels gemeinsam auf. Jedes der Muster muss therapiert werden, damit die Gesundheit wiederhergestellt werden kann.

Die gute Nachricht ist, dass jedes dieser Muster mit sehr spezifischen und simplen Heilmethoden behandelt werden kann, zu denen alle Frauen überall Zugang haben. In den vorhergegangenen Kapiteln habe ich versucht, Ihnen den theoretischen Hintergrund der chinesischen Medizin nahezulegen. Doch genauso, wie Sie nicht unbedingt verstehen müssen, wie genau eine Aspirintablette im Körper wirkt, damit Sie gegen Ihre Kopfschmerzen helfen kann, müssen Sie auch nicht alle Details der chinesischen Diagnostik verstehen, damit die Arzneien und Behandlungsmethoden wirken können. Behalten Sie einfach im Kopf, auf welche Disharmoniemuster Ihre Symptome hindeuten, suchen Sie im Buch nach den entsprechenden Behandlungsempfehlungen und wägen Sie mit Verstand ab, wie Sie diese umsetzen. Egal welches Muster oder welche Kombination aus Mustern bei Ihnen vorliegen, die TCM kann Ihnen dabei helfen, Ihr System wieder ins Gleichgewicht zu bringen, Ihre Gesundheit und Ihr Wohlbefinden deutlich zu steigern und Ihren Körper darauf vorzubereiten, gesunde Kinder zu zeugen und auf die Welt zu bringen. Nebenbei werden Sie wahrscheinlich feststellen, dass Sie sich insgesamt besser fühlen: Sie haben mehr Energie, Ihre Gefühlslage ist stabiler und Sie erhalten eine positivere Sichtweise auf das Leben.

TEIL 2

Das chinesische Konzept für eine fruchtbare Gesundheit

Der Geist des Tals ist unsterblich,
genannt das unergründlich Weibliche.
Des tiefen Weibliche Pforte
ist die Wurzel des Himmels und der Erde.
Ungreifbar, doch immer da,
es schöpft und bleibt doch unerschöpflich.

Tao Te King

Dieser Auszug aus dem *Tao Te King* beschreibt sehr schön Herz und Seele des Weiblichen. Geheimnisvoll und uralt, ist unser Seele die Mutter aller Schöpfung – sie bringt Himmel und Erde hervor. Auch wenn diese Seele nicht greifbar ist, ist sie doch immer in uns. Und auch wenn die Unfruchtbarkeit uns herausfordert, können wir aus ihrem lebensspendenden Potenzial schöpfen. Die Seele will Leben erschaffen, gesund sein, Kinder hervorbringen. Unsere Aufgabe besteht lediglich darin, unseren Körper in seiner ihm eigenen Funktion zu unterstützen.

Die Traditionelle Chinesische Medizin hat sich bereits lange vor Beginn der christlichen Zeitrechnung mit Unfruchtbarkeit beschäftigt. Die frühesten Aufzeichnungen gynäkologischer Schriften sind Inschriften auf Knochen und Schildkrötenpanzern aus der Shang-Dynastie (1.500 bis 1.000 v. Chr.). Einer der ersten bedeutenden medizinischen Texte aus China, der *Klassiker der Berge und Meere* (aus der „Zeit der streitenden

Reiche“, 475–221 v. Chr.), beschreibt die Verwendung von Heilpflanzen zur Behandlung von Unfruchtbarkeit. Das berühmte *Buch des Gelben Kaisers zur inneren Medizin (Neijing)* überliefert Behandlungsmöglichkeiten bei Amenorrhö (Ausbleiben der Regelblutung) und Menorrhagie (ungewöhnlich starke oder lange Regelblutungen). Im Teil *Einfache Fragen* werden die hormonellen Veränderungen beschrieben, die im Laufe des Lebens im Körper der Frau stattfinden, und diese Schwankungen bestimmten Energiemeridianen zugeschrieben, die seitdem in Zusammenhang mit der HPO-Achse gebracht wurden. Heutzutage werden Elemente der TCM, wie beispielsweise Akupunktur, chinesische Heilkräuter, bestimmte Körperübungen und Ernährungsempfehlungen, weltweit in klinischen Studien untersucht und bewiesen.

Die Ursachen für die Unfähigkeit des weiblichen Körpers zu emfangen, sind immer einzigartig und individuell. In derselben Frau können diese sogar von Zyklus zu Zyklus variieren. Die TCM bemüht sich nicht nur, Gleichgewicht und Gesundheit im gesamten Körper der Frau wiederherzustellen; sie versucht auch zu erreichen, dass der Körper seine Energie auf das Fortpflanzungssystem lenkt, damit in ihm neues Leben entstehen kann.

Das in den nächsten Kapiteln beschriebene Programm ist nicht unbedingt mit einer typischen fernöstlichen Behandlung zu vergleichen. In meinem Streben nach bestmöglichen Ergebnissen enthält mein Ansatz auch immer westliche Heilmethoden. Ich praktiziere eine Art „Hybridversion“ der chinesischen Medizin. Es gibt einige Aspekte der TCM, die ich häufig einsetze (wie die Tonisierung des Funktionskreises *Nieren*), und andere, die ich fast nie nutze (wie die Auflösung von Hitze im Funktionskreis *Lunge*), je nach Eignung zur Behandlung von Unfruchtbarkeit. Dieses Programm stützt sich nicht auf Ideen zur Behandlung der Unfruchtbarkeit, es basiert vielmehr auf Erfahrungen.

In meiner Praxis messe ich Erfolg an einem einfachen Maßstab: Wenn meine Patientinnen schwanger werden, nachdem sie mich aufgesucht und mein Programm befolgt haben, dann ist dies ein Erfolg. Viele meiner Patientinnen werden durch meine Behandlungsmethoden auf natürlichem Wege schwanger. Andere Frauen sind nach einigen Monaten in meiner Behandlung frustriert, kehren zu ihren schulmedizinischen Fachärzten für Reproduktionsmedizin zurück und – siehe da! – werden mithilfe der gleichen IUI- oder IVF-Behandlungen schwanger, die vorher einfach nicht anschlagen wollten. Wiederum andere kommen mit nicht diagnostizierten Fruchtbarkeitsstörungen zu mir, die ich mithilfe der TCM-Prinzipien diagnostizieren kann. Ich erstelle ein Programm zur Wiederherstellung ihrer Gesundheit und überweise schließlich einige von ihnen an einen Facharzt für ihr spezifisches Leiden. Auch diese Frauen haben daraufhin häufig bessere Chancen auf eine Schwangerschaft, weil sie nun eine präzise Diagnose haben und dementsprechend die geeignete Behandlung aus einer Kombination von Schulmedizin und TCM erhalten können. Ich betrachte all diese Szenarien als Erfolg, denn die TCM konnte diesen Frauen dabei helfen, schwanger zu werden. Auf Grundlage dieser Kriterien liegt meine Erfolgsquote im Bereich von 75 Prozent.

Viele der Frauen aus den restlichen 25 Prozent, die keinen Erfolg haben, haben den Behandlungsplan nicht durchgehalten. Die Traditionelle Chinesische Medizin ist keine Sofortlösung: die Heilung des Körpers braucht eine gewisse Zeit. Wenn Sie dieses Buch lesen und die TCM selbst auf Ihre körperlichen Beschwerden anwenden möchten, *müs-*

sen Sie Ihrem Körper mindestens drei Monate Zeit geben, damit die Behandlung ihre volle Wirksamkeit entfalten kann.

Die gute Nachricht ist, dass Sie nicht so lange warten müssen, bis Sie die ersten greifbaren körperlichen Ergebnisse spüren. In den ersten Monaten der Behandlung sollten Sie nach bestimmten Veränderungen Ausschau halten, wovon sich einige sehr schnell einstellen können. Werden Ihre Beschwerden weniger? Sind Ihre Brüste während des Eisprungs weniger schmerzempfindlich? Kommt Ihre Periode regelmäßiger? Normalisiert sich der Fluss der Monatsblutung? Haben Sie weniger Stimmungsschwankungen vor dem Einsetzen der Periode? Egal welche Symptome Sie haben – es sollte sich eine Verbesserung einstellen, während Ihr Körper wieder ins hormonelle Gleichgewicht kommt. Vielleicht ist das der einzige Beweis, den Sie für die Wirksamkeit der TCM brauchen. Doch wenn Sie weitere Beweise benötigen oder wenn bei Ihnen von Ihren schulmedizinischen Ärzten eine bestimmte Erkrankung diagnostiziert wurde, lassen Sie Ihre Werte ruhig immer wieder schulmedizinisch überprüfen. Das Einzige, worum ich Sie bitte ist, dabei zu bedenken, dass sich manche Erkrankungen über einen langen Zeitraum entwickeln und ebenso eine gewisse Zeit brauchen können, um wieder zu heilen. Geben Sie Ihrem Körper diese Zeit. Sie können immer wieder nachspüren, ob Sie mithilfe des Programms Fortschritte machen konnten. Fühlen Sie sich gesünder? Fühlen Sie sich hormonell stabiler? Fängt Ihr Reproduktionssystem an, während der Monatszyklen so zu reagieren, wie es sollte? Nutzen Sie Ihr subjektives Empfinden als Ihren akkuratesten Maßstab.

Aus meiner Erfahrung kann ich sagen, dass eine Schwangerschaft dann möglich ist, wenn bestimmte Faktoren hinzukommen oder wegfallen. Das plötzliche Auftreten von Zervixschleim während des Eisprungs ist eines dieser Symptome. Daher frage ich meine Patientinnen bei jedem Termin danach, wie sie auf die Therapie ansprechen. Wenn es keine Verbesserungen gibt, weiß ich, dass ich mein Behandlungsschema anpassen muss. Geben Sie Ihrem Körper die Chance, sich selbst zu heilen, und halten Sie nach Zeichen der Verbesserung Ausschau. Hat Ihr Monatszyklus sich positiv verändert? Haben Sie ein stärkeres Gefühl von Wohlbefinden und Gesundheit? In einigen Fällen ist es auch möglich, dass sich ein Muster auflöst und dafür ein neues erscheint. So könnten Sie beispielsweise einen Hitze-Überschuss im Körper erfolgreich behandeln und daraufhin einen Mangel an Yin-Energie entwickeln. Falls Ihre Symptome sich nicht verbessern, können Sie zu Kapitel 4 zurückkehren, die Diagnosefragen erneut durchgehen und andere Empfehlungen für ähnliche Muster ausprobieren.

Unfruchtbarkeit kann nur geheilt werden, wenn wir Therapie mit Geduld vereinen, Handlung mit Hoffnung und Ergebnisse mit der Bereitschaft, echte Heilung zu erkennen. Denken Sie immer daran: Durch behutsame Fürsorge für Ihre komplexe Weiblichkeit können Sie den Segen Ihrer Fruchtbarkeit wieder zurückgewinnen.

Kapitel 5

Schritt 1: Vorbereitung des Reproduktionssystems – gegensätzliche Energien ausgleichen

Wo Hitze ist, kühle sie,
Wo Kälte ist, wärme sie,
Wo Trockenheit ist, befeuchte sie,
Wo Feuchtigkeit ist, trockne sie,
Wo Leere ist, fülle sie auf;
und wo Fülle ist, entleere sie.

Diese Beschreibung stammt aus dem *Neijing* und illustriert die Grundlage jeder Heilung in der TCM. Zuerst muss man die Disharmoniemuster des Körpers erkennen. Dann muss man diese Disharmonien auf zwei Arten ausgleichen: (1) wo zu viel von etwas ist, reduziert man, und (2) wo zu wenig von etwas ist, füllt man auf. Damit unser Körper richtig funktionieren kann, müssen all unsere Organe im Gleichgewicht sein. Akupunktur, Heilkräuter sowie die Veränderung der Ernährungs- und Lebensweise können bei der Wiederherstellung der Balance von Yin und Yang, von Feuchtigkeit und Trockenheit, von Hitze und Kälte sowie von Mangel und Überschuss helfen.

Unser Monatszyklus entsteht aus einem komplexen Zusammenspiel, in das jedes System unseres Körpers eingebunden ist. Wenn auch nur ein Aspekt ein wenig aus dem

Lot gerät, kann sich dies auf unsere Fruchtbarkeit auswirken. Die meisten Frauen wissen, dass Hormone eine wichtige Rolle für den Monatszyklus spielen.

Wenn zu Beginn des Zyklus nicht genug Östrogen vorhanden ist, können die Eizellen nicht richtig heranreifen. Wenn gegen Ende des Zyklus jedoch zu viel Östrogen im Körper ist, kann sich die Gebärmutterschleimhaut nicht aufbauen. Selbst eine kleine Störung im empfindlichen Gleichgewicht des Hormonsystems können etliche hormonelle Probleme nach sich ziehen – auch wenn diese nicht klinisch feststellbar sind, können sie schlussendlich der Grund für das Ausbleiben einer Schwangerschaft sein.

Die anerkannten Ursachen für weibliche Unfruchtbarkeit sind (nach abnehmender Häufigkeit sortiert):

1. Hormonelle und Ovulationsstörungen,
2. Anomalien der Eileiter,
3. Störungen der Gebärmutter und des Gebärmutterhalses,
4. Unfruchtbarkeit mit ungeklärter Ursache.

Die meisten dieser Probleme können auf natürliche Art behoben oder zumindest gelindert werden, wenn wir die drei Elemente der TCM einsetzen: Ernährung und Lebensstil, Akupunktur und Heilkräuter.

Ernährungs- und Lebensweise

Häufig müssen wir unsere Ernährungsgewohnheiten korrigieren, damit eine vollständige Genesung erfolgen kann. Leider zieht der übliche Lebensstil in den westlichen Gesellschaften oft Fruchtbarkeitsprobleme nach sich. Stress, Kaffee und andere Wachmacher, Alkohol, Nikotin, Süßigkeiten, Chemikalien, Hormone und weitere Begleiterscheinungen unseres Wohlstandslebens können starke Auswirkungen auf unsere Reproduktionsfähigkeit haben. Indem wir verändern, was, wann und wie wir essen und trinken, indem wir Körperübungen, Massage, Meditation und andere Formen der Selbstfürsorge in unseren Alltag einbauen, sind wir in der Lage, unsere Fruchtbarkeit bedeutend zu verbessern.

Akupunktur

Forschungen zeigen, dass Akupunktur durch die Beeinflussung der hormonellen Prozesse unsere körpereigenen Energien darin unterstützen kann, das hormonelle Gleichgewicht wiederherzustellen. Die Hauptmeridiane beeinflussen die inneren Organe und die außergewöhnlichen Meridiane regulieren die Fortpflanzungsorgane sowie die HPO-Achse, welche für Eisprung und Spermienproduktion verantwortlich ist. In Kapitel 7 werden Sie die komplizierte und dennoch präzise Verbindung zwischen den Akupunkturpunkten und Ihren Organ- und Energiesystemen kennenlernen. Sie werden lernen, wie Sie Ihr System ins Gleichgewicht bringen, Ihre Durchblutung verbessern und die Funktionsfähigkeit der beeinträchtigten Fortpflanzungsorgane wiederherstellen können, indem Sie diese Akupunkturpunkte regelmäßig massieren.

Heilpflanzen

Es gibt überzeugende Beweise dafür, dass Therapien mit Heilkräutern bereits im gesamten Verlauf der Menschheitsgeschichte eingesetzt wurden. Chinesen, Griechen und Ägypter setzen seit Jahrhunderten Heilpflanzen mit breit gefächertem Wirkspektrum zur Steigerung der Fruchtbarkeit ein. Kräuter können auf die Ovulationsphase wirken oder die Schleimsekretion regulieren, sie können die Gebärmutter stimulieren oder für eine ausreichende Produktion von Progesteron sorgen. Doch im Gegensatz zu schulmedizinischen Medikamenten, welche als chemischer Ersatz für die körpereigenen, natürlichen Hormone dienen sollen, sind chinesische Heilkräuter dazu gedacht, den Körper bei der eigenständigen Produktion der richtigen Hormonmengen zu unterstützen. Chinesische Kräuter wirken auf das Hormonsystem, indem sie die Hormonproduktion stimulieren, die Hormonstoffwechselrate anpassen oder die Reaktion von Hormonrezeptoren verändern. Viele der pflanzlichen Zutaten chinesischer Kräutermischungen haben allein keine oder nur eine geringe hormonelle Wirkung, doch die Mischung als *Ganzes* führt zu einer beträchtlichen Steigerung der Hormonwerte. In Kapitel 8 gehe ich auf eine Vielzahl chinesischer Heilpflanzen ein, welche die Hormone ins Gleichgewicht bringen und die Fruchtbarkeit steigern können.

In diesem Kapitel betrachten wir die unterschiedlichen Phasen des weiblichen Monatszyklus aus der westlichen und östlichen Perspektive. Sie lernen, welche Mängel und Überschüsse mit Problemen während spezifischer Zyklusphasen verbunden sind, und Sie erhalten einige grundlegende Anleitungen, wie Sie Ihre Energie im Laufe des Monats wieder in Balance bringen. In den weiteren Kapiteln gebe ich Ihnen dann detailliertere Empfehlungen dazu, wie Sie je nach westlicher und östlicher Diagnose die Harmonie Ihres Hormonhaushalts wiederherstellen und Ihre Fruchtbarkeit steigern können.

Neue (alte) Perspektiven auf Ihre Fruchtbarkeit

Laut des *Neijing* sollten Frauen von der ersten Periode bis zum Einsetzen der Wechseljahre dazu in der Lage sein, schwanger zu werden. Zum Zeitpunkt der Menarche quellen die Energien der Konzeptions- und Durchdringungsgefäße über und wir bekommen unsere erste Regelblutung. Bis wir schwanger werden oder die Menopause eintritt, wiederholt sich Monat für Monat dieser Zyklus steigender und fallender Energien in bestimmten Funktionskreisen und Meridianen. In den meisten Fällen dauert dieser Prozess ungefähr 28 Tage und entspricht damit dem Zeitraum von einem Vollmond zum nächsten. Ähnlich zum Mondzyklus kann auch der Menstruationszyklus in Phasen unterteilt werden.

Phase I ist vergleichbar mit dem Neumond, Phase II (Eisprung) mit dem Vollmond und Phase V mit der dunklen Mondphase.

Der weibliche Monatszyklus lässt sich als dynamischer Prozess hormoneller Schwankungen verstehen. Für die Produktion einer Eizelle, die Befruchtung, die Entwicklung einer geeigneten Umgebung zur Einnistung und die Aufrechterhaltung einer Schwangerschaft ist eine Reihe komplexer und miteinander zusammenhängender Ereignisse notwendig. Doch um zu erkennen, welche Muster das Gleichgewicht des Fortpflanzungssystems stören können, müssen wir zuerst verstehen, wie ein hormonell harmonischer Monatszyklus idealerweise aussehen sollte. Vergleichen Sie beim Lesen des folgenden Abschnitts Ihre persönliche Erfahrung mit der Beschreibung eines normalen Menstruationszyklus. Machen Sie sich Notizen dazu, inwiefern Ihr Zyklus von dieser Darstellung abweicht. Denken Sie an die Muster, die Sie in Kapitel 4 identifiziert haben, und achten Sie besonders darauf, auf welche Art Ihre Symptome jeden Monat hineinspielen. Diese Informationen können Ihnen dabei behilflich sein, Dysbalancen in Ihren Energien oder spezifischen Funktionskreisen präzise zu bestimmen. Danach können Sie in den Kapiteln 6, 7 und 8 nach Anleitungen dazu suchen, wie Sie die Gesundheit Ihres Systems wiederherstellen können. Der Schlüssel zu einer natürlich auftretenden Schwangerschaft ist ein gesunder, normaler Monatszyklus. Hier sind einige grundlegende Anleitungen, wie Sie Ihren Zyklus nachverfolgen und beurteilen können.

Nachverfolgung Ihres Monatszyklus

1. Beurteilen Sie mithilfe der Prinzipien der chinesischen Medizin und basierend auf den Empfehlungen in diesem Kapitel und den Fragen aus Kapitel 4 Ihren aktuellen Zustand. Schreiben Sie sich auf, welche Mängel und Überschüsse Sie bei sich vermuten und welchen Funktionskreisen diese zugeordnet sind.
2. Kopieren Sie die Basaltemperatur (BT)-Tabelle am Ende dieses Kapitels. Messen Sie jeden Morgen mit einem Digitalthermometer Ihre Aufwachtemperatur. (Stecken Sie das Thermometer in den Mund und notieren Sie Ihre Temperatur, bevor Sie sich aufrichten, umdrehen, ein Glas Wasser trinken, sprechen oder irgendetwas anderes tun.) Tragen Sie Ihre Temperatur täglich ein und erstellen Sie dann ein Kurvendiagramm. In einer typischen Kurve zeigt sich ein leichter Temperaturabfall kurz vor dem Eisprung, gefolgt von einem Anstieg um circa 0,25 bis 0,5 Grad Celsius; Grund hierfür ist der steigende Progesteronwert nach dem Eisprung (siehe Abb. 4 auf Seite 62). Die Temperatur (und das Progesteron) sollten für 12 bis 14 Tage erhöht bleiben und dann wieder abfallen, was auf den Eintritt der Menstruation hinweist. Falls eine Befruchtung stattfindet, sollte die Temperatur erhöht bleiben bzw. um eine weitere Stufe steigen.
3. Achten Sie auch auf Veränderungen des Zervixschleims während des Monats: Um den Eisprung herum sollte dieser flüssig und glitschig wie Eiweiß sein. Notieren Sie diese Veränderungen in Ihrer BT-Tabelle.
4. Beobachten Sie auch Veränderungen am Muttermund. Die erhöhten Östrogenwerte während des Eisprungs lassen ihn weicher werden und er bewegt sich weiter von der Scheidenöffnung weg nach oben, während er sich öffnet. Schieben Sie Ihren

Finger durch den Vaginalkanal, um den Muttermund zu überprüfen. Mit Ihrer Fingerspitze sollten Sie den Rand des Muttermunds ertasten können. Mit etwas Übung sind Sie in der Lage, die feinen Unterschiede in der Beschaffenheit und Lage des Muttermundes zu erkennen. Notieren Sie auch diese Veränderungen in Ihrer BT-Tabelle.

Da die Basaltemperatur der Frau während der Ovulation üblicherweise um ein paar Dezimalstellen steigt, ist die Messung der Basaltemperatur im Laufe des Monats eine der besten Möglichkeiten zur Überprüfung der Phasen Ihres eigenen Zyklus.

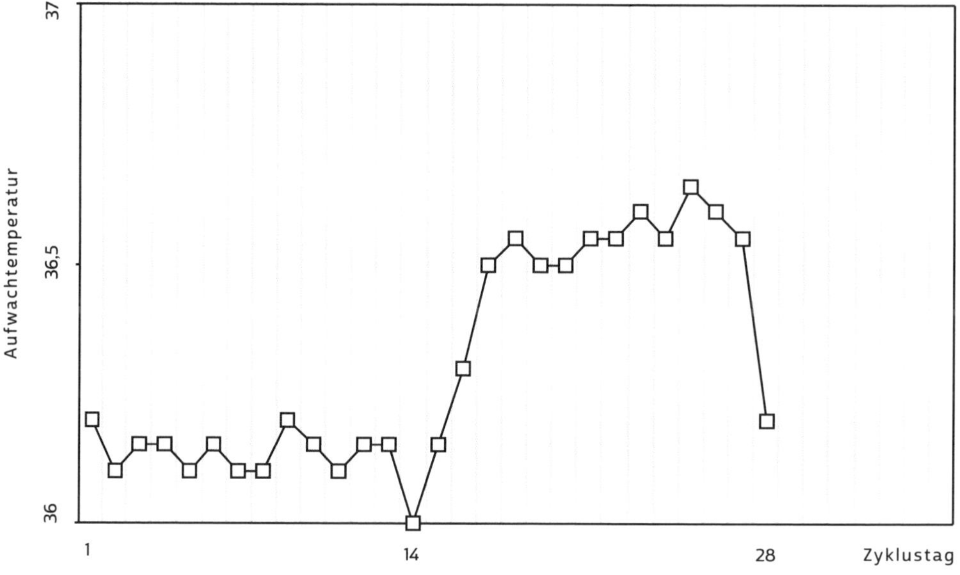

Abb. 4: Normaler Zyklus mit 28 Tagen

Falls Ihr Körper von der „normalen" BT-Kurve abweicht, kann dies durch die richtige Ernährung, Sport, Akupressur/Akupunktur und Heilkräuter korrigiert werden. Auf Seite 73-82 finden Sie eine nach Zyklusphase sortierte Liste von Störungen mit Empfehlungen, wie jede der Phasen wieder ins Gleichgewicht gebracht wird.

Durch das Führen einer BT-Tabelle können Sie bestimmen, ob, wann und wie problemlos der Eisprung stattfindet. Gleichzeitig sind Sie in der Lage, Unregelmäßigkeiten in der Temperaturkurve zu erkennen und somit Disharmonien einfacher zu diagnostizieren. Zu hohe Temperaturen während der Follikelphase deuten auf einen Hitze-Überschuss hin, während zu niedrige Temperaturen während der Lutealphase auf einen Mangel hinweisen.

Unberechenbare Temperaturschwankungen hingegen sind Hinweis auf eine Leber-Qi-Stagnation (Le Qi X).

Eine weitere hilfreiche Angewohnheit ist das Führen eines Tagesbuchs über die Symptome, die während der unterschiedlichen Zyklusphasen auftreten. Je mehr Informationen Sie sammeln, desto besser können Sie Ihre Diagnosemuster erkennen und die entsprechenden Hürden auf dem Weg zur Empfängnis beheben.

Die Phasen des weiblichen Zyklus

In der chinesischen Medizin werden während jeder Phase des Menstruationszyklus verschiedene Energien als dominant erachtet:

Phase I: Die Energien des *Nieren-Yin* und *Bluts* herrschen über die Follikelphase.
Phase II: Das *Leber-Qi* und die *Blutbewegung* steuern die Ovulation.
Phase III: *Nieren-Yang* und *Milz-Qi* regulieren die Lutealphase.
Phase IV: Das *Leber-Qi* unterstützt den prämenstruellen Wandel.
Phase V: Dem *Blut* wird ermöglicht zu fließen. Die Menstruation ist eine Phase der Ruhe für alle Energien.

Um den Reproduktionszyklus zu regulieren, arbeiten wir mit den der Phase entsprechend dominanten Energien und bringen den Zyklus so wieder ins Gleichgewicht. Wenn Sie zum Beispiel in die Kategorie des Nieren-Yin-Mangels (Ni Yi-) mit Symptomen wie vaginaler Trockenheit und wenig bis keinem Zervixschleim passen, sollten Sie diesen Mangel besonders während der Follikelphase behandeln, wenn die Yin-Energien am meisten gebraucht werden. Beachten Sie dabei jedoch, dass Ihr primäres Diagnosemuster immer behandelt werden sollte, egal in welcher Phase Sie sich gerade befinden. (In der Symptom-Checkliste und den TCM-Indikationen auf Seite 73-82 sowie den Informationen in Kapitel 6, 7 und 8 finden Sie die spezifischen Therapiemethoden zur Stärkung aller Menstruationsphasen und zur Behandlung der zugrunde liegenden Disharmoniemuster.)

In den folgenden Abschnitten werden die biologischen Prozesse beschrieben, die während der jeweiligen Zyklusphase stattfinden, und die TCM-Diagnosen der auftretenden Probleme während der jeweiligen Phasen erklärt. In einigen Fällen habe ich Beispiele von BT-Kurven beigefügt, welche die Temperaturverläufe während der Zyklusphasen verbildlichen.

Phase I: Die Yin-Phase

Phase I wird als Follikelphase oder Proliferationsphase bezeichnet und geht mit einem Temperaturabfall einher. Nach der Menstruation bereiten sich Hormone, Gebärmutterschleimhaut und Eierstöcke auf ihren zyklischen Anstieg vor. Dies ist die Zeit des Neuanfangs, während der das gesamte Fortpflanzungssystem einen neuen Zyklus beginnt.

In Phase I herrscht Yin-Energie vor. Das Yin-Hormon Östrogen sendet Signale an die Gebärmutter, um die „kühle, feuchte, dunkle" Höhle auf die Beherbergung eines heranwachsenden Lebens vorzubereiten. Im Eierstock wird vor dem Freisetzen der Eizelle ein dominanter Follikel ausgewählt und zur Reifung gebracht. Die Gebärmutterschleimhaut wächst (*Yin*, *Essenz* und *Blut*) und erreicht eine Dicke von mindestens 8 bis 10 Millimetern. Schließlich wird der Zervixschleim flüssiger. Der Muttermund öffnet sich (eine Yin-Funktion) und sondert diesen flüssigen, durchsichtigen, fadenziehenden Schleim ab (Yin-Flüssigkeit), in dem Spermien überleben und durch den sie schwimmen können. (Während der anderen Zyklusphasen können Spermien schlecht im Zervixschleim überleben.) Die Follikelentwicklung und Reifung der Eizelle werden durch das Yin gefördert und führen zu vermehrter Produktion von Yin und *Blut*. Wir fördern und maximieren die Energien in Phase I durch die Stärkung von *Nieren*-Yin und *Blut*.

Phase I dauert normalerweise 12 bis 15 Tage und sollte für optimale Fruchtbarkeit nicht kürzer als 10 oder länger als 17 Tage sein. Falls diese Phase zu kurz ist, hat die Eizelle nicht genügend Zeit zu reifen und die Gebärmutterschleimhaut kann sich nicht ausreichend verdicken, um eine Einnistung zu ermöglichen. Eine verkürzte Phase I bedeutet, dass die Hitzeregulation im Körper nicht richtig funktioniert; entweder es besteht ein Hitze-Mangel (durch niedriges Yin) oder ein Hitze-Überschuss (durch zu viel Yang).

Wenn Phase I zu lang ist, deutet dies auf eine zu geringe Östrogenproduktion hin, welche mit einer schlechteren Qualität der Eizelle und einer Verzögerung des Eisprungs einhergeht. Phase I kann verlängert sein, wenn durch einen Mangel an *Nieren*-Yin der Wechsel von Yin-Energie zu Yang nicht angestoßen wird oder wenn nicht ausreichend *Nieren*-Yang oder *Milz*-Qi für den Wandel zur Verfügung steht.

Eine erhöhte BT in Phase I weist auf Hitze hin, häufig verursacht durch einen *Nieren*-Yin-Mangel (Ni Yi-). In diesen Fällen würden wir versuchen, die Follikelphase zu verlängern, indem wir das *Nieren*-Yin stärken und überschüssige Hitze ausleiten. Dadurch können wir niedrigere FSH- und höhere Östrogenwerte erzielen. Andersherum deutet eine niedrige BT auf einen Mangel an *Nieren*-Yang (Ni Yan-) hin. Während Phase I sollte die Behandlung das Yin und *Blut* stärken und die Umwandlung der Yang-Energie unterstützen, um den Eisprung einzuleiten.

Phase II: Der Eisprung – ein Transformationsprozess

Der Eisprung ist kein Ereignis, wie die meisten Frauen denken, sondern vielmehr ein Prozess. Nach den Prinzipien der TCM wird der Eisprung durch die *Leber* in Gang gesetzt. Gegen Ende der Follikelphase, wenn die Östrogenwerte und die Yin-Energie ihren Höhepunkt erreichen (und das Yin-Maximum einen kurzen Temperaturabfall vor der Ovulation herbeiführt), wird durch das *Leber*-Qi die Transformation der Yin-Energie (Östrogen) in Yang-Energie (Progesteron) ausgelöst. Durch diesen Prozess regt das Gonadotropin-freisetzende Hormon (GnRH) aus dem Gehirn die Freisetzung von luteinisierendem Hormon (LH) und FSH aus der Hypophyse an. Gleichzeitig werden noch viele andere Hormone produziert.

Durch die Freisetzung dieser Hormone wird über die nächsten Tage eine Reihe von Ereignissen ausgelöst. Im Eierstock ist der Follikel nun auf einen Durchmesser von etwa 20 Millimeter angeschwollen (ungefähr die Größe einer Weintraube). Der Follikel platzt und gibt die Eizelle in die Bauchhöhle frei. Die fingerähnlichen Eileiterenden (auch Fimbrien oder Eileiterfransen genannt) nehmen die Eizelle auf und dienen als Kanal zur Gebärmutter.

Der Eisprung sollte nur minimale Schmerzen bereiten. Falls er dennoch Schmerzen verursacht, sollten Sie keine entzündungshemmenden Medikamente wie Ibuprofen oder Paracetamol einnehmen, da diese die Ausschüttung von Prostaglandin hemmen und den Follikelsprung verhindern können. Schmerzen durch die Ovulation deuten auf einen Blutstau (Bl X) hin. Blähungen wiederum sind Hinweis auf eine *Leber*-Qi-Stagnation (Le Qi X).

Sobald die Eizelle den Eierstock verlassen hat, wird der Muttermund langsam wieder härter und schließt sich. Die Eizelle wandert durch den Eileiter Richtung Gebärmutter, in der Erwartung, dass ihre äußere Hülle vom Spermium durchdrungen wird und der Entwicklungsprozess eines neuen Lebens beginnt.

Während der Ovulation muss das Yin (aus dem Wachstum während der Follikelphase) ergiebig genug sein, um in Yang umgewandelt zu werden. Qi und *Blut* müssen in freiem Fluss sein, damit dieser Wandel vollzogen werden kann. Um den freien Qi-Fluss in Phase II zu gewährleisten, gilt es, auch jegliche Störungen der Phase I zu beheben (Behandlungsempfehlungen finden Sie in der Symptom-Checkliste und den TCM-Indikationen auf Seite 73-82).

Phase III: Die Yang-Phase

In der westlichen Medizin ist Phase III als Lutealphase bekannt. Diese sollte ungefähr 14 Tage dauern und ist durch einen leichten Temperaturanstieg gekennzeichnet. Während die Eizelle sich durch den Eileiter bewegt, wird der Follikel, aus dem die Eizelle freigesetzt wurde, zum *Corpus Luteum*, dem Gelbkörper, welches einer geschrumpelten gelben Pflaume ähnelt. Der Gelbkörper setzt Progesteron frei, ein Hormon, das diese dritte Phase steuert.

Progesteron ist wie ein Treibstoff für den Körper, wirkt wärmend und ist daher dem Yang zugeordnet. Seine Hauptfunktion ist, die Gebärmutterschleimhaut (Endometrium) auf die sichere Einnistung einer befruchteten Eizelle vorzubereiten. Progesteron veranlasst die kleinen Blutgefäße in der Gebärmutter dazu, die Gebärmutterschleimhaut mit mehr Blut zu versorgen. Während des Zeitfensters der Einnistung (ungefähr fünf bis sieben Tage nach dem Eisprung) erscheinen bestimmte Proteine auf der Oberfläche des nun vorbereiteten Endometriums und ermöglichen, dass die sich entwickelnde Blastozyste andockt und dort eingebettet wird. Die Hormone, Gefäße und Drüsen müssen sich nun weiterentwickeln, damit sich auch der eingenistete Embryo entwickeln kann. Während der Yang-dominanten Lutealphase sollte Ihre BT 14 Tage lang um mindestens 0,2 Grad Celsius höher liegen als die Ausgangstemperatur der Follikelphase. Diese Phase wird von *Nieren*-Yang und *Milz*-Qi reguliert. In vielen Fällen ist der „Lutealphasendefekt“ (eine kurze oder gestörte Lutealphase) das Ergebnis eines *Nieren*-Yang-Mangels (Ni Yan-) und/oder *Milz*-Qi-Mangels (Mi-). Bei einem Lutealphasendefekt ist die Progesteronproduktion zu niedrig. Wenn man den *Milz*-Qi-Mangel (Mi-) oder *Nieren*-Yang-Mangel (Ni Yan-) auffüllt, verbessert sich sowohl die Progesteronproduktion als auch die Reaktion des Körpers darauf. Es sollten keine prämenstruellen Schmierblutungen auftreten (Anzeichen für Qi-Mangel, Blutstau oder pathologische Hitze) und bei ausbleibender Schwangerschaft auch keine starke Schmerzempfindlichkeit der Brüste (Anzeichen einer Qi-Stagnation).

Wenn eine Schwangerschaft eintritt, schüttet der *Embryo humanes* Choriongonadotropin (hCG) aus. Dieses signalisiert dem Gelbkörper, seine Progesteronproduktion hochzufahren, damit die Gebärmutterschleimhaut aufgebaut und empfänglich bleibt. Häufig steigt nun die Basaltemperatur erneut an.

Wenn jedoch kein hCG-freisetzender Embryo gebildet wurde, produziert der Gelbkörper kein weiteres Progesteron und wird abgebaut. Die Progesteronwerte (und die Temperatur) sinken und die Gebärmutterschleimhaut wird abgestoßen.

Eine zweiphasige, langsame, stufenartige Kurve der Basaltemperatur deutet auf eine Qi-Stagnation hin, verursacht durch Blutstau (Bl X) oder *Nieren*-Yang-Mangel (Ni Yan-) (Abb. 5).

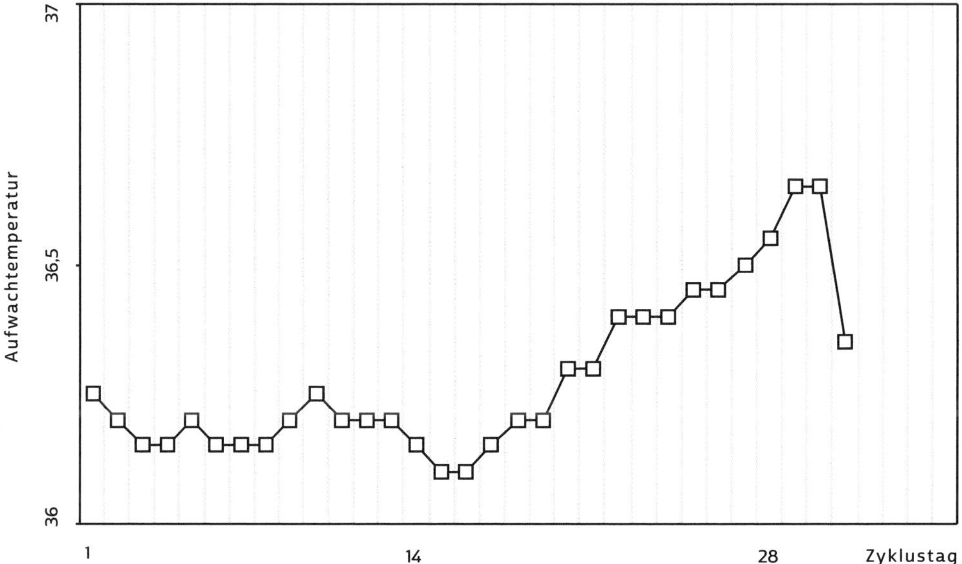

Abb. 5: Qi-Stagnation durch *Nieren*-Yang-Mangel (Ni Yan-) oder Blutstau (Bl X)

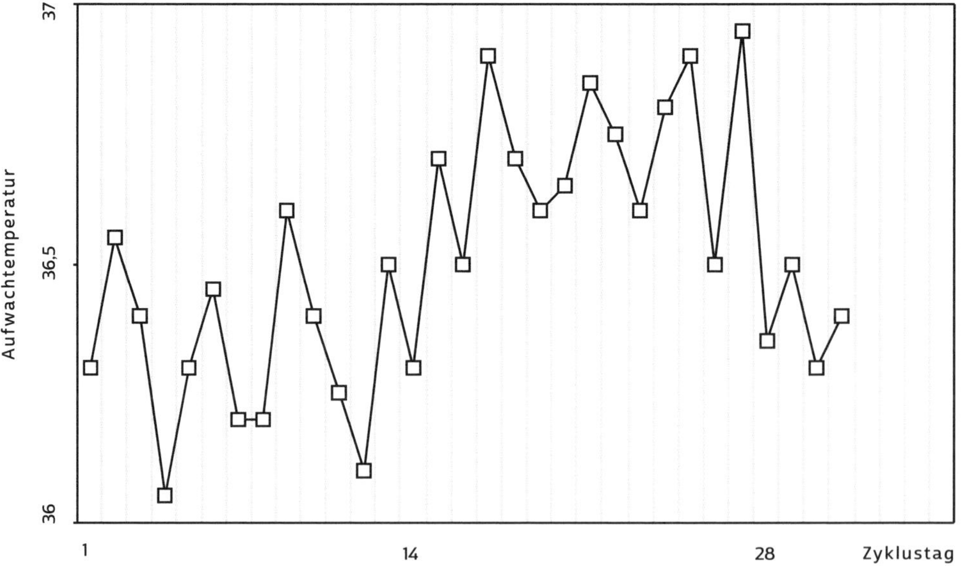

Abb. 6: *Leber*-Qi-Stagnation (Le Qi X)

Das Qi kann seine Aufgabe, das Yin in Yang umzuwandeln, nicht erfüllen, da entweder nicht genügend frisches *Blut* von der *Milz* bereitgestellt wird oder in den *Nieren* nicht ausreichend Yang zur Verfügung steht. Häufig weist dieses stufenförmige Muster auch auf eine Qi-Stagnation in der *Leber* hin (Le Qi X). Sie können den Körper wieder ins Gleichgewicht bringen, indem Sie dem *Blut* helfen, wieder frei zu fließen (siehe Symptom-Checkliste und TCM-Indikationen auf Seite 73-82). Eine Temperaturkurve mit zackenförmigem Muster (Abb. 6) ist ein deutliches Anzeichen einer *Leber*-Qi-Stagnation (Le Qi X).

Da das *Leber*-Qi für jede Wandlung von Yin zu Yang und für alle Übergänge von Phase I bis Phase III des Monatszyklus verantwortlich ist, wirkt sich ein stagniertes Qi in der *Leber* (Le Qi X) folglich negativ auf die Fruchtbarkeit aus.

Wenn das Zackenmuster über den gesamten Monat besteht, muss das stagnierte Qi über den gesamten Zeitraum bereinigt werden. Wenn dieses Muster nur zwischen Eisprung und Menstruation auftaucht, muss das Qi nur während der Lutealphase harmonisiert werden. Eine *Leber*-Qi-Stagnation (Le Qi X) äußert sich nicht nur als zackenförmiges BT-Muster, sondern häufig auch in Form von erhöhten Prolaktin- oder Östrogenwerten.

Die Auflösung der *Leber*-Qi-Stagnation hilft dem Körper dabei, überschüssige Hormone zu verstoffwechseln.

Eine Lutealphase von weniger als 12 Tagen (Abb. 7) deutet auf eine Störung hin. Die häufigsten Ursachen einer verkürzten Lutealphase sind Qi- oder Yang-Mangel. Es ist jedoch auch möglich, dass durch einen Yin-Mangel die Yang-Energien zu dominant werden konnten. Ohne ausreichend Yin-Energien (Kühlung) zur Modulierung der hektischen Wirkung des Yang kann die Lutealphase durch Hitze gestört werden.

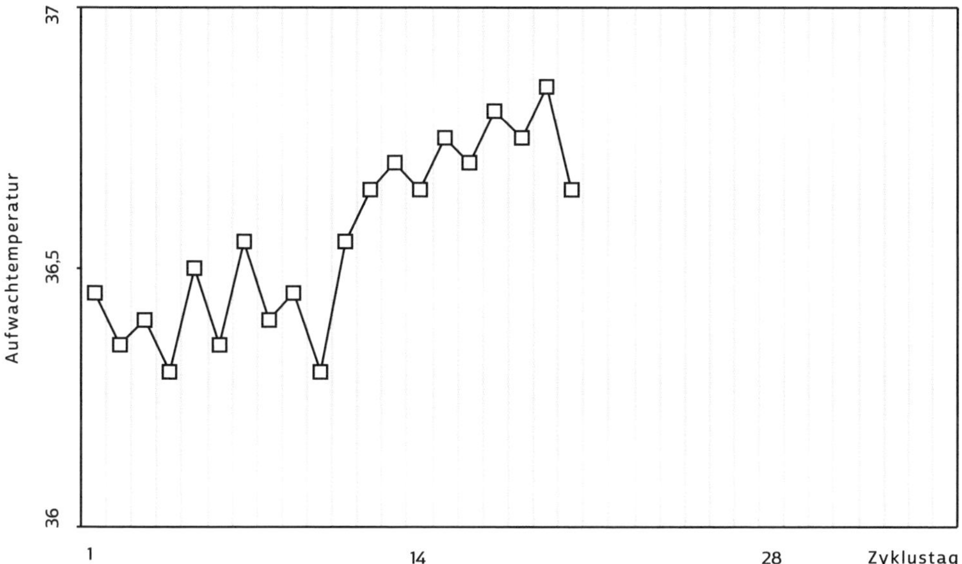

Abb. 7: Lutealphase kürzer als 12 Tage

Für einen gesunden Zyklus müssen die Energien des Körpers im Gleichgewicht sein – Yin und Yang, Hitze und Kälte. Eine zweiphasige, stufenförmige und langsam ansteigende

Basaltemperatur während einer verkürzten Lutealphase wie in Abb. 8 kann auch auf eine *Leber*-Qi-Stagnation (Le Qi X) hinweisen, welche zu vermehrter Hitze führt.

Ein Überschuss an Hitze (^H) durch *Leber*-Qi-Stagnation (Le Qi X) kann außerdem zu generell erhöhten Temperaturen in Phase I (der Phase mit niedriger Temperatur) und Phase III (der Phase mit erhöhter Temperatur) führen. Um überschüssige Hitze zu kühlen, werden in Kapitel 6, 7 und 8 bestimmte Nahrungsmittel, Heilpflanzen und Akupressurpunkte empfohlen.

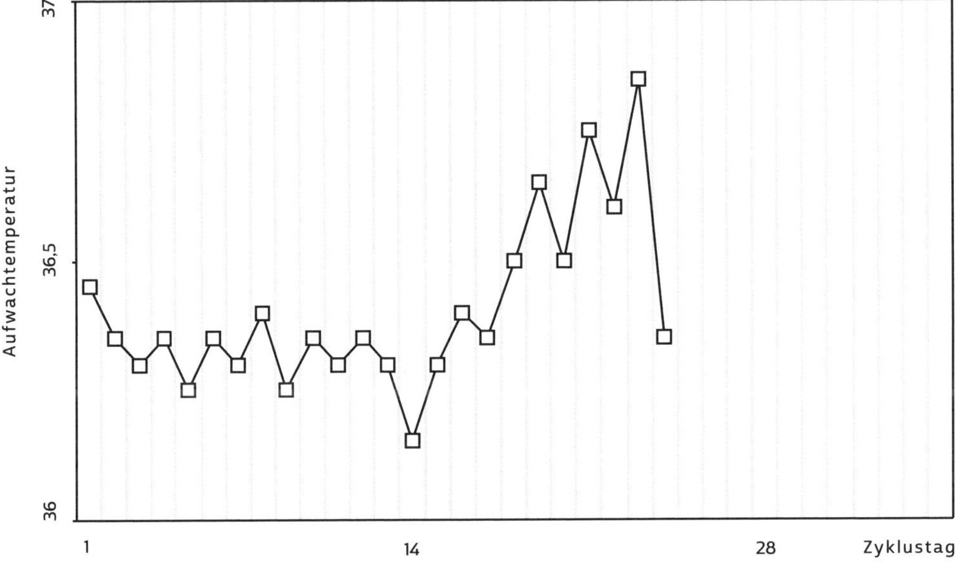

Abb. 8: Verkürzte Lutealphase mit *Leber*-Qi-Stagnation (Le Qi X) und Hitze-Überschuss (^H)

Phase IV: Die prämenstruelle Phase

Wenn keine Befruchtung und Einnistung stattfinden, geht der Körper in die prämenstruelle Phase über. Hier wird das Yang wieder in Yin umgewandelt und wieder wird dieser Wechsel durch das *Leber*-Qi reguliert. Je nach Konstitution kann diese Phase zwei bis sieben Tage andauern und überschneidet sich mit der Lutealphase.

Während das *Leber*-Qi Yang in Yin umwandelt, stoppt der Gelbkörper die Progesteronproduktion. Die Basaltemperatur sinkt und die Periode setzt ein. Damit diese Transformation jedoch reibungslos ablaufen kann, müssen Qi und *Blut* frei durch den Körper fließen. Wenn diese wichtigen Energien blockiert sind, treten prämenstruelle Symptome wie Gereiztheit, Schmerzen, Verstopfung oder Durchfall, Kopfschmerzen, Blähungen, Nachtschweiß, Schlaflosigkeit, Depressionen, Ödeme, Übelkeit, veränderter Appetit, Nasenbluten, wunde Stellen am Mund, vaginale Reizungen, Schwindel, Tollpatschigkeit, Muskelschmerzen usw. auf. Das *Leber*-Qi sollte während der prämenstruellen Phase harmonisiert werden (siehe Symptom-Checkliste und TCM-Indikationen am Ende des Kapitels). Dadurch können prämenstruelle Beschwerden gelindert und der Köper wieder in einen Zustand von Gesundheit und Harmonie gebracht werden.

Phase V: Die Blutungsphase

Diese Phase beginnt mit Einsetzen der Regelblutung und wird als Phase der Ruhe und Abstoßung gesehen. (Schmierblutungen zählen hier nicht dazu; Tag 1 beginnt, wenn das Blut tatsächlich anfängt zu fließen.) Enzyme bewirken die Verflüssigung der Gebärmutterschleimhaut, sodass diese ausgestoßen werden kann. Die Basaltemperatur fällt normalerweise am ersten Tag der Periode ab, doch bei einigen Frauen mit Endometriose bleiben die Temperaturen während der Menstruation erhöht (falls dem so ist, muss Hitze ausgeleitet werden). Die Menstruationsphase ist der hormonelle Nullpunkt, besonders in den ersten drei Tagen der Blutung, an dem kein bestimmtes Hormon dominant ist. Nach drei Tagen beginnt der Hormonzyklus von Neuem, doch bis dahin ist es wichtig, dem Körper die Erneuerung zu ermöglichen. Genauso wie der Winter oder die Zeit zwischen Mitternacht und Sonnenaufgang Zeiten der Ruhe sind, ist die Menstruation die Ruhephase des Fortpflanzungssystems.

Daher werden jegliche Therapien in dieser Phase pausiert. Ich bitte meine Patientinnen darum, für die ersten drei Tage ihrer Periode keine Termine bei uns zu vereinbaren, außer sie leiden unter starken Schmerzen. Ich empfehle außerdem, dass sie die Menstruation als Atempause von allen Versuchen der Fruchtbarkeitssteigerung nutzen. Laut TCM sollten Frauen in den ersten drei Tagen ihrer Periode weder Sport machen noch anderen intensiven Aktivitäten nachgehen (einschließlich Geschlechtsverkehr). Auch wenn es uns das moderne Leben erschwert komplett zur Ruhe zu kommen, werden Sie feststellen, dass Sie sich deutlich besser fühlen, wenn Sie es während Ihrer Regelblutung so langsam wie möglich angehen lassen. Entspannen Sie sich, halten Sie sich warm und schenken Sie Ihrem Körper, Ihrem Geist, Ihren Emotionen und Ihrer Seele die benötigte Auszeit.

Ähnlich zur Temperatur ist auch Ihre Menstruation ein äußerst wichtiger Indikator zur korrekten Diagnose und Behandlung von Fruchtbarkeitsstörungen für den TCM-Arzt. Wir können eine Menge an Informationen über den Zustand des gesamten Hormonhaushalts gewinnen, indem wir das Menstruationsblut beurteilen.

Es dient sozusagen als monatlicher Bericht über den Zustand des Reproduktionssystems, da es die hormonellen Aktivitäten der Eierstöcke widerspiegelt. Bei einer gesunden Frau mit normalem Monatszyklus sollte das Menstruationsblut problemlos fließen und die Blutung weder zu stark noch zu schwach ausfallen. Die Färbung sollte rot sein, nicht braun oder schwarz, und die Konsistenz nicht wässrig. Außerdem sollten wenige bis keine Blutklumpen enthalten sein. Die Blutung sollte ungefähr vier bis sechs Tage anhalten und dann plötzlich wieder aufhören – ohne Schmierblutungen. Es sollten keine Schmerzen auftreten, weder Gebärmutter- noch Bauchkrämpfe, noch Schmerzen im unteren Rücken (Beteiligung der *Nieren*). Falls Sie Schmerzen haben, sollten Sie darauf achten, welcher Art sie sind. Handelt es sich um einen scharfen und stechenden Schmerz (Blutstau) oder um einen dumpfen, schweren Schmerz (Qi-Mangel)? Treten Blähungen auf oder dehnt sich der Bauch auf (Qi-Stagnation)? Kann der Schmerz durch Wärme oder Druck gelindert werden (Hinweis auf Mangel)? All diese Faktoren können Ihnen dabei helfen, zu bestimmen, wo und auf welche Art Ihr System aus dem Gleichgewicht geraten ist.

Wenn der Blutfluss nur spärlich ist oder nur ein bis zwei Tage andauert, weist dies meist darauf hin, dass nicht genügend *Blut* vorhanden ist, um die Gebärmutterschleimhaut zu versorgen. Dies steht häufig mit einem Östrogenmangel während der Follikelphase (Phase I) in Zusammenhang. Dann sollte in dieser Phase das *Blut* (und das Yin) gestärkt werden. Falls die Blutung pink gefärbt und wässrig ist, kann dies auf einen *Milz*-Qi-Mangel (Mi-) hinweisen. In diesem Fall müssen sowohl Qi als auch *Blut* unterstützt werden. Falls die Blutung spärlich und von bräunlicher Farbe ist, muss das *Blut* tonisiert und angeregt werden.

Wenn Sie ungewöhnlich stark bluten, die Blutung länger als sieben Tage andauert oder auch zu anderen Zeitpunkten als der Menstruation auftritt, muss die Ursache hierfür gesucht werden. Gemäß TCM gibt es nur drei Gründe für jegliche anomale gynäkologische Blutungen. Die erste Ursache ist ein Qi-Mangel (ein allgemeiner relativer Qi-Mangel). Wenn die Menstruation sehr stark ausfällt (Menorrhagie), über den normalen Zeitraum hinausgeht (Metrorrhagie) oder eine Kombination aus beidem vorliegt (Menometrorrhagie), könnte zu wenig Qi vorhanden sein, um den Menstruationszyklus zu regulieren. In diesem Fall treten noch weitere Anzeichen eines Qi-Mangels auf, wie Erschöpfung, kalte Hände und Füße, Verdauungsbeschwerden und Kreislaufschwäche. Das Qi lässt sich relativ leicht durch eine Pflanzentherapie mit Ginseng, Atractylodes und Astragalus stärken. (In Kapitel 8 finden Sie eine ausführliche Anleitung zur Verwendung von Heilkräutern zur Qi-Stärkung.)

Die zweite Ursache für einen anomalen Blutfluss ist Blutstau (Bl X), wenn die Bewegung des *Bluts* stockt. Wenn Sie sich in den Finger schneiden, fließt rotes Blut. Ebenso sollte auch das Menstruationsblut rot sein. Gehemmtes Blut jedoch stagniert und oxidiert, es verliert seine Rotfärbung und sieht nicht mehr frisch aus. Der chinesische Begriff für „stagniertes *Blut*", *xue yu*, ähnelt dem Konzept von Sediment. Wenn die Blutung dunkel und getupft ist sowie von Schmerzen begleitet wird, liegt dies wahrscheinlich an einem Blutstau (Bl X). Dieser Zustand muss behoben werden, damit die Gebärmutter kein unwirtlicher Ort mehr und eine Empfängnis möglich ist. Das alte *Blut* muss ausgeleitet werden, sodass an seiner Stelle frisches *Blut* entstehen kann. Ob die Behandlung anschlägt können wir daran erkennen, dass das *Blut* frisch und ungehindert fließt.

Die dritte und letzte Ursache einer ungewöhnlich starken Blutung ist ein Überschuss an Hitze (entweder durch Yang-Fülle oder Yin-Leere). Ist der Menstruationszyklus kürzer als der Durchschnitt von 28 Tagen, die Blutung leuchtend rot gefärbt und stark und sind weitere Anzeichen von Hitze feststellbar, so muss das *Blut* gekühlt werden. Wenn Ihre Muster gleichzeitig auf eine *Leber*-Qi-Stagnation (Le Qi X) hindeuten, muss die Stagnation des *Leber*-Qi behoben werden, damit die überschüssige Hitze aufgelöst werden kann. Falls die Hitze von Symptomen eines Yin-Mangels (Nachtschweiß, Hitzewallungen und vaginale Trockenheit) begleitet wird, muss auch das Yin gestärkt werden, da die Hitze sonst wieder zurückkehrt.

Durchblutung des Beckens

Um die Fruchtbarkeit richtig einzuschätzen, müssen wir uns jedoch nicht nur mit dem korrekten Ablauf der Menstruation beschäftigen, sondern auch den Zustand von Gebärmutter und Eierstöcken in Betracht ziehen. Damit diese Organe richtig funktionieren können, müssen sie ausreichend durchblutet sein. Das Endometrium muss aufgebaut werden, damit sich ein entwickelnder Embryo einnisten kann. Tatsächlich korreliert eine schlechte Blutversorgung der Gebärmutterarterie mit niedrigeren Schwangerschaftsraten. Auch die Gesundheit und Funktion der Eierstöcke wird nicht nur durch den Hormonhaushalt, sondern auch durch die Blutversorgung beeinflusst. Somit können wir durch eine Verbesserung der Durchblutung von Gebärmutter und Eierstöcken maßgeblich zu einer Steigerung der Fruchtbarkeit beitragen.

In Schweden wurde 1996 eine bahnbrechende Studie durchgeführt und in der Fachzeitschrift *Fertility and Sterility* veröffentlicht, in der darüber berichtet wurde, dass die Verengung der Gebärmutterarterien durch Akupunktur behoben und somit ein erhöhter Blutfluss zu den Fortpflanzungsorganen erreicht werden konnte. Es zeigte sich, dass dieser Effekt die Erfolgschancen einer künstlichen Befruchtung deutlich verbessern konnte. Wenn die Menstruation komplett ausbleibt (Amenorrhö), liegt dies entweder an einem Mangel (nicht genügend *Blut*), an einem Überschuss (etwas verhindert die Menstruation) oder an einer Kombination aus beidem. Die Ursache zeigt sich durch das in Kapitel 4 erkannte Diagnosemuster. Falls ein Blutmangel vorliegt, muss das *Blut* gestärkt werden. Falls die Menstruation aufgrund eines Blutstaus (Bl X) blockiert ist, muss es wieder in Bewegung gebracht werden. Schauen Sie auch in die Symptom-Checkliste und die TCM-Indikationen auf Seite 73-82.

Akupunktur ist die einzige bekannte Methode zur direkten Verbesserung der vaskulären Reaktivität. Die Akupunkturbehandlungen aus der schwedischen Studie unterdrückten die Reaktion des Sympathikus auf Ebene des Rückenmarks und reduzierten so die Stressreaktion im Becken. Durch die Reduzierung der Reaktion des Sympathikus konnte der Blutfluss zur Gebärmutter und zu den Eierstöcken verbessert werden. Bei allen Frauen, die durch Akupunktur behandelt wurden, hatte sich die Verengung der Gebärmutterarterien nach acht Behandlungen um 21 Prozent reduziert und die Durchblutung verbesserte sich signifikant. Wenn bei Ihnen eine niedrige ovarielle Reaktion oder eine dünne Gebärmutterschleimhaut festgestellt wurde, können Sie dies mithilfe von Körperübungen und Akupunkturbehandlungen beheben, die den Blutfluss zur Gebärmutter und zu den Eierstöcken fördern (siehe Kapitel 6 und 7).

Viele fortschrittliche Kliniken nutzen diese Erkenntnisse. Sie führen Dopplersonographien durch, um den Blutfluss durch die Gebärmutterarterien zu den Organen im Becken zu untersuchen. Zeigen die Untersuchungen eine geringe Durchblutung, werden die Patientinnen mit Akupunktur behandelt, bis diese sich verbessert.

Wie Sie Ihre Fruchtbarkeit selbst in die Hand nehmen

Inzwischen haben Sie ein erstes Verständnis für die Perspektiven der chinesischen Medizin auf Ihre Zyklusstörungen erhalten und verstanden, wie Sie etwaige Dysbalancen behandeln können, die einer Schwangerschaft im Wege stehen. So setzt die chinesische Medizin im Gegensatz zur westlichen beispielsweise nicht darauf, dem System in Phase I einfach Östrogen zuzuführen, sondern baut vielmehr im gesamten Körper die Yin-Energie auf, indem die *Nieren* und das *Blut* gestärkt werden. Außerdem wird jegliches überschüssiges Yang reduziert, welches das für Phase I erforderliche Yin hemmen könnte. So werden die harmonisierten Energien zum Fortpflanzungssystem geleitet und können sich hier positiv auf die weiteren Phasen des Menstruationszyklus auswirken sowie das natürliche Wechselspiel der Hormone wieder harmonisieren.

Der persische Mystiker Rumi schrieb:

Wenn es Zeit wird für den Embryo,
den Lebensgeist zu empfangen,
zu diesem Zeitpunkt beginnt die Sonne zu helfen.
Der Embryo wird in Bewegung gebracht, denn
die Sonne belebt ihn mit Geist.
Von den anderen Sternen bekam der Embryo nur
einen Eindruck, bis die Sonne auf ihn schien.
Wie verband er sich
im Mutterleib mit der scheinenden Sonne?
Auf eine Art, die uns verborgen bleibt:
Wie das Gold genährt wird,
wie aus einem einfachen Stein Granat
und Rubin wird,
wie die Frucht reift,
und wie der Mut zu jenem kommt, der
vor Angst verzweifelt.

Das Mysterium des Lebensbeginns findet hier einen Ausdruck. Die Verbindung zwischen den Abläufen unseres Körpers und denen der Natur wird deutlich – die Frucht am Baum reift heran, kristallines Gestein verwandelt sich in Edelsteine, die Sonne wärmt und belebt die Erde. Die wissenschaftlichen Analysen der westlichen Medizin sind nützlich, doch sie verlieren den Sinn für das Ganze – für unser Bedürfnis danach, uns mit unserer wahren Natur zu verbinden und Leben zu erschaffen. Wenn wir die Behandlungen der TCM nutzen, geben wir so unserer Sehnsucht nach Naturverbundenheit Ausdruck.
Wir vertrauen der ureigenen Ganzheit unseres Körpers und suchen nach Wegen, auf denen wir ihm dabei helfen können, sich daran zu erinnern, wofür er geschaffen wurde – das Kommen und Gehen der lebenszeugenden Energien nachzuempfinden, zu fühlen, wie der Mutterleib sich auf die Empfängnis eines Kindes vorbereitet, den Beginn eines neuen Lebens bei der Empfängnis zu spüren und dieses neue Leben sicher in uns zu tragen, bis es bereit ist, geboren zu werden. Das ist das, wofür der weibliche Körper von der Natur geschaffen ist. Das Einzige, was wir tun müssen ist, unserem Körper dabei zu helfen, sein natürliches Gleichgewicht wiederzufinden.

Checkliste der Symptome und TCM-Indikationen

Notieren Sie alle Symptome im Laufe Ihres Menstruationszyklus und suchen dann in dieser Liste Ihre TCM-Kategorie/-Diagnose und die entsprechenden Vorschläge, wie Sie Ihr System wieder ins Gleichgewicht bringen können. Machen Sie sich jetzt keine Sorgen darüber, ob Sie die Behandlungen verstehen; zeichnen Sie sie einfach auf und wenn Sie die nächsten drei Kapitel durchlesen, achten Sie besonders auf die Rezepte, die Ihnen bei der Beseitigung Ihrer speziellen Unausgewogenheit helfen werden.

Phase/Symptom	*Zustand*	*Behandlung*
Phase I: Die Yin-Phase Verlängerte Phase I	Die Nieren müssen gestärkt, das Blut genährt werden. **Verwandtes Muster:** Nieren-Yin-Mangel (Ni Yi-)	· Nieren-Yin mit Obst, Chlorella, Spirulina, Seetang, Eiern, Gelée royale und Weizenkeimen aufbessern. · Das Blut mit Engelwurz (*Dang Gui*) nähren. Übungen durchführen, um den Blutfluss zu den Beckenorganen zu verbessern. · Ausreichend ausruhen; zu viele externe Reize meiden (Partys, Drogen, lauter oder aufregender Lärm). · Nicht rauchen oder Kaffee trinken. · Alle Stimulanzmittel meiden, auch Kräuterpräparate zum Abnehmen oder für „Energie".
Verlängerte Phase I	Nicht genug Yin produziert, um in Yang zu verwandeln **Verwandtes Muster:** Nieren-Yin-Mangel (Ni Yi-)	· Nieren-Yin mit Akupunktur und Kräutern aufbessern. · Die Akupunkturpunkte Ni 3, Mi 6, Zigong, Incisura intertragica am Ohr, Ren 3 und Ren 4 stimulieren. · Mit Kräutern wie Engelwurz (*Dang Gui*) stärken, wenn Sie Zeichen von Blutmangel aufweisen, oder das patentierte Kräuterpräparat „Sechs-Bestandteile-Dekokt mit Rehmannia" (Liu Wei Di Huang Tang) in Betracht ziehen, das Nieren-Yin nährt.
Verlängerte Phase I	Nicht genug Nieren-Yang **Verwandtes Muster:** Nieren-Yang-Mangel (Ni Yan-)	· Nieren-Yang mit wärmenden Kräutern wie Elfenblumenkraut (*Yin Yang Huo*) und Morindawurzel (*Ba Ji Tian*) tonisieren. · Akupunkturpunkt Ni 7 stimulieren. · Den Unterbauch mit Wärmflasche oder Heizkissen wärmen.

Phase/Symptom	*Zustand*	*Behandlung*
Verlängerte Phase I	Nicht genug Milz-Qi **Verwandtes Muster:** Milz-Qi-Mangel (Mi-)	• Qi mit Kräutern wie Ginseng (*Ren Shen*) und Astragaluswurzel (*Huang Qi*) kräftigen. • Die Akupunkturpunkte Ma 36, Ren 6, Mi 6 anregen. • Raffinierte Kohlenhydrate, Zucker und Milchprodukte vermeiden.
Diagnose polyzystisches Ovarialsyndrom	**Verwandtes Muster:** Feuchtigkeit (F)	• Rat für die Milz oben befolgen. Das Maß an Kohlenhydraten gering halten, keinen Yams essen. • Die Akupunkturpunkte Ma 40 und Mi 9 stimulieren. • „Zweifach behandeltes Dekokt" (Er Chen Tang) oder „Dekokt der sechs Edlen" (Liu Jun Zi Tang) und Seifenbohnendornen (*Zao Jiao Ci*) einnehmen.
Verkürzte Phase I	Abnorme Hitze entweder durch Mangel oder Überschuss ausgelöst **Verwandtes Muster:** Hitze-Überschuss (^H)	• Um Hitze zu vermindern, nimmt man Korkbaumrinde (*Huang Bai*), rote Päonie (*Chi Shao*) oder das patentierte chinesische Präparat „Anemarrhena-, Phellodendrum- und Rehmannia-Pille" (Zhi Bai Di Huang Wan), das die Nieren stärkt und Hitze beseitigt. • Nahrungsmittel oder Medikamente mit heißen Eigenschaften wie Pfeffer und Clomifen vermeiden. • Die Akupunkturpunkte Mi 10, Di 11, Bl 17 stimulieren.
Hohe Basaltemperatur	**Verwandtes Muster:** Nieren-Yin-Mangel (Ni Yi-)	• Nieren-Yin stärken, indem die Akupunkturpunkte Ni 3, Mi 6, Ren 3 und Ren 4 angeregt werden. • Mit „Sechs-Bestandteile-Pille mit Rehmannia" (Liu Wei Di Huang Wan) kräftigen.

Phase/Symptom	*Zustand*	*Behandlung*
Hohe BT	**Verwandtes Muster:** Hitze-Überschuss (^H)	· Die Leber mit Le 2 und Le 3 klären. · Bereinigen Sie das Leber-Qi mit Kräutern wie Hasenohrwurzel (*Chai Hu*). · Besteht Hitze, Empfehlungen zur Hitzebeseitigung unter „Behandlung“ in „Verkürzte Phase I“ oben befolgen.
Niedrige BT	Ungenügend Nieren-Yang **Verwandtes Muster:** Nieren-Yang-Mangel (Ni Yan-)	· Nieren-Yang mit wärmenden Kräutern wie chinesischem Mönchspfeffer (*Man Jing Zi*) und Guttapercharinde (*Du Zhong*) tonisieren. · Akupunkturpunkt Ni 7 stimulieren. · Den Unterbauch mit Wärmflasche oder Heizkissen wärmen.
Phase II: Ovulation	Die Phase wird von Leber-Qi ausgelöst, das Yin (Östrogen) in Yang (Progesteron) umwandelt. **Verwandtes Muster:** Leber-Qi-Stagnation (Le Qi X)	· Sicherstellen, dass genug Leber-Qi vorhanden ist, damit die Transformation stattfinden kann. · Leber-Qi mit Silberkerzenwurzelstock (*Sheng Ma*) in Fluss bringen. · Akupunkturpunkte Le 3, Le 14 anregen.
	Das Blut muss frei fließen und klar sein. **Verwandtes Muster:** Blutstase (Bl X)	· Für ausreichend Blut in der Follikelphase sorgen, indem Akupunkturpunkt Mi 6 stimuliert wird. · Das Blut mit Mi 8, Mi 10 und Bl 17 stärken. · Mit Kräutern wie chinesischem Mutterkraut (*Yi Mu Cao*) und Mutterkrautsamen (*Chong Wei Zi*) aufbessern.

Phase/Symptom	*Zustand*	*Behandlung*
Schmerzhafte Ovulation	**Verwandtes Muster:** Blutstase (Bl X)	• Stockendes Blut kräftigen, indem man Akupressurpunkte wie Mi 10 und Bl 17 anregt. • Der Akupressurpunkt *Incisura intertragica* am Ohr sollte massiert werden, um die richtige Durchblutung zu fördern. • Blutstärkende Kräuter wie Pfirsichsamen (*Tao Ren*) können auch Schmerzen beim Eisprung lindern.
Empfindliche Brüste und Gereiztheit beim Eisprung	**Verwandtes Muster:** Leber-Qi-Stagnation (Le Qi X)	• Die Akupunkturpunkte Le 2, Le 3, Di 4 und die *Fossa triangularis* am Ohr massieren. • Mit Kräutern wie Silberkerzenwurzelstock (*Sheng Ma*) oder Hasenohrwurzel (*Chai Hu*) kräftigen. • Meditieren, Yoga oder Qigong-Atemübungen ausführen.
Phase III: Yang Phase (Lutealphase) Diagnose Lutealphasendefekt	 Yang- oder Qi-Mangel **Verwandte Muster:** Nieren-Yang-Mangel (Ni Yan-) Milz-Qi-Mangel (Mi-)	• Yang und Qi mit den Punkten Ni 7, Ma 36, Ren 6, Du 4, Hbl 23, Hbl 52 tonisieren. • Frische Ananas wegen des Enzyms Bromelain essen, das bei der Implantation hilft. • Siehe in Kapitel 9 empfohlene Behandlungen für Lutealphasendefekt.
Uterusschleimhaut nicht koordiniert mit Zyklustag	**Verwandte Muster:** Kalte Gebärmutter (KG) Nieren-Yang-Mangel (Ni Yan-) Blutstase (Bl X)	• Den Uterus mit Unterbauch-, Oberschenkelmassage stärken, mit Wärmflasche, Heizkissen wärmen. • Kräuter wie Curculigo-Wurzelstock (*Xian Mao*) und das Kräuterpräparat „Wärme-die-Menses-Dekokt" (Wen Jing Tang) verwenden.

Phase/Symptom	*Zustand*	*Behandlung*
Verkürzte Phase III	**Verwandte Muster:** Hitze-Überschuss (^H) Nieren-Yin-Mangel (Ni Yi-) Leber-Qi-Stagnation (Le Qi X)	· Kühlende Nahrungsmittel wie Früchte essen. · Das Kräuterpräparat „Anemarrhena-, Phellodendrum- und Rehmannia-Pille" (Zhi Bai Di Huang Wan) benutzen. · Den Akupunkturpunkt Ni 3 stimulieren, um Yin zu nähren. · Vogelmierenwurzel (*Yin Chai Hu*) nehmen. · Akupressurpunkte Le 2, Di 11, Mi 10 und Hbl 40 stimulieren, um den Körper zu kühlen. · Meditieren. · Atmen. · Scharfes, würziges und fettes Essen vermeiden. · Keine heißen Bäder, Sauna- oder Jacuzzibesuche.
Langsame, zweiphasige, stufenförmige BT-Kurve	Qi-Stagnation verursacht von Blutstase oder Nieren-Yang-Mangel **Verwandte Muster:** Leber-Qi-Stagnation (Le Qi X) Blutstase (Bl X) Nieren-Yang-Mangel (Ni Yan-)	· Das Blut kräftigen, z.B. mit Oberschenkelmassage. · Basierend auf der Musterdiagnose Akupunkturpunkte wie Mi 10 und Ma 36 anregen. · Bei mangelndem und stagnierendem Blut wäre das patentierte chinesische Präparat „Vier-Arzneien-Dekokt mit Saflorblüten und Pfirsichsamen" (Tao Hong Si Wu Tang) angemessen. · Yang in den Nieren mit Kräutern wie Elfenblumenkraut (*Yin Yang Huo*), Guttapercharinde (*Du Zhong*) oder chinesischer Kardenwurzel (*Xu Duan*) stärken. · Qi bereinigen durch nicht zu viel essen. · Die Akupunkturpunkte Le 3 und Le 14 massieren.

Phase/Symptom	*Zustand*	*Behandlung*
Sprunghafte, niedrige und hohe Temperaturen, Erschöpfung, unpassende Lutealphase	Qi- oder Yang-Mangel mit eingedellter Leber **Verwandte Muster:** Milz-Qi-Mangel (Mi-) Nieren-Yang-Mangel (Ni Yan-) Leber-Qi-Stagnation (Le Qi X)	• Milz-Qi durch Anregung der Akupunkturpunkte Mi 6, Ma 36, Ren 6 aufbessern. • Nieren-Yang-Punkte Ni 7 und Ren 4 stimulieren. • Leber-Qi durch Anregung von Le 2, Le 3 und Le 14 bereinigen. • Kräuter wie Silberkerzenwurzelstock (*Sheng Ma*) und Kräuterrezeptur „Pulver der heiteren Ungebundenheit" (Xiao Yao San) einnehmen.
Niedrige Temperaturen in Phase III	Yang-Mangel **Verwandtes Muster:** Nieren-Yang-Mangel (Ni Yan-)	• Nieren-Yang-Punkte Ni 7 und Ren 4 stimulieren. • Walnüsse und Bio-Innereien essen. • L-Arginin als Nahrungsergänzung. • Das Kräuterpräparat „Acht-Bestandteile-Pille mit Rehmannia" (Ba Wei Di Huang Wan) nehmen.
Sprunghaft hohe Temperaturen mit emotionalen Symptomen	Seelisch unharmonisch, Leber- und Herzfeuer. **Verwandte Muster:** Hitze-Überschuss (^H) Leber-Qi-Stagnation (Le Qi X) Herzschwäche (He-)	• Die Leber harmonisieren und Hitze-Überschuss durch Anregung von Le 2 beseitigen. • Herzfeuer mit Kräutern wie Baikal-Helmkrautwurzel (*Huang Qin*) klären. • Den Geist beruhigende Punkte wie die *Fossa triangularis* am Ohr, Yintang, Hbl 42 und He 7 stimulieren.
Sprunghaftes Zickzackmuster in BT-Kurve	**Verwandtes Muster:** Leber-Qi-Stagnation (Le Qi X)	• Falls den ganzen Monat ein Zickzackmuster besteht, muss das Qi ständig ungehindert fließen. Falls die sprunghaften Temperaturen erst in Phase II auftreten, dann bereinigen. • Kräuter wie Silberkerzenwurzelstock (*Sheng Ma*) verwenden.

Phase/Symptom	*Zustand*	*Behandlung*
		• Den Akupunkturpunkt Le 3 anregen. • Die chinesische Kräuterrezeptur „Pulver der heiteren Ungebundenheit“ (Xiao Yao San) hilft, Leber-Qi-Stagnation aufzulösen. • Le 3, Le 8 und Le 14 können massiert werden, aber vermeiden Sie Punkte am Unterbauch und für den Uterus (einschließlich Li 4 und Mi 6), die in der Schwangerschaft und daher während der Lutealphase kontraindiziert sind.
Zweiphasige, stufenförmige, langsam steigende BT in verkürzter Phase III	**Verwandte Muster:** Leber-Qi-Stagnation (Le Qi X) Hitze-Überschuss (^H)	• Leber-Qi bereinigen (siehe Empfehlungen oben). • Hitze mit dem Heilkraut Vogelmierenwurzel (*Yin Chai Hu*) bereinigen. • Den Akupunkturpunkt Le 2 stimulieren.
Erhöhte Gesamttemperatur in jeder Phase	**Verwandte Muster:** Leber-Qi-Stagnation (Le Qi X) Hitze-Überschuss (^H)	• Die Leber entstauen, indem man den Akupunkturpunkt Le 3 stimuliert. • Hitze durch Anregung von Akupunkturpunkt Le 2 beseitigen. • Vogelmierenwurzel (*Yin Chai Hu*) nehmen. • Langsamer machen. • Meditieren. • Genug Bewegung und Ruhe bekommen.
Phase IV: Die prämenstruelle Phase	Das Leber-Qi sorgt für die Umwandlung von Yang zurück zu Yin. **Verwandtes Muster:** Leber-Qi-Stagnation (Le Qi X)	• Das Leber-Qi bereinigen. • Genug Sport treiben. • Frustrierende Situationen vermeiden, denn jede stagnierende emotionale Spannung kann den Qi-Mechanismus hemmen. • Lachen. • Tief atmen und entspannen. • Nicht zu viel essen.

Phase/Symptom	*Zustand*	*Behandlung*
		· Versuchen Sie, schweres, schwer verdauliches Essen zu meiden, z.B. Nüsse, Erdnussbutter, Butter, tierisches Fett, zu viel Fleisch und zu viel Brot · Lebensmittel mit Konservierungsstoffen oder Chemikalien vermeiden. · Mit Qi-bereinigenden Kräutern wie Nussgraswurzel (*Xiang Fu*), Mandarinenschale (*Chen Pi*) und Silberkerzenwurzelstock (*Sheng Ma*) oder dem Präparat „Pulver der heiteren Ungebundenheit“ (Xiao Yao San) ergänzen.
	Qi und Blut müssen reibungslos durch den Körper fließen.	· Gesunde Kost mit Bio-Lebensmitteln und etwas tierischen Bio-Produkten essen. · In Maßen Sport treiben. · Täglich meditieren. · Immer gut durchatmen.
	Leber-Qi ist zu harmonisieren	· Akupunkturpunkte Le 3, Le 8, Le 14 stimulieren.
Prämenstruelle Symptome: Reizbarkeit, Schmerzen, Durchfall, Verstopfung, Kopfschmerzen, Aufgeblähtsein, Nachtschweiß, Schlaflosigkeit, Depression, Ödem, Übelkeit, wechselnder Appetit, Nasenbluten, Aphten, vaginale Reizung, Schwindel, Ungeschick, Muskelschmerzen usw.	Blockiertes Qi und Blut **Verwandte Muster:** Leber-Qi-Stagnation (Le Qi X) Blutstase (Bl X)	· Kräuter wie Hasenohrwurzel (*Chai Hu*), Silberkerzenwurzelstock (*Sheng Ma*), Mandarinenschale · (*Chen Pi*) und das Kräuterpräparat „Pulver der heiteren Ungebundenheit“ (Xiao Yao San) bereinigen alle Leber-Qi. · Kräuter wie chinesisches Mutterkraut (*Yi Mu Cao*) bewegen statisches Blut. · Die Akupunkturpunkte Le 2, Le 3, Le 8 und Le 14 bewegen stagnierendes Leber-Qi. · Die Akupunkturpunkte Mi 10 und Bl 17 stimulieren, um das Blut zu bewegen.

Phase/Symptom	*Zustand*	*Behandlung*
Phase V: Die Blutungsphase	Yin und Yang in Balance	· Die ersten drei Tage ausruhen. · Keine TCM-Behandlungen außer bei schweren Schmerzen.
Blutfluss spärlich oder dauert nur ein oder zwei Tage	Nicht genug Blut, um die Gebärmutterschleimhaut zu nähren: Mangel an Östrogen in Phase I **Verwandtes Muster:** Blutmangel (Bl-)	· Blut und Yin in Phase I mit Engelwurz (*Dang Gui*), weißer Päonie (*Bai Shao*) und Brennnesseln nähren.
	Verwandte Muster: Blutmangel (Bl-) und Qi-Mangel (Mi-)	· Qi und Blut müssen im ganzen Zyklus gestärkt werden. · Die Akupunkturpunkte Mi 6, Ma 36, Ren 4 und Ren 6 anregen. · Kräuter wie Avena sativa und die Kräuterrezeptur „Acht-Schätze-Dekokt" (Ba Zhen Tang) nehmen.
Das Blut ist rosa und wässrig	**Verwandtes Muster:** Milz-Qi-Mangel (Mi-)	· Das Qi im ganzen Zyklus kräftigen. · Zucker, raffinierte Kohlenhydrate, Stärken, Milchprodukte, kalte Getränke und Rohkost vermeiden. · Mit Kräutern wie Ginseng (*Ren Shen*), Astragaluswurzel (*Huang Qi*) und Speichelkrautwurzel (*Bai Zhu*) aufbessern.
Das Blut ist spärlich und hat eine braune Farbe	Das Blut muss tonisiert und beschleunigt werden **Verwandte Muster:** Blutmangel (Bl-) Blutstase (Bl X)	· Engelwurz (*Dang Gui*) und „Vier-Arzneien-Dekokt mit Saflorblüten und Pfirsichsamen" (Tao Hong Si Wu Tang) tonisieren und kräftigen das Blut. · Übungen wie die Oberschenkelmassage ausführen, um in Phase I den Blutfluss zum Uterus anzuregen. · Rizinusölkompressen auf den Unterbauch legen (nur nach der Menstruation und vor dem Eisprung).

Phase/Symptom	*Zustand*	*Behandlung*
Monatsblutung abnorm stark oder dauert mehr als sieben Tage	Qi-Mangel/ungenügend Qi, um Menstruationszyklus zu kontrollieren (oft in Begleitung von Erschöpfung, kalten Händen/Füßen, Verdauungsbeschwerden, schlechter Durchblutung usw.) **Verwandtes Muster:** Milz-Qi-Mangel (Mi-)	· Im ganzen Zyklus mit Kräutern wie Ginseng (*Ren Shen*), Speichelkrautwurzel (*Bai Zhu*) und Astragaluswurzel (*Huang Qi*) stärken. · Die Milz-Qi-Diät anwenden und raffinierte Kohlenhydrate, Süßigkeiten und Milchprodukte meiden.
Schwere Blutung ist dunkel und klumpig und geht mit Schmerzen einher	**Verwandtes Muster:** Blutstase (Bl X)	· Kräuter wie Pfirsichsamen (*Tao Ren*), Saflorblüten (*Hong Hua*), Weihrauch (*Ru Xiang*) und Achyranthis-Wurzel (*Huai Niu Xi*) einsetzen. · Lieber Damenbinden statt Tampons benutzen. · Siehe Empfehlungen in Kapitel 13.
Blut hellrot und reichlich, Zyklus kürzer als 28 Tage	Hitze-Überschuss (verursacht von zu viel Yang oder zu wenig Yin) **Verwandtes Muster:** Hitze-Überschuss (^H)	· Das Blut im ganzen Zyklus mit Kräutern wie roter Päonie (*Chi Shao*) und Strauchpäonienwurzelrinde (*Mu Dan Pi*) kühlen.
Überhaupt keine Menstruation (Amenorrhoe)	Blutmangel **Verwandtes Muster:** Blutmangel (Bl-)	· Tonisierende Kräuter wie Engelwurz (*Dang Gui*), Vielblütige Knöterichwurzel (*He Shou Wu*), Brennnesseln, weiße Päonie (*Bai Shao*) und gekochte Rehmannia (*Shu Di Huang*) einsetzen. · Man muss eventuell auch das Milz-Qi und Nieren-Yin und/oder Yang im ganzen Zyklus tonisieren. Siehe frühere Empfehlungen.

Kapitel 6

Schritt 2: Ernährung und Lebensweise – dem Körper Gutes tun

Der Arzt der Zukunft wird keine Medizin mehr verabreichen, sondern seine Patientinnen und Patienten vielmehr dazu anregen, sich für den menschlichen Körper, für Ernährung und für die Ursache und Prävention von Krankheiten zu interessieren.

Thomas Edison

Bis vor nicht allzu langer Zeit haben viele Frauen bedenkenlos geraucht, Alkohol getrunken und alles gegessen, was sie wollten, während sie versuchten, schwanger zu werden – selbst in der Schwangerschaft. Sie machten sich keine Gedanken über die Auswirkungen von Stress oder Medikamenten auf ihre Fähigkeit, schwanger zu werden. Heute ist das anders. Sobald wir versuchen, ein Baby zu bekommen, wird uns gesagt, wir sollen auf Alkohol und Koffein verzichten, zusätzlich Folsäure und Calcium einnehmen, unseren Stress reduzieren, unser Gewicht in engen Grenzen halten, in Maßen Sport treiben usw. Obwohl all diese Vorgaben manchmal schwer zu befolgen sind, beschäftigen sich Frauen heutzutage viel mehr mit der Frage, welchen Einfluss Ernährung und Lebensstil auf ihre Empfängnisfähigkeit haben.

Als ich mit meinen eigenen Fruchtbarkeitsproblemen konfrontiert wurde, war ich wie viele andere verzweifelte Frauen davon besessen, alles zu tun, um meinem Körper zu helfen, schwanger zu werden. Ich stellte meine Ernährung um, verzichtete auf alle tierischen Produkte und schluckte täglich eine Portion Weizengras herunter. Nichts

Künstliches, Anorganisches, Raffiniertes oder Verarbeitetes ging über meine Lippen oder wurde auf meinen Körper aufgetragen. Ich meditierte, um meinen Stress niedrig zu halten. Ich trieb Sport, wenn ich konnte, aber nicht zu anstrengend, denn ich könnte ja bereits schwanger sein. Ich hielt den Atem an, wenn ein Auto an mir vorbeifuhr. Ich war der Ansicht, dass die Lebensweise eines der wenigen Dinge war, die ich kontrollieren konnte. Daher war ich zu allen Veränderungen bereit, die mich auch nur ein Quäntchen näher an eine Schwangerschaft brachten.

Ich begann auch, Elemente der chinesischen Medizin miteinzubeziehen, die ich studierte. Die chinesische Medizin basiert auf der Vorstellung, jeden Aspekt des Körpers auszugleichen, einschließlich Ernährung und Lebensführung. Das *Neijing* beschreibt, wie sich verschiedene Nahrungsmittel einsetzen lassen, um Mängel und Überschüsse von Yin und Yang auszugleichen. Und während Akupunktur und Akupressur zwei Formen der Behandlung des Energieflusses im Körper sind, können auch andere Behandlungen wie Massage und Bewegung wichtige Bestandteile einer chinesischen medizinischen Verschreibung sein. Da die chinesische Medizin darauf ausgerichtet ist, die Wechselbeziehung von Körper, Geist und Seele zu erkennen, gehören Empfehlungen für Praktiken wie Meditation, Visualisierung, konzentriertes Atmen und andere Entspannungstechniken ebenfalls dazu.

Dieses Kapitel soll Ihnen zeigen, wie Sie anhand der Ernährungsprinzipien der TCM besser für Körper, Geist und Seele sorgen. Die Empfehlungen zur Selbstfürsorge sind auch hier in westlichen und östlichen Begriffen formuliert, mit spezifischen Richtlinien für TCM-diagnostizierte Erkrankungen, die die Fruchtbarkeit beeinträchtigen, wie Nieren-, Leber- oder Milzmängel, Yin- oder Yangüberschuss bzw. -mangel usw. Es gibt auch einige allgemeine Richtlinien, um Ihre Gesundheit und Ihr Wohlbefinden zu verbessern, damit Sie auf natürliche Weise schwanger werden oder eine künstliche Befruchtung unterstützen können.

Ein chinesisches Sprichwort erklärt: „Ist der Boden gut vorbereitet, wird die Ernte üppig ausfallen." Jeder Gärtner kann Ihnen sagen, dass die Qualität des Bodens die Produktivität und Gesundheit der Pflanzen beeinflusst. Die Vorbereitung des Bodens ist nicht die spektakulärste Aufgabe: Es braucht Zeit, den Boden zu bearbeiten und den pH-Wert auszugleichen. Auf ähnliche Weise kann auch eine Änderung von Ernährung und Lebenswandel unspektakulär sein, es erfordert lediglich Konsequenz. Wir müssen Abhängigkeiten von Kaffee oder Zigaretten überwinden und Wege aus übermäßigem Stress finden. Wir können vielleicht nicht lange ausgehen, weil wir unseren Schlaf brauchen. Wir müssen eventuell auf die Bequemlichkeit eines Frühstücks bei Starbucks oder Mittagessens bei McDonald's verzichten und stattdessen gesundes Essen zubereiten. Wir müssen wohl ein paar Stunden Fernsehen opfern, um Zeit mit Meditation oder Sport zu verbringen. Aber ich glaube, dass solche Lebensstiländerungen zwei Kompensationen bieten: Erstens entdecken Sie ein viel größeres Gefühl von Gesundheit und Vitalität in sich selbst, wenn Sie anfangen, sich wirklich um die Bedürfnisse von Körper, Geist und Seele zu kümmern. Zweitens können Sie sicher sein, dass Sie alles tun, um das erste und wichtigste „Zuhause" für Ihren zukünftigen Sohn oder Ihre Tochter vorzubereiten – Ihren eigenen Körper.

Über die Wirkung von Ernährung

Wer Medizin nimmt und seine Ernährung vernachlässigt,
vergeudet das Können des Arztes.

Chinesisches Sprichwort

Frauen mit Fruchtbarkeitsproblemen wird häufig gesagt, dass bestimmte Vitamine und diätetische Anpassungen die Hormonfunktion wiederherstellen, FSH-Werte senken und ihnen schließlich helfen können, schwanger zu werden. Doch viele Frauen versuchen nur einige Wochen lang auf verarbeitete Fleischprodukte, raffinierte Zucker und Milchprodukte zu verzichten oder ihren Speisezettel durch hohe Vitamindosen zu ergänzen, und stellen überhaupt keinen Unterschied fest. Es ist gut dokumentiert, dass der Körperfettgehalt einen Einfluss auf unsere Fruchtbarkeit hat; weniger bekannt ist, welche Rolle die Ernährung für unsere reproduktive Gesundheit spielt.

Die chinesische Tradition betrachtet Nahrung als Hauptenergiequelle. Die Milz wandelt Essen in verwertbare Energie um (auch in Qi, Blut und Essenz). Jedes Lebensmittel hat unterschiedliche energetische Qualitäten. Heißes, scharfes Essen ist von der Eigenschaft eher Yang, süße Nahrungsmittel sind hingegen mehr Yin. Manche Speisen bauen das Blut auf, andere helfen, Hitze und Feuchtigkeit aus dem Körper zu entfernen. Die verschiedenen Geschmäcker – süß, scharf, sauer, bitter, salzig und aromatisch – haben in Maßen genossen bestimmte Wirkungen. Doch falls einer dieser Geschmäcker vorherrscht, kann er ein Ungleichgewicht im Körper erzeugen. Die Folgen eines übermäßigen Genusses einiger dieser Geschmacksrichtungen sind auch in der westlichen Medizin bekannt. In der chinesischen Kultur gelten salzige Geschmäcker als notwendig für die Nieren, aber zu viel Salz behindert den Blutfluss. In der westlichen Medizin führt zu viel Salz zu Wassereinlagerungen, was die Nieren beeinträchtigt und auch Probleme mit dem Blutkreislauf verursachen kann.

In der chinesischen Tradition ist eine Mahlzeit nicht nur eine Anhäufung von Kalorien, sondern eine Gelegenheit, unsere Organe mit den ausgewogenen Geschmacksrichtungen und Energien zu versorgen, die für die Gesundheit nötig sind. Wenn der Körper aus der Balance ist, ist Essen eine Möglichkeit, Mangel auszugleichen und Überschüsse aus dem System abzuführen.

Laut der TCM-Philosophie steuert das *Shen* (als Niere und Geist übersetzt) das Fortpflanzungssystem. Sollten Sie Probleme mit der Empfängnis haben, besteht oft ein Mangel an Shen-Energie. Zu den Symptomen bei Nierenmangel gehören unter anderem Schmerzen im unteren Rücken, schwache Beine, trockene Schleimhäute, Nachtschweiß, kalte Füße, unregelmäßige Menses, geringe Libido, erhöhte Harnfrequenz und nächtliches Wasserlassen. (In der Menopause vermindert sich die Nierenessenz oder das Shen einer Frau und viele dieser Symptome treten auf.) Ein Arzt der orientalischen Medizin würde anregen, Kräuter-Nahrungsergänzungen zu nehmen, um das Shen zu erhöhen, und auch eine Ernährung mit Nahrungsmitteln empfehlen, welche die Nieren nähren, zum Beispiel Walnüsse, schwarze Sesamsamen, Gerste, Tofu, schwarze Sojabohnen, Weizenkeime, Seetang, verschiedene Bohnen, Innereien und Weizengras.

Nierenessenz oder Shen umfasst Nieren-Yin und -Yang, daher lassen sich Nieren-Yin- (Ni Yi-) und Nieren-Yang-Mängel (Ni Yan-) mit Koständerungen bessern, die die Essenz kräftigen. Ein Patient mit Nieren-Yin-Mangel sollte zu viel Sport vermeiden, äußere Hitze und heißes, scharfes Essen. Personen mit Nieren-Yang-Mangel sollten keine eiskalten Getränke konsumieren, besonders während der Menstruation, denn dies würde die Hitze in einem Körper verringern, dem bereits Wärme fehlt. Sie sollten auch lieber leicht gedämpftes Gemüse statt rohes essen, das zur Verdauung mehr Qi benötigt (was von Natur aus Yang ist).

Das Ziel jeder diätetischen Vorschrift besteht darin, den Körper wieder in Balance zu bringen. Hier sind einige allgemeine Ernährungsempfehlungen, die ich meinen Patientinnen gebe, die versuchen, schwanger zu werden:

1. **Basische Lebensmittel sind säurehaltigen vorzuziehen.** Viele zeitgenössische Quellen befürworten basische Lebensmittel wie Obst (keine Zitrusfrüchte), Gemüse, Sprossen, Getreidegräser (Weizen- und Gerstengras) und Kräuter wie Silberkerzenwurzelstock und Baldrianwurzel, um dem gesamten reproduktiven System den richtigen pH-Wert für die Empfängnis und Einnistung zu verleihen. Säurehaltige Lebensmittel (Fleisch, Milchprodukte und die meisten Getreidesorten) erzeugen eine säurehaltige Umgebung. Saurer Zervikalschleim kann feindlich auf Sperma reagieren, das zum Überleben eine basische Umgebung benötigt. Da Speichel einen alkalisierenden Effekt haben kann, wird auch empfohlen, dass Sie Ihr Essen wirklich gut kauen und nichts zum Essen trinken. Lassen Sie Ihre eigenen Speichelenzyme die Nahrung verdauen, anstatt sie mit Flüssigkeiten herunterzuspülen.

   Ich befürworte keine strikten veganen Diäten, doch Sie sollten dafür sorgen, dass der Großteil Ihrer Nahrung aus Bio-Pflanzenanbau stammt. Bioflavonoide, die in vielen Früchten und Gemüsen enthalten sind, helfen auch bei der Bildung gesunder Blutgefäße, was den Uterus dabei unterstützt, sich auf die Implantation vorzubereiten, und Fehlgeburten verhindert.

2. **Nehmen Sie genug essentielle Fettsäuren auf, am besten aus unverarbeiteten Pflanzen und Tiefseefisch.** Die essentiellen Fettsäuren Linolsäure und Alpha-Linolensäure sind lebenswichtig für jede lebende Zelle im Körper. Sie sind auch entscheidend für den Eisprung, besonders im Prozess der Follikelruptur (Freisetzung der Eizelle) und des Follikelkollapses (Ermöglichung der Entwicklung des Gelbkörpers). Gute Quellen für essentielle Fettsäuren sind Fisch, Fischöl, ungehärtete, kalt gepresste Öle wie Lein- und Kürbiskernöl, Eier, Sojaprodukte, rohe Nüsse und Saaten sowie dunkelgrüne Gemüsesorten und Wintergemüse wie Brokkoli, Blumenkohl, Rote Bete, Karotten, Grünkohl, Weißkohl, Rüben, Steckrüben und Rosenkohl.

   Ihnen sollte klar sein, dass durch längeres Ausgesetztsein in Hitze und Licht die essentiellen Fettsäuren in Pflanzenölen zu Transfettsäuren werden können, die toxisch sind. Die normale Funktion von Immun- und Fortpflanzungssystem kann durch Transfettsäuren beeinträchtigt werden. Andere Quellen von Transfettsäuren sind Backfett, Margarine, Schmalz und tierisches Fett sowie gehärtete Pflanzenöle, die sich in vielen verarbeiteten Lebensmitteln befinden. Tun Sie Ihr Bestes, Transfettsäuren aus Ihrem

Speiseplan fernzuhalten. Bewahren Sie Öl an einem kühlen, trockenen Ort auf und verbrauchen Sie das Öl nach dem Öffnen innerhalb von einigen Monaten.

Eine weitere wichtige Fettsäure, Omega-3, ist in Öl aus Tiefseefisch zu finden. Omega-3-Fettsäuren beseitigen Fettablagerungen im Blut, vermindern die Gerinnung und fördern den Blutfluss zu den Geweben, auch zur Gebärmutter. Omega-3-Fettsäuren fördern zudem das Immunsystem und verringern bestimmte Immunzellen (natürliche Killerzellen oder NK), welche die Einnistung des Embryos im Uterus verhindern. Die Omega-3-Fettsäuren Eicosapentaensäure (EPA) und Docosahexaensäure (DHA) sind für die fötale Gehirnentwicklung auch wesentlich.

Hinweis: Sie sollten wissen, dass viele Tiefseefische erhöhte Mengen an Quecksilber enthalten. Einige Firmen sichern Reinheitsstandards für ihren Fisch zu und garantieren, dass er keine oder nur wenige giftige Metalle enthält.

---

3. **Nach Möglichkeit Bio-Lebensmittel und hormonfreies Fleisch essen.** In Naturkostkreisen werden Biolebensmittel als notwendig für eine optimale Hormonfunktion angepriesen, da viele der Pestizide, Chemikalien und Hormone, die zur Behandlung von Produkten und tierischen Erzeugnissen verwendet werden, synthetische östrogenähnliche Substanzen enthalten, die Östrogenrezeptoren besetzen und negative Auswirkungen auf unsere Organ- und Hormonsysteme haben. Die chinesische Medizin liefert jedoch noch einen weiteren Grund für Biolebensmittel: Nahrung verliert Essenz und Qi, je weiter sie sich von ihrer Quelle entfernt. Wir alle haben das schon erlebt: Wir wissen, dass Obst und Gemüse direkt vom Bauern viel besser schmeckt als abgepackt aus dem Supermarkt, wo vieles erst noch nachreifen muss.

   Die Verarbeitung der meisten Lebensmittel zerstört einen Großteil der natürlichen Nährstoffe, die im ursprünglichen Obst, Getreide und Gemüse enthalten sind. Wenn wir Nudeln und Brot aus Weißmehl essen, konsumieren wir hauptsächlich verarbeitete Reste – von der ursprünglichen Substanz des Weizens ist wenig übrig geblieben. Verarbeitete Obstsäfte bestehen überwiegend aus Zucker, was schädlich ist für die Milz, die die Verdauung kontrolliert. Tiefkühlgerichte sind voller Natrium, das sich erschöpfend auf die Nieren auswirkt. Fertiggerichte und Vorgekochtes aus Dosen, die immer noch die Ernährungsgrundlage in vielen Haushalten bilden, enthalten Konservierungsstoffe und nur geringen ursprünglichen Nahrungswert.

   Eine allgemeine Verbesserung der Ernährungsgesundheit kann durch eine makrobiotische Ernährung erreicht werden, die hauptsächlich aus frischen, biologischen Produkten besteht und durch kleine Mengen an hormonfreiem Fleisch und tierischen Produkten ergänzt wird. Die typisch asiatische Ernährungsweise ist makrobiotisch – die Mahlzeiten bestehen überwiegend aus frischem, leicht gebratenem Gemüse, Reis und kleinen Mengen Fleisch für den Geschmack. Denken Sie auch darüber nach, wie Sie Ihre Speisen zubereiten. Die traditionelle chinesische Küche plädiert dafür, Gemüse und Fleisch klein zu schneiden, damit beim Essen mehr Energie freigesetzt wird, und Gemüse leicht zu kochen, statt es roh zu essen, damit es besser verdaulich ist. Es empfielt sich zudem, auf eine Mikrowelle zu verzichten. Eine Mikrowelle zur

Essenszubereitung wirkt sich auf dessen Struktur aus und verringert die in Speisen vorhandene Qi-Energie. Kochen am Herd oder im Ofen ist vorzuziehen.

4. **Mehr Kreuzblütler-Gemüse wie Kohl, Brokkoli, Rosenkohl und Blumenkohl in Ihre Kost integrieren.** Kreuzblütler-Gemüse enthält die Verbindung Diindolylmethan (DIM), die eine effizientere Nutzung von Östrogen fördert, indem sie den Stoffwechsel von Östradiol (eine Form des vom Körper produzierten Östrogens) erhöht. Zu viel Östradiol wird mit Brustschmerz, Gewichtszunahme, Brust- und Gebärmutterkrebs, Launenhaftigkeit und geringer Libido in Verbindung gebracht. Wenn Sie mehr DIM-Quellen in Ihre Ernährung integrieren, kann das Östradiol in hilfreiche 2-Hydroxy-Östrogene aufgespalten werden, die nicht die negativen Wirkungen des Östradiols haben.

5. **Ergänzen Sie Ihre Ernährung mit einem natürlichen, hochwirksamen Multivitamin- und Mineralstoffkomplex aus Eisen, Folsäure und B-Vitaminen.** Die Vitamine und Mineralien, die wichtig für die reproduktive Gesundheit sind (Vitamin A, C, E, B-Komplex, Zink und Selen) steigern die Fertilität, aber fehlen in der üblichen westlichen Diät mit viel verarbeiteten Lebensmitteln. Würden diese Nährstoffe in ausreichendem Maße über die Ernährung zugeführt, könnten viele Fruchtbarkeitsprobleme vermieden werden. Zu den weiteren Ergänzungsmitteln, die Sie ausprobieren sollten, gehören folgende:

   - *Bienenpollen* und/oder *Gelée royale* ist regenerativ und tonisierend. Dr. Bogdan Tekavcic, ein slowenischer Gynäkologe, führte eine Studie durch, in der sich bei der Mehrheit der Frauen, denen man Bienenpollen mit Gelée royale verabreichte, die Menstruationsprobleme besserten oder verschwanden, während die Placebo-Gruppe keine Änderungen hatte. Eine weitere Studie ergab, dass Bienenpollen die Spermaproduktion bei Männern deutlich verbesserten. Bienenpollen, die Nahrung der Arbeiterbienen, ist reich an Vitaminen, Mineralien, Nukleinsäuren und Steroidhormonen und steigert Gesundheit, Ausdauer und Immunität. Gelée royale ist modifizierter Pollen, mit dem nur die reproduzierende Königin gefüttert wird, deren Aufgabe die Produktion von mehr Jungbienen ist. Dieses nahrhafte Tonikum könnte man als Bienenäquivalent für Fruchtbarkeitsmedikamente ansehen. Gelée royale ist reich an Aminosäuren, Vitaminen und Enzymen und hilft der Königin, Millionen von Eiern zu legen und länger zu leben als die Arbeiterbiene.
   - *Blaugrüne Algen* sind der Ursprung der Leben spendenden Nahrung auf diesem Planeten. Mikroalgen enthalten Chlorophyll, Aminosäuren, Mineralien, Vitamine und Steroid-Bausteine. Chlorella sind grüne Süßwasseralgen, Spirulina blaugrüne Meeresalgen. Chlorella und Spirulina nähren das Hormon-, Nerven- und Immunsystem, tonisieren Qi, Blut und Essenz, regulieren den Stoffwechsel und reparieren Gewebe.
   - *Weizengras* ist tonisierend und heilend. Es nährt Qi, Blut und Essenz, verbessert die Immunität und stellt die Hormonfunktion wieder her. Andere Getreidegräser wie Gerstengras agieren auf ähnliche Art. *Vitamin B6* hilft dem Körper, überschüssiges Östrogen zu verstoffwechseln, genug Progesteron zu erzeugen und erhöhte Prolaktin-Werte zu senken. Eine Harvard-Studie behandelte Frauen mit Galaktorrhoe- (nicht mit Geburt oder Stillen verbundene Laktation)/Amenorrhoe-Syndrom

mit 200 bis 600 mg Vitamin B6 täglich. Innerhalb von drei Monaten hatten alle Frauen in der Studie normale Menstruationszyklen und keine Milchbildung mehr.

- *Coenzym Q10* unterstützt die Mitochondrienfunktion, das Kraftzentrum jeder Zelle.
- *Folsäure* ist extrem wichtig bei der Zellteilung. Ich befürworte es, Ihre Ernährung Monate vor der Empfängnis und während der Schwangerschaft mit Folsäure zu ergänzen. Haben Sie bereits an abnormer Zellteilung wie zervikaler Dysplasie gelitten, sollten Sie Nahrungsmittel mit hohem Folsäuregehalt essen, wie dunkelgrünes Blattgemüse und natürlich orangefarbene Lebensmittel – Orangen, Cantaloupe-Melonen, Yams und Süßkartoffeln – zusätzlich zur Folsäure-Nahrungsergänzung.

6. **Konsumieren Sie weder Koffein noch Nikotin oder Alkohol.** Koffein, Nikotin und andere Stimulanzmittel sollten vermieden werden, vor allem bei Yin-, Blut- oder Herzschwäche mit Hitzesymptomen. Das *American Journal of Epidemiology* berichtet, dass Nikotin in der Gebärmutterflüssigkeit zehnmal höher konzentriert ist als in Plasma. Es lässt die Eierstöcke altern und macht die Eizellen resistent gegen Befruchtung. Alkohol ist besonders schädlich, wenn Sie zur Kategorie Feuchtigkeit-, Hitze- oder Leber-Qi-Disharmonie gehören. Eine Studie berichtete, dass *eine beliebige Menge* Alkohol, die während eines IVF-Zyklus konsumiert wurde, dessen Erfolgschance halbierte. Tee, besonders Grüntee, ist nicht so problematisch wie Kaffee. Er enthält etwa 20 Prozent weniger Koffein und weniger flüchtige Öle. Kaffee zieht die Gefäße zusammen, während Tee sie erweitert. Grüntee (und in geringerem Maße Schwarztee) hat eine antioxidative Wirkung, die Kaffee nicht besitzt. Wenn Sie morgens Unterstützung beim „in Gang kommen" brauchen, nehmen Sie Grüntee.

7. **Falls möglich, vermeiden Sie unnötige Medikamente, auch rezeptfreie.** Selbst nichtsteroidale Entzündungshemmer (NSAID) wie Ibuprofen können die Synthese von Prostaglandinen blockieren und so die Ovulation verhindern.

   Wenn Sie wenig Zervikalschleim haben, sollten Sie abschwellende Mittel, Antihistamine und zu viel Vitamin-C-Ergänzung vermeiden. Man könnte auch Guaifenesin nehmen, ein schleimlösendes Mittel, das alle Schleimabsonderungen verflüssigt, auch Zervikalflüssigkeit, die zu dick ist. (Guaifenesin ist in Apotheken erhältlich. Ich selbst bevorzuge natürliche Quellen wie Buchenrinde, die keine Zusätze enthalten.) Vaginale Gleitmittel außer Eiweiß vermeiden.

8. **Vermeiden Sie Junkfood, extremen Stress, Schlafmangel, zu viel Sport und alles, was das Immunsystem belastet.** Spät ins Bett gehen, schlechtes Essen oder enormer Stress jeglicher Art bedeuten, dass Ihr Körper seine wertvollen Ressourcen darauf verwenden muss, Sie gesund zu halten, anstatt ein Kind zu zeugen. Leben Sie gesund, bis Sie schwanger sind und Ihr Kind zur Welt bringen.

Besonderer Hinweis für Männer: Männer mit Fertilitätsproblemen sollten ähnliche Anpassungen in der Ernährung vornehmen. Meiden Sie Östrogene aus der Umwelt und Nahrungsquellen mit freien Radikalen, einschließlich gesättigter Fette, gehärteter Öle und Transfettsäuren. Nehmen Sie keine unnötigen Medikationen oder schränken Sie sie ein, speziell Blutdrucksenker, Antineoplastika und Entzündungshemmer, welche die Spermaproduktion beeinträchtigen können.

Ihr Essen sollte verstärkt aus Hülsenfrüchten und Soja bestehen (da sie viele Phytoöstrogene und Phytosterole enthalten) und genug Vitamin C, E und B12, Beta-Karotin, Folsäure, Zink und Heilkräuter wie Ginseng umfassen, das die Produktion von Testosteron erhöht und bei der Spermaproduktion hilft. Ergänzen Sie dies mit den Aminosäuren L-Arginin und L-Carnitin, die die Spermaproduktion erhöhen. (Die chinesische Medizin klassifiziert Arginin als Nieren-Yang-Tonikum, während Carnitin Yin und Blut nährt.)* Dieses Programm verbessert nicht nur das Sperma, sondern die Gesamtgesundheit.

Ändern Sie Ihre Lebensweise

Die Ernährung ist nur ein Aspekt unseres Lebens, der unsere Fruchtbarkeit beeinflusst. Alle künstlichen Stoffe, die wir aufnehmen – über die Haut, die Luft, die wir atmen, das Wasser, das wir trinken, selbst die Reinigungsmittel, die wir verwenden –, können winzige, aber wichtige Veränderungen in der Biochemie unseres Körpers bewirken. Das gilt auch für unseren Lebensstil. Ruhen wir nicht genug aus, können wir unsere Systeme wertvoller Nährstoffe berauben, da unser Körper härter arbeiten muss, um in Balance zu bleiben.

Wenn wir uns nicht bewegen, wird alles schlaff, auch die Systeme, die Blut und Qi durch den ganzen Körper transportieren.

Erleben wir viel Stress in unserem Alltag, kann der von unseren Emotionen ausgelöste biochemische „Sturm" sich definitiv auf unsere Fruchtbarkeit auswirken.

Man sagt Frauen heutzutage immer wieder, dass sie sich unbedingt körperlich auf die Empfängnis vorbereiten sollen. Ebenso wichtig ist es, sich die Auswirkungen des eigenen Lebensstils auf die reproduktive Gesundheit selbstkritisch vor Augen zu führen. Dazu gehört auch, die Auswirkungen eines der schwierigsten Aspekte unseres Lebens zu prüfen: der Stress, unter dem wir ständig stehen. Leider kann auch eine Infertilitätsdiagnose und die darauf folgenden Behandlungen für enormen physischen und psychischen Stress sorgen – was wiederum eine beträchtliche Hürde für die Empfängnis darstellen kann.

Stress: Der Fertilitätskiller

Stress wird als Unfähigkeit definiert, angemessen auf die Umgebung zu reagieren. Die resultierende körperliche Reaktion kann sich in vielerlei Beschwerden des Nervensys-

* Möglicherweise helfen Arginin und Carnitin auch, die Fruchtbarkeit von Frauen zu erhöhen. Ein Artikel im *Human Reproduction Journal* von 1999 beschreibt eine italienische Studie, in der viele Frauen bei ovarieller Stimulation mit einer „schlechten Ansprechrate" klassifiziert wurden. Sie erhielten oral L-Arginin, eine Aminosäure und Nahrungsergänzung, welche die Nieren tonisiert. Die mit L-Arginin behandelte Gruppe hatte eine niedrigere Abbruchrate und es wurden mehr Eizellen entnommen und Embryos übertragen. Die Studie kam zu dem Schluss, dass eine „orale Gabe von L-Arginin bei Patientinnen mit schlechter Ansprechrate die ovarielle Reaktion, endometriale Empfänglichkeit und Schwangerschaftsraten steigern kann."

tems niederschlagen, zum Beispiel in Schlaflosigkeit, Rastlosigkeit, Nervosität oder einem allgemeinen Erregungszustand. In manchen Fällen leidet das Immunsystem, die Folgen reichen von einer erhöhten Anfälligkeit für Erkältungen und Grippe bis hin zu hormonellem Ungleichgewicht und chronischen Krankheitszuständen.

Stress versetzt den Körper in einen Kampf-oder-Flucht-Modus, was die Cortisolhormone und andere Neurochemikalien erhöht und den Blutfluss selektiv zu Gehirn, Augen und muskuloskelettalem System leitet. Dieser Anpassungsmechanismus ermöglicht es uns, einer Gefahr zu entkommen. Die meisten Stressfaktoren, die wir im 21. Jahrhundert erleben, erfordern jedoch keine Kampf-oder-Flucht-Reaktion. Trotzdem hat unser Körper sich nicht angepasst, obgleich die Umwelt sich verändert hat. Unsere Stressreaktion kann durch eine endlose Anzahl von Situationen ausgelöst werden – Überarbeitung, Umweltbelastugen, emotionale Faktoren wie Sorgen und Ängste usw. Die meisten Menschen leben ständig mit einem hohen Stressniveau. Leider lenkt die Stressreaktion den Blutfluss vom Magen-Darm-, Hormon- und Fortpflanzungssystem weg, da diese nicht wesentlich für die Kampf-oder-Flucht-Reaktion sind. Tag für Tag muss unser Körper essen, sich entspannen und sich fortpflanzen, aber unter Stress bekommen diese Systeme nicht den Blutfluss, den sie brauchen, um effizient zu funktionieren. Das Blut hört auf, zum Magen zu fließen, daher bekommen wir Magengeschwüre und eine Reihe anderer Verdauungsbeschwerden. Das Blut versorgt bestimmte Teile des Hormonsystems mit zu viel Nahrung und andere mit zu wenig, daher produzieren wir nicht das richtige Gleichgewicht an Hormonen, das für einen gesunden Menstruationszyklus benötigt wird. Der arme Uterus und die Eierstöcke werden völlig ignoriert! Außerdem hemmt das Hormon Adrenalin, das bei Zuständen von Stress von den Nebennieren ausgeschüttet wird, die Verwertung von Progesteron, einem der Schlüsselhormone der Fortpflanzung.

Im Oktober 2001 wurde eine wichtige Studie zu den Auswirkungen von Stress auf die Empfängnis publiziert. Ärzte an der University of California in San Diego untersuchten die Erfolgsraten einer Gruppe von Frauen, die intratubaren Gametentransfer (GIFT) oder IVF – zwei Formen der künstlichen Befruchtung – durchführen ließen. Die Studie kam zu dem Ergebnis, dass die Wahrscheinlichkeit, schwanger zu werden und eine Lebendgeburt zu erleben, bei Frauen mit den höchsten Stresswerten um 93 Prozent niedriger lag als bei Frauen, deren Stress geringer war.

Interessanterweise gibt es in China keine äquivalente Übersetzung für das Wort *Stress*. Der Zustand einer Leber-Qi-Stagnation (Le Qi X) kommt dem vielleicht am nächsten. Es beschreibt eine Erkrankung, die für zusammengezogene Blutgefäße, Muskelverspannungen und ein hyperaktives sympathisches Nervensystem bekannt ist. Menschen mit solch einer Diagnose sind gewöhnlich Menschen, die wir als gestresst bezeichnen würden. Doch die Chinesen sagen, dass der häufigste Grund für Leber-Qi-Stagnation „unerfüllte Wünsche" sind (ich kenne keinen größeren unerfüllten Wunsch, als zu versuchen, ein Kind zu bekommen und dabei zu scheitern). Techniken wie Qigong-Atmung, Meditationspraktiken und Akupunktur/Akupressur konzentrieren sich darauf, die Wirkungen stagnierter Emotionen zu beseitigen. In manchen Fällen kann psychische Unterstützung durch eine Therapie oder Infertilitäts-Selbsthilfegruppen hilfreich sein, um festgefahrene Emotionen aufzulösen. Regelmäßiges Meditieren ist ebenfalls hilfreich. CDs und Angebote im Internet für geführte Meditation und Visualisierungstechniken gibt es auch speziell zur Unterstützung der reproduktiven Gesundheit.

Die orientalische Medizin hat sich als äußerst wirksam dabei erwiesen, dem Körper beim Umgang mit Stress, Depression und Schlaflosigkeit zu helfen; sie kann das Hormonsystem ausgleichen und den Monatszyklus regulieren. Wie bereits ausgeführt, besteht in der chinesischen medizinischen Tradition keine Trennung zwischen Geist, Körper und Seele. Was den Körper behandelt, hilft dem Geist und was die Seele heilt, hilft auch dem körperlichen Wesen, wieder in Balance zu kommen.

Zunächst sollten Sie jedoch keine Schuldgefühle darüber haben, wie Sie bisher gelebt haben. Entspannen Sie erst einmal. Kultivieren Sie die Vorstellung, dass Ihre Reise bis zu diesem Punkt perfekt war – mit all ihren Unzulänglichkeiten. Nehmen Sie sich vor, alle Änderungen durchzuführen, die Ihnen möglich sind, um die größtmögliche Gesundheit für Geist, Körper und Seele zu erzielen. Das größte Geschenk, das Sie Ihrem potentiellen Kind geben können, ist sich selbst zu lieben, zu ehren und anzuerkennen.

Ihr Reproduktives System mit Sport und Massage stärken

Zu einer guten Selbstfürsorge gehören Massagen, Meditation oder andere körperliche Genüsse. Kapitel 7 definiert spezifische Akupunkturpunkte, die bei Stimulation helfen, Muster der Imbalance aufzulösen und das allgemeine Stressniveau zu senken. Während Sie sich durch allgemeine Massagen entspannter und verwöhnter fühlen, gibt es spezielle Techniken, die die Aufmerksamkeit und Energie Ihres Körpers auf Ihre Fortpflanzungsorgane lenken. Hier sind einige Übungen, mithilfe derer Sie den Blutfluss zu Uterus und Eierstöcken verbessern können.

Oberschenkelmassage

Diese Übung erhöht den Blutfluss zu den Beckenorganen und versorgt Uterus und Eierstöcke mit mehr Nährstoffen. (Diese Massage lässt sich wirksamer von einem Partner durchführen.)

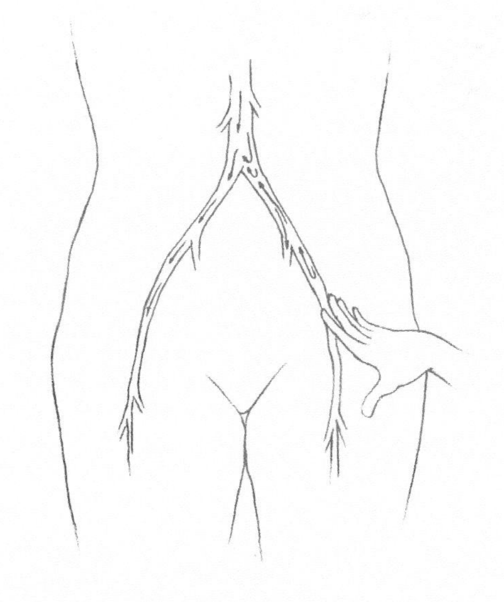

Abb. 9: Oberschenkelmassage

1. Drücken Sie (durch Druck mit den Fingerspitzen) die große Arterie direkt unterhalb der Leistenfalte zwischen Oberschenkel und Unterbauch zusammen (siehe Abb. 9). Das ist die Oberschenkelarterie, die von der Beckenarterie kommt. Die Beckenarterie verzweigt sich

und versorgt Uterus, Eileiter und Eierstöcke mit Blut. (Die Eierstöcke haben eine zusätzliche Blutzufuhr, die von dem arteriellen Abschnitt abzweigt, der die Nieren versorgt.)
2. Sie sollten mit den Fingerspitzen spüren, wenn das Pulsieren in der Arterie aufhört. Den Druck 30 bis 45 Sekunden halten. Das Blut staut sich nun und erhöht den Druck in den Iliakalgefäßen, was mehr Blut in die Beckenarterien drückt und die Beckenorgane mit mehr Blut flutet.
3. Den Druck etwas lösen und das Blut normal fließen lassen. Sobald Sie den Griff lösen, sollten Sie ein Wärmegefühl in Ihrem Bein spüren, wenn die Blutzufuhr in die untere Extremität zurückkehrt.
4. Das Ganze auf der anderen Seite wiederholen. Führen Sie diese Sequenz der Oberschenkelmassage dreimal nacheinander zweimal täglich durch, bis zur Ovulation (oder dem Tag vor dem Embryotransfer, nicht danach).

Hinweis: Diese Übung nicht machen, wenn Sie schwanger sind oder sein könnten. Bei hohem Blutdruck, Herzkrankheiten, Kreislaufproblemen oder früheren Schlaganfällen oder Netzhautablösungen ist diese Technik nicht angezeigt.

Qigong-Atmung

Diese alte daoistische Übung nutzt die grundlegende Lebensenergie – den Atem – zur Entspannung und erhöht den Fokus des Körpers auf die Fortpflanzungsorgane. Wir hauchen dem Uterus sprichwörtlich Atem ein und atmen durch den Uterus.

1. Legen Sie Ihre Zunge direkt hinter den Vorderzähnen an den Gaumen.
2. Tief durch die Nase einatmen und darauf konzentrieren, den Atem aus der Nase und über die Mittellinie des Körpers, zwischen den Brüsten, den Bauch hinunter und schließlich in den Bereich fünf Zentimeter unterhalb Ihres Nabels zu bringen (Abb. 10). Dies nennt man *Dantian*. Hier sollte sich die Atemenergie sammeln. Beim Einatmen den Bauch herausstrecken.
3. Am Ende der Einatmung den Fokus vom Bereich unterhalb des Nabels durch die Gebärmutter und zu den Scheidenmuskeln bringen. Die Beckenbodenmuskeln rund um die Vagina zusammenpressen, als wollte man den Urinfluss stoppen.
4. Den Beckenboden entspannen und mit der Ausatmung beginnen. Lassen Sie Ihre Aufmerksamkeit bei der Ausatmung von der Spitze des Steißbeins die Wirbelsäule hinauf bis zum Scheitel wandern, dann die Mittellinie des Kopfes hinunter und aus der Nase hinaus.

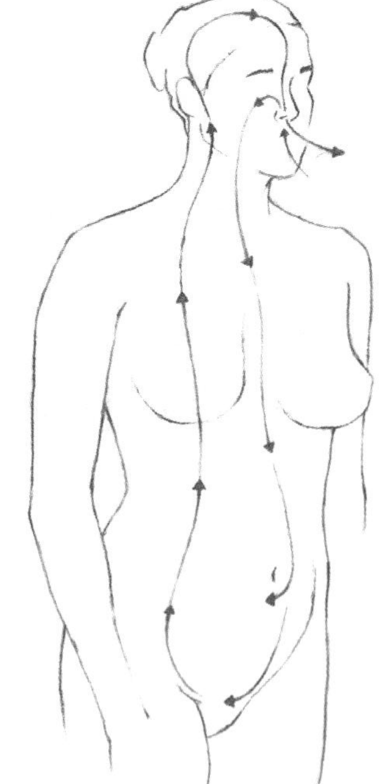
Abb. 10: Qigong-Atmung

5. Wiederholen Sie die Schritte 2, 3 und 4, bis sie zu einer gleichmäßigen, kontinuierlichen Bewegung werden. Machen Sie diese Übung immer und überall, so oft wie möglich, *aber nicht* während der Regel oder Schwangerschaft. Qigong-Atmung lässt sich überall durchführen, wenn man unterwegs ist, in stressigen Zeiten, beim Fernsehen oder Kochen. Je öfter man es tut, desto natürlicher wird diese Art der Atmung.

Fussbad

Die meisten Frauen mit Nierenmangel-Symptomen haben kalte Füße, besonders nachts. Wenn man die Füße täglich 10 bis 20 Minuten in warmes Wasser stellt, verbessert dies die Durchblutung in der unteren Körperhälfte und wärmt die Füße. Diese Behandlung erweitert die Blutgefäße im Unterkörper und steigert zudem den Blutfluss zu den Beckenorganen. Alle Meridiane des Körpers, die durch den Uterus verlaufen, gehen hinunter in die Füße. Die Füße baden hilft daher, den Kreislauf von Qi und Blut zu verbessern, zudem ist es schlicht entspannend!

Lymphmassage

Die Lymphdrüsen sind technisch gesehen zwar nicht Teil des reproduktiven Systems, doch sie sind verantwortlich für die Blutreinigung und Beseitigung von Giftstoffen aus dem Körper. Daher spielen sie eine wichtige Rolle dabei, unsere Fortpflanzungsorgane gesund und sauber zu halten. Die Lymphdrüsen liegen an der Seite der Femoral- und Iliakalgefäße im Unterbauch. Wir konzentrieren uns bei der Massage also auf diesen Bereich. Eine Lymphmassage kann man immer machen. Einmal am Tag ist empfehlenswert.

1. Legen Sie sich auf den Rücken und massieren Sie mit der ganzen Hand in einer pumpenden Bewegung den Unterbauch nach oben zum Herzen hin. Versuchen Sie, den Unterbauch in Wellenbewegungen zu versetzen.
2. Schnelles Drücken und Loslassen, immer wieder, erzeugt ein wellenförmiges Muster, um den Druck im Unterbauch zu variieren und die Lymphbahnen zu durchpumpen.
3. Auf dem Rücken liegend und mit gestreckten Füßen lassen Sie Ihren Partner wiederholt die Fußballen und Zehen in Kopfrichtung und wieder abwärts pumpen, bis Ihr Bauch die wellenartige Bewegung verspürt.

Sport

Bewegung hilft, Stress abzubauen und das Körpergewebe mit Sauerstoff zu versorgen. Zu viel Sport jedoch vermindert das Yin. Dieser Yin-Schwund äußert sich als Östrogenmangel, der durch zu wenig Körperfett entsteht. Doch selbst wenn der Körperfettgehalt angemessen ist, geht es zu Ungunsten des Fortpflanzungssystems, wenn der Körper zu viel Energie auf das Muskelskelettsystem konzentriert. Ich habe viele Frauen gesehen, die täglich trainieren, mit Aerobic und Gewichten, bis man den Mangel an Yin buchstäblich in ihrem Aussehen erkennen kann – maskuline, geformte (Yang) Muskeln ersetzen (Yin) Kurven. Selbst dieses relative Yin/Yang-Ungleichgewicht kann ausreichen, um das reproduktive System seiner benötigten Essenzen zu berauben. Sollten Sie *irgendwelche* Symptome von Nieren-Yin-Mangel haben, dann verzichten Sie für eine Weile auf einen derart durchtrainierten Körper.

Pilates

Pilates stärkt den Rumpf und strafft die Mitte. Das sorgt zwar für feste Bauchmuskeln, lässt den Beckenorganen aber nicht genug Raum zum Atmen. Ich musste schon einige Frauen, die regelmäßig Pilates machen, bitten, die Bauchmuskelübungen zurückzuschrauben, damit das Blut wieder in die unteren Bauchorgane fließen kann. Das Gleiche gilt für übertriebene Rumpfbeugen. Wenn Sie versuchen, schwanger zu werden, ist das nicht der richtige Zeitpunkt, um an einem Waschbrettbauch zu arbeiten.

Yoga

Yoga ist eine wunderbare Form der Bewegung. Es entspannt, energetisiert und ist optimal, um energetische Blockaden zu lösen. Doch es empfielt sich, *vor* den Akupunktur-Behandlungen ins Yoga zu gehen, nicht direkt danach. (Yoga verteilt die Energie im ganzen Körper und das Ziel einer Akupunktur-Behandlung besteht darin, die Energie auf bestimmte Bereiche und Organe zu lenken.) Sie sollten während der Menstruation keine Umkehrhaltungen ausführen, speziell bei Endometriose. Während der Periode sollte der energetische Fokus nach unten gerichtet sein, statt nach oben. Frauen mit Zeichen von Yin-Mangel sollten kein Bikram-Yoga machen. Seine Wirkung ist zu heiß und nimmt dem Körper weitere wertvolle Yin-Flüssigkeit, die ohnehin in geringem Maße vorhanden ist.

Dianas „gesunder“ Lebensstil

Diana kam nach zahlreichen gescheiterten Zyklen mit stimulierten intrauterinen Inseminationen und einer IVF zu mir. Nach der letzten Enttäuschung teilte ihr Arzt ihr mit, dass ihre Eizellen von schlechter Qualität seien und sie mit ihren eigenen niemals schwanger werden würde. Bereits mit 38 Jahren litt Diana an Hitzewallungen, Nachtschweiß, trockener Scheide und insgesamt an Reizbarkeit. Sie hatte Angst, schon ins Klimakterium zu kommen. Diana beschrieb sich selbst als gesund und hatte einen wohlgeformten, athletischen Körper. Sie aß viel Fleisch, trainierte jeden Tag entweder mit Aerobic oder mit Gewichten und konnte nicht verstehen, warum ihr Körper vorzeitig alterte. Ich schon – ihre Yin-Energien waren erschöpft.

Ich bat Diana, weniger Sport zu machen. Ihr Körper hatte auf Kosten des Fortpflanzungssystems seine gesamte Energie ans muskuloskelettale System gegeben. Ebenso riet ich ihr, mehr Yin-Speisen wie Obst und Gemüse in ihre Kost aufzunehmen und dies mit einigen Kräutern zu ergänzen. Ich behandelte sie jede Woche mit Akupunktur, um ihr Nieren-Yin zu kräftigen. Ich stimulierte Ni 3, Mi 6, Ren 3, Ren 4, die Punkte am oberen und unteren Ohr und, wenn Hitze vorhanden war, Mi 10.

Obgleich Diana nicht auf natürlichem Weg empfangen konnte, weil es bei ihrem Mann ernste Probleme mit dem Sperma gab, kam es zu einer guten Stimulation und Empfängnis, nachdem sie eine weitere IVF versuchten.

Empfehlungen passend zur Diagnosekategorie

Ihre Empfängnisfähigkeit wird grundlegend vom komplexen Zusammenspiel zwischen Ihnen und Ihrer Umwelt beeinflusst. Indem Sie die von der TCM empfohlenen Lebensstilelemente in Ihren Tag integrieren, arbeiten Sie ganz bewusst daran, Ihre Empfängnisfähigkeit zu verbessern.

So wie die TCM jeden Patienten einzeln beurteilt und die Behandlungen entsprechend gestaltet, gibt sie auch individuelle Ernährungsempfehlungen, um Energien auszugleichen und die Gesundheit wiederherzustellen. Für jedes in Kapitel 5 beschriebene Befinden gibt es Entscheidungen über Essen und Lebensweise, die dabei helfen, wieder in Balance zu kommen. Um Ihre Kost zu verfeinern und spezifischer auf Ihr individuelles Muster oder Ihre Krankheit abzustimmen, folgen Sie diesen Vorschlägen.

NI – Nierenessenzmangel (umfasst Yin und Yang)

1. Kein Koffein oder anderes Stimulanzmittel einnehmen, auf Kräuterbasis oder anderweitig, das betrifft auch Kräuterpräparate zur Gewichtsabnahme oder für „Energie“.
2. Alkohol vermeiden.
3. Nahrungsergänzungen wie z. B. Dehydroepiandrosteron (DHEA) (ein Hormonbaustein, der mit dem Alter weniger wird) und Drüsenergänzungsmittel (auch Plazenta) nur für kurze Zeiträume nehmen.
4. Täglich Zeit zum Entspannen und Ausruhen nehmen.
5. Zu viele externe Reize (Partys, Drogen, laute Musik, zu viel Sex) vermeiden.
6. Nicht rauchen.
7. Möglichst viele der folgenden Nahrungsmittel konsumieren:
   - schwarze Bohnen und Hülsenfrüchte
   - Seetang
   - Petersilie
   - Spirulina, Chlorella oder blaugrüne Algen
   - Weizenkeime
   - Weizengras
   - grüne Bohnen
   - Maulbeeren
   - Hirse

- Innereien ohne Hormonbehandlung
- Austern, Muscheln, Hummer, Flusskrebs
- Tofu
- Himbeeren
- Walnüsse
- wilder Reis
- Schwein, Wild
- Esskastanien
- schwarze Sesamsamen
- Gojibeeren
- Adzukibohnen
- Yams
- Gelatine
- Mais

NI YI – Nieren-Yin-Mangel

1. Die Ernährung bei Nieren-Yin-Mangel sollte reich an folgenden Lebensmitteln sein:
   - Weizen und Weizenkeime, Bulgur, Tofu, Hirse, Gerste, Reis, Amarant
   - Spargel, schwarze, Kidney-, rote, grüne und Mungbohnen, Erbsen und Kichererbsen, Bohnensprossen, Aubergine und Rote Bete
   - Seetang, Chlorella und Spirulina
   - Obst wie Äpfel, Bananen, Himbeeren, Brombeeren, Weintrauben, Zitronen, Mangos, Maulbeeren, Melonen und Ananas. (Das Enzym Bromelain, das man in frischer Ananas findet, erhöht die für die Implantation notwendigen Endometrium-adhärenten Moleküle.)
   - Schalentiere wie Muscheln, Austern und Miesmuscheln
   - Eier
   - Ente, Innereien wie Nieren, Hirn und Herz (aus Bio-Haltung und ohne Hormone)
2. Die Verwendung trockener, scharfer, bitterer Gewürze (Pfeffer, Curry, Meerrettich usw.) vermeiden.
3. Nahrungsquellen mit Phytoöstrogenen erhöhen, wie man sie in Soja- und Leinöl findet.
4. Nicht zu viel Sport treiben. Zu viel körperliche Anstrengung verringert das Yin. Auch wenn der Gedanke, schlaff zu werden oder zuzunehmen, abschreckend wirkt, müssen Sie sich vielleicht eine Zeit lang zwischen einem festen Körper und einem Baby entscheiden.
5. Nicht in die Sauna gehen oder Bikram-Yoga machen, denn Hitze-Überschuss kann das Yin weiter verringern.

NI YAN – Nieren-Yang-Mangel

1. Vorschläge zur Ernährungsweise bei Nierenessenz-Mangel befolgen.

2. Warme, nährende Speisen essen.
3. Verzehren Sie jeden Tag 1 bis 3 Portionen hormonfreies Fleisch oder Tierprodukte. Dazu zählen Hummer, Lamm, Garnelen und Tiernieren. Eine vegane Ernährungsweise ist für jemanden mit Nieren-Yang-Mangel nicht gesund.
4. Konsumieren Sie auch Ingwerwurzel, schwarze Bohnen, Adzukibohnen, Linsen.
5. Getreide wie Hafer, Dinkel, süßer Naturreis und Quinoa in die Kost aufnehmen.
6. Walnüsse zu sich nehmen.
7. Essen Sie Zitrusschalen (ungespritzt!), Datteln und Kirschen.
8. Essen Sie Gemüse, das vom Wesen her Yang ist, wie Pastinaken, Petersilie, Senfblätter, Kürbis, Wirsing und Weißkohl, Grünkohl, Zwiebeln, Lauch, Schnittlauch, Knoblauch und Frühlingszwiebeln.
9. Kochen Sie mit Chili und wärmenden Gewürzen und Kräutern wie Anis, Ingwer, Zimt, Nelken, Fenchel, Basilikum, Rosmarin, Dill, Kümmel und Kreuzkümmel.
10. Halten Sie sich warm. Nehmen Sie warme Bäder, wärmen Sie Ihre Füße und den Unterbauch mit Heizkissen oder Wärmflasche, insbesondere vor dem Eisprung.
11. In Maßen Sport treiben.
12. L-Arginin als Nahrungsergänzung.

MI QI - Milz-Qi-Mangel*

1. Konsumieren Sie hauptsächlich Bio-Gemüse, das angebraten oder leicht gekocht wurde.
2. Verzehren Sie keine kalten, rohen Nahrungsmittel. Trinken Sie auch keine eiskalten Getränke und geben Sie keine Eiswürfel hinein. Meiden Sie Eiscreme und Wassereis. Verzehren Sie nichts, was direkt aus dem Kühlschrank kommt.
3. Energetisch „kalte“ Früchte wie Mangos, Wassermelone, Birnen und Kakis vermeiden. Zu den „kalten“ Gemüsen gehören Gurken, Kopfsalat, Sellerie und Spinat.
4. Nehmen Sie keine raffinierten Kohlenhydrate wie Weißbrot oder Nudeln zu sich. Vermeiden Sie alles, was aus Weißmehl hergestellt ist. Einfache Stärken werden sofort nach der Nahrungsaufnahme in Glukose umgewandelt und werden im Körper zu Zucker umgewandelt, was die Milz schädigt.
5. Nehmen Sie Getreide wie Reis, chinesische Perlgerste, Hafer und Hirse zu sich.
6. Yams, Kürbis und Kürbiskerne essen, *es sei denn, Sie haben PCOS.* (Manche Fertilitätsdiäten befürworten den Verzehr von Yams. Wegen des hohen Stärke- und Zuckergehalts in Yams kann massiver Yamskonsum bei PCOS jedoch den Eisprung verzögern oder verhindern, da dies den geschwächten Glukosestoffwechsel, der mit diesem Leiden einhergeht, noch verschlimmert.)
7. Rindfleisch, Huhn, Gans, Schinken, Hering, Kaninchen, Makrele und Stör essen.

---

* Da die Milz direkt an der Verdauung aller Speisen beteiligt ist, umfasst die typisch chinesische Ernährung Prinzipien, welche die Milz unterstützen. Das bedeutet, wenig kalte, rohe Speisen, wenig Brot oder Gebäck und fast keine Milchprodukte zu verspeisen.

8. Kirschen, Kokosnuss, Datteln, Feigen, Weintrauben, Melasse, Kartoffeln und Shiitake-Pilze zu sich nehmen.
9. Zucker und Zuckerersatz und alle konzentrierten Süßigkeiten, auch Honig und Ahornsirup vermeiden.
10. Trinken Sie keine Fruchtsäfte, der Zuckergehalt ist zu hoch. Obst nur in ganzer Form zu sich nehmen.
11. Meiden Sie Feuchte erzeugendes Essen wie Milch und Milchprodukte, z. B. Käse oder Eiscreme.
12. Ruhen Sie sich genug aus und treiben Sie ausreichend Sport, während der Menstruation jedoch nicht zu viel.
13. Meditative Techniken üben, die helfen, den Geist von unnötigen Sorgen zu befreien. Manche Menschen finden Biofeedback-Übungen hilfreich. „Biodots" – selbstklebende thermale Sensoren, die Stimmungsringen ähneln – ändern die Farbe, wenn sich die Blutgefäße zusammenziehen, wodurch sich Ihr eigenes Stressniveau mäßigen lässt.

BL – Blutmangel

1. Nehmen Sie folgende Lebensmittel in Ihren Speiseplan auf:
   - Aprikosen, Brombeeren, Himbeeren, Weintrauben
   - Maulbeere
   - Eier
   - Bio-Fleisch
   - Spirulina
   - Rübe, Brunnenkresse, Spinat, dunkelgrünes Blattgemüse
   - Blutnährende Speisen wie hormonfreie Leber und Knochenmark
2. Keine Zigaretten rauchen.
3. Während der Periode ausruhen.

BL X – Blutstase

1. Nehmen Sie Soja und Sojaprodukte (wie Tofu) in Maßen zu sich. Falls Sie gleichzeitig an feuchten oder kalten Symptomen leiden, sollten Sie gar kein Soja konsumieren. Soja ist kühl und süß und daher von Natur aus feuchtigkeitsspendend.
2. Kaufen Sie nur Bio-Früchte und -Gemüse.
3. Raffinierte, gehärtete Öle vermeiden.
4. Verwenden Sie nur unverarbeitete pflanzliche Quellen essentieller Fettsäuren, also rohe Nüsse und Saaten und dunkelgrünes Gemüse.
5. Benutzen Sie Öle, die reich an Linol- und Alpha-Linolen-Fettsäuren sind, wie Lein-, Kürbiskern- und Chiasamenöl, aber *nur*, falls sie kürzlich kalt gepresst und raffiniert wurden. Ergänzen Sie Ihre Nahrung mit Öl aus Fisch, Nachtkerzen, Lein-, schwarzen Johannisbeer- oder Borretschsamen.
6. Nehmen Sie Spirulina.

7. Vermeiden Sie Nahrungsquellen mit Arachidonsäure, dazu gehören Fleisch, Milchprodukte, Eier, Erdnüsse und Seetang.
8. Tierprodukte, außer Fisch, vermeiden.
9. Wenn Sie nicht ohne Tierprodukte auskommen, achten Sie darauf, dass sie aus biologischer Erzeugung stammen und nicht mit Hormonen behandelt wurden. Synthetisches Östrogen fördert Endometriose und Myome, die von Blutstase verursacht werden.
10. Essen Sie Walnüsse, Esskastanien, Schnittlauch, Krabben, Weißdornbeeren, Pfirsiche, Senfblätter, Zwiebeln, Frühlingszwiebeln, dunkles Blattgemüse, Safran und Gemüse aus gemäßigten Breiten wie Kohl, Brokkoli, Rosenkohl, Rote Bete, Rüben, Blumenkohl und Karotten.
11. Nahrungsmittel, die besonders gut zur Auflösung von Blutstase sind, sind Zitronen, Limetten, Zwiebeln, Kelp, Knorpeltang und Blasentang (die letzten drei sind alle Formen von Seetang).
12. Integrieren Sie Antioxidantien (Vitamin C, E, Beta-Karotin, Selen, Zink) und Superantioxidantien in Ihre Ernährung, wie in Pycnogenol oder oligomeren Proanthocyanidinen (OPC), die man in Traubenkern-, Kiefernrinden-, Rotwein- und Heidelbeerextrakt und Zitrus-Bioflavonoiden findet.

Hinweis: Überschütten Sie Ihren Körper aber nicht mit enormen Mengen an Vitamin C, denn zu viel Säure kann den pH-Wert im Gebärmutterhals senken.

---

13. Meiden Sie kaltes Essen direkt aus dem Kühlschrank oder der Gefriertruhe.
14. Geben Sie keine Eiswürfel in Getränke.
15. Nicht in kaltem Wasser schwimmen oder während der Menstruation Geschlechtsverkehr haben.
16. Benutzen Sie lieber Damenbinden als Tampons. Tampons erlauben keine ausreichende Ausscheidung von Blut und können den Rückfluss bei Endometriose verschlimmern.
17. Fügen Sie Ihrer Ernährung zur Blutreinigung Weintrauben, Himbeeren, Zitronen, Limetten, Tomaten, Gurken, Sellerie, Rote Bete, Brunnenkresse, Essig und Salz hinzu.
18. Während Ihrer Tage vermehrt Seetang und Spirulina essen.
19. Verzehren Sie bei abnormen Gebärmutterblutungen Abalone (Speiseschnecke, auch See-/Meerohr genannt), schwarzen Pilz, Huhn, Tintenfisch und Essig.

KG – Kalte Gebärmutter

(Die Diagnose kalte Gebärmutter umfasst Zeichen von Nieren-Yang-Mangel (Ni Yan-) und Blutstase (Bl X). Der Unterbauch fühlt sich kühl an.)

1. Befolgen Sie die zuvor genannten Ratschläge zu Nieren-Yang-Mangel und Blutstase.
2. Zwischen Menstruation und Ovulation wärmen Sie Ihren Unterbauch (mit Wärmflasche oder Heizkissen).

LE QI X – Leber-Qi-Stagnation

1. Überessen Sie sich nicht. Versuchen Sie, schwer verdauliche Lebensmittel wie Erdnussbutter, Nüsse, Butter, tierisches Fett, zu viel Fleisch und Brot zu vermeiden.
2. Speisen mit Konservierungsmitteln und Chemikalien meiden.
3. Im Sitzen essen.
4. Nehmen Sie regelmäßig kleine Mahlzeiten ein. So bleiben die Blutzuckerwerte stabiler und die Freisetzung von Adrenalin wird verhindert.
5. Gewürze verwenden, die das Qi bewegen, z. B. Pfefferminze, Rosmarin, Grüne Minze, Kurkuma und Thymian.
6. Ergänzen Sie Ihre Ernährung mit Zink (speziell prämenstruell).
7. Kauen Sie die Nahrung gründlich.
8. Trinken Sie weder Alkohol noch koffeinhaltige Getränke. Keine Zigaretten rauchen.
9. Integrieren Sie die zuvor genannten Ernährungsprinzipien zu Milz-Qi-Mangel.
10. Treiben Sie ausreichend Sport.
11. Vermeiden Sie aufgestauten Ärger und Groll. Gefühle von Frustration und innerer emotionaler Spannung müssen so schnell wie möglich aufgelöst werden, da jede stagnierende Emotion den Qi-Mechanismus hemmen kann.
12. Lachen Sie. Sehen Sie sich lustige Sendungen oder Filme an, um festgefahrene innere Gefühle zu lösen.
13. Tief atmen und entspannen.
14. Zu viel Östrogen erzeugt Leber-Qi-Stagnation. Damit die Leber das überschüssige Östrogen verarbeiten kann, sollten Sie keine Produkte von Tieren zu sich nehmen, die hormonell behandelt wurden.

HE – Herzschwäche

1. Kaffee, Koffein, natürliche oder künstliche Stimulanzmittel und Tabak vermeiden.
2. Dinge essen, die das Blut und das Yin nähren wie Mungbohnen, Rote Bete und Mais.
3. Nehmen Sie sich jeden Tag Zeit für Ruhe und tiefe Entspannung.
4. Meditieren. Atmen.
5. Qigong-Techniken üben, die den Geist beruhigen.
6. Vor dem Einschlafen meditative Musik hören.

^H – Hitze-Überschuss

1. Keinen Alkohol trinken.
2. Scharfe Lebensmittel meiden.
3. Fettige Speisen vermeiden.
4. Keine heißen Bäder, Sauna- oder Jacuzzibesuche.
5. Integrieren Sie kühlende, Yin tonisierende Nahrungsmittel. Klettenwurzel, Pflaumen, Birnen, Tomaten und Granatäpfel beseitigen Hitze im Körper.

F - Feuchtigkeit

1. Fettiges, gebratenes Essen meiden.
2. Zucker, Süßigkeiten, Obstsäfte und raffinierte Kohlenhydrate meiden.
3. Keine Milch oder Milchprodukte, auch keine Eiscreme konsumieren.
4. Nehmen Sie nicht zu viele Sojaprodukte zu sich, denn sie erzeugen Feuchtigkeit.
5. Vermeiden Sie Weizen, der von Natur aus feuchter ist als Gerste oder Reis. (Reis ist auch harntreibend und kann helfen, überschüssige Flüssigkeiten auszuscheiden, was gut ist, um Feuchtigkeit aus dem Körper zu beseitigen.)
6. Essen Sie keine Bananen, Schokolade oder Nüsse.
7. Keinen Alkohol konsumieren.
8. Integrieren Sie austrocknende Lebensmittel wie chinesische Perlgerste, die eine diuretische Wirkung hat. Harntreibend sind zudem Alfalfa, Petersilie, Rettiche, Melonen, Sellerie, Karotten, Kohl, Cranberrys, Gurken, Kopfsalat und Seetang.
9. Sollten Sie Anzeichen feuchter Hitze haben, essen Sie am besten viel grünes Gemüse mit Indol-3-Carbinol, was der Leber hilft, den Körper von den negativen Effekten (feuchter Hitze) von zu viel Östrogenen zu befreien.

Ein letzter Hinweis: Alles kann schädlich sein, wenn es in falscher Weise oder in zu großer Menge verwendet wird. Das gilt auch für Lebensmittel, Wasser und alle anderen Empfehlungen in diesem Buch. Bitte verwenden Sie diese Vorschläge in Maßen und halten Sie sich an das Rezept, das zu Ihrem individuellen Muster passt. Sie erzielen viel bessere Ergebnisse, wenn Sie Ihren Körper mit Sorgfalt und Wertschätzung behandeln. Denken Sie daran, dass wir nicht von einer schnellen Lösung, sondern von einem Lebensstil sprechen, also einer Lebensweise, die auf Dauer problemlos für einen funktioniert.

Das *Daodejing* sagt:

Tief Verwurzeltes ist leicht zu nähren.
Gerade Begonnenes ist leicht zu verbessern.
Sprödes ist leicht zu brechen.
Feines ist leicht zu zerstreuen.

Verhüte Ärger, bevor er sich zeigt.
Bringe Dinge in Ordnung, bevor sie existieren.
Die riesige Kiefer
erwächst aus einem winzigen Spross.
Die Reise von tausend Meilen
beginnt zu deinen Füßen.

Vielleicht sind die Änderungen an Ernährung und Lebensweise, die Sie vornehmen, anfangs nur sehr gering, wie der Spross, aus dem eine riesige Kiefer wird. Aber wenn Sie sich so ernähren und leben, dass die Fruchtbarkeit gefördert wird, schlagen Sie tiefe Wurzeln für Ihre Gesundheit und Ihr Wohlbefinden. Bedenken Sie, tief Verwurzeltes ist leicht zu nähren. Und wenn Körper, Geist und Seele sich genährt fühlen, sind sie bereit, Ihr kostbares Kind willkommen zu heißen und zu nähren.

TCM in der Praxis: Jans Ernährungsweise Griff ihre Milz an

Jan, eine 28-jährige Veterinärin, war seit vier Jahren mit Lyle verheiratet und hatte seitdem versucht, ein Kind mit ihm zu bekommen. Ihr medizinischer Fragebogen führte „Unfruchtbarkeit, schlechte ovarielle Reserve und erhöhtes FSH" als gesundheitliche Hauptsorgen auf. Es wurde auch eine *Colitis ulcerosa* bei Jan diagnostiziert, eine Krankheit, bei der das Immunsystem den Dickdarm angreift. Dagegen nahm sie Steroide ein. Jan und Lyle hatten mehrfach medizinisch behandelte Inseminationszyklen und eine erfolglose IVF mitgemacht. Nach einem fehlgeschlagenen Clomifentest suchten sie eine Klinik auf, die sich auf Frauen spezialisiert hat, bei denen erhöhtes FSH diagnostiziert wurde. Dort führten sie einen weiteren erfolglosen IVF-Zyklus durch.

Jan hatte wenig Hoffnung, als sie in meine Praxis kam. Sie wusste, dass ihre Chancen, mit Lyle ein Kind zu bekommen, gleich Null waren, also beantragten sie eine Adoption. Sie machte sich Sorgen um ihre Gesundheit und darum, ob sie eine gesunde Mutter für ihr Adoptivkind sein würde.

Jans Menstruationszyklus dauerte 33 Tage, die Periode war sehr kurz mit hellrosa Blut und recht vielen Schmerzen. Sie hatte in der Mitte des Zyklus nur wenig Zervikalflüssigkeit und litt an vaginaler Trockenheit sowie brennendem Schmerz beim Verkehr. Sie war oft extrem müde „wegen meiner *Colitis ulcerosa*", sagte sie, doch für mich war auf Anhieb klar, dass hier die Milz verantwortlich war. Jan berichtete, dass sie immer kalte Hände und Füße hatte, leicht blaue Flecken bekam, prämenstruell Schmerzen im unteren Rücken und Verlangen nach Süßigkeiten hatte.

Ihre Zunge war dünn und rot, ohne Belag und ihr Puls war sehr schwach. Meine Diagnose war Milz-Qi-Mangel mit etwas Nieren-Yin-Mangel, der Hitze verursacht.

Wegen ihrer Steroideinnahme und da sie noch immer quälende Schmerzen und Durchfall hatte, glaubte sie nicht, dass ihr Verdauungstrakt Kräuter vertragen würde. Doch ich wusste, dass Jans schweres Autoimmunproblem schon von der Ernährung allein profitieren könnte.

Wir sprachen über die TCM-Sichtweise, dass die Milz das Immun- und Verdauungssystem lenkt. Ich erklärte ihr, dass die wichtigsten ernährungsbedingten Ursachen für eine geschädigte Milz Weizenmehl, Süßigkeiten und Milchprodukte waren. Jan hatte eine typisch US-amerikanische Ernährung, trank aber kaum Milch, weil das ihrem Darm nicht bekam. Sie erklärte sich damit einverstanden, raffinierte Kohlenhydrate wegzulassen, vor allem die aus Weizenmehl.

Jan rief mich dreieinhalb Monate nach unserem Termin an und erzählte mir, dass sich ihre Darm- und Menstruationssymptome gravierend verbessert hatten, nachdem sie ihre Essgewohnheiten geändert hatten. Außerdem war sie in der fünften Schwangerschaftswoche – durch eine natürliche Empfängnis.

Kapitel 7

Schritt 3: Die Energie mit Akupunktur und Akupressur klären

Es ist erstaunlich, ... wie viel Energie der Körper generieren und wieder auffüllen kann. Das ist ein magischer Akt, denn man versteht eigentlich nicht, woher all diese Energie kommt.

Robert Bly

Im Frühjahr 2002 erschien in den Wissenschaftsseiten vieler Zeitungen und auf Gesundheitsseiten im Internet eine Schlagzeile: „Akupunktur könnte Frauen, die sich Fertilitätsbehandlungen unterziehen, bei der Empfängnis helfen." *Fertility and Sterility*, ein Journal, das von der American Society for Reproductive Medicine herausgegeben wird, berichtete über eine Studie von deutschen Wissenschaftlern, die die Auswirkungen von Akupunktur auf Frauen untersuchte, bei denen eine IVF durchgeführt wurde. Die Forscher stimulierten Akupunkturpunkte, die dazu dienen, „den Uterus anhand der Prinzipien der Traditionellen Chinesischen Medizin zu entspannen". Es wurden Meridiane ausgewählt mit dem Ziel, eine „bessere Blutperfusion und mehr Energie in der Gebärmutter" zu erzeugen. Punkte am Ohr wurden genutzt, um das endokrine System zu stabilisieren, außerdem verwendete man Punkte, die dazu dienen, die allgemeine Entspannung und das Wohlergehen der Patientinnen zu fördern. Die Frauen in der behandelten Gruppe erhielten eine Akupunktursitzung vor dem Embryotransfer und eine danach.

Ultraschalluntersuchungen sechs Wochen nach dem Embryotransfer zeigten, dass fast zweimal so viele Frauen aus der Akupunkturgruppe schwanger wurden als jene aus der unbehandelten Gruppe. Die zwei Gruppen und ihre Embryos ähnelten sich in jeder Hinsicht. Die Forscher waren sich zwar nicht sicher, warum Akupunktur dazu beitrug, die Chancen auf eine erfolgreiche Einnistung zu erhöhen, aber sie erklärten, dass weitere Studien definitiv gerechtfertigt seien.

Eine andere Studie der Cornell University, die im Dezember-Heft 2002 von *Fertility and Sterility* veröffentlicht wurde, berichtete: „Die periphere Auswirkung der Akupunktur auf die Verbesserung des Blutflusses in der Gebärmutterarterie und damit auf die Dicke des Endometriums … liefert ermutigende Daten hinsichtlich ihrer potenziell positiven Wirkung auf die Implantation.“ Die Studie kam zu dem Ergebnis: „Da Akupunktur nicht toxisch und relativ erschwinglich ist, sollten ihre Indikationen als Ergänzung bei der assistierten Reproduktion oder als Alternative für Frauen ernsthaft erforscht und untersucht werden, die eine konventionelle Hormoninduktion des Eisprungs nicht vertragen, dafür nicht infrage kommen oder bei denen sie kontraindiziert ist.“ Für mich waren diese Ergebnisse nicht überraschend, ist doch die positive Wirkung der Akupunktur durch die jahrtausendalte Praxis belegt. Fast jede Phase des weiblichen Zyklus und der Schwangerschaft kann von der ausgleichenden Wirkung der Meridianarbeit profitieren, um den Fluss des Qi durch den Körper zu fördern und den Organen ein Höchstmaß an Gesundheit zu verleihen.

Die Prinzipien der Akupunktur

Akupunktur wird angewandt, um zu geben, was fehlt,
und abzubauen, was im Übermaß vorhanden ist.

Neijing

Wie Sie in Kapitel 3 gelernt haben, stimuliert Akupunktur das Energiesystem des Körpers und aktiviert es. Aufgrund archäologischer Funde geht man davon aus, dass Akupunktur bereits in der Zeit 1000 v. u. Z. angewendet wurde. Vor Tausenden von Jahren wurden geschliffene Steine und rudimentäre Nadeln aus Feuerstein benutzt, um genaue Punkte auf der Haut zu penetrieren, um bestimmte Effekte zu erzielen. Diese Punkte wurden zu Energiebahnen zusammengeführt, die komplexe Wirkungen auf die Organsysteme haben. Das gesammelte Wissen über diese Punkte entwickelte sich zur Grundlage, auf der die moderne Akupunkturforschung fußt.

Bei der traditionellen Akupunktur werden dünne Einwegnadeln aus Edelstahl in die Hautoberfläche gestochen, was zu einem Elektronenaustausch im Körper führt, ähnlich wie fließender Strom. Diese Übertragung setzt ein elegantes Zusammenspiel körpereigener Energien in Gang.

Laut schulmedizinischer Forschung lassen sich die Effekte der Akupunktur auf den Körper durch verschiedene Theorien erklären. Robert Becker, Wissenschaftler im Bereich der Elektrophysiologie, bei der die Beziehung von elektrischen Feldern zum menschlichen Körper untersucht wird, war einer der ersten, der Mikroströme zur Heilung von Knochenbrüchen einsetzte.

Becker stellte die Theorie auf, dass Akupunkturmeridiane Bahnen mit elektrischer Energie sind, die im ganzen Körper verlaufen. Doch damit diese Energie gleichmäßig fließen kann, müsste es entlang der Stromlinien „Verstärker" geben. In seinem Buch *The Body Electric* schreibt Becker:

> „Für Strom, der in Nanoampere und Mikrovolt gemessen wird, müssten die Verstärker ... ein paar Zentimeter auseinanderliegen – genau wie die Akupunkturpunkte! – Wie dunkle Sterne, die ihren Strom entlang der Meridiane senden, eine innere Galaxie, die die Chinesen irgendwie gefunden und erkundet hatten ... Unsere Messwerte ergaben, dass die Meridiane Strom übertrugen ... Jeder Punkt ... war von [einem elektrischen] Feld umgeben ... Wenn die gesundheitliche Unversehrtheit wirklich durch einen ausgeglichenen Kreislauf unsichtbarer Energie durch diese Konstellation aufrechterhalten würde, ... dann könnten verschiedene Muster der Nadelplatzierung die Ströme tatsächlich in Harmonie bringen ..."

Eine weitere Theorie befasst sich mit den neurologischen Wirkungen der Akupunktur. Die Neuraltheorie behauptet, dass das Einstecken von Nadeln an den Akupunkturpunkten das Nervensystem stimuliert und körpereigene chemische Stoffe freisetzt, um entweder Schmerz zu lindern oder das innere Regulierungssystem des Körpers zu beeinflussen. Akupunkturnadeln regen auch spezifische Nervenfasern dazu an, elektrische Impulse zum Gehirn zurückzutragen und die Beta-Endorphinkonzentration zu erhöhen. Höhere Beta-Endorphinkonzentrationen vermindern die sympathische Kampf-oder-Flucht-Reaktion im Körper und erzeugen ein Gefühl der Entspannung und Euphorie ähnlich wie ein Läuferhoch. Dies ist einer der Gründe dafür, wieso sich viele Menschen nach einer Akupunkturbehandlung entspannter fühlen.

Hier interessieren wir uns insbesondere für die Effekte von Akupunktur oder Akupressur auf das Fortpflanzungs- und Hormonsystem. Der durch die Nadel ausgeübte Druck ruft einen mikroelektrischen Strom hervor, der die Ausschüttung von Prostaglandinen in die Blutbahn zur Folge hat. Prostaglandine regen die Produktion einer Substanz in den Nervenenden an, die Botschaften zum Hypothalamus überträgt – einem Bereich an der Gehirnbasis, der die gesamte hormonelle Aktivität kontrolliert und eng mit Ovulation, Menstruation und Schwangerschaft zu tun hat.

Wenn der Hypothalamus eine durch die Stimulation eines Akupunkturpunkts ausgelöste Botschaft erhält, bewirken Neurotransmitter wie Dopamin, Adrenalin und Serotonin die Umwandlung und Freisetzung von GnRH, das auf die Hypophyse wirkt, die wiederum Eierstöcke, Nebennieren und Schilddrüse kontrolliert. Die Hypophyse produziert auch FSH und LH, die beide für einen gesunden Eisprungzyklus entscheidend sind. Zusammengefasst kann *die Akupunktur also das Hormonsystem des Körpers dazu anregen, das zu tun, was es tun soll: die richtigen Hormone zum richtigen Zeitpunkt im Zyklus der Frau auszuschütten.*

Auch Männer profitieren von den die Hypophyse anregenden Wirkungen der Akupunktur. *Akupunktur-Behandlungen können die Konzentration, Menge und Beweglichkeit des Spermas erhöhen.* Eine Studie zeigte, dass mehr als ein Drittel der Männer, die mit Akupunktur behandelt wurden, eine verbesserte Spermaqualität aufwies.

Die Punkte über Akupunktur bearbeiten

Verschiedene Akupunkturpunkte haben unterschiedliche Wirkungen. Manche verringern die Reaktion des sympathischen Nervensystems (was für Frauen wichtig ist, die empfangen wollen und davon gestresst sind). Manche Punkte verursachen sogar Veränderungen in den Zellen. Einige sorgen für Abwandlungen der körpereigenen chemischen Stoffe im Gehirn, andere können Änderungen in der Gebärmutterschleimhaut verursachen. Manche verbessern die Durchblutung und wieder andere wirken überwiegend lokal.

Der Körper ist ein System aus Reaktionen und Rückmeldungen: Mit einem Nerv geschieht etwas, das für eine Reaktion im Gehirn sorgt, was neurochemische Änderungen, veränderte Hormonwerte oder eine Million anderer Reaktionen signalisiert. Es ist wie eine Kettenreaktion – stimuliert man zum Beispiel einen bestimmten Akupunkturpunkt, zur Stärkung des Blutes, so werden dem ganzen Körper Botschaften zur Erzeugung blutverdünnender chemischer Reaktionen gesendet. Wenn Sie verschiedene Kombinationen von Punkten anregen, können Sie noch größere Ergebnisse erzielen und diese Ergebnisse schneller sehen.

Die Kunst besteht darin, eine Kombination zu finden, die den gewünschten Effekt erzielt. Später in diesem Kapitel besprechen wir die einzelnen Punkte, die stimuliert werden können, um eine breite Palette von Krankheiten auszugleichen, die die Fruchtbarkeit beeinflussen.

Es gibt verschiedene Möglichkeiten, Akupunkturpunkte anzuregen. Die beste bekannte Methode sind Akupunkturnadeln. Die Metallnadel leitet durch Elektronenübertragung Elektrizität und erzeugt Mikrotraumata und Druck, was in eine elektrische Nachricht umgewandelt wird, die an einen anderen Teil des Körpers übertragen wird. Allerdings sollten Akupunkturnadeln nur von lizenzierten und qualifizierten Fachleuten angewendet werden.

Akupunkteure finden

Ich empfehle folgende Richtlinien bei der Auswahl eines Akupunkteurs zur Behandlung Ihrer Fruchtbarkeitsprobleme:

1. Suchen Sie sich einen lizenzierten Akupunkteur, der sich mit dem TCM-System der Musterermittlung und Behandlung gut auskennt. Andernfalls können die Auswirkungen der Behandlungen auf Ihr Hormon- und Fortpflanzungssystem unbedeutend sein. Es ist von Vorteil, wenn diese Fachperson über eine medizinische Ausbildung verfügt.
2. Verlassen Sie sich nicht allein auf Internetseiten, um einen Akupunkteur vor Ort zu finden, sondern lassen sich Empfehlungen geben für Akupunkteure, die erfolgreich

Unfruchtbarkeit behandeln. Fragen Sie in örtlichen Infertilitäts-Selbsthilfegruppen nach TCM-Fachleuten, die anderen geholfen haben, schwanger zu werden.
3. Ehe Sie einen Termin vereinbaren, rufen Sie den Akupunkteur an und sprechen Sie mit ihm. Die meisten Akupunkteure behandeln alles. Wenn Sie also nur fragen: „Behandeln Sie Unfruchtbarkeit?“, wird dies jeder bejahen. Doch wenn Sie genauer nachfragen, zum Beispiel wie viele Infertilitätsfälle der Therapeut schon erfolgreich gelöst hat, lässt sich ein besserer Einblick in dessen Expertise erhalten.
4. Stellen Sie sicher, dass Sie richtig verstanden werden. Gute Akupunkteure stammen oftmals aus anderen Ländern. Zum Aufbau einer Beziehung zu einem Gesundheitsdienstleister ist Kommunikation unerlässlich.
5. Achten Sie darauf, dass nur Einwegnadeln verwendet werden und die Haut vor dem Einstechen der Nadel mit Alkohol gereinigt wird. Das ist besonders wichtig, falls Sie ein geschwächtes Immunsystem oder Diabetes haben.
6. Am wichtigsten ist, dass Sie sich mit der ausführenden Person wohl und entspannt fühlen. Der beste Arzt der Welt ist vielleicht nicht der beste Arzt für Sie.

Bei Durchführung der Akupunkturbehandlung

Ich empfehle meinen eigenen Patienten Folgendes, um die besten Ergebnisse durch ihre Akupunkturbehandlungen zu erzielen:

1. Sie sollten etwas gegessen haben, jedoch nicht zu viel und unmittelbar bevor. Der Magen sollte weder leer noch zu voll sein.
2. Versuchen Sie, sich zu entspannen. Akupunkturnadeln sind nicht hohl wie Kanülen. Sie sind dünn und stechen schnell in die Haut. Man spürt selten einen Stich und die Behandlungen geben Ihnen ein gutes Gefühl.
3. Sie sollten wissen, dass Sie während Eisprung und Periode empfindlicher auf die Behandlungen reagieren könnten (speziell an Punkten mit Bezug zum Hormonsystem).
4. Ruhen Sie sich nach jeder Behandlung, wenn möglich, aus.
5. Planen Sie nach der Akupunktur weder Sport noch den Besuch Ihres Yogakurses. Vor einer Behandlung ist das jedoch völlig in Ordnung.

Ihre eigenen Punkte stimulieren

Im Laufe der Jahrhunderte wurden viele andere Mittel zur Stimulierung von Akupunkturpunkten verwendet, darunter Steine, Knochen, Pflaumenblütennadeln, nur knapp in die Haut gesteckte Stifte, Moxibustion, Kräutersamen, Laserlicht, Einreibemittel, Massage usw. Patienten und Therapeuten haben gelernt, dass die Stimulation wichtiger ist als das Instrument. Und es ist tatsächlich einfach, viele der Punkte mit *Akupressur* selbst zu stimulieren. In China als *Tui Na* bekannt, energetisiert diese Form der Stimulation bestimmte Punkte mit kräftiger manueller Massage.

Akupressur

Die Akupunkturpunkte können mit den Fingerspitzen, dem Daumen oder einem kleinen Holz- oder Gummihammer stimuliert werden. Man kann viele Punkte auch selbst anregen. Für andere wiederum (wie am Rücken) benötigen Sie die Hilfe einer weiteren Person.

Punkte an Gliedmaßen und Kopf: Mit der Fingerspitze genug Druck ausüben, damit an der Stelle ein leichter Schmerz oder Druckgefühl entsteht. Reiben Sie alle zwei Tage an jedem Punkt mit Ihrer Fingerspitze 1 bis 2 Minuten fest hin und her, bis Sie den Druck der Massage nachhaltig spüren.

Punkte am Bauch: Massieren Sie die Punkte am Bauch vor dem Eisprung alle zwei Tage mehrere Minuten lang in einer tiefen, kreisförmigen Bewegung im Uhrzeigersinn.

Hitze

Wärmepackungen können ebenfalls auf die Punkte gelegt werden, um sie durch Hitze zu aktivieren. Chinesische Therapeuten nutzen Moxibustion (Räucherwerk aus Kräutern, das in der Nähe des Akupunkturpunkts verbrannt wird), um Muster von Yang-Mangel und kaltem Uterus zu behandeln, vor allem an den Punkten am Unterbauch und denen, die das Nieren-Yang tonisieren. Man kann auch Wärmflaschen oder Heizkissen dort einsetzen. Fühlt sich Ihr Bauch unter dem Nabel kühl an, empfehle ich, die Gebärmutter vor dem Eisprung alle zwei Tage zu wärmen. Erhitzung steigert die Mikrodurchblutung und dehnt die Kapillaren. Wir wollen die Temperatur allerdings nicht erhöhen, wenn sich ein Embryo einnisten könnte, also bitte keine Wärme auf dem Unterbauch nach der Ovulation.

Magnetstimulation

Magnete erzeugen eine geringe magnetische Kraft, die eine ständige elektromagnetische Stimulation erzeugt, welche die Durchblutung durch ionische Anziehung erhöht. Magnete sind in einigen Drogerien, Kaufhäusern und Sportgeschäften sowie im Internet erhältlich. Kleben Sie die Magnete direkt an den Stellen auf die Haut die auf Ihr Muster zutreffen.

Lichttherapie

Laserlichtstifte im Taschenformat sind in Sanitätshäusern oder im Internet erhältlich. Licht aus dem roten Spektrum stimuliert Akupunkturpunkte auf die gleiche Weise wie Nadeln. Das sichtbare rote Licht (660 Nanometer) durchdringt das Gewebe und bewirkt Veränderungen des elektrischen Potentials und der Zellenergie – dasselbe wie bei der Akupunktur, aber ohne Mikrotrauma an der Einstichstelle. Lichtstimulation führt auch zur Freisetzung von Serotonin, einem Vasodilatator, der die Mikrodurchblutung fördert. Lassen Sie das Licht direkt fünf Sekunden lang auf die Haut an jedem Akupunkturpunkt wirken.

All diese Behandlungen – Akupunktur, Akupressur, Wärme, Magneten, Lichttherapie – regen die Punkte an und erzeugen entsprechende Reaktionen in den Organen und Systemen des Körpers. Der Schlüssel zum Erfolg ist *Präzision:* Finden Sie die Punkte für Ihre spezielle Erkrankung und stimulieren Sie diese wie angegeben. Nutzen Sie die Abbildungen auf Seite 127-132, um die Punkte so genau wie möglich zu bestimmen. Keine Sorge, Sie können keinen Schaden anrichten. Vergessen Sie nicht, Sie regen Ihren Körper dazu an, auf natürliche Weise zu reagieren – also das zu tun, wofür er geschaffen wurde. Sie können diese Techniken alleine oder mit Unterstützung anwenden. Die Ergebnisse reichen von tiefer Entspannung bis hin zu verbessertem Blutfluss und Anpassungen in Ihrem Hormonsystem.

Akupunkturpunkte nutzen, um Ihr Muster zu behandeln

Dieses Kapitel umfasst Beschreibungen von jedem der Punkte, der entweder den Energiefluss in Ihrem gesamten reproduktiven System fördert oder die verschiedenen in Kapitel 4 diagnostizierten Muster behandelt. Ich habe auch Punkte aufgenommen, die bei der Linderung von Leiden wie Stress, Kopfschmerzen, Periodenkrämpfen, starker Uterusblutung und Kummer helfen, sowie jene, die in Vorbereitung auf IVF-Behandlungen unterstützen oder verspätete Menses veranlassen. Zur Nutzung dieses Kapitels:

1. Suchen Sie das Symbol oder den Namen für Ihr bestimmtes Muster.
2. Lesen Sie die Beschreibungen der mit diesem Muster verbundenen Punkte.
3. Betrachten Sie die Illustrationen auf Seite 127-132, um die Punkte zu ermitteln.
4. Stimulieren Sie die Punkte wie beschrieben mit Akupressur, Wärme, Magneten oder Lichtstimulation (siehe oben).
5. Falls Sie glauben, dass bei Ihnen mehr als ein Muster vorhanden ist, wenden Sie die Stimulation auch auf dieses an.
6. In fast allen Fällen können Sie die allgemeinen reproduktiven Punkte ebenfalls stimulieren.

Den Meridianen folgen

Um zu bestimmen, auf welche Punkte Sie sich konzentrieren sollten, müssen Sie sich an die Grundlagen über die Organe und Meridiansysteme aus Kapitel 3 sowie Ihre Musterdiagnose aus Kapitel 4 erinnern. Es gibt 12 Hauptmeridiane oder -kanäle, die durch den gesamten Körper verlaufen. Jeder Kanal ist mit einem bestimmten Organsystem verknüpft. Die 12 Hauptkanäle werden gewöhnlich paarweise beschrieben, was die Verbindung zwischen den Energiesystemen und Organen in der TCM widerspiegelt. Die Paare und Abkürzungen lauten folgendermaßen:

YIN-Organ	Abk.	Verbundenes YANG-Organ	Abk.
Lunge	Lu	Dickdarm	Di
Milz	Mi	Magen	Ma
Niere	Ni	Harnblase	Hbl
Leber	Le	Gallenblase	Gbl
Herz	He	Dünndarm	Dü
Perikard	Pe	Dreifacherwärmer oder San Jiao	3E

Sobald Sie Ihre Diagnose kennen, können Sie die Punkte in Ihren Diagnosekategorien manipulieren. Haben Sie zum Beispiel Elemente von Hitze-Überschuss (^H) und Herzschwäche (He-), können Sie Punkte anregen, die das Herz nähren und Hitze beseitigen. Bei Milz-Qi-Mangel (Mi-) kann es hilfreich sein, Magenpunkte anzuregen. Sie können auch andere Stress reduzierende und allgemeine Punkte des Fortpflanzungssystems stimulieren.

In der TCM wird der Herzbeutel oder Fasersack, der das Herz umschließt, als vom Herzen selbst unabhängiges Organ betrachtet. In der westlichen Medizin schützt das Perikard das Herz vor physischem Schaden. In der TCM schirmt der Herzbeutel das Herz auch von emotionalem Stress und Anstrengung ab. Punkte auf dem Perikardmeridian werden am häufigsten mit psychischen Zuständen in Verbindung gebracht. (Wie bereits mehrfach angesprochen, gibt es in der TCM keine Trennung zwischen Körper, Geist und Seele.) Daher regen wir die Herzbeutelpunkte an, damit sie uns helfen, mit schwierigen Emotionen umzugehen.

Der Dreifacherwärmer (San Jiao) ist ein Organ, das kein körperliches Pendant und auch keine Begleitfunktion besitzt, wie sie von der Schulmedizin definiert ist. In der TCM ist der Dreifacherwärmer die Bahn, welche die Organe im Körper verbindet, die mit Wasser zu tun haben: Lungen, Milz, Nieren, Dünndarm und Harnblase. Daher kann eine Stimulation der Punkte des Dreifachen Erwärmers den Nieren und der Milz dienen, zwei Organsystemen, die wichtig für einen fruchtbaren Körper sind.

Die Lage der Akupunkturpunkte

Die Punkte entlang jedes Meridians werden auf zweierlei Art bezeichnet: entweder durch eine Abkürzung des Organs und eine Zahl (z. B. Le 3 für „Leberkanal, Punkt Nr. 3“) oder durch einen poetischeren Namen, der von der Funktion des Punktes abgeleitet wird wie

„Großes Branden", denn der Le 3 fördert den gleichmäßigen Fluss des Leber-Qi im ganzen Körper). Ich verwende die Abkürzung und den poetischen Namen, damit Sie den Punkt leicht finden und die körperlichen Effekte verstehen können, wenn man diesen anregt.

Wie dargelegt, verlaufen die Meridiane, die mit diesen Organsystemen verbunden sind, durch den ganzen Körper. Somit ist ein Milzpunkt zum Beispiel irgendwo am Bein zu finden und ein Herzpunkt am Handgelenk. In ähnlicher Weise hat die Stimulation eines Milzpunkts nicht nur Einfluss auf die Milzenergie, sondern auf den ganzen Körper. Ich habe die Punkte nach Kategorie mit Definitionen und Illustrationen aufgelistet.

Außerordentliche Meridianpunkte

Neben den Meridianen (bzw. Gefäßen), welche die Organsysteme verbinden, enthält der Körper insgesamt acht außerordentliche Meridiane, von denen jedoch nur die vier für unser Thema relevanten hier besprochen werden. Manche haben ihre eigenen Punkte, andere teilen Punkte mit anderen Meridianen. Das Durchdringungsgefäß (Chong Mai) und das Gürtelgefäß (Dai Mai) haben keine eigenen Punkte, sondern teilen sie mit anderen Meridianen. Das Lenkergefäß (Du Mai, abgekürzt als Du) und der Konzeptionsgefäß (Ren Mai, abgekürzt als Ren) haben beide eigene Punkte.

Wie in Kapitel 3 besprochen, entspringt das Durchdringungsgefäß einer Frau im Uterus und steuert Menstruation, Hormone und die psychoneuroendokrinologischen Systeme. Das Konzeptions- und das Lenkergefäß haben ihren Ursprung im Durchdringungsgefäß. Das Konzeptionsgefäß ist für die Yin-Energie des Körpers verantwortlich, der Lenkermeridian, das Lenkergefäß lenkt die Yang-Energie. Der Gürtelmeridian ist der einzige Kanal im Körper, der horizontal verlauft und „die Dinge drinnen hält" (z. B. Ausfluss aus der Scheide, Föten). Es gibt auch einige Punkte im Gesicht und am Körper, die keinem bestimmten Meridian zugeordnet sind, sich aber nachweislich auf die Energie des Körpers auswirken.

Weitere Punkte

Es gibt ein System von Punkten am Ohr und an der Kopfhaut, die den unterschiedlichen Organsystemen entsprechen und mithilfe von Akupressur einfach stimuliert werden konnen. In diesem Buch werden nur diejenigen besprochen, die das reproduktive System betreffen.

Die Punkte des reproduktiven Systems

Diese Punkte sollten unabhängig von der Muster-Diagnose angeregt werden. Sie lenken die Aufmerksamkeit des Körpers auf das Fortpflanzungssystem, verbessern die hormonelle Reaktionsfähigkeit, erhöhen den Blutfluss und steigern die Effizienz der Fortpflanzungsorgane.

***Fossa triangularis* am Ohr:** Diese Stelle befindet sich im oberen, inneren Teil des Ohrs und beinhaltet Punkte, welche den Uterus und die Eileiter anregen, den Geist beruhigen, das sympathische Nervensystem regulieren und insgesamt Anspannung und Blutdruck senken. Massieren Sie diesen Bereich leicht mit Ihrer Fingerspitze alle ein bis zwei Tage oder immer dann, wenn Sie sich gestresst fühlen.

***Incisura intertragica* am Ohr:** Dieser Bereich, der sich knapp oberhalb des Ohrlappchens in der Spalte zwischen den beiden knorpeligen Bereichen im untersten Punkt des Ohres befindet, beinhaltet endokrine und ovarielle Punkte. Alle ein oder zwei Tage leicht mit Ihrem Fingernagel massieren.

Epang II – reproduktive Punkte an der Kopfhaut: Diese Punkte befinden sich über der Stirn an der Kopfhaut, direkt innerhalb der oberen Ecke des Haaransatzes über der Außenseite der Augenbraue oder dort, wo Sie eine Empfindlichkeit spüren. Der Bereich erstreckt sich von etwa 1,25 cm unterhalb des Haaransatzes bis zu 1,25 cm ins Haar an der Kopfhaut. Diese Kopfhautpunkte regulieren die Fortpflanzungs- und Beckenbodenfunktion; dazu gehört auch Dysmenorrhoe. Sie stärken die Nieren-Energien, steuern die Menstruation und wirken lindernd bei akuten Harnwegsproblemen. Sanft massieren, besonders wenn sie empfindlich sind.

Zigong (Palast des Kindes): Dieser Punkt liegt 10 cm unter dem Nabel und 7,5 cm seitlich der Mittellinie, repräsentiert am ehesten die Eierstöcke und ist bei uterinen und menstruellen Problemen angezeigt, speziell bei Infertilität. Stimuliert man den Zigong, hilft dies zudem, Fälle von zervikaler Stenose (eine Verengung des Kanals zwischen der Gebärmutter und dem Muttermund) zu lösen. Mit einer tiefen Massage im Uhrzeigersinn, Laserlicht oder Magneten alle ein bis zwei Tage vor dem Eisprung anregen.

Ren 3 (Zentrum der Extreme des Konzeptionsgefäßes): Der Ren 3 befindet sich auf der Mittellinie, 10 cm unter dem Nabel. Dieser Punkt stellt das Zentrum des Körpers auf horizontaler und vertikaler Ebene dar. Eine andere Übersetzung lautet ‚Mittlerer Kumulationspunkt', abgeleitet von dem chinesischen Wort für *Polarstern*, der sich in der Himmelsmitte befindet. Er liegt auf dem Konzeptionsgefäßes über dem Uterus und regelt die Periode, stärkt die Nieren, ist der Harnblase zuträglich und entfernt Stagnation und Feuchtigkeit aus dem Becken. Ich nutze diesen Punkt, um „die Gebärmutter zu wässern" oder toxische Hitze zu mindern, die man bei Erkrankungen wie Endometriose mit Schwierigkeiten bei der Einnistung und NK-Zellen im Endometrium findet. Mit tiefen, kreisförmigen Bewegungen massieren, aber nur vor dem Eisprung, nicht danach. Man kann auch Wärme, Licht oder Magnettherapie anwenden.

Ren 4 (Tor des Ursprungs-Qi des Konzeptionsgefäßes): Der Ren 4 liegt auf der Mittellinie, 10 cm unter dem Nabel. Dieser Punkt stellt die Lebensquelle, den *Dantian* und den Sitz der Gebärmutter dar. Er stärkt das Ursprungs-Qi (die Lebenskraft, die man von seinen Eltern erbt), nährt die Nierenessenz und unterstützt die Empfängnis. Mit tiefen, kreisförmigen Bewegungen massieren, jedoch nur zwischen Menstruation und Eisprung. Man kann auch Licht, Wärme oder Magnettherapie einsetzen.

Ma 30 (Durchdringendes Qi): Dieser Punkt befindet sich auf dem Unterbauch, 12,5 cm unter dem Nabel und 5 cm seitlich der Mittellinie, knapp oberhalb des oberen Randes der Schambeinfuge. Hier kreuzt sich das Durchdringungsgefäß mit Eierstöcken, Eileitern und Uterus. Er eignet sich zur Behandlung von Störungen der Periode, Fruchtbarkeit und Geburt. Er soll auch Kälte und Stagnation im Becken auflösen. Kreisförmige Massage, Licht und Wärme eignen sich zur Stimulation.

Ni 16 (Einflusspunkt der Eingeweide): Der Ni 16 befindet sich 1,25 cm auf Höhe und beidseitig des Nabels. Dieser Vitalpunkt liegt dort, wo die Energie der Nieren zum Herzen emporsteigt. Der Ni 16 tonisiert nicht nur Niere und Herz, sondern beruhigt auch den Geist. Er gilt als Übergangspunkt für das Immunsystem und beseitigt somit Energieblockaden, die sich im Bauch angestaut haben. In einer Kreisbewegung massieren, Wärme anwenden oder mit Licht oder Magneten anregen.

Der Rest der in diesem Kapitel aufgeführten Punkte lässt sich über eine Akupressurmassage stimulieren, entweder mit Ihren Fingern, anderen Massagegeräten, mit Laserlichttherapie, Magneten oder Wärme (aber nur, wenn keine Zeichen für Hitze-Überschuss bestehen).

NI YI – Punkte zur Tonisierung der Niere (Yin)

Ni 3 (Große Schlucht): Manchmal ist an diesem Energiepunkt ein arterielles Pulsieren zu spüren. Er liegt in der Vertiefung hinter dem inneren Knöchel und vor der Achillessehne, knapp über dem Fersenbein. Dieser „Große Wildbach“, wie der Ni 3 auch genannt wird, nährt die Essenz der Nieren-Energien. Die Große Schlucht beseitigt Hitze, die durch einen Mangel an Nieren-Yin-Energien entsteht.

Ni 6 (Leuchtendes Meer): Der Ni 6 befindet sich in der Vertiefung etwa 2,5 cm unter dem inneren Fußknöchel. Er nährt das Nieren-Yin, kühlt das Blut, behandelt Unfruchtbarkeits- und Hitzestörungen und ist bei Schlaflosigkeit und Amenorrhoe hilfreich. Gemeinsam mit dem Lu 7 öffnet der Ni 6 das Konzeptionsgefäß.

Lu 7 (Unterbrochene Reihe): Der Lu 7 befindet sich oberhalb der Handgelenksfalte etwa 3,8 cm über dem hervorstehenden Knochen auf der Daumenseite des Handgelenks. Dieser Punkt behandelt psychoemotionale Störungen, reguliert das Konzeptionsgefäß und kontrolliert den Wasserhaushalt. Der Lu 7 öffnet mit Ni 6 das Konzeptionsgefäß und wird häufig verwendet, um zum Ende der Schwangerschaft „das obere Dach zu öffnen“, damit die Wehen einsetzen können.

Mi 6 (Verbindung der drei Yin): Der Mi 6 befindet sich etwa 7,5 cm über dem inneren Fußknöchel direkt hinter dem Knochen versteckt unter dem Wadenmuskel. Dies ist der Sammelpunkt für alle Yin-Kanäle im Bein (Niere, Milz und Leber). Abgesehen davon, dass er die Milzenergien nährt, die Leber harmonisiert und die Nieren tonisiert, steuert die „Verbindung der drei Yin" die Menstruation und behandelt alle Reproduktionsstörungen. Der Mi 6 begünstigt die Ovulation und behandelt Menstruationsschmerzen. Wegen seiner starken Wirkung auf den Uterus sollte man diesen Punkt aber auf keinen Fall in der Schwangerschaft stimulieren.

Hbl 23 (Einflusspunkt der Niere): Dieser Hauptpunkt der Nieren-Energien liegt im Kreuzbeinbereich auf Höhe des Nabels und des zweiten Lendenwirbels. Der Punkt liegt etwa 3,8 cm von der Mittellinie beiderseits der Wirbelsäule, wo die Muskelverdickung neben der Wirbelsäule am ausgeprägtesten ist. Der „Einflusspunkt der Niere" tonisiert die Nieren-Energien für Yin und Yang. Neben der Auffrischung mangelhafter Nieren-Energien kann die Stimulation von Hbl 23 unregelmäßige Regelblutung, abnormen Vaginalausfluss, Schmerzen im unteren Rücken sowie Schwäche und Impotenz behandeln.

Hbl 52 (Raum der Willenskraft): Der Hbl 52 befindet sich 7,5 cm beidseitig des zweiten Lendenwirbels und 3,8 cm seitlich vom Hbl 23, auf gleicher Höhe wie der Nabel, und verstärkt den die Niere tonisierenden Effekt des Hbl 23. Er kräftigt den unteren Rücken, nährt die Essenz durch Therapieren von Impotenz und geringer Libido und behandelt eine azyklische Periode. Die Punkte auf dieser vertikalen Linie des Rückens haben auch geistige und spirituelle Bedeutung. Der „Raum der Willenskraft" fördert die Entschlossenheit und hebt den Geist, wenn die geistige Lethargie den Willen raubt.

Ren 3 (Zentrum der Extreme des Konzeptionsgefäßes): Siehe „Allgemeine Punkte des reproduktiven Systems".

Ren 4 (Tor des Ursprungs-Qi des Konzeptionsgefäßes): Siehe „Allgemeine Punkte des reproduktiven Systems".

NI YAN-/KG – Punkte zur Tonisierung der Niere (Yang)

Diese Punkte helfen dem Nieren-Yang und mildern eine kalte Gebärmutter (KG):

Ni 7 (Erneut schnell strömen): Der siebte Punkt des Nierenkanals befindet sich 5 cm über der Vertiefung hinter dem inneren Fußknöchel, hinter dem inneren Beinknochen und direkt am vorderen Rand der Achillessehne. Der Ni 7 ist der Hauptpunkt des Nierenmeridians, der das Nieren-Yang tonisiert. Dieser Punkt kontrolliert zudem Schwitzen am ganzen Körper, behandelt Lendenschmerzen, löst Feuchtigkeit im Unterkörper auf und therapiert Durchfall wegen Nieren-Yang-Mangel. Dieser Punkt sollte auch verwendet werden, um vernarbte Eileiter zu behandeln.

Ma 36 (Dritter Weiler am Fuß): Man findet diesen Punkt, indem man das Bein gerade hält und an der Oberseite der fleischigen Muskulatur 7,5 cm von der Kniescheibe nach unten misst, 2,5 cm an der Außenseite des Kammes vom oberen Schienbein. Dieser Punkt tonisiert das Qi enorm und verleiht dem Patienten nach der Stimulierung mehr Elan. Der Ma 36 kräftigt außerdem die Milz, nährt Blut und Yin, stärkt die Widerstandskraft und behandelt Magen-Darm-Erkrankungen. Obgleich er in erster Linie ein Milz- und Magenpunkt ist, hilft der Ma 36 auch dem Nieren-Yang.

Hbl 23 (Einflusspunkt der Niere): Siehe „Punkte zur Tonisierung der Niere (Yin)".

Du 4 (Tor des Lebens): Dieser Punkt des Lenkergefäßes liegt auf der Mittellinie des unteren Rückens auf Höhe des Nabels, direkt unterhalb des Wirbelkörpers, der aus dem zweiten Lendenwirbel herausragt. Dieses „Tor zum Leben" soll sich zwischen den beiden Nieren befinden. Es wirkt auf die Gebärmutter und ist auch bekannt als „Meer des Blutes" und „Palast der Essenz". Der Du 4 beeinflusst das „Tor des Lebens" – die Wurzel unserer Vitalität oder das Ursprungs-Qi. Stimuliert man diesen Punkt, tonisiert dies das Nieren-Yang, stärkt das Ursprungs-Qi, behandelt chronische Schwäche, stärkt den unteren Rücken und die Knie, löst innere Kälte auf, wärmt das „Tor des Lebens" und behandelt Sexualstörungen und Impotenz.

Ren 6 (Meer des Qi): Der Ren 6 befindet sich 3,8 cm unter dem Nabel auf der Mittellinie des Unterbauchs. Dieser Punkt fördert das Ursprungs-Qi, tonisiert das Yang, ergänzt das Qi und löst Depression. Das „Meer des Qi" hebt allumfassende Erschöpfung auf, wenn sich jede Aktivität nach zu viel Anstrengung anfühlt.

Dü 3 (Hinterer Fluss): Der Dü 3 liegt an der Falte zwischen der Handfläche und dem Handrücken, wenn Sie eine Faust machen, kurz vor dem Fingerknöchel des kleinen Fingers. Dieser Punkt behandelt Nackenschmerzen und Nachtschweiß und beruhigt den Geist. Er öffnet auch das Lenkergefäß mit Hbl 62.

Hbl 62 (Erweiterungsschiff): Der Hbl 62 ist in der Vertiefung unter dem äußeren Fußknöchel zu finden. Dieser Punkt beseitigt Hitze-Überschuss im Kopf, besänftigt den Geist und behandelt Schlaflosigkeit, Kopfschmerzen, Schmerzen im unteren Rücken, in Hüfte und Bein. Er öffnet zudem den Lenkermeridian.

MI – Punkte zur Stärkung des Milz-Qi

Mi 6 (Verbindung der drei Yin): Siehe „Punkte zur Tonisierung der Niere (Yin)".

Ma 36 (Dritter Weiler am Fuß): Siehe „Punkte zur Tonisierung der Niere (Yang)".

Ren 6 (Meer des Qi): Siehe „Punkte zur Tonisierung der Niere (Yang)".

Mi 4 (Enkel des Herzogs): Der Mi 4 befindet sich an der Innenseite des Fußes an der Basis des Knochens, der das Fußgewölbe bildet, auf der gleichen Seite wie die große Zehe. Dieser

Punkt stärkt die Milz, reguliert gynäkologische Leiden und wird mit Pe 6 zusammen (siehe „Andere Stresspunkte“) eingesetzt, um den Geist (bei Hormonstörungen) zu besänftigen und das Durchdringungsgefäß zu aktivieren. Der Mi 4 hat eine beruhigende Wirkung auf die Gebärmutter und kann in der Schwangerschaft problemlos stimuliert werden.

BL - Punkte, um das Blut zu nähren

Mi 6 (Verbindung der drei Yin): Siehe „Punkte zur Tonisierung der Niere (Yin)“.

Ma 36 (Dritter Weiler am Fuß): Siehe „Punkte zur Tonisierung der Niere (Yang)“.

Le 8 (Quelle an der Biegung): Der Le 8 liegt auf der Innenseite des Beins in Richtung der Kniekehle. Bei angewinkeltem Knie ist die Quelle an der Biegung etwa 2,5 cm oberhalb des Endes der inneren Kniefalte zu finden. Der Le 8 nährt das Leberblut, behandelt unregelmäßige Menstruation und beseitigt Zustände von Feuchtigkeit in Harntrakt und reproduktivem System.

LE QI X - Punkte zur Auflösung von Leber-Qi-Stagnation

Le 2 (Dazwischen hindurchgehen): Der Le 2 liegt genau am Übergang zwischen dem ersten und zweiten Zeh. Dieser Punkt dämpft Muster von Hitze-Überschuss im Lebermeridian. Seine Feuer auflösende Funktion behebt Symptome wie unaufhörliche Gebärmutterblutung, frühe Regelblutung, Augenreizungen, Migräne-Kopfschmerzen und Wut. „Dazwischen hindurchgehen“ regt die Leber dazu an, überschüssige Hormone auszuscheiden, die Symptome von innerer Hitze verursachen können.

Le 3 (Großes Branden): Der Le 3 befindet sich etwa 3,8 bis 5 cm rumpfwärts am Übergang zwischen dem ersten und zweiten Zeh, wo der Punkt empfindlich ist. Dieser Punkt fördert den reibungslosen Fluss von Leber-Qi, nährt das Leberblut und behandelt prämenstruellen Brustschmerz, Kopfschmerzen, Depression und Stimmungsschwankungen. Der Le 3 kommt oft gemeinsam mit dem Di 4 zum Einsatz (siehe „Stress, Anspannung und prämenstruelle Kopfschmerzen“), um die Körpermeridiane zu öffnen und zu aktivieren. (Diese Kombination von Punkten nennt man Vier Tore.) „Großes Branden“ ist ein wichtiger Punkt zur Regulierung der Menstruation und der Auflösung einer durch ein stagnierendes Leber-Qi verursachten Dysmenorrhoe. Dieser Punkt hat auch einige Indikationen, um eine niedrige Spermienzahl bei Männern mit demselben Muster zu behandeln.

Le 14 (Tor des Zyklus): „Das Tor des Zyklus“ befindet sich auf derselben vertikalen Linie wie die Brustwarze und direkt unterhalb der Brust, etwa 10 cm von der Mittellinie entfernt im sechsten Interkostalraum, zwei Rippen unterhalb der Brustwarze. Das Tor des Zyklus ist ein wichtiger Punkt, um stagnierendes Leber-Qi aufzulösen, vor allem wenn es in den Magen eindringt und Magen-Darm-Beschwerden verursacht. Der Le 14 ist hilfreich, um Brustempfindlichkeit vor der Periode, Brustschmerz und Frösteln während der Tage und Fieber zu beseitigen. Der Le 14 ermöglicht Frauen, die eine angespannte oder unangenehme Haltung gegenüber Sex haben, sich zu öffnen und zu entspannen.

Gbl 34 (Quelle am Yang-Hügel): Die „Quelle am Yang-Hügel“ liegt hinter und knapp unterhalb des Schienbeinkamms an der Außenseite des oberen Schienbeins im fleischigen Gewebe vor dem Wadenbeinkopf. Der Gbl 34 unterstützt das gleichmäßige Fließen von Leber-Qi und löst Kontraktionen von Sehnen und Muskulatur. Dieser Punkt hilft bei Schmerzen, Steifheit, Krämpfen und Verstopfung überall im Körper.

LE QI X, HE – Stress, Anspannung und prämenstruelle Kopfschmerzen

Di 4 (Talverbindung): Der Di 4 befindet sich auf dem muskulösen Bereich des Handrückens etwa 2,5 cm am Übergang zwischen Daumen- und Zeigefingeransatz. Der Di 4 wird häufig gemeinsam mit dem Le 3 (siehe „Punkte zur Auflösung von Leber-Qi-Stagnation“) benutzt, um alle Kanäle im Körper zu öffnen. Talverbindung lindert Schmerzen und ist bei der Beseitigung prämenstrueller Kopfschmerzen wirksam. Der Di 4 mildert die für die Gebärmutterkontraktion verantwortlichen körpereigenen chemischen Stoffe und beruhigt die Gebärmutter vor der Implantation. Man sollte den Di 4 nur vor dem Eisprung verwenden. Während der Schwangerschaft könnte dieser Punkt Gebärmutterkontraktionen auslösen und die Wehen einleiten.

Yintang (Siegelhalle): Der Yintang befindet sich zwischen den Augenbrauen und ist der Punkt, welcher der Hypophyse am nächsten liegt und somit deren Funktion regelt. Die Siegelhalle beruhigt den Verstand, lindert Angst und Unruhe und beseitigt Stirnkopfschmerz. Dieser Punkt wird oft um die Zeit der Einnistung und bei einer künstlichen Befruchtung benutzt.

Taiyang (Größeres Yang): Der Taiyang liegt an den Schläfen in der Vertiefung mittig zwischen der Außenseite des Auges und der Augenbraue. Dieser Punkt hilft, stressbedingten Schläfenkopfschmerz und Symptome einer Kiefergelenkserkrankung aufzulösen.

Hbl 2 (Sammeln von Bambus): Der Hbl 2 befindet sich direkt am inneren Rand der Augenbraue auf der supraorbitalen Kerbe direkt über dem Auge. Gemeinsam mit dem Dü 3 (siehe „Punkte zur Tonisierung der Niere (Yang)“) beeinflusst Sammeln von Bambus die Hypophyse und stellt wirksam die Hypophysen-Funktion wieder her. Ich nutze diesen Punkt, wenn die Prolaktin-Werte abnorm hoch sind. Er ist auch nützlich, wenn die Periode nach Einnahme der Pille nicht wieder einsetzt.

Andere Stresspunkte

Pe 6 (Inneres Passtor): Der Pe 6 liegt am inneren Handgelenk, etwa 5 cm nahe der Handgelenksfalte in der Vertiefung zwischen den beiden Sehnen. Das „Innere Passtor“

(oft zusammen mit dem Mi 4 eingesetzt, siehe „Punkte zur Stärkung des Milz-Qi“, um das Durchdringungsgefäß zu aktivieren) bringt das Qi in Ordnung, regelt die Menstruation, beruhigt den Verstand und behandelt Angst, Schlaflosigkeit, Reizbarkeit und die emotionalen Erscheinungsformen der prämenstruellen Anspannung. Der Pe 6 ist auch hilfreich, um Symptome von Engegefühl in der Brust zu behandeln. Der Pe 6 öffnet das Herz und wird häufig vor einem IVF-Transfer stimuliert.

He 7 (Tor des Geistes): Der He 7 befindet sich an der inneren Handgelenksfalte Richtung Handballen auf der Seite des kleinen Fingers. Das „Tor des Geistes“ beruhigt den Verstand und reguliert das Herz. Es ist nützlich bei Symptomen wie Herzklopfen, Angst, Unruhe, Albträumen, Depression, Manie, Schlaflosigkeit und unruhigem Schlaf.

BL X – Punkte zur Belebung von stagnierendem Blut

Mi 6 (Verbindung der drei Yin): Siehe „Punkte zur Tonisierung der Niere (Yin)“.

Mi 8 (Kraft der Erde): Der Mi 8 liegt an der Innenseite des Unterschenkels auf der Rückseite des Schienbeins – eine Handbreit unterhalb der Vertiefung am inneren Rand des gebogenen Knochens unterhalb des Knies – an der Innenseite des Schienbeinkamms. „Kraft der Erde“ löst eine Blutstase in der Gebärmutter und im Unterbauch auf, tonisiert die Essenz und behandelt azyklische Periode und Bauchschmerzen. Er beseitigt außerdem Periodenkrämpfe.

Mi 10 (Meer des Blutes): Der Mi 10 ist oberhalb des oberen Randes der Kniescheibe an der Innenseite des Oberschenkels zu finden. Das „Meer des Blutes“ ist äußerst wichtig, um Menstruationsstörungen mit Blutstase zu behandeln. Der Mi 10 harmonisiert die Regelblutung, belebt (verdünnt) das Blut und hilft, abdominale Massen sowie Blutstase-Krankheiten zu beseitigen, die man häufig bei Autoimmunstörungen findet. Ebenso kühlt er das Blut und kann Hautausschläge und rötlich-heiße allergische Leiden lindern. Der Mi 10 gilt als natürliches Heparin (ein gerinnungshemmender Faktor) des Körpers und kommt häufig bei Uterusmyomen, Endometriose und klumpiger, dunkler Monatsblutung zum Einsatz.

Hbl 17 (Meisterpunkt des Blutes und Einflusspunkt des Zwerchfells): Der Hbl 17 befindet sich in Höhe des unteren Schulterblattrandes auf Höhe des siebten Brustwirbels, 3,8 cm seitlich der Wirbelsäule auf dem markantesten Punkt der Wirbelsäulenmuskulatur. Der Meisterpunkt des Blutes behandelt alle Bluterkrankungen: Er kühlt heiße Zustände, löst Blutstase auf und stoppt abnorme Blutung.

HE – Punkte, um das Herz zu nähren

Diese Punkte beinhalten auch die *Fossa triangularis* am Ohr (siehe „Allgemeine Punkte des reproduktiven Systems“).

He 7 (Tor des Geistes): Siehe „Andere Stresspunkte".

Ren 14 (Großer Palast): Der Ren 14 befindet sich 5 cm unterhalb der Stelle, an der die Rippen in der Mitte des Oberbauchs zusammenlaufen, und 15 cm oberhalb des Nabels. Dies ist der vordere Palast des Herzens, wo das Herz von negativen Einflüssen und Hindernissen befreit wird. Der Ren 14 beruhigt zudem den Verstand.

Ren 15 (Taubenschwanz): Der Ren 15 liegt 2,5 cm unterhalb des Bereichs, wo die Rippen aufeinandertreffen, auf der Mittellinie des Oberbauchs, 17,5 cm oberhalb des Nabels. Der „Taubenschwanz" beruhigt den Verstand und löst Sorgen, Ängste und Obsessionen auf.

Hbl 15 (Einflusspunkt des Herzens): Der Hbl 15 befindet sich etwa 4 cm seitlich der Wirbelsäule auf dem Vorsprung der Wirbelsäulenmuskulatur, knapp außerhalb der Wirbelsäule in Höhe des fünften Brustwirbels und 5 cm oberhalb des unteren Schulterblattrandes. Der Bl 15 nährt das Herz, reguliert das Herz-Qi, beruhigt den Geist, löst Blutstase auf und klärt das Herzfeuer. Er besänftigt zudem Angst und Rastlosigkeit und fördert den Schlaf.

Hbl 44 (Halle des Geistes): Dieser Geistpunkt befindet sich 7,5 cm beiderseits des fünften Brustwirbels in Höhe des Hbl 15 (siehe oben) am mittleren inneren Schulterblattrand. Die „Halle des Geistes" regelt das Qi und lässt Hitze aus dem Herzen abfließen. Er tonisiert außerdem das Qi und nährt die Nieren-Essenz. Sein Hauptzweck besteht jedoch darin, den Geist (und die Seele) zu beruhigen.

^H – Kühlende Punkte

Le 2 (Dazwischen hindurchgehen): Siehe „Punkte zur Auflösung von Leber-Qi-Stagnation".

Mi 10 (Meer des Blutes): Siehe „Punkte zur Belebung von stagnierendem Blut".

Di 11 (Gewundener Teich): Der Di 11 liegt auf der vorderen (sonnenexponierten) Fläche des Armes in Höhe des Ellenbogens. Bei gebeugtem Arm ist der Di 11 am Ende der Falte zu finden, in der Mitte zwischen Ellenbogen und Bizepssehne. Die Hauptfunktion des „Gewundenen Teichs" besteht darin, Hitze zu beseitigen und das Blut zu kühlen. Er hilft, Symptome mit innerer Hitze wie Fieber, Bluthochdruck und Hautkrankheiten mit Rötung und Hitze zu beseitigen. Oft kommt er zusammen mit dem Mi 10 bei allergischen oder autoimmunen Hitzezuständen zur Anwendung.

Hbl 40 (Mitte des Staugewässers): Die „Mitte des Staugewässers" befindet sich auf der Rückseite des Beins in der Mitte der Kniefalte und beseitigt Hitzezustände, kühlt das Blut und hilft, akute Schmerzen seitlich am unteren Rücken zu beseitigen. Der

Hbl 40 wird häufig zur Beseitigung von Symptomen feuchter Hitze in der Harnblase eingesetzt, die sich in Erkrankungen wie Harnwegsinfektionen und Blasenentzündungen manifestieren würden. Er lässt sich auch zur Therapie wiederkehrender vaginaler und rektaler Irritationen verwenden, die von Hitze im Harnblasen-Meridian herrühren.

F – Punkte, um feuchte Zustände aufzulösen

Mi 9 (Quelle am Yin-Hügel): Der Mi 9 befindet sich in der Vertiefung an der Innenseite des oberen Schienbeins, unterhalb der Knieinnenseite bis zur Innenseite des Schienbeinkamms, wo sich der Knochen wölbt. Die „Quelle am Yin-Hügel" löst Leiden durch Feuchtigkeit auf, die durch eine Pathologie in den Organen der Beckenregion entstehen. Dazu zählen „feuchter" Durchfall, vaginale Reizung und Ausfluss, Harnwegsinfektionen usw. Er wird auch gegen Ödeme eingesetzt.

Ma 40 (Reiche Wölbung): Der Ma 40 liegt auf der Außenseite des Unterschenkels in der Mitte zwischen Knie und Knöchel, 5 cm zur Schienbeinaußenseite. Die „Reiche Wölbung" beseitigt Zustände von angesammelter Feuchtigkeit, die schleimartige Krankheiten verursachen. (In der chinesischen Medizin werden obskure obstruktive Krankheitsmechanismen mit unbekannten Ursachen oder Heilungsmöglichkeiten oft als „Schleimobstruktion" bezeichnet.) Polyzystische Ovarien werden gemäß diesem Muster kategorisiert. Wenn die diagnostischen Kriterien passen, kann an einem Eileiterverschluss auch angesammelte Feuchtigkeit im Becken beteiligt sein.

Ren 12 (Mitte des Epigastriums): Der Ren 12 befindet sich auf der Mittellinie des Magens auf halbem Weg zwischen dem Nabel und der Unterseite des Brustbeins, etwa 10 cm oberhalb des Nabels. Die „Mitte des Epigastriums" tonisiert Mangelmuster in Magen und Milz, was Krankheiten mit innerer Feuchtigkeit auflöst, die durch eine Schwäche in der Milz/im Magen entstehen. Diesen Punkt im Uhrzeigersinn sanft stimulieren. Der Ren 12 wird häufig gemeinsam mit Ma 40 (siehe oben) und Pe 6 (siehe „Andere Stresspunkte") genutzt.

Zusätzliche Punkte, um feuchte Zustände in den Fortpflanzungsorganen (wie Flüssigkeitsansammlungen in Uterus und Eileitern sowie Blasenentzündung) zu beseitigen, sind der obere und untere Teil des Ohrs und folgende Punkte:

Ren 3 (Zentrum der Extreme des Konzeptionsgefäßes): Siehe „Allgemeine Punkte des reproduktiven Systems".

Mi 6 (Verbindung der drei Yin): Siehe „Punkte zur Tonisierung der Niere (Yin)".

Hbl 66 (Durchgängiges Tal): Dieser Punkt liegt am äußeren Rand des Fußes, zwischen der Basis der kleinen Zehe und dem Fußknochen, wo die Sohle auf die Haut der Fußoberseite trifft. Dieser Punkt löst feuchte Hitze im Harnblasen-Kanal auf und ist bei Blasenentzündung und Flüssigkeitsansammlungen im Uterus besonders nützlich.

F – Punkte, um abnormen Vaginalausfluss auszutrocknen

3E 5 (Äußeres Tor): Der 3E 5 befindet sich auf der Rückseite des Unterarms zwischen den beiden Armknochen, 5 cm oberhalb der Handgelenksfalte und löst Blockaden im Kopf, die für Kopfschmerzen, Ohrenprobleme und Schnupfen verantwortlich sind. Er lindert Schmerzen in Arm und Schulter und öffnet zusammen mit dem Gbl 41 (siehe unten) den Dai Mai oder Gürtelgefäß. Der Dai Mai steuert bestimmte Aspekte des Menstruationszyklus sowie mit abnormem Vaginalausfluss einhergehende Infertilität.

Gbl 41 (Tränenüberströmt am Fuß): Der Gbl 41 liegt in der Vertiefung zwischen dem vierten und fünften Fußknochen, kurz bevor sich die Fußsehnen zu den Zehen erstrecken. Als Gallenblasenpunkt verteilt der Gbl 41 Leber-Qi und löst bei gleichzeitigem Einsatz von 3E 5 (siehe oben) Leiden mit abnormem Vaginalausfluss. Gemeinsam behandeln diese Punkte auch menstruationsbedingten, einseitigen Kopfschmerz.

Gbl 26 (Gürtelgefäß): Der Gbl 26 befindet sich auf gleicher Höhe wie der Nabel, knapp unterhalb des freien Endes der elften Rippe. Zieht man eine gedachte Linie von der Mitte der Achselhöhle nach unten und eine vom Nabel zur Seite, so befindet sich der Gbl 26 am Schnittpunkt. Dieser Punkt löst Leber-Qi-Stagnation, lindert örtlichen Schmerz und behandelt menstruelle und uterine Erkrankungen. Dazu gehören auch abnormer Vaginalausfluss und Unfruchtbarkeit.

Punkte zur Auslösung einer verspäteten Menses

Bei primärer Amenorrhoe oder völligem Ausbleiben der Regelblutung muss auch das Diagnosemuster angegangen werden, um die Effizienz dieser Behandlung zu erhöhen.

Gbl 21 (Schulterbrunnen): Er liegt am höchsten Punkt des Trapezmuskels zum Rücken hin, zwischen Nacken und Schulter und direkt über dem Schulterblatt. Meist zur Behandlung von Nacken- und Schultersteifigkeit eingesetzt, begünstigt dieser Punkt auch die Laktation und erleichtert schwierige Wehen durch seine Fähigkeit, das (Gebärmutter)-Qi nach unten zu leiten.

Hinweis: Diesen Punkt nicht in der Schwangerschaft stimulieren.

Le 3 (Großes Branden): Siehe „Punkte zur Auflösung von Leber-Qi-Stagnation“.

Di 4 (Talverbindung): Siehe „Stress, Anspannung und prämenstruelle Kopfschmerzen“.

Mi 6 (Verbindung der drei Yin): Siehe „Punkte zur Tonisierung der Niere (Yin)“.

Mi 10 (Meer des Blutes): Siehe „Punkte zur Belebung von stagnierendem Blut“.

Punkte zur Linderung von Periodenkrämpfen

Verwenden Sie die Punkte am oberen und unteren Teil des Ohrs sowie folgende:

Di 4 (Talverbindung): Siehe „Stress, Anspannung und prämenstruelle Kopfschmerzen".

Le 3 (Großes Branden): Siehe „Punkte zur Auflösung von Leber-Qi-Stagnation".

Mi 6 (Verbindung der drei Yin): Siehe „Punkte zur Tonisierung der Niere (Yin)".

Mi 8 (Kraft der Erde): Siehe „Punkte zur Belebung von stagnierendem Blut".

Hbl 32 (Zweites Knochenloch): Dieser Punkt befindet sich im zweiten Sakralforamen und wirkt über den Sakralplexus auf den Uterus.

Ren 3 (Zentrum der Extreme des Konzeptionsgefäßes): Siehe „Allgemeine Punkte des reproduktiven Systems".

Punkte zur Beendigung einer Uterusblutung

Ni 8 (Gegenseitiges Vertrauen): Der Ni 8 befindet sich 5 cm über der Vertiefung hinter dem inneren Fußknöchel, am hinteren Rand des Schienbeins. Dieser Punkt wird oft bei Gebärmutterblutungen als Folge von Blutstase eingesetzt. Gegenseitiges Vertrauen wird auch angewandt, um Massen zu beseitigen und von Blutstase verursachte Menstruationsprobleme zu regulieren.

Mi 8 (Kraft der Erde): Siehe „Punkte zur Belebung von stagnierendem Blut".

Du 20 (Hundertfaches Zusammentreffen): Der Du 20 befindet sich am obersten Punkt des Kopfes, in der gleichen Koronarebene wie die Ohren. Hier kommen alle Yang-Kanäle zusammen und es heißt, das „Hundertfache Zusammentreffen" steigert das Yang-Qi. Es bewirkt nicht nur, dass das Qi aufsteigt, sondern hebt auch die Milzenergien, was Blutungen, die durch Milz-Qi-Mangel entstehen, stoppen kann. Der Du 20 beflügelt zudem die Seele, stärkt das Gedächtnis und klärt den Geist.

Punkt für Trost und Kontaktaufnahme zur Seele des nicht empfangenen Kindes

Hbl 42 (Tor der Körperseele): Der Hbl 42 befindet sich 7,5 cm beiderseits des dritten Brustwirbels und liegt in der Mitte des Schulterblatts auf der Höhe der Biegung an dessen Innenkante. Das „Tor der Körperseele" besitzt eher spirituelle Bedeutung, wenn es um Hilfe bei der Beseitigung von Empfängnisschwierigkeiten geht. Die Körperseele ist die Verbindung des physischen Körpers mit seiner Seele. Dieser Punkt, der mit den Lungen in Verbindung steht, ist hilfreich bei der Lösung der emotionalen Pathologie der Lunge, die

Traurigkeit und Leid umfasst. Der Hbl 42 hat eine besänftigende Wirkung auf die Seele und hilft, den Verlust von Qi auszugleichen. (Die Stimulierung dieses Punktes wurde in früheren Zeiten als „die Seele des ungeborenen Kindes anrufen" bezeichnet.)

Punkte zur Verbesserung des Blutflusses zu den Beckenorganen

Massieren Sie die Punkte am Unterbauch (siehe „Allgemeine Punkte des reproduktiven Systems"), dazu gehören Zigong, Gbl 26, Ma 30, Ren 3, Ren 4 und Ren 6 (siehe „Punkte zur Tonisierung der Niere (Yang)"), die oberen und unteren Punkte des Ohrs, die reproduktiven Punkte an der Kopfhaut und folgende Punkte:

Mi 6 (Verbindung der drei Yin): Siehe „Punkte zur Tonisierung der Niere (Yin)".

Hbl 23 (Einflusspunkt der Niere): Siehe „Punkte zur Tonisierung der Niere (Yin)".

Hbl 52 (Raum der Willenskraft): Siehe „Punkte zur Tonisierung der Niere (Yin)".

Hbl 31, Hbl 32, Hbl 33, Hbl 34: Diese vier Punkte sind in den Löchern des Kreuzbeins zu finden, wo die Nerven zu den Beckenorganen austreten. Eine Anregung dieser Punkte regelt die Menstruation, behandelt Schmerzen im unteren Rücken und Becken und beseitigt eine beeinträchtigte Fertilität. Studien haben gezeigt, dass eine elektrische Stimulation des Hbl 32 (im zweiten Loch des Kreuzbeins) oder des Hbl 28 dem Gehirn signalisiert, dass auf Höhe des zweiten Lendenwirbels bis zum zweiten Kreuzbeinwirbel (Höhe des Beckens) zu viel Sympathikusaktivität besteht. Das Gehirn signalisiert dann den Nerven, den Sympathikusausfluss zu verringern, wodurch sich die Blutgefäße weiten können, was den Blutfluss zu den Beckenorganen verbessert.

Punkte zur Steuerung der Hypothalamus-Hypophyse-Gonaden-Achse (HHG)

Die HHG-Achse ist an fast allen Aspekten der hormonellen Regulierung während des Fortpflanzungszyklus beteiligt. Der Hypothalamus „schlägt" oder pulsiert tatsächlich etwa alle 1,5 Stunden rhythmisch. Akupunktur kann die Ausschüttung der gonadotropen Hormone beschleunigen, was bei Hormonmangel-Leiden hilft.

Mithilfe der außerordentlichen Meridiane aktivieren Sie Punkte wie Mi 4 + Pe 6 (Durchdringungsgefäß), Lu 7 + Ni 6 (Konzeptionsgefäßes) und Hbl 62 + Dü 3 (Lenkergefäß) zusammen mit Punkten wie Mi 6, Ren 3, Ren 4 und Zigong, um die HHG-Achse zu steuern.

Punkte zur Senkung erhöhter Hormonwerte der Hypophyse (Prolaktin)

Yintang + Di 4 + Le 2 + Le 3 können helfen, überschüssige Prolaktin-Werte abzubauen – nur vor dem Eisprung benutzen. Hbl 2, am inneren Rand der Augenbraue gelegen, kann zusammen mit Hbl 62 und Dü 3 zur Harmonisierung der Hormonwerte der Hypophyse nach dem Eisprung eingesetzt werden.

Punkte zur Vorbereitung auf den Embryotransfer bei der In-Vitro-Fertilisation (IVF)

Frauen, die einen Embryotransfer erhalten, sind gewöhnlich nicht in einem Zustand optimaler Balance. Ihr Hormonsystem wurde strapaziert, ihre Eizellen chirurgisch entnommen und sie fühlen sich alles andere als entspannt. Akupunktur kann das Hormonsystem regulieren, die Fähigkeit der Gebärmutter verbessern, einen Embryo aufzunehmen und den Stresszustand mildern. Ich könnte Hunderte von Fallbeispielen anführen, um die Wirksamkeit dieser Behandlung zu veranschaulichen.

Stimulieren Sie vor dem Embryotransfer Punkte am oberen und unteren Teil des Ohrs sowie diese weiteren Punkte:

Di 4 (Talverbindung): Siehe „Stress, Anspannung und prämenstruelle Kopfschmerzen". Dieser Punkt sorgt dafür, dass der Uterus ruhig bleibt. (Diesen Punkt nicht nach der Implantation anregen.)

Le 3 (Großes Branden): Siehe „Punkte zur Auflösung von Leber-Qi-Stagnation". Gemeinsam mit Di 4 öffnet der Le 3 den Körper und macht ihn aufnahmefähiger.

Pe 6 (Inneres Passtor): Siehe „Andere Stresspunkte". Der Pe 6 öffnet den Kanal zwischen Herz und Uterus.

Mi 6 (Verbindung der drei Yin): Siehe „Punkte zur Tonisierung der Niere (Yin)". Der Mi 6 öffnet die Gebärmutter.

Mi 8 (Kraft der Erde): Siehe „Punkte zur Belebung von stagnierendem Blut". Der Mi 8 hält das Blut in Bewegung.

Mi 10 (Meer des Blutes): Siehe „Punkte zur Belebung von stagnierendem Blut".

Ma 36 (Dritter Weiler am Fuß): Siehe „Punkte zur Tonisierung der Niere (Yang)". Der Ma 36 tonisiert das Milz-Qi.

Ma 29 (Wiederherstellung): Der Ma 29 befindet sich 5 cm von der Mittellinie entfernt, 10 cm unter dem Nabel. Dieser Punkt wärmt das Becken, reguliert die Periode und behandelt eine beeinträchtigte Fruchtbarkeit, Impotenz sowie Schmerz und Schwellung in der Genitalregion.

Du 20 (Hundertfaches Zusammentreffen): Siehe „Punkte zur Beendigung einer Uterusblutung". Der Du 20 hebt das Qi. Falls Sie Akupressur anwenden möchten, um Ihre allgemeine Gesundheit zu verbessern, können Sie auch, mehrere Punkte gleichzeitig stimulieren, wenn

Sie mehr als ein Symptom oder Leiden haben. Denken Sie nur daran, dass Behandlungen mit TCM keine Sofortlösung sind. Bei manchen Erkrankungen (wie Kopfschmerzen) erfahren Sie vielleicht baldige Besserung, während andere mehrere Zyklen erfordern, um geheilt zu werden.

Die Lage der Akupunkturpunkte

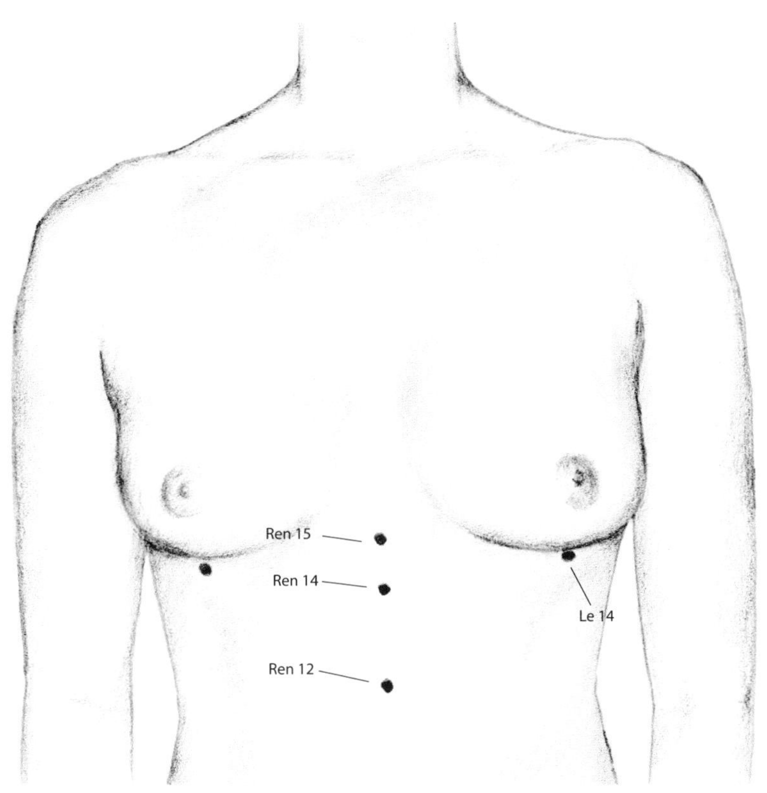

Oberbauch

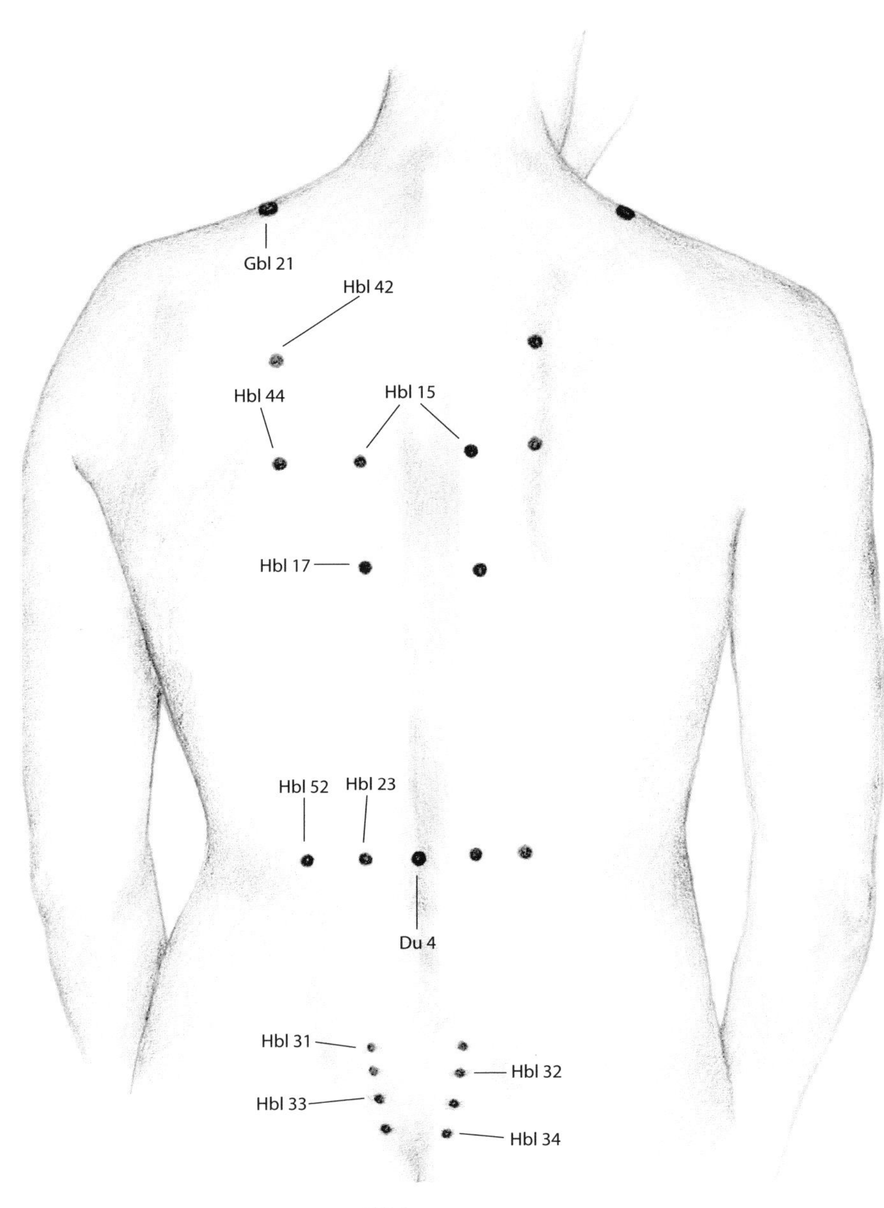
Gbl 21
Hbl 42
Hbl 44
Hbl 15
Hbl 17
Hbl 52
Hbl 23
Du 4
Hbl 31
Hbl 32
Hbl 33
Hbl 34

Rücken

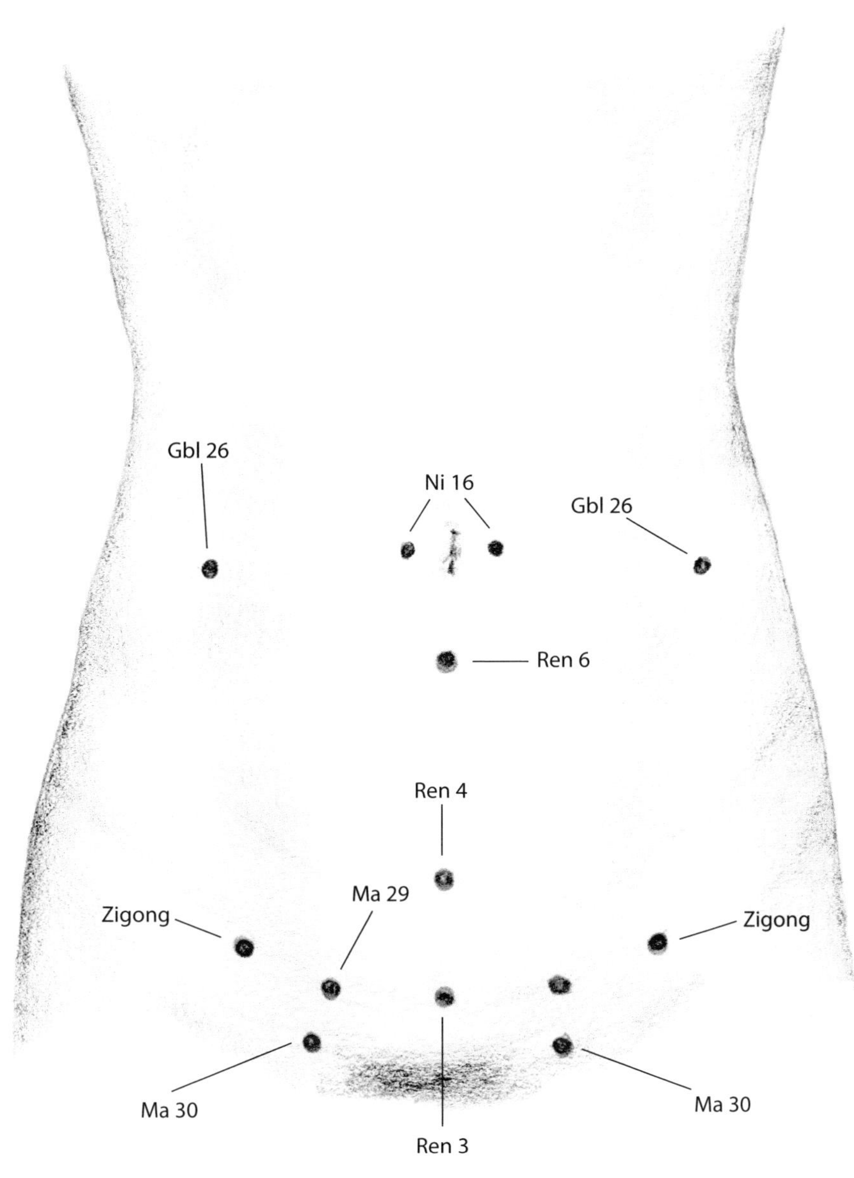
Gbl 26
Ni 16
Gbl 26
Ren 6
Ren 4
Ma 29
Zigong
Zigong
Ma 30
Ma 30
Ren 3

Unterbauch

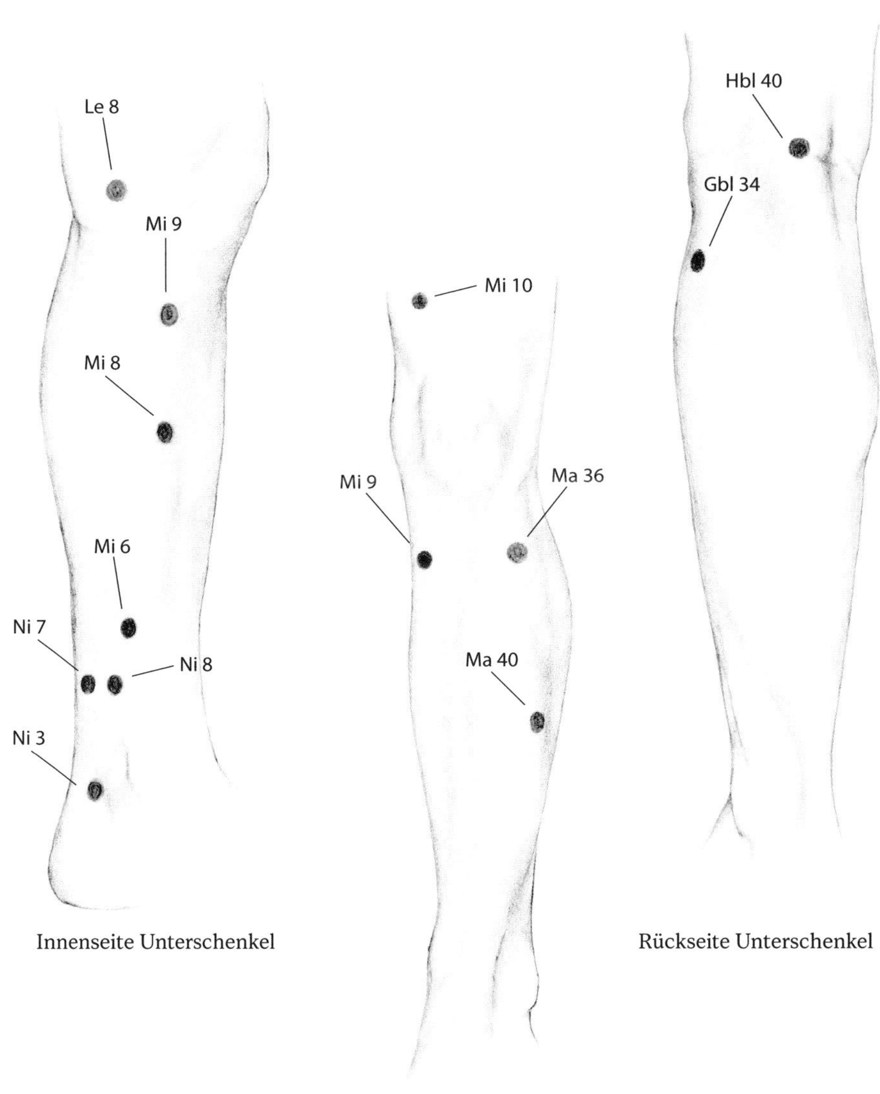

Innenseite Unterschenkel

Vorderseite Unterschenkel

Rückseite Unterschenkel

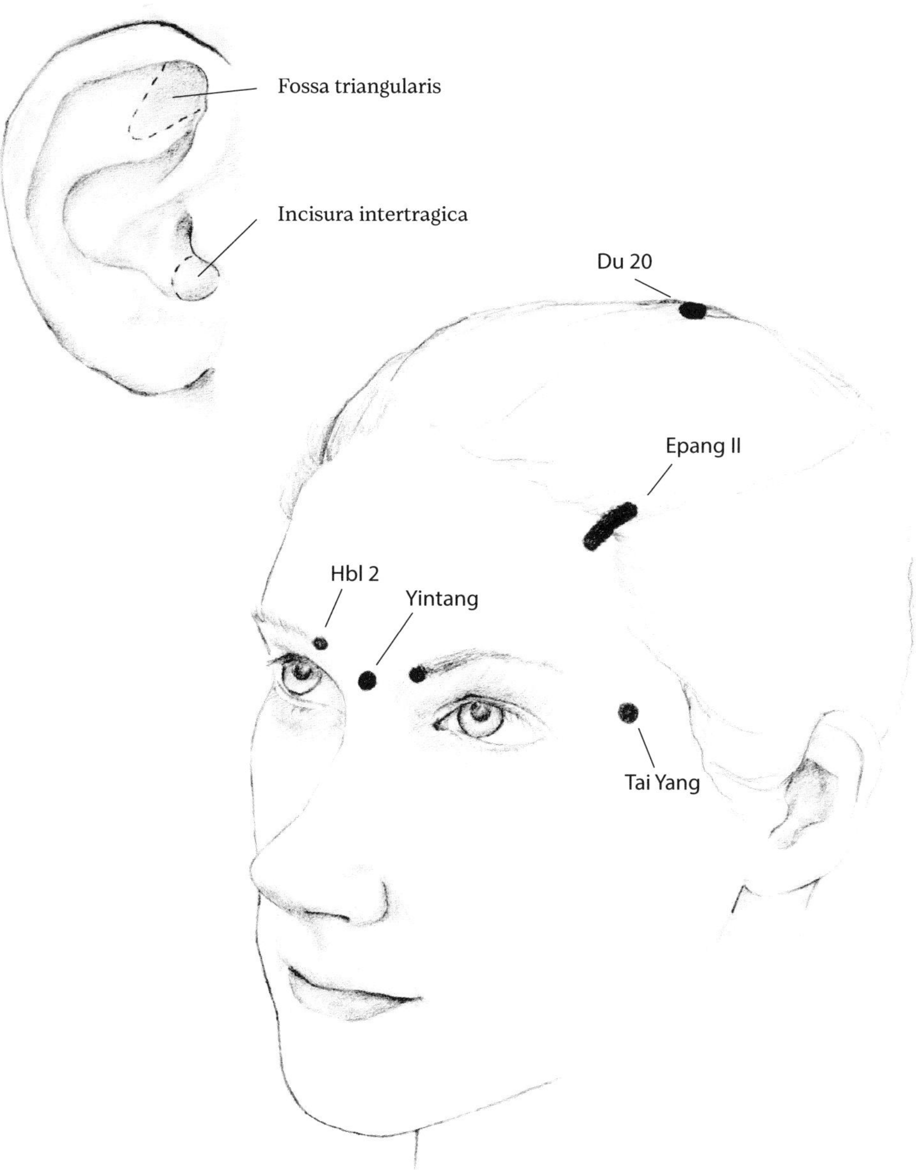

Gesicht und Kopf

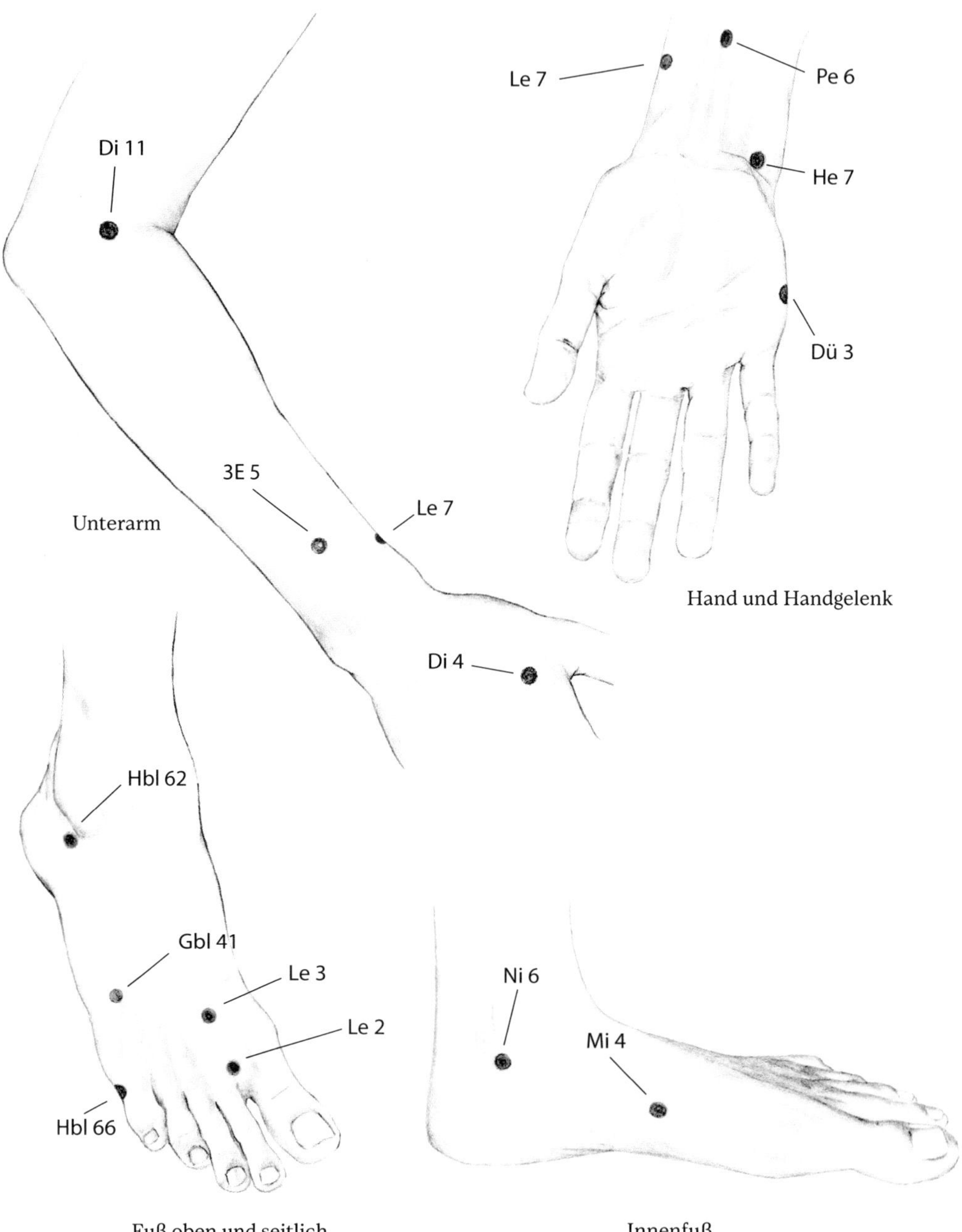

Fuß oben und seitlich

Innenfuß

Akupunktur in Aktion: Vera

Vera war eine lebhafte junge Frau, fröhlich und redete viel. Sie war attraktiv, zierlich und der Inbegriff einer Südstaatenschönheit. Ihre erfolglosen Versuche, schwanger zu werden, schienen das einzige Zeichen von Leid in Veras Leben zu sein. Wegen schmerzhafter Regelblutungen und Ovulation hatte sie sich einer laparoskopischen Operation unterzogen, doch man fand keine Endometriose. Sie hatte die üblichen Hormontests (die normale Ergebnisse zeigten) und invasive Eingriffe durchgeführt, um schwanger zu werden. Ihr Reproduktionsendokrinologe setzte sie für sechs Monate auf Clomifen und führte dann mehrere Zyklen intrauteriner Insemination sowie eine IVF durch.

Vera kam zu mir, weil die medizinischen Behandlungen für sie unangenehm waren; sie hasste es, Hormone einzunehmen und produzierte dennoch nur wenige Eizellen. Sie beschrieb sich selbst als sehr angespannt und ängstlich und sagte, dass sie ständig an Händen und Füßen schwitzte (eine Erkrankung namens Hyperhidrose). Ihr Mann Lowell hatte eine OP vorgeschlagen, um das übermäßige Schwitzen zu korrigieren, doch Vera wollte zuerst schwanger werden. Ich hatte sofort den Verdacht, dass ihre Symptome – schmerzhafte (doch geringe) Menses und Ovulation, schwache Reaktion auf die IVF-Medikamente, Angst und Schwitzen an Händen und Füßen – auf eine Überaktivität des sympathischen Nervensystems hinwiesen, wodurch der Blutfluss zu den Beckenorganen unterbunden wurde. Meine Diagnose wurde durch Veras Puls bestätigt, der straff, schwach und rapide war; ihre Zunge war tief dunkelrot.

Ich dachte, eine Akupunktur zweimal die Woche wäre am besten, um ihre Disharmonie anzugehen. Viele hormonelle Imbalancen reagieren gut auf die mehrmonatige Einnahme von Kräutern, um den Zyklus zu regulieren, doch die Akupunktur behandelt energetische Störungen sofort. Ich regulierte Veras Leber-Qi mit Le 2, Le 3 und Di 4, beruhigte den Geist mit He 7 und der *Fossa triangularis* am Ohr (die eine besänftigende Wirkung hat und eine Sympathikusdominanz lindert) und harmonisierte ihre Periode mit Mi 6. Ich stimulierte überdies den Mi 10, um den Hitze-Überschuss zu beseitigen, und nutzte Elektroakupunktur (welche die Punkte stärker stimuliert) am unteren Rücken (Hbl 23, Hbl 32, Hbl 52), um die Kontrolle des sympathischen Nervensystems im Bereich der Nervensysteminnervation (zweiter Lendenwirbel bis zweiter Kreuzbeinwirbel) der Beckenorgane aufzuheben. Ich zeigte ihr außerdem die Oberschenkelmassage-Technik aus Kapitel 6, die sie selbst durchführen konnte.

Nach Beginn der Behandlung war Veras nächste Monatsblutung stärker und schmerzfrei. In der folgenden Follikelphase ihres Zyklus führten wir den gleichen Behandlungsplan fort und sie hatte ihren Eisprung ohne Schmerzen. Während der Lutealphase benutzte ich Le 8, He 7, Punkte in der *Fossa triangularis* am Ohr, Pe 6 und Mi 4, falls sie bereits schwanger geworden war. Zehn Tage nach dem Eisprung wurde ihr Puls rollend und lebendig. Ich wusste, dass sie schwanger war. Monate später gebar Vera einen gesunden Jungen. Soweit ich weiß, war danach keine Operation mehr nötig, um ihre Hyperhidrose einzudämmen.

Kapitel 8

Schritt vier: Kräuterheilmittel zur Förderung der reproduktiven Gesundheit

Gott bringt aus der Erde Heilmittel hervor.
Niemand sollte sie verschmähen, sondern einsichtig nutzen!

Jesus Sirach 38, *Apokryphen*

Meine erste Erfahrung mit chinesischen Kräutern bestand darin, dass ich in meinem verzweifelten Versuch, schwanger zu werden, jede Art von natürlicher Fertilitätssteigerung ausprobierte, die ich finden konnte. Ich konsultierte einen chinesischen Kräuterkundler, der verschiedene tonisierende Kräuter für die Reproduktion verschrieb. Ich kochte schrecklich riechende Gebräue aus rohen chinesischen Kräutern am Herd zusammen, die nicht besser schmeckten als ihr Aroma. Doch drei Monate nachdem ich die Behandlung mit der TCM begonnen hatte, waren meine hormonellen Probleme gelöst und ich wurde schwanger.

Meine nächste Erfahrung machte ich, als ich in China ein Praktikum in einem TCM-Krankenhaus absolvierte und in einer schrecklichen körperlichen Verfassung war. Ich stillte mein Baby, hatte starke Regelblutungen und fühlte mich ständig müde. Als ein Internist meinen Puls fühlte, stellte er fest, dass sowohl mein Qi als auch mein Blut recht erschöpft waren.

Am nächsten Tag bestand das Mittagessen im Krankenhaus aus einer Lammfleischsuppe mit den Kräutern Engelwurz (*Dang Gui*) und Astragaluswurzel (*Huang Qi*).

Offenbar hatte der Arzt die Krankenhaus-Apotheke angewiesen, dem Koch Kräuter zu geben, die er meinem Mittagessen hinzufügen sollte. Ich aß eine Schüssel von der Suppe und obgleich es für mein westlich geprägtes Empfinden ein ungewöhnlicher Geschmack war, hatte ich nach der ersten Schale Lust auf mehr. Ich aß die ganze Suppe auf, die in der großen Terrine war. Ich begann, mich besser zu fühlen.

Während Akupunktur die Energien des Körpers durch die äußere Anwendung von Nadeln ausgleicht, verändern Kräuter die inneren Energien des Körpers. Im Osten und Westen waren in früheren Zeiten Kräuter die ersten verfügbaren Heilmittel. Sie wurden von den alten chinesischen, griechischen und ägyptischen Zivilisationen als fruchtbar machende und nachgeburtliche Mittel verwendet. Aufzeichnungen des chinesischen Arzneibuchs (die Liste der Kräuter und anderer natürlicher Substanzen, die zur Behandlung von Krankheiten und zur Förderung der Gesundheit eingesetzt werden) gehen auf das 3. Jahrhundert vor unserer Zeitrechnung zurück und wurden seither regelmäßig aktualisiert. Im 2. Jahrhundert waren Chinesen die Ersten, die männliche und weibliche Hormone aus Urin extrahierten (manche moderne Formen von Hormonergänzungsmitteln werden noch immer aus Urin gewonnen). Chinesische Ärzte synthetisierten auch als Erste das Schilddrüsenhormon aus Jujubefrüchten, um Struma (krankhaft vergrößerte Schilddrüse) zu behandeln. Ein chinesischer Kräuterkundler kann im Durchschnitt Heilmittel mit Kombinationen aus mehr als 3000 Substanzen zusammenstellen, doch die meisten haben lediglich etwa 300 Kräuter für den regelmäßigen Gebrauch auf Lager. Von diesen 300 Pflanzen sind einige wertvoll, um Fruchtbarkeit zu fördern.

Chinesische Kräuterheilmittel unterscheiden sich in zwei wichtigen Punkten von westlichen Arzneimitteln. Der erste ist die Absicht ihrer Verwendung. Viele schulmedizinischen Medikamente verwenden einen einzigen biologisch aktiven Wirkstoff zur Behandlung von Symptomen: Schmerzmittel für Körperschmerzen, Säureneutralisierer für Magenbeschwerden, Antihistaminika für Juckreiz, abschwellende Mittel und Hustenstiller für eine Erkältung usw. Selbst Medikamente, die zur Behandlung von Grunderkrankungen entwickelt wurden, stellen selten die optimale Funktion des Körpers wieder her. Cholesterinsenkende Medikamente zum Beispiel können die Arterien frei halten, aber bringen dem Körper nicht bei, überschüssiges Cholesterin selbst zu eliminieren. Asthma-Medikationen vermindern die Schwellung in den Bronchien, doch das Immunsystem des Asthmatikers reagiert dennoch weiterhin unangemessen auf Allergene. Die Traditionelle Chinesische Medizin basiert auf einem völlig anderen Modell. Da sich die TCM bemüht, die zugrunde liegenden Unausgewogenheiten zu diagnostizieren und zu behandeln, die den Körper davon abhalten, in bester Gesundheit zu sein, werden chinesische Kräuter nicht verschrieben, um Symptome zu lindern, sondern um ihre Ursachen zu beheben.

Der zweite Unterschied besteht in den Medikationen selbst. Betrachtet man die Zusammensetzung der meisten westlichen Medikationen auf Molekularebene, lassen sich einige Probleme leichter verstehen, die entstehen können, wenn wir versuchen, diese chemischen Substanzen in der natürlichen Umgebung des Körpers anzuwenden. Ihre Stärke führt zu Nebenwirkungen. Östrogen-Ergänzungen werden zum Beispiel seit Jahren zur Behandlung von Frauen im Klimakterium eingesetzt sowie bei denen, die eine Hysterektomie hatten oder deren Östrogenproduktion gehemmt wurde. Doch Östrogen-Ergänzungen liefern nicht dieselbe Art von Schutz vor Herzerkrankungen, wie es das körpereigene Östrogen tut. Ergänzendes Östrogen erhöht auch die Häufigkeit von Brust- und Gebärmutterkrebs. Die synthetische Version von Östrogen kann nicht einfach die Wirkung des körpereigenen Östrogens einer Frau duplizieren.

Kräuter enthalten natürliche energetische Stoffe, deren Essenz Grundmängel sanft korrigiert oder Blockaden entfernt. Die *Synergie* dieser Substanzen erzeugt ihre potenten Effekte. Die Wirkstoffe werden durch die ganze Pflanze gepuffert und mit anderen Kräutern gemischt, wodurch deren Nebenwirkungen reduziert werden. In diesem Fall ist das Ganze definitiv mehr als die Summe seiner Teile.

Chinesische Kräuter kategorisieren und nutzen

Erinnern Sie sich an die grundlegende Prämisse der chinesischen Medizin: Jede Krankheit ist das Ergebnis von Überschuss oder Mangel in einem Organsystem (wie Nieren, Milz oder Leber) oder eines lebenswichtigen Stoffs (Yin, Yang, Qi und Blut) oder einer Flüssigkeit (Essenz und Feuchtigkeit). Kräuter werden anhand ihrer Eigenschaften und ihrer Wirkungen auf diese verschiedenen Systeme eingeteilt.

Manche Kräuter sind zum Beispiel warm, andere kühl und wieder andere neutral, also weder warm noch kalt. Einige Kräuter regen den Körper an, während andere ihn beruhigen. Manche tonisieren die Organe, andere entspannen sie. Einige festigen die Energie, andere zerstreuen sie. Bestimmte Kräuter helfen, überschüssigen Schleim zu beseitigen, andere bauen Flüssigkeiten auf. Es gibt Kräuter, die die Energie des Körpers aufsteigen, und solche, die sie absteigen lassen. Jede dieser Eigenschaften kann sich auf die Art und Weise auswirken, wie der Körper das jeweilige Kraut verwertet.

Der Sorgfaltsmaßstab in der chinesischen Kräutertherapie besteht darin, die Kräuter in Rohform zu verwenden. Der Arzt verschreibt eine Kombination von Kräuterzutaten, die zusammen verpackt werden, so dass der Patient zu Hause einen Absud zubereiten kann: Die Kräuter des Tages werden bis zu einer Stunde lang in Wasser eingeweicht und dann etwa 45 Minuten lang gekocht. Die Kräuter werden abgeseiht und der verbleibende „Tee" wird über den Tag verteilt getrunken. Geruch, Geschmack und der Aufwand, der für die Zubereitung dieser Mischungen erforderlich ist, machen es für westliche Patienten oftmals nicht so leicht, damit zurechtkommen. Ich habe festgestellt, dass die meisten Patienten es vorziehen, ihre Kräuter in Pulver- oder Pillenform einzunehmen. Dies kann die Potenz der Kräuter zwar abschwächen, doch ich glaube, es ist besser, ein Rezept anzubieten, das dem Patienten eher behagt.

Man sollte stets daran denken, dass diese Kräuter Medikamente sind. Jede Substanz, die imstande ist, positive physiologische Effekte zu erzielen, kann ebenso gut negative erzeugen. Man hört oft, dass dieses oder jenes Heilkraut verantwortlich für unerwünschte Nebenwirkungen ist, doch dies liegt gewöhnlich daran, dass die Kräuter falsch eingenommen wurden – beispielsweise Diuretika zum Abnehmen. Arzneien, Heilmittel, Vitamine und selbst harmlose Nahrungsmittel können negative Effekte haben, wenn man zu viel davon nimmt. Daher sollten immer nur die empfohlenen Dosen eingenommen werden, um die speziellen Ungleichgewichte zu behandeln, für die die Kräuter verschrieben wurden, und bei negativen Wirkungen abgesetzt werden.

Kräuter zur Steigerung der Fruchtbarkeit

Die von chinesischen Ärzten im Laufe von Jahrhunderten entwickelten Kräuterpräparate helfen Frauen, ihr reproduktives Potenzial zu verstärken, indem sie das endokrine System harmonisieren, das den Menstruationszyklus regelt. Das Hormonsystem arbeitet über Rückmeldung. Wenn der Körper spürt, dass eine ausreichende Menge eines bestimmten Hormons durch die Blutbahn zirkuliert, verlangsamt sich entweder die Produktion dieses Hormons im gesamten Körper oder sie hört ganz auf. In der ersten Phase des weiblichen Zyklus ist zum Beispiel Östrogen nötig, damit die Eizelle eines Follikels im Eierstock heranreifen kann. Mangelt es einer Frau an Östrogen, verschreibt der Arzt ihr vielleicht Östrogen. Doch sobald der Hypothalamus erkennt, dass genug Östrogen im Blut zirkuliert, signalisiert er der Hypophyse, den Eierstock nicht länger dazu anzuregen, mehr Östrogen herzustellen. Die Funktion des gesamten Systems nimmt ab, weil eine Quelle von außen die Arbeit tut. Das ist so, als ob man sich das Bein bricht und der Arzt einen Gips anlegt und nicht mehr entfernt. Bald würden die Muskeln des Beins verkümmern und schließlich könnte man nur noch mit einem Gips gehen. In ähnlicher Weise kann Östrogen-Ersatz dazu führen, dass das endokrine System aufhört, den Körper dazu anzuregen, selbst genug Östrogen zu produzieren. Im Gegensatz dazu wirken chinesische Kräuter eher wie eine Krücke als ein Gips: Sie unterstützen Ihr Fortpflanzungssystem, das aber weiterhin tut, was es soll.

Die Effekte dieser Kräuter variieren. Sie wirken vielleicht auf die ovulatorische Phase, regeln die Schleimsekretion, stimulieren den Uterus oder können bei der Produktion von ausreichend Progesteron behilflich sein. Viele chinesische Kräuter, die zum Beispiel eine phytoöstrogene Aktivität hervorrufen (Förderung der Östrogenproduktion), wirken auch auf die Eierstöcke, während sie das zentrale Nervensystem beeinflussen. Sie regen Hypothalamus und Hypophyse zur Freisetzung von Hormonen an, die zur rechtzeitigen Produktion von FSH und LH führen (zwei Elementen, die zur Vorbereitung der Befruchtung und Einnistung der Eizelle nötig sind). Da sie durch Anregung der vielen natürlichen Prozesse im Körper verschiedene Teile des Fortpflanzungszyklus beeinflusst, ist Kräutermedizin für Fertilitätsprobleme sanfter und organischer. Viele Zutaten in Kräuterpräparaten, die für Infertilität verschrieben werden, können wenig oder keine direkten hormonellen Wirkungen haben, doch das Ergebnis der *gesamten* Rezeptur ist eine erhebliche Zunahme der Hormonwerte und der Reaktion des Gewebes.

Während alle chinesischen Kräuterrezepturen darauf ausgerichtet sind, einzelne Muster zu behandeln, gibt es einige Verbindungen zwischen den Wirkweisen der Kräutertherapien und ihren westlichen medizinischen Zusammenhängen. Wie in folgender Tabelle ersichtlich wird, können chinesische Kräutermedikamente gleiche Resultate erzielen wie konventionelle Fertilitätsbehandlungen, auch wenn sie keine Hormone wie Östrogen und Progesteron enthalten.

TCM-Kräutertherapien	Westliche Zusammenhänge
Blut-, Essenz- und Yin-Tonika	• Stimulieren die Östrogenproduktion • Vermehren den Zervikalschleim • Bauen die Gebärmutterschleimhaut auf • Kräftigen die Fortpflanzungsorgane • Verringern FSH • Helfen bei Männern, zu zähe Samenflüssigkeit zu verdünnen
Blut- und Qi-Tonika	• Steigern die Hämoglobinproduktion • Senken FSH • Erhöhen bei Männern die Spermienanzahl
Yang- und Qi-Tonika	• Stimulieren die Produktion von Progesteron, Testosteron und Schilddrüsenhormonen • Erhöhen bei Männern Spermienanzahl und Motilität
Blutstärkende Mittel	• Unterbinden Endometriose und Myome • Verbessern bei Männern die Spermamorphologie
Blutkühlende Mittel	• Schränken entzündliche Prozesse ein
Qi-regulierende Mittel	• Vermindern erhöhte Prolaktin-Werte • Verstoffwechseln überschüssige Hormone
Feuchtigkeit entwässernde Mittel	• Verringern Cholesterin • Kontrollieren Hefe, Bakterien und andere Pathogene

Ihre eigene Kräuterbehandlung beginnen

Der Einsatz chinesischer Kräuterpräparate unterscheidet sich von der westlichen Kräuterheilkunde, denn die Mixturen basieren auf der Musterunterscheidung und werden einzig und allein anhand dessen verschrieben. Die Therapeuten der Traditionellen Chinesischen Medizin verschreiben nicht anhand von Symptomen wie „Menstruationsstörungen“, sondern stellen Kräuter zusammen, welche die zugrunde liegenden Ungleichgewichtsmuster behandeln. Werden die Menstruationsstörungen beispielsweise von einer Leber-Qi-Stagnation (Le Qi X) verursacht, reagieren sie nur auf Kräuter aus dieser Kategorie. Nimmt man Kräuter, um das Qi aufzubauen, ohne es in Bewegung zu bringen, kann dies die Symptome sogar noch verschlimmern. *Die Behandlung muss stets zum Muster passen, nicht zur Krankheit.* Und wenn das richtige Muster ermittelt und entsprechend behandelt wurde, können die Ergebnisse erstaunlich sein.

Hier sind einige Richtlinien zur Auswahl und Anwendung von Kräutern:

1. Die von Ihnen gewählten Kräuter sollten auf Ihren aktuellen Symptomen, den Ergebnissen Ihrer BT-Kurve und dem Muster basieren, das Sie in Kapitel 4 ermittelt haben, und zwar wie folgt:

Abkürzung	Muster	Kräuterbehandlung
Ni Yi-	Nieren-Yin-Mangel	Nieren-Yin-Tonika
Ni-	Nieren-Yin und Yang-Mangel	Nierenessenz-Tonika
Ni Yan-	Nieren-Yang-Mangel	Nieren-Yang-Tonika
Mi-	Milz-Qi-Mangel	Milz-Qi-Ergänzungen
Bl-	Blutmangel	Blutbildende Mittel
Mi-/Bl-	Milz-Qi-Mangel und Blutmangel gleichzeitig	Qi- und Blut-Ergänzungen
He-	Herzschwäche	Herz-Ergänzungen
Bl X	Blutstase	Blutbewegende Mittel
Le Qi X	Leber-Qi-Stagnation	Qi-bewegende Mittel
^H	Hitze-Überschuss	Hitze beseitigende Mittel
F	Feuchtigkeit	Feuchtigkeit abbauende Mittel
FH	Feuchte Hitze	Feuchte Hitze auflösende Mittel

Patentierte Kräuterrezepturen kann man über Apotheken beziehen, die chinesische Medizin führen, oder direkt bei einem Akupunkteur.

2. Falls Sie mehr als ein Muster haben, das für Ihr Leiden verantwortlich ist, erzielen Sie bessere Ergebnisse, wenn Sie jedes Muster gleichzeitig behandeln. Eine Veränderung der einen Energieart erfordert nämlich eine Anpassung der anderen. Sie haben zum Beispiel einen Mangel an Milz-Qi-Energien (Mi-), aber leiden auch an leichter Leber-Qi-Stagnation (Le Qi X). Wenn Sie sich darauf konzentrieren, die Milz stark zu tonisieren, ohne die Leber-Stagnation aufzulösen, ist das, als ob Sie zu viel Luft in einen Reifen füllen. Es gibt mehr Energie als Platz, um sie zu speichern, was zu erhöhtem Druck führt, der wiederum negative Nebenwirkungen erzeugt (zu viel Druck auf begrenztem Raum erzeugt Hitze).
3. Nebenwirkungen werden von Überdosierung oder einer falschen Muster-Diagnose verursacht. Zu viel Yin-Tonisierung kann möglicherweise Feuchtigkeit hervorrufen,

eine starke Beseitigung von Feuchtigkeit zu Trockenheit führen, eine zu kräftige Belebung des Blutes mag Blutungen auslösen usw. Sehen Sie sich Ihre gesamte Muster-Diagnose an und wählen Sie die Kräuter in jeder Kategorie, die Ihr Muster behandeln. Dann passen Sie Ihre Rezeptur auf Basis der Wirkungen an, die Sie beobachten, und nehmen weitere Feinabstimmungen vor, bis Sie die gewünschten Ergebnisse erzielen. Anschließend können Sie die Kräuter absetzen.

4. Konsistenz, Genauigkeit und Geduld sind wichtig. Doch wenn Sie vergessen, Ihre Kräuter zu nehmen, fahren Sie mit derselben Dosis fort, sobald Sie wieder daran denken. Nehmen Sie das, was Ihnen verschrieben wurde, in der empfohlenen Dosierung ein; seien Sie konsequent und genau. Fast alles kann schädlich sein, wenn es in falscher Weise oder in zu großer Menge eingenommen wird. Sie sollten auch Geduld haben. Eventuell stellen Sie rasch Verbesserungen bei Ihren Symptomen fest, aber es braucht Zeit, den Körper wieder in Einklang zu bringen.
5. Sie sollten Ihr Team von Reproduktionsmedizinern über ergänzende Maßnahmen, die Sie gleichzeitig mit ihrem Verfahren anwenden, auf dem Laufenden halten. Westliche Mediziner sind gegenüber Patienten, die selbst verordnete Kräuterpräparate einnehmen, häufig misstrauisch, da es dadurch zu Neben- und Wechselwirkungen mit westlichen Behandlungen kommen kann. So können zum Beispiel stärkende Kräuter die Blutungszeit bei Operationen verlängern und bestimmte Kräuter den Hormonstoffwechsel oder die Effekte einer Narkose verändern. Ohne den Segen Ihres Arztes sollten Sie daher während der hormonellen Stimulation keine rezeptfreien Kräuterpräparate einnehmen.

Kräutertherapien für Ihre Zyklusphasen und Ihre spezielle Erkrankung

Ob Sie Ihren Körper auf eine Schwangerschaft vorbereiten oder versuchen, schwanger zu werden – es gibt Kräuter für jedes Stadium Ihres Zyklus. Ab Seite 143 habe ich jedes Heilkraut mit seinem chinesischen, deutschen und botanischen Namen aufgeführt. (Ich habe auch westliche Kräutertherapien für die Reproduktion aufgenommen, da sie oft einfacher zu bekommen sind als chinesische Kräuter, doch ich halte mich bei ihrer Anwendung immer an die Muster der TCM.) Jedes Kraut wird in Hinblick auf seine Funktionen und Anwendungsmöglichkeiten beschrieben. Obwohl ich Kräuter ausgewählt habe, die die geringsten Wechselwirkungen haben, sind bei möglichen Risiken oder Nebenwirkungen unter der Rubrik „Achtung" entsprechende Hinweise gesetzt. Unter „Dosierung" ist die durchschnittliche Tagesdosis loser Kräuter in Gramm angegeben.

Verschiedene Kräuter sind gemäß des zugrunde liegenden Musters der Unausgewogenheit angeordnet. Sie sollten immer zuerst Ihr Imbalancemuster behandeln. Manche Kräuter sind schwieriger zu finden als andere, doch ich habe in jeder Kategorie mehrere Kräuter aufgeführt. Falls eines nicht erhältlich ist, versuchen Sie es mit dem nächsten. Wenn mehrere Diagnosekategorien auf Sie zutreffen, behandeln Sie sie gemeinsam und beachten Sie bei der Auswahl der Kräuter für die Phasen Ihres Monatszyklus folgende Grundsätze:

- In Phase I (Follikelphase): Yin und Blut nähren.
- In Phase II (Ovulation): Dafür sorgen, dass Qi und Blut ausreichend sind und ungehindert fließen, Qi und Blut bewegen.
- In Phase III (Lutealphase): Qi und Yang tonisieren.
- In Phase IV (prämenstruelle Phase): (Stagnierendes Leber-)Qi bewegen.
- In Phase V (Menstruation): Nichts einnehmen, außer bei Problemen mit schweren Schmerzen oder Blutung. Die Regelblutung gilt als hormoneller Nullpunkt und wir sollten dem Körper während der Blutungszeit erlauben, sich auszuruhen. Besteht jedoch eine schwerwiegende Blutstase, die eine klumpige, schmerzhafte Periode verursacht, muss das Blut oder Qi vielleicht in Gang gebracht oder während dieser Zeit Hitze beseitigt werden. Wenn die Blutung zu schwer ist, muss eventuell das Qi tonisiert, Hitze geklärt oder Stase gelöst werden – je nach Muster.

So nehmen Sie Ihre Kräuter ein

Kräuter sind in unterschiedlichen Darreichungsformen erhältlich: vorgefertigte Tabletten, granulierte Konzentrate, Tinkturen oder in Rohform. Jeder Hersteller gibt Empfehlungen für die tägliche Dosierung. Hier sind einige allgemeine Richtlinien:

1. Bevorzugen Sie Kräuter in Kapsel- oder Tablettenform, so nehmen Sie die vom Hersteller empfohlene Anzahl von Tabletten pro Tag ein. Sie können verschiedene Kräuter kombinieren – zum Beispiel 1-g-Kapseln Nieren-Yin-Tonikum dreimal am Tag, 1-g-Kapseln Blutergänzung dreimal am Tag und 1-g-Kapseln Herztonikum dreimal am Tag, also insgesamt neun Kapseln täglich. Falls Sie ein einziges Muster wie Milz-Qi-Mangel therapieren, können Sie auf gleiche Weise verschiedene Kräuter aus einer Kategorie kombinieren und nehmen dreimal täglich drei unterschiedliche Milz-Tonikumpillen.
2. Einige Anbieter verkaufen pulverförmige Konzentrate. Granulierte Pulver variieren in der Konzentration, aber im Allgemeinen entspricht 1 Teelöffel = 3 g. Man kann sie miteinander vermischen und in Kapseln füllen (eine Kapsel = 1 g; man kann in der Apotheke auch leere Kapseln kaufen) oder sie in Wasser auflösen und als Tee konsumieren (das Pulver löst sich auf, man muss also nichts abseihen). Rühren Sie ein Drittel der Tagesdosis in eine Tasse heißes Wasser und trinken Sie drei Tassen pro Tag. Ein Beispiel: 9 g einer Nierenergänzung entsprechen 1 Teelöffel (3 g) pro Tasse heißes Wasser. Trinken Sie 3 Tassen Tee pro Tag.
3. Bei Kräutern in Tinkturform sind die Dosen deutlich geringer. Achten Sie auf Alkoholinhalt, viele Tinkturen gibt es inzwischen als Präparate auf Wasserbasis, was vorzuziehen ist. Geben Sie die vom Hersteller empfohlene Anzahl an Tropfen unter die Zunge.
4. Falls Sie lieber rohe Kräuter aus einer auf TCM spezialisierten Apotheke nehmen, so sind diese in täglichen Dosen verpackt. Verschiedene Kräuter können zusammen gekocht werden. Rohe Kräuter werden manchmal nach Unze verschrieben: ¼ Unze entspricht

8 g. Weichen Sie die Kräuter mindestens eine Stunde lang in etwa 4 Tassen Wasser ein, dann zum Kochen bringen und 45 Minuten köcheln lassen. Die Kräuter abseihen, die Flüssigkeit behalten. Den Absud (ca. 3 Tassen) über den Tag verteilt trinken.

5. Sollten Sie irgendeine Wirkung feststellen, die in der Tabelle unter „Achtung" vermerkt ist, die Kräutereinnahme sofort beenden. Nebenwirkungen werden gewöhnlich durch eine Überdosierung, Empfindlichkeit auf ein bestimmtes Heilkraut oder falsche Muster-Diagnose verursacht. Selbst wenn Sie die richtigen Kräuter für Ihre Krankheit nehmen, kann eine Überkorrektur des Problems negative Symptome zur Folge haben. Zu viel Yin-Tonisierung kann potentiell Feuchtigkeit verursachen, was zu einem abnormem Vaginalausfluss oder insgesamt einem Gefühl der Trägheit führt. Wird zu viel Feuchtigkeit beseitigt, entsteht Trockenheit, die Durst und eine trockene Scheide hervorrufen kann. Eine zu extreme Blutstärkung führt eventuell zu einer Uterusblutung. Tonisiert man das Qi, ohne das Leber-Qi zu klären, kommt es möglicherweise zu Magenverstimmung, Kopfschmerzen usw. Sehen Sie sich Ihre gesamte Muster-Diagnose an und wählen Sie die Kräuter in jeder Kategorie, die Ihr Muster angehen. Dann passen Sie die Rezeptur auf Basis der Wirkungen an, die Sie bemerken, und setzen Sie die Feinabstimmung so lange fort, bis Sie die gewünschten Ergebnisse (Wiederherstellung des Gleichgewichts in Ihrem Körper) erzielt haben.

   Sollten Sie nach Anpassung der Rezeptur weiterhin Nebenwirkungen feststellen wie Übelkeit, Kopfschmerzen, Schlaflosigkeit, Angst, Magenverstimmung usw., könnte die Dosis dieser speziellen Kräuter eventuell mehr sein, als Ihr Körper verträgt. In solchen Fällen empfehle ich Patienten in der Regel, die eingenommene Kräutermenge zu reduzieren und nach Verschwinden der Symptome bei der niedrigeren Dosis zu bleiben. Bleiben die Symptome weiter bestehen, reagieren Sie möglicherweise auf ein bestimmtes Heilkraut und sollten es gegen ein anderes Kraut in dieser Kategorie tauschen. Zum Glück gibt es für die meisten Muster und Leiden eine Vielzahl von unterschiedlichen Kräuterbehandlungen.

   Mitunter kommt es durch eine falsche Muster-Diagnose zu Nebenwirkungen, was auch die Behandlung verfälscht. Prüfen Sie Ihre Symptome und Zustände anhand der Listen in Kapitel 4 und schauen Sie, ob vielleicht ein anderes Muster zu Ihrem spezifischen Problem beiträgt.

   Achten Sie vor allem auf Veränderungen in Ihrem Körper, durch welche Behandlung auch immer diese hervorgerufen werden. Nur Sie wissen, wie sich Ihr Körper anfühlt und ob die Behandlungen, die Sie anwenden, positive oder negative Effekte haben. Eine Behandlung ist ein Prozess und man kann keine sofortigen Ergebnisse erwarten (vor allem mit TCM), doch wenn man lernt, auf das körpereigene Gefühl zu hören und zu erkennen, was funktioniert und was nicht, ist das ein wichtiger Schritt für jede Fertilitätsbehandlung.

NI YI – Nieren-Yin-Tonika

Yin-tonisierende Kräuter nähren und befeuchten. Sie werden allgemein als süß und kühl eingestuft. Bei Personen mit Milz-Qi-Mangel (Mi-) sollten sie mit Vorsicht verwendet werden. Der süßliche Charakter von Yin-Tonika kann bei übermäßiger Anwendung Feuchtigkeit verursachen, wenn das Milz-Qi nicht gleichzeitig tonisiert wird.

Manifestationen für Nieren-Yin-Mangel beinhalten Schwäche oder Schmerzen im unteren Rücken und Knien, warme Handflächen und Fußsohlen, schwaches Wärmegefühl, Nachtschweiß, trockener Mund oder trockene Augen, vaginale Trockenheit und verminderte Sexualfunktion.

Obgleich diese Kräuter hilfreich für den Glukosestoffwechsel und die Östrogenproduktion sein können, enthalten sie keine Hormone. Doch sie enthalten häufig Hormonvorläuferstoffe (die chemischen Bausteine von Hormonen), die dem Körper erlauben, seine eigenen angemessenen Hormonmengen zu produzieren, wenn er im Gleichgewicht ist. Da die Follikelphase von Yin-Energien dominiert wird, sind diese Kräuter ab dem Ende der Regelblutung bis zum Eisprung besonders hilfreich.

Tian Men Dong (Chinesische Spargelwurzel, *Asparagus cochinchinensis*)

Funktionen: Nährt das Nieren-Yin und die Lunge, generiert Flüssigkeit und befeuchtet den Darm.
Behandelt: Durst, gereizten, spärlichen oder häufigen Urinfluss, Rückenschmerzen und Impotenz. Wird oft von Diabetikern eingesetzt, um den Blutzucker zu senken. Inhibiert viele Bakterien, hat eine krebshemmende Wirkung in Leukämiezellen und verhindert die Umwandlung von normalen zu bösartigen Zellen.
Achtung: Sollte von Patienten mit akutem Rheuma oder Gicht nicht im Übermaß angewandt werden, da der hohe Puringehalt diese Erkrankungen verschlimmern kann. Meiden Sie die Nutzung bei einer akuten Harnwegsinfektion. Sollte im dritten Trimester der Schwangerschaft ebenfalls vermieden werden.
Dosierung: 12 g

Mai Men Dong (Schlangenbartwurzel, *Ophiopogon planiscapus*)

Funktionen: Befeuchtet die Lungen, verbessert das Magen-Yin und generiert Flüssigkeiten, macht das Herz frei, befeuchtet den Darm.
Behandelt: Reizbarkeit, Verstopfung, erhöhte Serumglukosewerte.
Dosierung: 12 g

Han Lian Cao (Ecliptenkraut, *Ecliptae prostratae herba*)

Funktionen: Nährt das Yin von Leber und Nieren, kühlt das Blut.
Behandelt: Schwindel, Höhenangst, Sehtrübung, Blutung verursacht von Bluthitze.
Dosierung: 12 g

Nu Zhen Zi (Ligusterfrüchte, *Ligustri lucidi fructus*)

Funktionen: Nährt Leber- und Nieren-Yin.
Behandelt: Schwindel, Ohrgeräusch, Sehtrübung.
Dosierung: 10 g

He Shou Wu (Vielblütige Knöterichwurzel, *Polygoni multiflori radix*)

Funktionen: Tonisiert Nieren und Leber, Blut und Essenz, befeuchtet den Darm.
Behandelt: Schmerzen im unteren Rücken und Schwäche, Schlaflosigkeit, übermäßigen Vaginalausfluss, Verstopfung, gibt vorzeitig ergrautem Haar seine Farbe zurück.
Achtung: Überdosierungen können Übelkeit, Durchfall und Magenprobleme verursachen.
Dosierung: 15 g

Sang Ji Sheng (Maulbeermistelkraut, *Taxilli herba, Loranthi ramulus*)

Funktionen: Tonisiert Leber und Nieren, nährt das Blut, entspannt die Gebärmutter in der Schwangerschaft und stärkt Knochen und Sehnen.
Behandelt: Gelenkprobleme im unteren Rücken und in den Knien, trockene, schuppige Haut. Verhindert Fehlgeburten. Hat eine harntreibende und Blutdruck senkende Wirkung.
Achtung: Nicht benutzen, wenn Sie niedrigen Blutdruck haben oder Ihnen öfter schwindelig wird, wenn Sie rasch aufstehen.
Dosierung: 15 g

Patentierte chinesische Kräuterpräparate, um das Nieren-Yin zu tonisieren:

(Alle in diesem Kapitel aufgeführten patentgeschützten chinesischen Präparate sind nur über Apotheken erhältlich, die chinesische Heilmittel führen.)

Liu Wei Di Huang Wan – **Sechs-Bestandteile-Pille mit Rehmannia**, um das Nieren-Yin zu tonisieren – enthält Japanische Kornelkirsche (*Shan Zhu Yu*), gekochte Rehmanniawurzel (*Shu Di Huang*), Chinesische Yamswurzelknolle (*Shan Yao*), Kiefernschwamm (*Fu Ling*), Strauchpäonienwurzelrinde (*Mu Dan Pi*) und Froschlöffelwurzel (*Ze Xie*).

Zhi Bai Di Huang Wan (**Anemarrhena-, Phellodendrum- und Rehmannia-Pille)** – besteht aus der oben genannten Rezeptur, die das Nieren-Yin tonisiert, und enthält Anemarrhena-/Muttergedenken-Wurzelstock (*Zhi Mu*) und Korkbaumrinde (*Huang Bai*), die leere Hitze kühlen. Ich verschreibe dieses Präparat Frauen, die an perimenopausalen Hitzesymptomen wie Nachtschweiß leiden oder ihren Eisprung zu früh haben.

NI – Nierenessenz-Tonika (um Nierenessenz zu stabilisieren und das reproduktive Qi zu erhöhen)

Falsche Einhornwurzel (*Helonias dioica*)

Funktionen: Bewahrt die Essenz (Yin und Yang) der Nieren, nährt das reproduktive Qi.
Behandelt: Geringe Fruchtbarkeit, unregelmäßige Menstruation, niedrige Progesteronwerte, übermäßigen Vaginalausfluss, Menstruationsschmerzen und drohende Fehlgeburt.
Achtung: Da dies ein „trockenes“ Kraut ist, ist Vorsicht geboten, wenn dieses Kraut allein bei Krankheiten mit schwerem Yin-Mangel verwendet wird, bei denen es nur wenig fruchtbaren Zervikalschleim gibt.
Dosierung: 7 g

Fu Pen Zi (Chinesische Wildhimbeerfrüchte, *Rubi chingii fructus*)

Funktionen: Stabilisiert die Nieren, bewahrt die Essenz und unterstützt die Yang-Energien.
Behandelt: Übermäßigen Urin, nächtlichen Erguss und übermäßigen Vaginalausfluss.
Achtung: Bei Yin-Mangel mit Hitzezeichen mit Vorsicht einsetzen.
Dosierung: 7 g

Shan Zhu Yu (Japanische Kornelkirschenfrüchte, *Corni officinalis fructus*)

Funktionen: Stabilisiert die Nieren, um die Essenz aufrechtzuerhalten (seine Fortpflanzungsfunktion zu bewahren), tonisiert Yang.
Behandelt: Inkontinenz, übermäßige Regelblutung und geringe Sperma-Motilität.
Dosierung: 7 g

NI YAN – Nieren-Yang-Tonika

Nieren-Yang-Energien sind warm, daher führt die Tonisierung von Yang dem System mehr Hitze zu. Falls Ihre Menstruationszyklen kurz sind und Sie Anzeichen von Hitze oder Yin-Mangel haben, verwenden Sie Yang-Ergänzungen mit Vorsicht. Viele Frauen glauben, dass sie, wenn ihr Zyklus kurz ist, nicht genug Progesteron haben, das Yang ist. Doch bei Zeichen von Hitze kann das Tonisieren mit warmen Yang-Kräutern eine bereits kurze Lutealphase tatsächlich verschlimmern oder verkürzen.

Bei reichlichem oder häufigem klarem Harnabgang allerdings, bei langen Menstruationszyklen, Kältegefühl (speziell kalte Füße nachts), geringer Libido und Schmerzen im unteren Rücken können Yang-Ergänzungsmittel therapeutisch sein, vor allem während der Lutealphase. Manche Yang-Ergänzungen sind in der Lage, die Funktion der Nebennierenrinde zu steuern, die sexuelle Funktion zu fördern, die Immunabwehr zu kräftigen und den Stoffwechsel zu beleben. Yang-Ergänzungsmittel liefern die natürlichen Auslöser, um die Produktion von Schilddrüsenhormonen und Progesteron (zwei Temperatur erhöhenden Hormonen) zu steigern, falls es an ihnen mangelt.

Man Jing Zi (Chinesische Mönchspfefferfrüchte, *Vitex trifolia*)

Funktionen: Wirkt auf den Hypothalamus, der dann der Hypophyse signalisiert, die Produktion von LH zu erhöhen, während sie zugleich die FSH-Ausschüttung leicht hemmt, was eine indirekte Anhebung der Progesteronwerte im Verhältnis zum Östrogen zur Folge hat. Senkt die Prolaktinausschüttung, was die Ovulation verhindert.
Behandelt: Niedriges Progesteron, Austritt von Muttermilch, PMS-Beschwerden.
Achtung: Kann Wechselwirkungen mit Hormontherapie, oralen Verhütungsmitteln und Dopaminblockern verursachen. Man Jing Zi sollte nicht bei Leiden mit kurzen Menstruationszyklen aufgrund von Hitze genommen werden, da die Periode dann tendenziell noch früher einsetzt. Kann (Hitze-)Ausschläge hervorrufen. Man Jing Zi sollte nicht in der Schwangerschaft verwendet werden.
Dosierung: 300 mg am Tag in Kapsel- oder Tablettenform oder 35 mg wässrig-alkoholische Extrakte

Damiana (*Turnera diffusa*)

Funktionen: Tonisiert das reproduktive Qi, stärkt das Yang.
Behandelt: Impotenz, Frigidität, Inkontinenz, niedrige Testosteronproduktion, Vaginalausfluss und Blasenschwäche. Aufgrund der Beziehung des Nierensystems zum Gehirn nährt Damiana das Nervensystem und stellt wieder geistige Klarheit her.
Achtung: Sollte bei Patienten mit Reizdarmsyndrom oder einer anderen Überfunktion des sympathischen Nervensystems mit Vorsicht eingesetzt werden.
Dosierung: 6 g Aufguss, 2 ml Tinktur

Sägepalme (*Serenoa repens*)

Funktionen: Nährt das reproduktive Qi, stärkt das Nieren-Yang und Milz-Qi, steigert die Hypophysen-Funktion über seinen hormonellen Einfluss auf die endokrinen Drüsen, zu denen Eierstöcke, Hoden, Schilddrüse und Brüste gehören.
Behandelt: Impotenz, Amenorrhoe, lange Menstruationszyklen und mangelndes sexuelles Verlangen.
Achtung: Aufgrund ihrer Ölhaltigkeit sollte man ihre Verwendung bei Feuchtigkeitszuständen mit losem Stuhl vermeiden.
Dosierung: 6 g trocken, 2 ml in Tinkturform

Ba Ji Tian (Morindawurzel, *Morindae officinalis radix*)

Funktionen: Tonisiert die Nieren und kräftigt das Yang, stärkt und wärmt das Fortpflanzungssystem.
Behandelt: Unfruchtbarkeit, Gelenkschmerz.
Dosierung: 12 g

Yin Yang Huo (Elfenblumenkraut, *Epimedii herba*)

Funktionen: Tonisiert mangelndes Nieren-Yang.
Behandelt: Geringe Libido, schmerzhaft kalter unterer Rücken und Knie, häufiges Wasserlassen, lange Menstruationszyklen, Impotenz, vorzeitige Ejakulation.
Dosierung: 9 g

Xian Mao (Curculigo-Wurzelstock, Goldenes Augengras, *Curculiginis orchioidis rhizoma*)

Funktionen: Wärmt und tonisiert das Nieren-Yang.
Behandelt: Ursachen von Infertilität aufgrund Kalter Gebärmutter (KG), Lutealphasendefekt, Impotenz, Arthritis.
Achtung: Nur für kurzfristigen Gebrauch, nehmen Sie *Xian Mao* jeweils nur einen Menstruationszyklus lang.
Dosierung: 6 g

Du Zhong (Chinesische Guttapercharinde, *Eucommiae ulmoidis cortex*)

Funktionen: Tonisiert die Leber und Nieren, behandelt Yang-Muster mit Kältemangel, fördert die Durchblutung.
Behandelt: Schmerzen im unteren Rücken und Schwäche, häufiges Wasserlassen, hohen Blutdruck, drohende Fehlgeburt mit Rückenschmerzen.
Dosierung: 12 g

Xu Duan (Chinesische Kardenwurzel, *Dipsaci radix*)

Funktion: Tonisiert die Leber und Nieren, stärkt Sehnen und Knochen (wegen des Bezugs der Nieren zu den Knochen).
Behandelt: Glieder- und sonstiger Schmerz, Trauma, schlechte Durchblutung, drohende Fehlgeburt durch Krämpfe und Blutung.
Dosierung: 15 g

Rou Cong Rong (Wüstencistanchenkraut, Besenreifkraut, *Cistanchis caulis*)

Funktionen: Tonisiert das Nieren-Yang und „befeuchtet" den Darm.
Behandelt: Verstopfung, kalten Uterus, Impotenz.
Achtung: *Rou Cong Rong* sollte nicht eingesetzt werden, wenn Durchfall als Resultat von Milz-Qi-Mangel besteht.
Dosierung: 15 g

Patentierte chinesische Kräuterpräparate, um das Nieren-Yang zu tonisieren:

Acht-Bestandteile-Pille mit Rehmannia (Ba Wei Di Huang Wan) oder **Nieren-Qi-Pille aus dem goldenen Schrein** (Jin Gui Shen Qi Wan) – hat dieselben Bestandteile wie Liu Wei Di Huang Wan, dazu noch Eisenhutseitenwurzel (*Fu Zi*) und Zimtzweig (*Gui Zhi*), um die Nieren zu wärmen. Laut einer Studie soll es erhöhte Prolaktin-Werte bei Männern und Frauen senken.

Zwei-Unsterbliche-Dekokt (Er Xian Tang) – beinhaltet Curculigo-Wurzelstock (*Xian Mao*), Elfenblumenkraut (*Yin Yang Huo*), Morindawurzel (*Ba Ji Tian*), chinesischer Engelwurz (*Dang Gui*), Korkbaumrinde (*Huang Bai*) und Anemarrhena-/Muttergedenken-Wurzelstock (*Zhi Mu*). Besonders wichtig zur Behandlung von Wechseljahressymptomen.

MI – Milz-Qi-Nahrungsergänzungsmittel

Wenn das Qi schwach ist, leiden alle Systeme. Geschwächtes Milz-Qi kann Erschöpfung und Kräfteverfall zur Folge haben, die körpereigenen Abwehrkräfte können ebenfalls gefährdet sein. Milz-Qi-Mangel ist von Lethargie, schwachen Extremitäten, Appetitlosigkeit und Verdauungsbeschwerden wie weichem Stuhl und Bauchschmerzen gekennzeichnet.

Qi-Nahrungsergänzungsmittel sind vom Wesen her allgemein süß und etwas schwer oder schwer verdaulich. Manchmal, wenn eine Patientin mit Qi-Mangel beginnt, Qi-Nahrungsergänzungen zu nehmen, erlebt sie vielleicht Verdauungsstörungen wie zum Beispiel Blähungen und Übelkeit, da diese kräftigen Heilkräuter vom geschwächten Verdauungssystem nicht so einfach verarbeitet werden. Beginnen Sie langsam oder kombinieren Sie sie mit Kräutern wie *Chen Pi* (getrocknete Mandarinenschalen), um sie etwas abzumildern.

Milz-Qi-Nahrungsergänzungsmittel stärken die immunologischen Funktionen des Körpers oder das „Abwehr-Qi". Sie eignen sich zur Behandlung bestimmter Bluterkrankungen, zu denen Anämie zählt.

Ren Shen (Ginsengwurzel weiß, *Ginseng radix Panax*)

Funktionen: Von alten chinesischen Kaisern als wirksames Anregungsmittel für körperliche und geistige Ausdauer benutzt, tonisiert das Ursprungs-Qi enorm, stärkt die Milz und fördert die Immunität.
Behandelt: Ermüdung, niedriges Testosteron, geringe Spermienzahl. Reguliert Immunstörungen und hilft dem Körper, sich an Umweltstressfaktoren anzupassen.
Achtung: Da Ginseng das zentrale und periphere Nervensystem anregt, sollte jemand mit Symptomen von schwerer Qi-Stagnation oder einem stark gereizten Sympathikus ein milderes Qi-Tonikum wählen. Im Falle von Yin-Mangel mit Hitzeanzeichen oder mit hohem Blutdruck sollte er vermieden werden. Eine Überdosierung kann zu Schlaflosigkeit, Herzklopfen, Kopfschmerzen und einem Anstieg des Blutdrucks führen.
Dosierung: 6 g

Hinweis: Koreanischer Ginseng ist stärker als Chinesischer Ginseng.

Amerikanischer Ginseng (*Panax quinquefolius*)

Funktionen: Schwächer als chinesischer Ginseng, verwendet bei gleichzeitigem Qi- und Yang-Mangel. Tonisiert das Verdauungs-Qi, stärkt die Immunität.
Behandelt: Abgeschlagenheit, schwache Funktion von Drüsen-, Immun- und Nervensystem.
Dosierung: 6 g

Sibirischer Ginseng (*Eleutherococcus senticosus*)

Funktionen: Schützt und reguliert das Immunsystem und wirkt besonders auf die Nebennieren.
Behandelt: Geringe Energie, mangelnde Fähigkeit zur Stressbewältigung.
Dosierung: 3 g

Dang Shen (Glockenwindenwurzel, *Codonopsitis pilosulae radix*)

Funktionen: Nicht so stark wie Ginseng, kann das Qi aber ebenso gut kräftigen.
Dosierung: 15 g

Huang Qi (Astragaluswurzel, *Astragalus membranaceus*)

Funktionen: Tonisiert das Milz-Qi, erhöht das Yang-Qi und verbessert das Abwehr-Qi.

Behandelt: Geschwächte Immunität wie immunologische Infertilitätsfaktoren. Astragaluswurzel unterstützt den Körper dabei, verletzte Teile zu reparieren (zum Beispiel die Eileiter, Gewebe nach einer OP usw.). Wie Ginseng hilft Astragaluswurzel dem Körper, mit Stress umzugehen.
Achtung: Astragaluswurzel kann die Wirkungen einiger Immunsuppressiva beeinträchtigen und die Wirkung immunstimulierender Medikamente steigern.
Dosierung: 15 g

Shan Yao (Yamswurzelknolle, *Dioscoreae rhizoma*)

Funktionen: Tonisiert die Milzenergien, zudem nährt, stabilisiert und bewahrt es die Nierenfunktion.
Behandelt: Erschöpfung, häufiges Wasserlassen. Kommt bei vielen Mangelerscheinungen zum Einsatz, auch bei Diabetes.
Achtung: Bei einem Übermaß an Feuchtigkeit, Stase oder stagnierender Blockade mit Vorsicht verwenden.
Dosierung: 15 g

Bai Zhu (Großköpfige Speichelkrautwurzel, *Atractylodis macrocephalae rhizoma*)

Funktionen: Tonisiert das Milz-Qi und trocknet gleichzeitig Feuchtigkeit aus.
Behandelt: Ermüdung, Schwitzen am Tag, Fehlgeburt als Ergebnis von Milzschwäche.
Achtung: Sollte vorsichtig verwendet werden, falls durch Yin-Mangel verursachte Hitze vorherrscht. Hat eine harntreibende Wirkung und senkt nachweislich den Plasmaglukosespiegel. Verlängert das Auftreten von Prothrombin (einem Stoff, der an der Blutgerinnung beteiligt ist), was von Bedeutung ist, wenn jemand eine Bluterkrankung hat oder eine Operation bevorsteht.
Dosierung: 6 g

Patentierte chinesische Kräuterpräparate, um das Milz-Qi zu verbessern:

Dekokt, das die Mitte tonisiert und das Qi vermehrt (Bu Zhong Yi Qi Tang) – enthält Astragaluswurzel (*Huang Qi*), Ginseng (*Ren Shen*), Speichelkrautwurzel (*Bai Zhu*), gebackene Süßholzwurzel (*Zhi Gan Cao*), Chinesische Engelwurz (*Dang Gui*), getrocknete Mandarinenschale (*Chen Pi*), Silberkerzenwurzelstock (*Sheng Ma*) und Hasenohrwurzel (*Chai Hu*). Tonisiert und steigert das Qi.

Dekokt der vier Edlen (Si Jun Zi Tang) – besteht aus Ginseng (*Ren Shen*), Speichelkrautwurzel (*Bai Zhu*), Kiefernschwamm (*Poria cocos, Fu Ling*) und gebackener Süßholzwurzel (*Zhi Gan Cao*). Tonisiert das Milz-Qi.

BL – Blutbildende Mittel

Blutmangel ist gewöhnlich durch schwache Menstruationsblutung, trockene Haut, trockenes Haar, Haarausfall und Ähnliches gekennzeichnet, was darauf hinweist, dass das Blut die Gewebe nicht erreicht, um sie richtig zu nähren. Wie Nieren-Yin-Tonika, so helfen auch blutbildende Mittel den Geweben, auf Östrogen zu reagieren. Bei Anzeichen von Blutmangel tragen blutbildende Mittel dazu dabei, die Gebärmutterschleimhaut und die ovarielle Reaktion zu verbessern.

Dang Gui, Dong Quai (Chinesische Engelwurz/Angelikawurzel, *Angelicae sinensis radix*)

Funktionen: Nährt und stärkt das Blut.
Behandelt: Unregelmäßige Menstruation, Amenorrhoe, perimenopausale Symptome wie Hitzewallungen und Nachtschweiß und Menstruationsbeschwerden wie zum Beispiel schmerzhafte Menstruation. Besitzt milde östrogene Qualitäten und wirkt regulierend auf den Uterus, daher ihre Fähigkeit, bei Dysmenorrhoe Kontraktionen zu normalisieren.
Achtung: Chinesische Engelwurz kann bei Menschen, die bereits blutverdünnende Mittel nehmen, übermäßige Blutungen hervorrufen. In seltenen Fällen verursacht es Herzklopfen.
Dosierung: 9 g

Shu Di Huang (gekochte Rehmannia, Chinesische Fingerhutwurzel)

Funktionen: Tonisiert das Blut und die Essenz und nährt das Nieren-Yin.
Behandelt: Menstruationsprobleme aufgrund von Blutmangel.

Sheng Di Huang (frische *Rehmannia glutinosa,* Chinesische Fingerhutwurzel)

Funktionen: Nährt das Yin, generiert Flüssigkeit, kühlt das Blut.
Behandelt: Erhöhte Blutzuckerwerte, Leberdisharmonie. Wird eingesetzt, um Hitze-Erkrankungen zu kontrollieren, die Symptome von Gelenkrheumatismus und Hautkrankheiten wie Ekzeme auslösen.
Achtung: Da Rehmannia kräftig und süßlich ist, sollte es mit Vorsicht verwendet werden, falls Milzschwäche mit Feuchtigkeit vorhanden ist.
Dosierung: 15 g

Bai Shao (Weiße Päonie, *Paeonia lactiflora alba*)

Funktionen: Nährt das Blut, macht die Leber weich und reguliert die Menses.
Behandelt: Symptome von Leber-Qi-Stagnation, die durch ungenügend genährtes Leberblut hervorgerufen wird: PMS, Nachtschweiß, Schmerzen und Krämpfe.
Dosierung: 12 g

Brennnesseln

Funktionen: Nährt das Blut und stellt mangelndes Leberblut und Yin wieder her, trocknet Feuchtigkeit im Harntrakt aus.
Behandelt: Schwache Milchbildung, nährt trockenes Haar, beseitigt Zeichen von Feuchtigkeit im Reproduktionssystem und entgiftet.
Dosierung: 15 g oder 5 ml Tinktur

Gou Qi Zi (Bocksdornfrüchte/Gojibeeren, *Lycium chinensis fructus*)

Funktionen: Nähren das Blut, tonisieren Leber und Nieren und sind der Essenz zuträglich.
Behandelt: Sehschwäche, trockene Augen, Impotenz, Schwäche im unteren Rücken. *Gou Qi Zi* ist eines der „fünf Samen“, die das „Ahnen-Qi nähren“ oder die genetische Konstitution stärken sollen. Die anderen vier Samen sind: *Tu Si Zi* (chinesische Teufelszwirnsamen, *Cuscutae semen*), eine Yang-Nahrungsergänzung, *Fu Pen Zi* (Chinesische Wildhimbeerfrüchte, *Rubi chingii fructus*), das die Nieren stabilisiert und das Yang fördert, *Wu Wei Zi* (Spaltkörbchen, *Schisandra chinensis*), das die Nieren tonisiert und das Nieren-Yin beschränkt, und *Che Qian Zi* (Asiatische Wegerichsamen, Plantaginis asiaticae semen), ein Feuchtigkeit austrocknendes Heilkraut.
Dosierung: 12 g

Patentierte chinesische Kräuterrezeptur zur Blutbildung:

Vier-Arzneien-Dekokt (Si Wu Tang) – gekochte Rehmannia (*Shu Di Huang*), Weiße Päonie (*Bai Shao*), Chinesische Engelwurz (*Dang Gui*), Szechuan-Liebstöckel (*Chuan Xiong*). Tonisiert das Blut.

QI-/BL – Kräuter, um Qi und Blut zu verbessern

Das Qi und das Blut sind in der TCM eng miteinander verknüpft, weil das Qi im Blut unterwegs ist. Bei einem Mangel des einen kommt es fast immer zu einem relativen Mangel des anderen. Daher tonisieren viele Nährpräparate das Qi und das Blut. Obwohl man annehmen würde, dass niedrige Hämoglobinkonzentrationen bei Anämie intuitiv auf Blutmangel hindeuten, reagiert der Körper dennoch besser auf Qi-Nahrungsergänzungsmittel als auf blutbildende Mittel.

Hafer (*Avena sativa*) und Flughafer (*Avena fatua*)

Funktionen: Nährt das Drüsen-, Nerven- und Immunsystem und tonisiert Qi, Blut und Essenz.

Behandelt: Unfruchtbarkeit, Impotenz, Mangelzustände der Drüsen, Schlaflosigkeit und PMS verursacht durch Leber- und Nierendepletion.
Dosierung: 20 g oder 30 Tropfen Tinktur

Patentierte chinesische Kräuterrezepturen, um Qi und Blut zu verbessern:

Acht-Schätze-Dekokt (Ba Zhen Tang) – eine Mischung der Inhaltsstoffe aus **Vier Edlen** und **Vier Arzneien**. Tonisiert Qi und Blut. Fügt man Nieren-Nahrungsergänzungen wie zum Beispiel Teufelszwirnsamen (*Tu Si Zi*), Asphaltkleefrüchte (*Psoraleae fructus, Bu Gu Zhi*) und Guttapercharinde (*Eucommiae cortex, Du Zhong*) hinzu, senkt dies nachweislich das FSH bei Frauen mit schwachem Qi, Blut- und Nieren-Yang-Mangel.

Dekokt zur Wiederherstellung der Milz (Gui Pi Tang) – tonisiert das Milz-Qi ebenso wie das Herzblut. Enthält **Vier Edle** plus Stacheljujubensamen (*Zizyphi semen, Suan Zao Ren*), Longan/Drachenaugenfrüchte (*Dimocarpus longan, Long Yan Rou*), Himalayaschartenwurzel (*Saussureae radix, Mu Xiang*) und Sibirische Kreuzblumenwurzel (*Polygalae radix, Yuan Zhi*).

LE QI X – Leber-Qi-Beweger

Diese Kräuter bringen energetisch betrachtet „die Dinge in Gang“. Qi ist ein Ausdruck der funktionellen Aktivitäten der Körpergewebe. Wenn das Leber-Qi stagniert, werden Organfunktion oder Gewebegesundheit unterdrückt. Qi-bewegende Kräuter beseitigen Energieblockaden. Da die Leber Hormone verarbeitet, können manche Kräuter, die die Leber reinigen, bei der Verstoffwechslung der Hormone helfen. Überschüssiges Estradiol (synthetische Form von Östrogen) kann zum Beispiel zu Depression, Gereiztheit, Menstruationsstörungen, geschwollenen und empfindlichen Brüsten und Präkanzerosen führen – alles Zeichen von Leber-Qi-Stagnation. Die Behandlung erfordert Leber-Qi-Beweger. Die meisten dieser Kräuter sind vom Wesen her aromatisch und austrocknend und verteilen das Qi, müssen also bei Krankheiten mit Qi- und Yin-Mangel vorsichtig verwendet werden.

Chai Hu (Hasenohrwurzel, *Bupleuri radix*)

Funktionen: Löst Leber-Qi-Stagnation, indem es abgesenktes Qi hebt, scheidet Toxine über die Poren aus.
Behandelt: Emotionale Labilität, Depression, Menstruationsstörungen, Kopfschmerzen, Brustenge, Magenverstimmung und Gereiztheit.
Achtung: Dieses Heilkraut kann etwas austrocknend wirken und sollte daher im Falle von Yin-Mangel mit Vorsicht verwendet werden oder mit Yin- oder blutnährenden

Kräutern kombiniert werden. *Chai Hu* kann die Wirkung einiger Beruhigungsmittel verstärken.
Dosierung: 7 g

Sheng Ma (Silberkerzenwurzelstock, *Cimicifugae rhizoma*)

Funktionen: Vergrößert das Yang-Qi, d. h. es hat eine Energie steigernde Wirkung. Befreit den Körper von Hitzeeinflüssen.
Behandelt: Infertilität, Prolaps, PMS.
Achtung: Wegen seiner nach oben und außen gerichteten Energie kann *Sheng Ma* eine austrocknende Wirkung haben und sollte daher im Falle von Yin-Mangel mit Sorgfalt angewandt werden. Paradoxerweise löst dieses Heilkraut auch Hitzewallungen in den Wechseljahren und Gereiztheit. Da *Sheng Ma* die Blutgefäße weitet, sollte man es vermeiden, falls man Antikoagulantien wie Heparin benutzt.
Dosierung: 6 g

Chen Pi (getrocknete Mandarinenschale, *Citri reticulatae pericarpium*)

Funktionen: Reguliert das Milz-Qi und verhindert Stagnation aller Art – Leber-Qi, Feuchtigkeit und Verschleimung.
Behandelt: Magenverstimmung, wird zusammen mit schweren, süßlichen Kräutern benutzt, um die Verdauung anzuregen.
Dosierung: 6 g

Xiang Fu (Nussgraswurzelstock, *Cyperi rhizoma*)

Funktionen: Verteilt und reguliert das Leber-Qi.
Behandelt: Unregelmäßige Menstruation, Menstruationsschmerzen. Die flüchtigen Öle von Nussgras haben einen östrogenartigen Effekt.
Dosierung: 9 g

Mariendistelsamen (*Silybum marianum*)

Funktionen: Macht die Leber weich, entgiftet und entstaut sie, reinigt das Blut, belebt den Uterus.
Behandelt: Hepatitis. Hilft der Leber, überschüssige Hormone, Medikamente und Umweltgifte zu verstoffwechseln.
Dosierung: 600 mg am Tag

Patentierte chinesische Kräuterrezepturen, um das Leber-Qi zu bewegen:

Kalte-Extremitäten-Pulver (Si Ni San) – enthält Hasenohrwurzel (*Chai Hu*), unreife/grüne Pomeranzen (*Zhi Shi*), weiße Päonie (*Bai Shao*) und gebackene Süßholzwurzel (*Glycyrrhizae radix praep., Zhi Gan Cao*). Löst stagnierendes (stockendes) Leber-Qi.

Pulver der heiteren Ungebundenheit (Xiao Yao San) – Hasenohrwurzel (*Chai Hu*), Chinesische Engelwurz (*Dang Gui*), weiße Päonie (*Bai Shao*), Speichelkrautwurzel (*Bai Zhu*), Kiefernschwamm (*Fu Ling*), gebackene Süßholzwurzel (*Zhi Gan Cao*), gerösteter Ingwer (*Wei Jiang*), Minze (*Bo He*).

Löst Leber-Qi-Stagnation mit Milz-Qi und Blutmangel. Wird gewöhnlich zur Behandlung von Menstruationsstörungen und PMS verwendet.

BL X – Blut-Beweger

Blutstase tritt selten allein auf. Sie wird oftmals mit Blut- oder Nierenmangel in Verbindung gebracht und hin und wieder mit Leber-Qi-Stagnation (angezeigt durch viele PMS-Symptome) und Milz-Qi-Mangel (der sich mit Symptomen von Abgeschlagenheit, niedrigem Blutdruck und Krampfadern äußert). Wenn eine Frau mit stockendem Blut im Uterus (was Myome, Endometriose oder einfach dunkles, schmieriges, braunes oder klebriges Menstrualblut hervorruft) in meine Praxis kommt, gehört es zu meinen ersten Zielen, „die Gebärmutter“ mithilfe eines oder mehrerer dieser Blutstärkungsmittel „zu reinigen“. Nachdem sie die Kräuter eine Weile genommen hat, sollte ihr Menstrualblut eine frische rote Farbe haben.

Heilkräuter, die das Blut kräftigen, helfen auch, die Regelblutung im Falle von Amenorrhoe oder verspäteter Menstruation herbeizuführen oder zu fördern, sofern alle anderen Mangelursachen zuerst beseitigt wurden. Ich versuche zum Beispiel nicht, einen Monatszyklus bei einer anorexischen Frau mit Amenorrhoe zu etablieren, bis ihr Qi und Blut angemessen tonisiert wurden. Dann können Blutstärkungsmittel die regelmäßigen Menses wiederherstellen.

Blutstärkende Kräuter sind Blutverdünner und sollten vorsichtig angewandt werden, vor allem falls eine Operation bevorsteht. Sie sollten auch mit Bedacht konsumiert werden, falls Sie bereits Aspirin oder andere Blutverdünner wie Heparin nehmen, denn sie funktionieren auf etwa dieselbe Weise.

Yi Mu Cao (Chinesisches Mutterkraut, *Leonuri heterophylli herba*)

Funktionen: Stärkt das Blut in Herz, Leber und Harnblase und reguliert die Menses.
Behandelt: Gynäkologische Störungen, einschließlich Blutstase, Raumforderung im Becken und Infertilität. Da es den Uterus stimuliert, sollte es nicht in der Schwangerschaft genommen werden. Es lässt sich aber nach der Geburt einsetzen, damit sich die Gebärmutter zusammenzieht.
Dosierung: 30 Gramm

Die Samen dieses Heilkrauts, *Leonuri semen* (*Chong Wei Zi*), haben eher eine tonisierende Qualität als die Mutterpflanze. Ich verwende sie, um die Gebärmutterschleimhaut aufzubauen und die Ovulation zu fördern, wenn eine Blutstase besteht (angezeigt durch scharfe, stechende Schmerzen beim Eisprung).
Dosierung: 6 g

Tao Ren (Pfirsichsamen, *Persicae semen*)

Funktionen: Löst Blutstase auf und damit verschwinden Menstruationsstörungen, befeuchtet die Eingeweide.
Behandelt: Ausbleiben der Menstruation, Menstruationsschmerzen, Verstopfung.
Achtung: Dieses Heilkraut sollte nicht in der Schwangerschaft oder nach der Ovulation eingesetzt werden. Allerdings können erfahrene TCM-Therapeuten das gerinnungshemmende Heilkraut verschreiben, um Erkrankungen zu behandeln, die eine Einnistung verhindern oder Fehlgeburten auslösen können (wenn der Körper den Blutfluss zur Gebärmutter „verstopft"), so wie man niedrig dosiertes Aspirin oft zur Blutverdünnung gibt, um den Blutfluss zum Uterus zu verbessern.
Dosierung: 6 g

Hong Hua (Saflorblüten, *Carthami tinctorii flos*)

Funktionen: Kräftigen Leber und Herzblut, lassen die Menses leicht fließen, lindern Schmerzen.
Behandelt: Amenorrhoe, Unterleibsschmerzen.
Achtung: Regen die Gebärmutter an und sollten in der Schwangerschaft vermieden werden.
Dosierung: 6 g

Blauer Hahnenfuss (*Caulophyllum thalictroides*)

Funktionen: Erhöht die Östrogenwerte, beruhigt und wärmt den Uterus und fördert die Menstruation.
Behandelt: Wechseljahressymptome. Vermindert falsche Wehen, erhöht jedoch echte Kontraktionen des Uterus. Umgekehrt kann es zur Behandlung einer schmerzhaften Menstruation verwendet werden, indem es die Gebärmutter entspannt. Der relaxierende Effekt kommt auch bei Mittelschmerzen und Reizdarmsyndrom zum Einsatz. Fördert Harnausscheidung und Schwitzen, um überschüssige Flüssigkeiten auszugleichen.
Dosierung: 6 g, 2 ml Tinktur

Patentierte chinesische Kräuterrezepturen, um das Blut zu bewegen:

Vier-Arzneien-Dekokt mit Saflorblüten und Pfirsichsamen (Tao Hong Si Wu Tang) – **Vier Arzneien** mit *Tao Ren* und *Hong Hua*. Behandelt Blutmangel und Blutstase.

Wärme-die-Menses-Dekokt (Wen Jing Tang) – Stinkeschenfrüchte (*Wu Zhu Yu*), Zimtzweig (*Gui Zhi*), Chinesische Engelwurz (*Dang Gui*), Szechuan-Liebstöckel (*Chuan Xiong*), rote/weiße Päonie (*Chi* oder *Bai Shao*), schwarze Gelatine (*E Jiao*), Schlangenbartwurzel (*Mai Men Dong*), Strauchpäonienwurzelrinde (*Mu Dan Pi*), Ginseng (*Ren Shen*), frischer Ingwer (*Sheng Jiang*), Pinellia-Knollen (*Ban Xia*), Süßholzwurzel (*Zhi Gan Cao*). Erwärmt den Uterus, um Blutstase aufzulösen. Behandelt das Muster der kalten Gebärmutter (KG). Eine Studie aus dem Jahr 1989 zeigte, dass Clomifen in Kombination mit Wen Jing Tang besser anspricht. Wenn Frauen nach drei Zyklen mit Clomifen keinen Eisprung hatten, wurde ihnen Wen Jing Tang zusammen mit Clomifen verabreicht, wodurch sie dann einen Eisprung hatten.

Zimtzweig-und-Kiefernschwamm-Dekokt (Gui Zhi Fu Ling Wan) – Zimtzweig (*Gui Zhi*), Kiefernschwamm (*Fu Ling*), Strauchpäonienwurzelrinde (*Mu Dan Pi*), Pfirsichsamen (*Tao Ren*), rote Päonie (*Chi Shao*). Stärkt das Blut, wärmt die Menstruation und behandelt in der Schwangerschaft Blutstase im Uterus, weshalb der Fötus unterversorgt ist. Ich verwende diesen Absud bei vielen Frauen, die Endometriose oder Myome haben und versuchen, schwanger zu werden.

HE – Herz-Nahrungsergänzungen

Geistig beruhigende Arzneimittel gelangen normalerweise (aber nicht immer) in den Herzkanal, weil das Herz der Ort ist, an dem nach chinesischem Prinzip der Geist ansässig sein soll. Diese Kräuter sind im Allgemeinen schwer und einige enthalten viele Mineralien. Sie besänftigen Schlaflosigkeit, Angst und Unruhe. In der chinesischen Medizin ist das Herz das Organ, das das Blut zur Gebärmutter sendet. Daher muss das Herz ruhig, genährt und unbehindert sein, damit die Empfängnis stattfinden kann.

Suan Zao Ren (Stacheljujubensamen, *Zizyphi spinosae semen*)

Funktionen: Nähren das Herz-Yin, erhöhen Leberblut und beruhigen den Geist.
Behandelt: Gereiztheit, Nachtschweiß und spontanes Schwitzen. Es ist in gewissem Maße ein Sedativum und senkt Körpertemperatur und Blutdruck.
Dosierung: 15 g

MU Li (Austernschale, *Ostreae concha*)

Funktionen: Beruhigt und besänftigt einen unruhigen Geist.
Behandelt: Herzklopfen, Ängstlichkeit, Ruhe- und Schlaflosigkeit.
Dosierung: 20 g

Baldrianwurzel (*Valeriana*)

Funktionen: Beruhigt und dämpft.
Behandelt: Schlaflosigkeit, Krämpfe und Spasmen in Uterus, Darm und Muskeln. Gilt als nervenstärkend, als „Stressreduzierer" und ermöglicht einen tieferen Schlaf.
Dosierung: 500 mg am Tag, gewöhnlich vor dem Zubettgehen eingenommen

Patentierte chinesische Kräuterrezepturen, um das Herz zu tonisieren:

Saurer-Jujube-Dekokt (Suan Zao Ren Tang) – Stacheljujubensamen (*Suan Zao Ren*), Szechuan-Liebstöckel (*Chuan Xiong*), Kiefernschwamm (*Fu Ling* oder *Fu Shen*), Muttergedenken (*Zhi Mu, Anemarrhena asphodeloides*), Süßholz (*Gan Cao*). Nährt das Herz, beruhigt den Geist und verbessert das Leberblut.

Besondere Pille des himmlischen Kaisers, die das Herz tonisiert (Tian Wang Bu Xin Dang) – frische Rehmannia (*Sheng Di Huang*), Ginseng (*Ren Shen*), Spargelwurzel (*Tian Men Dong*), Schlangenbartwurzel (*Mai Men Dong*), Ningpo-Braunwurzel (*Xuan Shen*), Rotwurzelsalbei (*Dan Shen*), Kiefernschwamm (*Fu Ling*), Chinesische Engelwurz (*Dang Gui*), Sibirische Kreuzblumenwurzel (*Yuan Zhi*), Spaltkörbchen/Schisandra (*Wu Wei Zi*), Stemona-Wurzel (*Bai Bu*), Lebensbaumsamen (*Bai Zi Ren*), Stacheljujubensamen (*Suan Zao Ren*), Ballonblumenwurzel (*Jie Geng*), Süßholzwurzel (*Gan Cao*). Harmonisiert die Beziehung zwischen Herz und Nieren.

^H – Hitze beseitigende Kräuter

Manche Heilkräuter, die Hitze beseitigen, besitzen ausgezeichnete entzündungshemmende, antibakterielle, antivirale und antitumoröse Wirkungen. Sie können auch Hautausschläge und andere Formen von innerer Hitze beseitigen. Die Hitze entfernenden Kräuter, die ich beschreibe, verwende ich vor allem bei der Behandlung von durch Hitze-Erkrankungen verursachte Unfruchtbarkeit. Kurze Zyklen sind oft eine Folge von Hitze, ebenso wie bestimmte Autoimmunerkrankungen und Fehlgeburten.

Di Gu Pi (Bocksdornwurzelrinde, *Lycii Cortex*)

Funktionen: Beseitigt Hitze aus Yin-Mangel.
Behandelt: Nachtschweiß, Hitzewallungen und Geschlechtsjucken.
Dosierung: 10 g

Chi Shao (Rote Päonienwurzel, *Paeoniae radix rubra*)

Funktionen: Beseitigt Hitze, kühlt und belebt das Blut.
Behandelt: Frühe Periode, prämenstruelle Kopfschmerzen, Ausschläge und Blutstase (Myome, Endometriose und dunkle, schmierige, schmerzhafte Menses).
Dosierung: 6 g

Mu Dan Pi (Strauchpäonienwurzelrinde, *Moutan radicis cortex*)

Funktionen: Beseitigt Hitze, kühlt das Blut, und belebt stockendes Blut.
Behandelt: Gynäkologische Störungen, frühe Periode.
Achtung: *Mu Dan Pi* sollte nicht in der Schwangerschaft benutzt werden oder bei zu starker Menstruation.
Dosierung: 9 g

FH – Kräuter zur Beseitigung feuchter Hitze

Diese Kräuter sind bitter und kalt und werden zur Behandlung von Erkrankungen durch feuchte Hitze angewandt. In dem Buch *Chinese Herbal Medicine: Materia Medica* heißt es: „Aus moderner biomedizinischer Sicht scheinen sie antimikrobielle, fiebersenkende und entzündungshemmende Wirkungen zu haben." Sie werden oft bei durch Überschuss gekennzeichneten Krankheiten (wie zum Beispiel Leber-Qi-Stagnation oder Blutstase) zusammen mit Heilkräutern eingesetzt, die Hitze lösen. Aufgrund ihres bitteren und kalten Charakters sollten sie im Falle von Milz- und Yang-Mangel jedoch mit Bedacht verwendet werden.

Huang Qin (Baikal-Helmkrautwurzel, *Scutellariae radix*)

Funktionen: Beseitigt Hitze und trocknet feuchte Hitze in der oberen Körperhälfte aus.
Behandelt: Prämenstruelle Akne um Mund und Kinn, verursacht von Hitze durch Leber-Qi-Stagnation. Bereinigt andere durch feuchte Hitze hervorgerufene Hautkrankheiten wie Ekzeme, Fieber, Kopfschmerzen, Gereiztheit und rote Augen durch zu viel Yang. Stoppt Blutungen durch Hitze-Überschuss, beugt drohenden Fehlgeburten bei Leber-Qi-Stagnation mit Hitze vor. Da es die Freisetzung von Enzymen aus Mastzellen

(Immunzellen) hemmt, hat *Huang Qin* nachweislich eine autoimmune Wirkung und kann als Diuretikum oder Antibiotikum wirken sowie den Cholesterinspiegel, Fieber und Blutdruck senken.
Dosierung: 6 g

Huang Lian (Goldfadenwurzelstock, *Coptidis rhizoma*)

Funktionen: Beseitigt deutlich Hitze und feuchte Hitze aus der Körpermitte.
Behandelt: Gereiztheit und manische Episoden, löst durch feuchte Hitze erzeugte Hautprobleme und wirkt antimikrobiell, antiviral und antimykotisch gegen Pathogene. Lässt sich äußerlich bei Trichomoniasis anwenden. Es senkt nachweislich den Blutdruck und hat adrenalinsenkende und entzündungshemmende Wirkungen.
Dosierung: 4,5 g

Huang Bai (Kork- oder Gelbbaumrinde, *Phellodendri cortex*)

Funktionen: Trocknet feuchte Hitze in der unteren Körperhälfte aus.
Behandelt: Vaginitis mit anormalem Vaginalausfluss, Zystitis, Trichomoniasis und Zervikalentzündung.
Dosierung: 7 g

Patentierte chinesische Kräuterrezepturen, um feuchte Hitze auszutrocknen:

Acht-Kräuter-Pulver zur Wiederherstellung (Ba Zheng San) – Chinesische Osterluzei (*Mu Tong*), Nelkenkraut (*Qu Mai*), Vogelknöterichkraut (*Bian Xu*), Asiatische Wegerichsamen (*Che Qian Zi*), Süßholzwurzel (*Gan Cao*), Gardenienfrüchte (*Zhi Zi*), Chinesische Rhabarberwurzel (*Da Huang*), Binsenmark (*Deng Xin Cao*), Talkum (*Hua Shi*).

N – Feuchtigkeit Austrockner

Manche Kräuter, die in der chinesischen Medizin als „Feuchtigkeit trocknend" eingestuft werden, senken nachweislich Cholesterin- und Triglyceridwerte. Einige unterbinden Hefe-Überbesiedlung und andere können als Diuretika fungieren.

Fu Ling (Kiefernschwamm, *Poria cocos*)

Funktionen: Stärkt die Milz und fördert die Blasenentleerung, wandelt Feuchtigkeit und Schleim um, beruhigt den Geist und entspannt die glatten Muskeln und das Nervensystem.

Behandelt: Erschöpfung, Trägheit, Durchfall, Mühe beim Wasserlassen. Verringert die Blutzuckerwerte.
Dosierung: 12 g

Kun Bu (Riementang, *Laminariae thallus*)

Funktionen: Reduziert Schleimzustände und fördert das Wasserlassen.
Behandelt: Schilddrüsenfehlfunktionen verursacht durch Jodmangel und Struma. Behandelt fibrozystische Mastopathie und stellt Funktionen des Drüsen- und Immunsystems wieder her.
Achtung: Bei Schilddrüsenüberfunktion meiden.
Dosierung: 10 g

Hai Zao (Beerentang, *Sargassi thallus*)

Funktionen: Beseitigt Hitze und vermindert Schleim, fördert die Harnausscheidung und verringert Ödeme.
Behandelt: Schilddrüsenunterfunktionen und -überfunktionen, fibrozystische Mastopathie, hohen Cholesterinspiegel, Gerinnung (besitzt gerinnungshemmende Wirkung).
Dosierung: 10 g

Zao Jiao Ci (Seifenbohnendornen, *Gleditsiae spinae*)

Funktionen: Löst von feuchter Obstruktion hervorgerufene Abszesse auf, belebt den Geist und löst Schleim.
Behandelt: PCOS, löst den wachsartigen Überzug um polyzystische Eierstöcke auf und veranlasst den Eisprung.
Achtung: Leicht toxisch, vor der Ovulation nur in kleinen Dosen nehmen. In der Schwangerschaft kontraindiziert.
Dosierung: 1 g

Patentierte chinesische Kräuterrezepturen, um Feuchtigkeit zu beseitigen:

Dekokt der sechs Edlen (Liu Jun Zi Tang) – enthält dieselben Inhaltsstoffe wie die **Vier Edlen**, zusätzlich mit getrockneter Mandarinenschale (*Chen Pi*) und Pinellia-Knollen (*Ban Xia*). Tonisiert das Milz-Qi und trocknet Feuchtigkeit aus.

Zweifach behandeltes Dekokt (Er Chen Tang) – enthält Pinellia-Knollen (*Ban Xia*), getrocknete Mandarinenschale (*Chen Pi*), Kiefernschwamm (*Fu Ling*) und gebackene Süßholzwurzel (*Gan Cao*). Trocknet Feuchtigkeit aus, wandelt Schleim um und reguliert das Qi.

„Den Fötus beruhigen", um Fehlgeburt zu verhindern:

Obwohl es keine chinesische Kräuterkategorie zur Vorbeugung von Fehlgeburten gibt, haben viele Kräuter die inhärente Wirkung, „den Fötus zu beruhigen" (oder die Gebärmutter zu entspannen), um eine Fehlgeburt zu verhindern. Einige von ihnen tonisieren die Nieren oder Leber, ergänzen Blut oder Qi, stoppen Blutungen oder beseitigen Hitze. Die Grundsätze der chinesischen Musterdifferenzierung gelten jedoch nach wie vor: Man muss das zugrunde liegende Muster behandeln, das für die drohende Fehlgeburt verantwortlich ist. Diese Heilkräuter werden oft zu anderen chinesischen Mitteln hinzugefügt.

Speichelkrautwurzel *Bai Zhu* – tonisiert das Qi.

Gelatine *E Jiao* – tonisiert das Blut, stoppt Blutung.

Chinesische Kardenwurzel *Xu Duan* – tonisiert Leber und Nieren.

Maulbeermistelkraut *Sang Ji Sheng* – tonisiert Leber und Nieren.

Baikal-Helmkrautwurzel *Huang Qin* – beseitigt feuchte Hitze.

Guttapercharinde *Du Zhong* – tonisiert das Nieren-Yang.

Schwarznesselblätter *Zi Su Ye* – erwärmen und harmonisieren Milz und Magen, um kalte Zustände zu behandeln.

Amomum-Sharen-Früchte *Sha Ren* – aromatisch, *Sha Ren* klärt Feuchtigkeit und stärkt Milz und Magen.

Teufelszwirnsamen *Tu Si Zi* – tonisiert das Nieren-Yang.

Beifuß-Argyi-Blätter *Ai Ye* – wärmt den Uterus, um Blutung zu stoppen, behandelt Erkrankungen mit kalter Gebärmutter (KG) und hilft so, dünne Gebärmutterschleimhäute zu verstärken.

Astragaluswurzel *Huang Qi* – tonisiert das Milz-Qi.

Hilfreiche Kräuter für die Eileiter:

Verlassen Sie sich zur Behandlung von blockierten Eileitern nicht auf pflanzliche Arzneimittel allein. Bei einer teilweisen Blockade oder „trägen" Eileitern können diese Kräuter jedoch helfen. Ich habe viele Frauen gesehen, deren Eileiter zumindest teilweise verstopft waren und die nach einer Akupunkturbehandlung, Massage, Körperübungen und Kräutertherapie schwanger wurden.

Ballonblumenwurzel *Jie Geng* – ein schleimlösendes Heilkraut, unterstützt die Zilienbewegung, die nötig ist, damit die Eizelle durch die Eileiter zum Uterus gelangt.

Burzeldornfrüchte *Bai Ji Li* – wirken abschwellend und helfen, Gewebe zu heilen.

Astragaluswurzel *Huang Qi* – hilft, Gewebe zu heilen.

Kräuter zum Stoppen von Blutungen:

Heilkräuter, die Uterusblutungen stoppen, können im Falle von Blutungen in der Lutealphase eingesetzt werden oder falls die Menstruationsblutung nicht aufhört, wenn sie sollte. Natürlich muss auch hier die Ursache der Blutung ermittelt und behandelt werden. Liegt ein Blutverlust vor, müssen in der Regel Blut und Yin tonisiert werden.

Rohrkolbenpollen *Pu Huang* – kräftigt statisches Blut und stoppt Blutungen.

Odermennigkraut *Xian He Cao* – vermindert Blutungen. Lässt sich bei Blutungen einsetzen, die durch Hitze, Kälte, Überfluss oder Mangel erzeugt werden.

Sanchiwurzel *San Qi* – stärkt statisches Blut und stoppt Blutungen.

Kratzdistelkraut *Da Ji* – kühlt das Blut und stoppt Blutungen.

Beifuß-Argyi-Blätter *Ai Ye* – wärmt die Gebärmutter, um Blutungen zu stoppen.

Kräuter zum Aufbau der Gebärmutter-Schleimhaut:

Wenn ein Ultraschall ergibt, dass die Gebärmutterschleimhaut weniger als 7 mm dick ist, gilt das Endometrium als zu dünn für eine Einnistung der Eizelle. Mindestens 8 mm oder mehr mit einem dreifachen (trilaminaren) Muster sind ideal. Wenn Sie keinen Ultraschall gemacht haben und nicht wissen, ob Ihre Gebärmutterschleimhaut dick genug ist, halte ich spärliches Menstruationsblut mit leichtem Fluss, das weniger als drei Tage auftritt, für einen Hinweis auf eine dünne Gebärmutterschleimhaut.

Beifuß-Argyi-Blätter *Ai Ye* – wärmt den Uterus und stoppt Blutungen.

Mutterkraut *Yi Mu Cao* – belebt das Blut im Uterus.

Placenta *Zi He Che* – tonisiert das Nieren-Yang.

Vier-Arzneien-Dekokt *(*Si Wu Tang*)* – patentierte Kräuterarznei zum Tonisieren des Blutes.

Himbeerblätter – mit Wasser aufgießen und täglich als Tee trinken, um die Gebärmutter zu tonisieren.

Kräuter im Einsatz: Sophie

Sophie war bereits drei Jahre verheiratet, als sie zu mir kam. Sie und James hatten zweieinhalb Jahre lang versucht, ein Kind zu zeugen. Sie kamen aus England, wo sie ihre Fruchtbarkeitsuntersuchungen und -behandlungen begonnen hatten. Wenngleich Sophies Hormontests alle innerhalb normaler Grenzen lagen, hatte sie jeden Monat ein paar Tage, bevor ihre Periode einsetzte Schmierblutung mit hellem Blut, blutete während der eigentlichen Periode schwer und hatte ein paar Tage danach erneut Schmierblutung. Mit dem Einsetzen der Periode verspürte sie ein schweres, abwärts gerichtetes Krampfgefühl. Sophie war meist erschöpft und hatte eine Vorgeschichte mit niedrigem Blutdruck und Hämorrhoiden. Dies deutete darauf hin, dass Sophies Milzenergien einen Mangel aufwiesen.

James hatte auch eine grenzwertig niedrige Spermienzahl. Ich bat James, Nahrungsergänzungsmittel einzunehmen, darunter zwei Aminosäuren und eine relativ hohe Dosierung von Antioxidantien und Ginseng. Sophie kam alle zwei Wochen zu Akupunkturbehandlungen, bei denen ich ihre Milz tonisierte. Ich verschrieb ihr das Medikament Bu Zhong Yi Qi Tang, um das Milz-Qi zu kräftigen und anzuheben, das sie zwei Monate lang einnahm. Nach einem Monat hatte sie keine prämenstruelle Schmierblutung mehr und ihre Periode dauerte nur fünf Tage. Im nächsten Zyklus, bei ihrem zweiten monatlichen Besuch, hatte ihr Puls die charakteristische schnelle, glatte Qualität, die mir sagte, dass sie schwanger war. Sowohl Sophie als auch James kamen zu ihrem nächsten Termin, um zu bestätigen, dass sie ihr erstes Kind erwarteten.

Zusammenfassung

Veränderungen von Ernährung und Lebensweise, Erhöhung der Durchblutung, meditative Übungen, Kräuter-Nahrungsergänzungen und Stimulation von Akupunkturpunkten sind in der TCM die wirksamsten Mittel, um Ihre Fruchtbarkeit zu verbessern. Doch aus unterschiedlichen Gründen kann nicht jeder alle diese Veränderungen umsetzen. Stellen Sie sich ein Programm zusammen, mit dem Sie sich wohlfühlen und an das Sie sich vielleicht monatelang halten können. Jede dieser Methoden für sich allein wird Ihnen helfen, kombiniert man aber alle, so liefert dies meist die besten Ergebnisse.

TEIL III

Hilfe bei von der Schulmedizin diagnostizierten Unfruchtbarkeit

Wenn wir von Samen und Eiern besessen bleiben, sind wir mit dem fruchtbaren Tal der Mysteriösen Mutter verheiratet, aber nicht mit ihrem unermesslichen Herzen und ihrem allwissenden Geist.

Huahu Jing

Die Frauen, die zu mir kommen, sind meist umfassend über ihre speziellen medizinischen Probleme informiert. Sie können mir Details zu ihren FSH-Werten, Autoimmunproblemen, polyzystischen Ovarien und Eileiterblockaden, zu mangelnder Hypophysenfunktion oder einer unzureichenden ovariellen Reaktion auf Hormonpräparate geben. Da ich sowohl in westlicher als auch in östlicher Medizin ausgebildet bin, verstehe ich nicht nur, was ihre Fruchtbarkeitsstörungen bedeuten, sondern kann das Wissen aus beiden medizinischen Disziplinen anwenden, um die echten Probleme mit dem Ungleichgewicht in Energie- und Organsystem zu diagnostizieren und letztlich auszugleichen. Auf diese Weise kann ich eine Brücke zwischen der westlichen Schulmedizin und östlichen Behandlungsweisen schlagen, was zu einer besseren reproduktiven Gesundheit meiner Patientinnen und Patienten führt.

Die von mir empfohlenen Therapien für westlich diagnostizierte Zustände wie Lutealphasendefekt, höheres Alter der Mutter, PCOS, Endometriose, immunologische Probleme usw. basieren nicht nur auf alten chinesischen Heilmitteln, sondern auch auf modernen wissenschaftlichen Studien und klinischen Ergebnissen. Ja, die Akupunktur, Kräuter und Ernährungsempfehlungen gleichen Ihr Qi aus, verringern die Hitze oder tonisieren Ihre Nieren-Essenz. Doch die *Effekte* dieser Heilmittel bewirken eine Normalisierung der Hormonwerte, lassen Endometriose verschwinden oder beleben die Eierstöcke. Der Menstruationszyklus wird regelmäßiger sein und die Wahrscheinlichkeit der Empfängnis erhöht sich.

Die westliche Medizin hat für viele Frauen und Männer mit Kinderwunsch wahre Wunder bewirkt. Doch bei Millionen anderer bedeutet jeder Monat eine weitere Enttäuschung einer erfolglosen Behandlung. Manche Gesundheitszustände – wie unerklärliche Unfruchtbarkeit, schlechte ovarielle Reaktion und Probleme mit der Gebärmutterschleimhaut – werden von der Schulmedizin nur gelegentlich mit Erfolg behandelt. Und manchmal können die Medikamente schlimmer sein als das Problem selbst.

In vielen Fällen finden Männer und Frauen, die auf westliche Rezepte nicht angesprochen haben, ihre Antworten in den Praktiken der TCM. Natürlich kann die TCM nicht garantieren, dass jede Frau ein Kind bekommt; sie bietet jedoch einen Ansatz, den die westliche Medizin nicht kennt. Da dieser sich auf die Heilung Ihres reproduktiven Systems durch die Wiederherstellung der Gesundheit des gesamten Körpers konzentriert, ist es weitaus wahrscheinlicher, dass Sie dabei insgesamt mehr Gesundheit und Wohlbefinden erlangen.

Kapitel 9

Lutealphasendefekt: Nieren und Milz stärken

Progesteron ist die Nahrung für den Brutschrank des Körpers.

Unbekannt

Keine Fortpflanzungsphase ist ein isoliertes Ereignis. Wie bei allen anderen physiologischen Prozessen auch, hängt jede Phase vom reibungslosen Funktionieren des gesamten Systems ab. Dies gilt insbesondere für die Lutealphase des Fortpflanzungszyklus.

Probleme bei der Lutealphase betreffen nicht nur die Eizelle selbst, ihre Produktion oder sogar ihre Reise vom Eierstock durch den Eileiter zur Gebärmutter. Der Lutealphasendefekt (LPD) wirkt sich auf den „Brutschrank" des Körpers aus, indem er die Produktion und Reaktion der Gebärmutterschleimhaut des Uterus behindert, in die sich ein befruchtetes Ei einnisten soll.

Lutealphasendefekt: Diagnose und Wirkungen

Die meisten Infertilitätsspezialisten halten LPD für einen Mangel der Progesteronproduktion. Die Verabreichung von Progesteron führt aber nicht zur Heilung. Wir wissen daher, dass dies nicht der einzige Faktor ist. Einige Studien haben gezeigt, dass die Follikelentwicklung bei Frauen mit LPD gestört ist. Andere Studien haben eine Beeinträchtigung des FSH- oder LH-Spiegels als Ursache ausgemacht. Alle diese Faktoren können bei dieser Erkrankung eine Rolle spielen.

Ein Lutealphasendefekt kann auch bedeuten, dass die Ereignisse, die die Entwicklung der Gebärmutterschleimhaut signalisieren, nicht mit dem Rest des Hormonzyklus harmonieren. Damit eine Schwangerschaft eintreten kann, muss die Gebärmutterschleimhaut bereit sein, die befruchtete Eizelle zwischen vier und acht Tagen nach dem Eisprung aufzunehmen. Sollte das Endometrium früher oder später bereit sein, nimmt die Blastozyste es für die Einnistung als unempfänglich wahr und passiert unentdeckt. Wenn die Gebärmutterschleimhaut für die anfängliche Einnistung des Embryos bereit ist, müssen sich die Schleimdrüsen, die notwendig sind, damit der Embryo in der Gebärmutter kontinuierlich wächst, als Reaktion auf die Progesteronstimulation weiterentwickeln. Findet dieser Ablauf nicht reibungslos statt, ist oft das körpereigene Immunsystem dafür verantwortlich, dass die Schwangerschaft nicht fortschreitet.

Sollte Ihr Arzt LPD vermuten, wird dieser einen oder alle der folgenden Tests durchführen wollen:

1. *Messung des Plasmaprogesteronspiegels*, um zu sehen, ob Sie einen Eisprung hatten. Der normale mittlere LH-Bereich liegt bei 10 Nanogramm pro Milliliter oder mehr.
2. *Andere Hormontests* zur Messung von Prolaktin (zu viel Prolaktin kann die normale Ovulation beeinträchtigen) und Androgen (hohe Androgenwerte weisen auf PCOS, Hypothalamus- und/oder Hypophysenfehlfunktion hin).
3. *Endometrium-Biopsie oder Funktionstest des Endometriums*, um zu ermitteln, wie gut Ihre Gebärmutterschleimhaut auf die Einnistung einer befruchteten Eizelle vorbereitet ist. Liegt die Vorbereitung Ihres Endometriums mehr als zwei Tage außerhalb der normalen Kurve, deutet dies einen Lutealphasendefekt an.
4. *Vaginaler Ultraschall*, um die Dicke und Entwicklungsmuster der Gebärmutterschleimhaut zu dokumentieren und festzustellen, ob das dominante Eibläschen geplatzt ist.

Mehrere Anzeichen können Ihren Arzt dazu veranlassen, eine LPD zu vermuten, darunter eine Lutealphase von weniger als zwölf Tagen Dauer, Wechseljahresbeschwerden, niedrige Serumprogesteronwerte (weniger als 6 Nanogramm pro Milliliter) in der Mitte der Lutealphase und Schmierblutung vor der Menstruation.

Die Basaltemperatur kann auch herangezogen werden. Es ist allgemein anerkannt, dass Progesteron eine wärmende Wirkung hat und die BT um mindestens vier Zehntel Grad bis zu einem vollen Grad nach dem Eisprung steigert. Ein langsamer oder geringer Anstieg der Körpertemperatur nach der Ovulation kann auf eine ungenügende Progesteronproduktion hinweisen. Progesteronwerte und Basaltemperaturen sollten 14 Tage lang nach dem Eisprung erhöht bleiben. Die Progesteronwerte sind zur Mitte der Lutealphase am höchsten, etwa eine Woche nach der Ovulation. Falls der Gelbkörper nicht genug Progesteron erzeugt oder die Gebärmutterschleimhaut nicht reaktionsbereit ist, kann eine Schmierblutung auftreten, die BT sinken oder die Periode frühzeitig einsetzen.

Eine Behandlung von LPD beinhaltet möglicherweise den Einsatz von Medikamenten zur Stimulierung des Follikelwachstums und des Gelbkörpers oder von Arzneimitteln, die direkt auf das Endometrium wirken. Clomifen, FSH oder humanes Menopausengonadotropin (hMG) können eingesetzt werden, um das Follikelwachstum in verschiedenen Phasen des reproduktiven Zyklus zu fördern. Zur Behandlung von LPD wird häufig Clomifen benutzt, denn es erhöht die Produktion von Eibläschen und Gelbkörpern und in der Folge Progesteron, was die Qualität der Gebärmutterschleimhaut verbessern und/oder die Lutealphase des Zyklus verlängern kann. (Doch wie gesagt, in manchen Fällen kann dieses Medikament Einnistungsprobleme verstärken.) Eine Reihe von Injektionen mit hCG nach dem Eisprung können Gelbkörper und Gebärmutterschleimhaut zusätzlich unterstützen.

Die Progesteronbehandlung dient der Reifung einer richtig vorbereiteten Uterusschleimhaut und wird in der Regel zwei bis drei Tage nach dem Eisprung begonnen. Progesteron kann in Pillenform, als Vaginalzäpfchen oder -gel oder durch intramuskuläre Injektion verabreicht werden. Bei manchen Frauen wird synthetisches Progesteron jedoch in eine Dopaminähnliche Substanz umgewandelt, wodurch sie sich müde, benommen und desorientiert fühlen.

Die östliche Sichtweise

Die östliche Sicht der Lutealphase berücksichtigt die Wechselbeziehung zwischen den anderen vier Phasen des Fortpflanzungszyklus. Sie erinnern sich vielleicht aus Kapitel 5, dass Phase I die follikuläre, östrogen-dominierte Yin-Phase ist, in der ein dominanter Follikel im Eierstock zum Wachstum und der Freisetzung seiner Eizelle angeregt wird. Dann, während der Ovulation (Phase II), erreicht Yin seinen Höhepunkt und verwandelt sich in Yang, aber *nur*, wenn Qi, Blut, Yin und Yang optimal funktionieren. Phase III ist die Lutealphase, die vom Yang-Hormon Progesteron gesteuert wird. Die wärmende Yang-Energie bereitet die Gebärmutterschleimhaut zur Aufnahme der befruchteten Eizelle vor. Diese Phase kann nur gut gehen, wenn das Yin aus Phase I beim Eisprung zu Yang gewandelt wird (Phase II). Phase IV ist die prämenstruelle Phase, welche vom Leber-Qi gelenkt wird, das die Yang-Energie wieder in Yin zurückverwandelt, und Phase V ist das menstruelle, Blutungs- oder Nullstadium (in der die Hormone ruhen), in dem Yin und Yang ausgeglichen sind.

In den meisten LPD-Fällen ist das Progesteron – das Hormon, das von Nieren-Yang und Milz-Qi gesteuert wird – niedrig. Daher sind diese beiden Elemente bei LPD fast immer zu kräftigen. Darüber hinaus müssen auch die anderen Phasen in Harmonie sein, damit Progesteron freigesetzt werden kann. In Phase I und während der Ovulation müssen ausreichend hormonelle Vorläufer (chemische Bausteine des Hormons) vorhanden sein und es darf kein Hindernis – mechanisch, anatomisch oder energetisch – vorliegen, damit die Lutealphase harmonisch verläuft.

Laut TCM kann es viele Gründe für einen Lutealphasendefekt geben. Dazu gehören:

- Nicht genug Yin in Phase I, um in Yang (Ni Yi-) umgewandelt zu werden
- Blutstase (Bl X)
- Leber-Qi-Stagnation (Le Qi X)

- Ungenügend Nieren-Yang oder Milz-Qi, um die Lutealphase (Ni Yan-/Mi-) zu fördern oder aufrechtzuerhalten
- Kalte Gebärmutter (KG)

Jeder dieser Gründe erfordert unterschiedliche Behandlungsarten, um die Energien des Körpers auszugleichen. Hier kann die richtige Musterunterscheidung den Unterschied beim Behandlungsergebnis machen.

Die BT-Kurve einer Frau kann eine Unausgewogenheit in der Lutealphase aufzeigen. Bei einer Form der LPD zum Beispiel verlaufen die Temperaturen während der Follikelphase normal, die fruchtbare Zervikalflüssigkeit erscheint und der Zykluscomputer sagt, dass der Eisprung stattgefunden hat. Allerdings steigt die BT weniger stark, wie dies nach der Ovulation der Fall sein sollte. Wenn die BT-Kurve steigt, sinkt und wieder steigt (Abb. 11), deutet diese hufeisenförmige Kurve Probleme mit der Gelbkörperfunktion an.

In der TCM weist dieses Muster oft auf Nieren-Yang- (Ni Yan-) oder Milz-Qi-Mangel (Mi-) hin. Mitunter erscheint dieses Muster auch bei Blutstase (Bl X) oder feuchtem Hitzestau (FH), besonders beim Auftreten von Endometriose.

MI – Milz-Qi-Mangel

Milz-Qi-Mangel ist auf irgendeiner Ebene fast immer an LPD beteiligt. Eine Frau mag feststellen, dass sie in der Zeit des Eisprungs besonders erschöpft ist. Sie kann in der Lutealphase spontan schwitzen oder neigt vielleicht zu Unterleibskrämpfen und Durchfall. Ebenso kann sie eine Vorgeschichte mit niedrigem Blutdruck haben. Sie merkt immer, dass sie ihre Tage bekommt, weil ihr Stuhl locker wird. Während der Periode blutet sie stark, aber das Blut

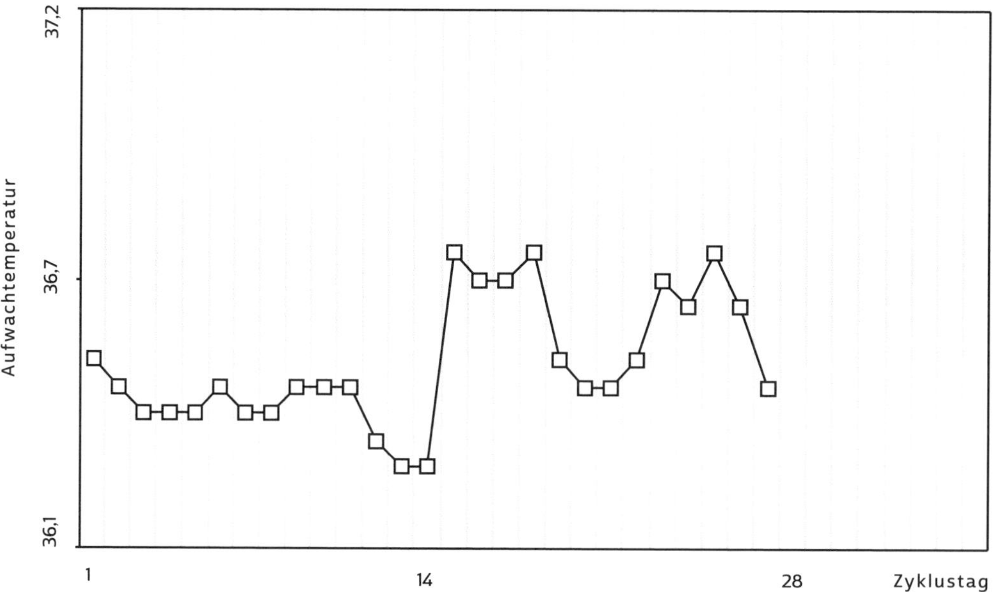

Abb. 11: BT-Kurve – Lutealphasendefekt

ist eher dünn und wässrig und hat eine fast rosa Farbe. Ihre Energie ist in dieser Zeit besonders gering. In Anlehnung an die Diagnose-Checklisten in Kapitel 4 passt diese Frau in die Kategorie Milz-Qi-Mangel: Es ist nicht genügend Milz-Qi vorhanden, um das Nieren-Yang zu unterstützen. So entsteht der LPD. Wenn wir dieser Frau einfach Progesteron verabreichen, sei es mit westlichen oder östlichen Mitteln, gehen wir nicht die Wurzel ihres Problems an. Man könnte ihr Progesteron-Ergänzungsmittel geben oder Kräuter wie Chinesische Engelwurz einsetzen, um das Blut zu stärken, und auch das brächte keine Reaktion. Die einzige Möglichkeit, ihren Mangel zu beheben, ist die Förderung des Milz-Qi. Diese Frau sollte Heilkräuter wie zum Beispiel Ginseng (*Ren Shen*), Speichelkrautwurzel (*Bai Zhu*), Yamswurzelknollen (*Shan Yao*) und Astragaluswurzel (*Huang Qi*) nehmen, welche Milz-Qi aufbauen. Sie sollte auch ihre Ernährung verändern: möglichst keine kalten, rohen Lebensmittel essen und auf Süßes und raffinierte Kohlenhydrate verzichten. Außerdem könnte sie Akupressur anwenden, um Milz-Qi-Punkte wie Ma 36 (Dritter Weiler am Fuß) und Ren 6 (Meer des Qi) zu fördern. Befolgt man diese Ernährungsempfehlungen, nimmt man die Kräuter ein und regt die Milz-Qi-Punkte an, sollte sich die Lutealphase von allein wieder einpendeln, was eine Empfängnis dieser Frau ermöglicht.

NI-YAN – Nieren-Yang-Mangel

Nieren-Yang-Mangel ist im Falle von LPD ebenso verbreitet. Bei Nieren-Yang-Mangel bleibt die Basaltemperatur während der Follikelphase niedriger, als sie sollte. Das Problem liegt darin, dass nicht genug Yang vorhanden ist, um einen Anstieg zu bewirken (siehe Abb. 12).

Einer Frau mit Nieren-Yang-Mangel ist immer kalt, vor allem nachts hat sie kalte Füße. In der Mitte des Zyklus kommt es zu planmäßigem (und vielleicht sogar viel) Vaginalaus-

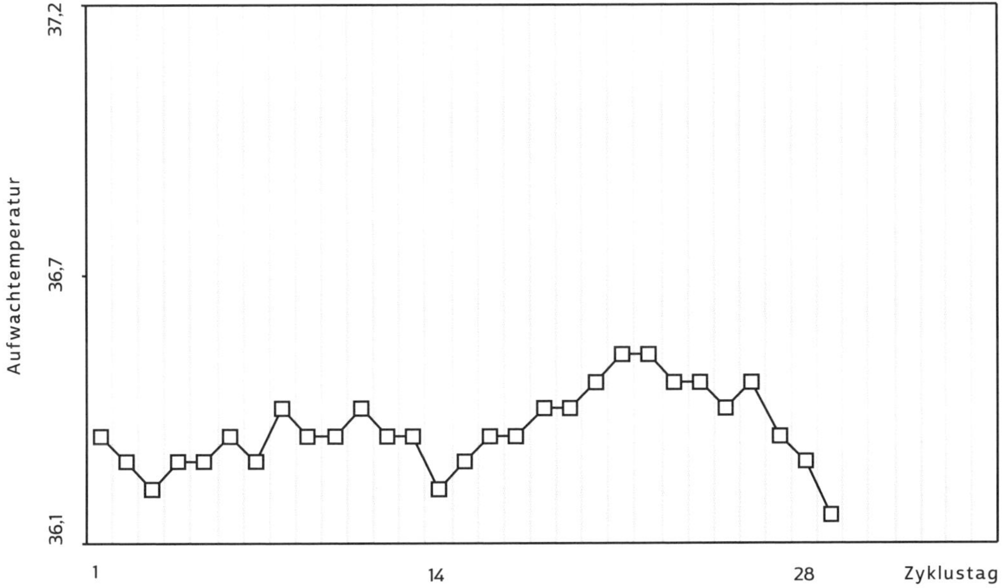

Abb. 12: BT-Kurve – Lutealphasendefekt verursacht durch Nieren-Yang-Mangel (Ni Yan-)

fluss. Der Eisprung findet statt, aber sie hat fast kein sexuelles Verlangen, sodass sich der Geschlechtsverkehr wie eine lästige Pflicht anfühlt. Ihre BT steigt nie sehr stark an – die Basiswerte vor und nach der Ovulation differieren nur im Bereich der 2. Stelle hinter dem Komma. Der Rücken dieser Frau ist fast immer schwach und fühlt sich zeitweise schmerzhaft an. Sie schläft gut, muss aber mindestens ein- oder zweimal pro Nacht aufstehen, um Wasser zu lassen. Manchmal hat sie etwa eine Woche vor der Periode eine Schmierblutung. Dass sie ihre Tage bekommt, merkt sie meist daran, dass ihr Rücken mehr schmerzt als sonst. Ihr Stuhlgang ist am Morgen, an dem die Blutung einsetzt, etwas locker.

In Hinblick auf die Diagnose-Checklisten trifft bei dieser Frau am ehesten das Nieren-Yang-Mangel-Szenario zu. (Sie hat auch einige Symptome von Milz-Qi-Mangel, doch wenn das Nieren-Yang erschöpft ist, „borgt" es sich gelegentlich etwas von den Milzenergien. Überlappende Symptome sind verbreitet.) Nieren-Yang-Mangel lässt sich beheben, indem man Aktivitäten reduziert, die das Nierensystem belasten. Die Traditionelle Chinesische Medizin würde dieser Frau empfehlen, ihren Konsum von Koffein und anderen Stimulanzien, einschließlich Alkohol, Zigaretten oder pflanzlichen „Muntermachern" wie Ephedra (*Ma Huang*) einzuschränken. (Nikotin ist ein ernster Fruchtbarkeitskiller. Frauen, die schwanger werden wollen, sollten keinerlei Nikotin konsumieren, auch nicht Kaugummis oder Pflaster. Und Passivrauchen beeinträchtigt die Fertilität fast ebenso, als würde man selbst Zigaretten rauchen.) Für eine Frau mit Nieren-Yang-Mangel ist es ebenfalls wichtig, nicht zu viel Sport zu treiben und zu viel zu arbeiten und genug zu schlafen.

Ernährungsumstellung kann auch dazu beitragen, das Nieren-Yang zu erhöhen. Diese Frau sollte Lebensmittel wählen, die das Nierensystem tonisieren, wie schwarze Bohnen, Hülsenfrüchte, Algen, Petersilie, Tofu, Himbeeren, Walnüsse, Wildreis, Spirulina, Weizenkeime und Weizengras. Viele dieser Lebensmittel sind reich an Vitamin B6, das bei LPD helfen kann, denn es steigert die Progesteron- und senkt erhöhte Prolaktinwerte. Grüne Bohnen, Maulbeeren, Hirse und nicht hormonell behandeltes Bio-Fleisch helfen ebenso wie schwarze Sesamsamen, Gojibeeren, Adzukibohnen, Gelatine, Esskastanien und Mais. Eine Ergänzung der Ernährung mit zusätzlichem Vitamin B6 und L-Arginin kann angezeigt sein und manche Frauen mit geringer Libido finden DHEA hilfreich. Auch wenn frische Ananas nicht zu den Yang-Lebensmitteln zählt, kann ihr Verzehr bei der Einnistung helfen.

Zu den hilfreichen Kräutern gehören Guttapercharinde (*Du Zhong*), Elfenblumenkraut (*Yin Yang Huo*), Chinesische Kardenwurzel (*Xu Duan*), Teufelszwirnsamen (*Tu Si Zi*), Morindawurzel (*Ba Ji Tian*) und Asphaltkleefrüchte (*Bu Gu Zhi*). Silberkerzenwurzelstock (*Sheng Ma*) vermehrt das Yang-Qi in der Lutealphase ebenso. Asphaltkleefrüchte tonisieren das Yang bei gleichzeitigem Milz-Qi-Mangel. Falsche Einhornwurzel (*Helonias dioica*) gilt als Gebärmutterstärkungsmittel, denn sie regt die hormonellen Vorläufer dazu an, die Progesteronfreisetzung auszulösen. Sie verbessert überdies die Progesteronproduktion und mäßigt die Menstruation. Die Akupunkturpunkte Ni 7 und Ren 4 sollten angeregt werden.

KG – Kalte Gebärmutter

Der Zustand, den man als „kalter Schoß" bezeichnet, bedeutet in erster Linie, dass der Uterus nicht auf die erwärmende Wirkung des Progesterons anspricht. Meiner Erfahrung nach haben Frauen mit dieser Störung gewöhnlich einen Nieren-Yang-Mangel (Ni Yan-), der oft mit Blutstase (Bl X) einhergeht. Etwa eine Woche nach dem Eisprung spüren sie, dass sie diesen Monat ihre Tage bekommen. Es kann sich um ein flatterndes Gefühl oder einen Krampf in dem Bereich handeln, in dem sie ihre Gebärmutter vermuten. Außerdem kann die Temperatur zu dieser Zeit sinken. Ihr Unterbauch, unterhalb des Bauchnabels, kann sich kühler anfühlen als der Rest des Körpers.

Falls die Gebärmutter kalt ist, besteht die Lösung darin, sie anzuwärmen. Man kann den Blutfluss zum Uterus mit Oberschenkelmassage (siehe Seite 93-94) und mit Qigong-Atemtechniken (siehe Seite 94-95) steigern. Legen Sie vor dem Eisprung eine Wärmflasche oder ein Heizkissen auf den Unterbauch. Es hilft auch, warme Mahlzeiten einzunehmen. Man kann alle Akupunkturpunkte im Unterbauch (Ren 3, Ren 4, Ren 6, Ma 29, Ma 30 und Zigong) stimulieren sowie Ni 7, um das Nieren-Yang zu tonisieren, und Mi 8, um eine Blutstase zu lösen.

Andere an LPD beteiligte Faktoren behandeln

Wie bereits erwähnt, gibt es andere endokrine Faktoren, die die Lutealphase beeinflussen. Falls zum Beispiel in der Follikelphase nicht ausreichend Yin besteht, erreicht das Yin nicht den Scheitelpunkt, der zur Umwandlung in Yang erforderlich ist. (Nach der westlichen medizinischen Terminologie ist nicht genug Östrogen vorhanden, um den Gebärmutterhals vorzubereiten, den Eisprung auszulösen oder das Endometrium für die Einnistung zu verdicken.) In diesem Fall gibt es Anzeichen eines Yin-Mangels und der Zyklus der Frau ist meist verlängert. Das zeigt sich im BT-Kurven-Muster gleichbleibend niedriger Temperaturen mit möglichen Zickzackschwankungen, die auf Leber- und/oder Herzfeuer hinweisen (siehe Abb. 13).

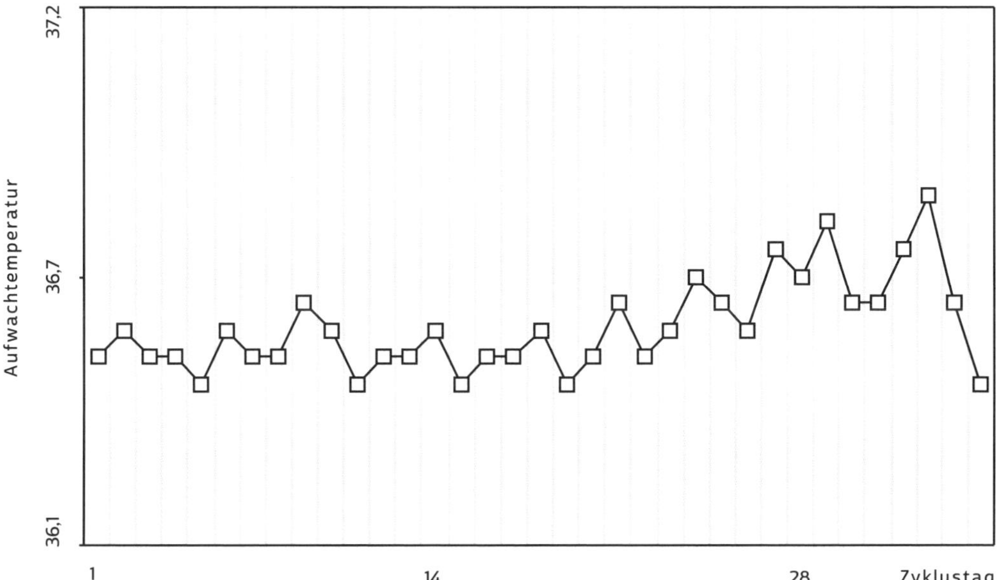

Abb. 13: BT-Kurve – Lutealphasendefekt hervorgerufen von Nieren-Yin-Mangel (Ni Yi-) und Leber- und Herzfeuer

Die chinesische Medizin versucht, das zugrunde liegende Ungleichgewicht zu beheben, das für die mangelnde Progesteronproduktion des Körpers verantwortlich ist. Wenn Sie in die Kategorie Lutealphasendefekt fallen oder denken, dass Sie nicht ausreichend Progesteron produzieren, empfehle ich auch die Verwendung einer natürlichen Progesteron-Creme, die wie vom Hersteller empfohlen nach dem Eisprung zweimal täglich auf die Haut aufgetragen wird. (Transdermale Cremes mit anderen Kräutermischungen scheinen nicht so effektiv zu sein.) Meine Patientinnen tragen die Progesteroncreme in der Lutealphase nur drei Zyklen hintereinander auf und setzen dann einen Monat aus.

Wenn Progesteron und Clomifen nicht die Antwort sind

Einige moderne „Unfruchtbarkeitsdiäten" empfehlen den Verzehr von Yams in der ersten Hälfte des Zyklus, um das Progesteron in der zweiten Hälfte zu erhöhen. Yams soll wie eine natürliche Form von Clomifencitrat wirken (das in den unterschiedlichen Stadien im Zyklus einer Frau östrogen und antiöstrogen agiert), was den Eierstock stärker stimuliert, sodass mehr Eibläschen produziert werden. Chinesische Yamswurzelknolle (*Dioscorea rhizoma, Shan Yao*) wird als Qi-Ergänzungsmittel eingestuft und kommt häufig bei gynäkologischen Störungen zum Einsatz. Frauen, bei denen Nieren-Yang- (Ni Yan-) oder Milz-Qi-Mangel (Mi-) diagnostiziert wurde, sprechen gewöhnlich recht gut auf die Einnahme von Clomifen an, und auch auf den Konsum von Chinesischem Yams. Doch diejenigen, bei denen eine andere Art von Unausgewogenheit besteht, werden weder auf Clomifen noch auf Yams positiv reagieren. Tatsächlich könnten beide möglicherweise mehr schaden als nützen.

So werden zum Beispiel Frauen, bei denen Leber-Qi-Stagnation (Le Qi X) mit Hitze diagnostiziert wurde, nicht mit Clomifen schwanger. Ihr System befindet sich bereits unter zu viel Stress und Clomifen kräftigt das Yang-Qi weiter, was den inneren Druck noch verstärkt. Der Körper kann mit der Intensivierung des Qi auf engem Raum nicht umgehen. Diese erhöhte Kraft erzeugt eine toxische Umgebung, die für die Einnistung ungünstig ist, unabhängig von der Höhe des Progesteronwerts. Ihre Temperaturen springen wie verrückt umher (siehe Abb. 14); jeder sieht, dass dies kein harmonisches Muster ist, sondern eines, bei dem stagnierendem Leber-Qi zu viel Yang hinzugefügt wurde.

Wenn Frauen mit Leber-Qi-Stagnation und Hitze durch inneren Druck Clomifen nehmen, spüren sie oft nur die negativen Nebenwirkungen, wie zum Beispiel Kopfweh, Hitzeempfindung, Schwitzen und Gereiztheit. Außerdem wird es umso unwahrscheinlicher, dass sie schwanger werden. Frauen mit schweren prämenstruellen Symptomen sollten auch kein Clomifen erhalten, da sie höchstwahrscheinlich bereits ausreichend Progesteron produzieren. Falls eine Frau, die in diese Kategorie passt, dennoch Clomifen verschrieben bekommt, sollte man TCM anwenden, um das Qi zu verbessern, den inneren Druck zu senken und so dem Clomifen eine Chance auf Erfolg geben. Das Akupunkturrezept könnte Le 2, Le 3, Di 4, Di 11 und Mi 10 umfassen, die nur bei Clomifen-Einnahme *vor dem Eisprung* stimuliert werden, nicht danach. Einige dieser Punkte, wie Di 4, werden nicht während der Schwangerschaft verwendet.

Andererseits äußern sich bei Frauen mit Nieren-Yin-Mangel (Ni Yi-) verstärkt die antiöstrogenen Eigenschaften bei Einnahme von Clomifen, wie zum Beispiel Nachtschweiß,

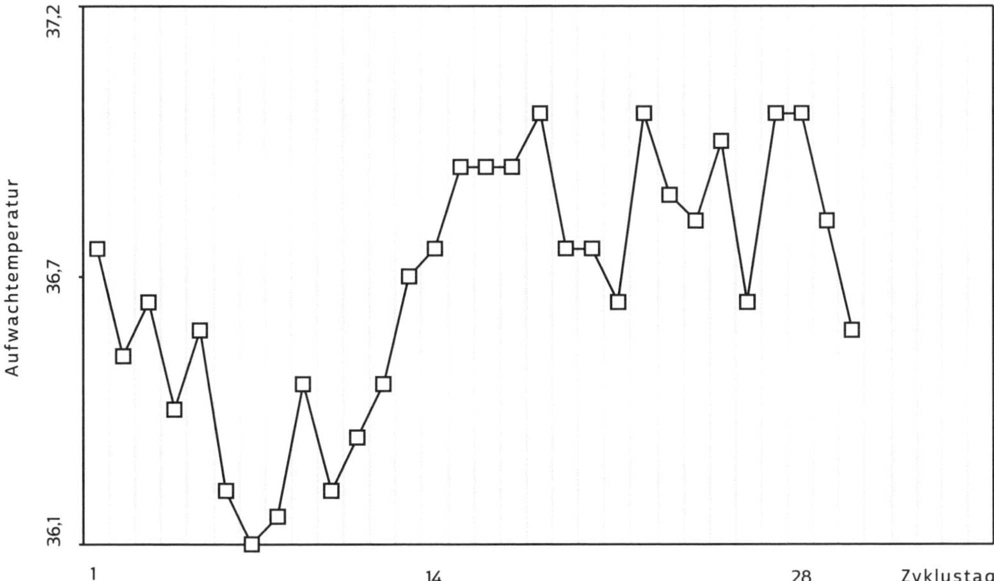

Abb. 14: BT-Kurve – Wirkung von Clomifen bei einer Frau, bei der Leber-Qi-Stagnation (Le Qi X) mit Hitze (^H) diagnostiziert wurde

geringere Zervikalflüssigkeit und dünne Uterusschleimhaut. In diesem Fall würden wir Akupunkturpunkte wie Mi 6 und Ni 3 nutzen, um das Yin zu nähren, und Mi 10 und Di 11, um Hitze zu entfernen, und/oder Kräuter wie die „Anemarrhena-, Phellodendrum- und Rehmannia-Pille" (Zhi Bai Di Huang Wan), um das Yin zu kräftigen und die Hitze aufzulösen.

TCM in der Praxis: Stephanies Geschichte

Stephanie kam in meine Praxis, nachdem sie neun Jahre lang versucht hatte, schwanger zu werden. Man hatte bei ihr unerklärliche Unfruchtbarkeit und möglichen LPD diagnostiziert. Sie hatte bereits einmal acht Monate lang erfolglos Clomifen eingenommen. Dann hatten sie und ihr Ehemann vier Zyklen lang versucht, den Eisprung mit intrauterinen Inseminationen auszulösen – ohne Erfolg. Schließlich nahmen sie ihre ganzen Ersparnisse und versuchten eine IVF-Behandlung. Sie sprach gut auf die Medikamente an und produzierte einige reife Follikel. Drei wurden in ihre Gebärmutter übertragen, aber es kam zu keiner Schwangerschaft. Letztendlich adoptierten Stephanie und ihr Mann ein Kind.

Nachdem sie einen meiner Vorträge gehört hatte, rief Stephanie zögernd in meiner Praxis an, um sich zu erkundigen, ob es eine Chance gäbe, schwanger zu werden (sie war fest davon überzeugt, dass dem nicht so war). Sie wollte sich keine Hoffnungen machen und sagte nicht einmal ihrem Mann, dass sie zu einem Beratungsgespräch ging. Ihr diagnostischer Fragebogen ergab ein Muster mit schlechten Essgewohnheiten und Anfällen von Bauchkrämpfen und Durchfall, was als Reizdarmsyndrom diagnostiziert worden war. Sie war die meiste Zeit müde, führte dies aber auf ihr kleines Kind zu Hause zurück. Sie gab jedoch zu, sich nicht erinnern zu können, jemals energiegeladen gewesen

zu sein. Stephanies Anamnese umfasste Symptome wie schnell zu Blutergüssen zu neigen, Hämorrhoiden und prämenstrueller loser Stuhl. Ihre Periode beschrieb sie von der Blutmenge als gering und wässrig in der Konsistenz. Sie hatte niedrigen Blutdruck und ihr wurde schwindelig, wenn sie schnell aufstand.
Bei meiner Untersuchung stellte ich fest, dass ihr Puls von der Qualität her fein und weich und ihre Zunge blass und leicht geschwollen war, mit Zahnabdrücken an den Seiten und einem schleimigen Belag. Ich bat sie, einige Monate lang ihre BT zu überwachen, und bei ihrem nächsten Besuch brachte sie einige Jahre alte Kurven mit, die sie früher geführt hatte (Abb. 15).

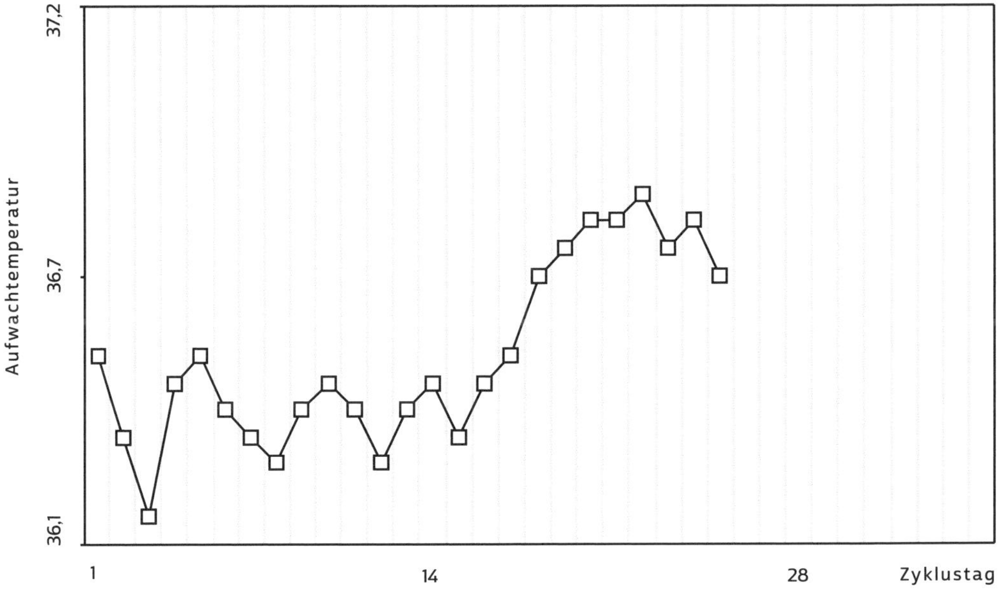

Abb. 15: Stephanies BT-Kurve – Lutealphasendefekt

Auf Basis ihrer Krankengeschichte, ihrer aktuellen körperlichen Anzeichen und ihrer früheren BT-Kurven war Stephanies Diagnose ein Lutealphasendefekt, erzeugt durch Milz-Qi-Mangel. Ich schlug ihr vor, als ersten Schritt ihre Ernährung umzustellen, also weniger raffiniertes Junkfood zu essen und kohlensäurehaltige Limonaden zu meiden. Außerdem schlug ich ihr vor, ihre Nahrung mit Vitamin B6 zu ergänzen.

Zur Steigerung des Milz-Qi verabreichte ich Stephanie eine Kräuterarznei mit Ginsengwurzel (*Ren Shen*), Astragaluswurzel (*Huang Qi*), Kiefernschwamm (*Fu Ling*) und Speichelkrautwurzel (*Bai Zhu*). Außerdem gab ich ihr zweimal im Monat Akupunkturbehandlungen, eine vor und eine direkt nach dem Eisprung, um ihr Qi zu fördern und auf das reproduktive System in der Zeit zu konzentrieren, wenn es am wirkungsvollsten war. Ich fokussierte ihre Behandlungen überwiegend auf das Konzeptionsgefäß und den Milz- und Magenkanal, wobei Ma 36, Ren 6, Mi 6 und Ni 7 stimuliert wurden.

Mit Beginn der Behandlung verbesserten sich Stephanies Symptome fast sofort. Sie fühlte sich energiegeladener, ihre Verdauung verbesserte sich und das Menstrualblut wurde röter und reichlicher. Ihre BT-Kurve zeigte ebenfalls Veränderungen (Abb. 16). Schon zwei Monate nach Beginn der Behandlung wurde Stephanie schwanger. Ihre BT-Kurve zeigte das typische Muster der Schwangerschaft (Abb. 17). (Solch ein Temperaturmuster benötigen Sie, um schwanger zu werden.) Stephanie brachte neun Monate später ein gesundes Mädchen zur Welt.

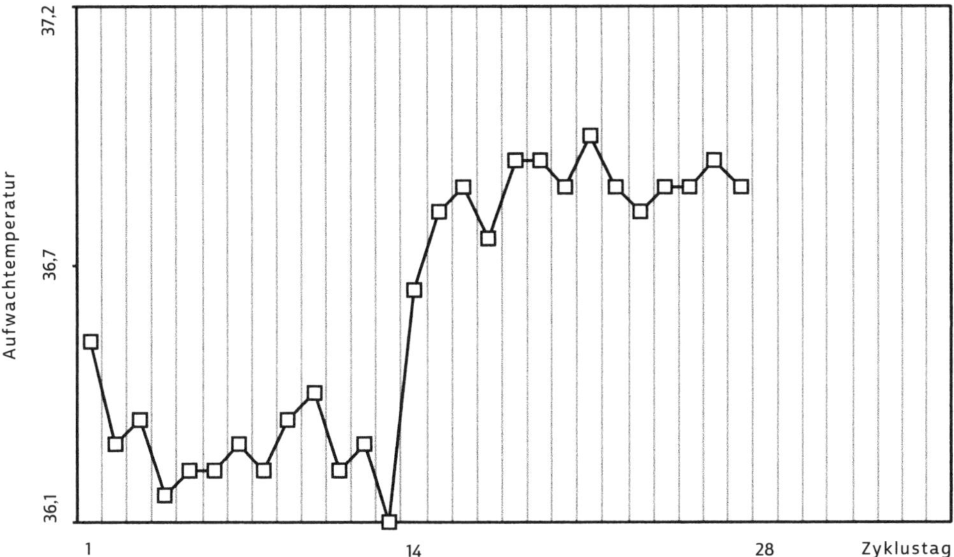

Abb. 16: Stephanies BT-Kurve – Lutealphasendefekt verbessert

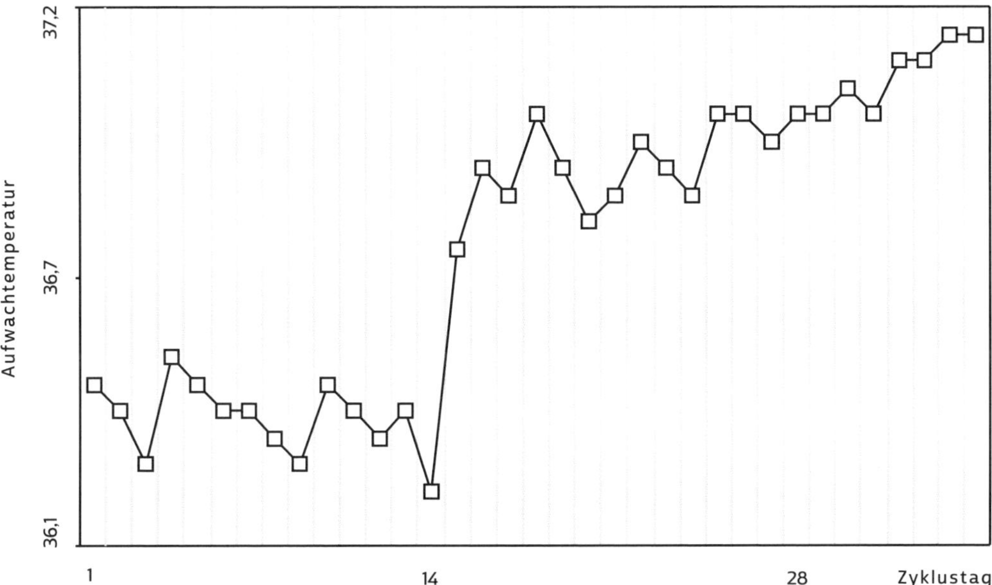

Abb. 17: Stephanies BT-Kurve – typisches Schwangerschaftsmuster

Kapitel 10

Höheres Alter der Mutter (bitte lesen, wenn Sie über 35 sind)

Ich erinnere mich daran, als ich im Wartezimmer einer Praxis saß ... und eine Frau – sie war Mitte 40 und hatte alles versucht, um schwanger zu werden – mir erzählte, dass einer der Ärzte einen Blick auf ihre Krankenakte geworfen hatte und meinte: „Was machen Sie hier? Sie vergeuden Ihre Zeit." Es war so grausam. Sie hatte diesen letzten Hoffnungsschimmer. Wie furchtbar war es, diese Hoffnung zu zerstören?

Nancy Gibbs, „Making Time For A Baby", *Time*, 15. April 2002

Das *Neijing* erzählt von einem Dialog zwischen dem Gelben Kaiser und einem alten taoistischen Lehrer namens Chi-Po. Der Gelbe Kaiser fragte: „Warum gibt es die Medizin?" Chi-Po antwortete: „Weil die Menschen sich von ihren Wurzeln (dem Tao) abgetrennt haben." Po hätte auch antworten können, dass die Medizin existiert, um uns zu helfen, länger zu leben. Die meisten Formen der Medizin haben im Laufe der Geschichte versucht, die Lebenserwartung zu verbessern. Die Chinesen glauben, dass Langlebigkeit eng mit der inneren Harmonie verbunden ist, die uns ein erfülltes, gesundes Leben ermöglicht. Wenn die Harmonie in irgendeiner Weise gestört ist, führt dies zu Krankheit und einer kürzeren Lebensspanne.

Das Gleiche gilt für unsere reproduktive Lebensspanne, die etwas kürzer ist als unsere chronologische. Für Frauen sind die reproduktiven Jahre durch zwei Übergangsriten gekennzeichnet: die erste und die letzte Regelblutung. Dazwischen aber, das wird jede Frau bestätigen, verändert sich der Menstruationszyklus ständig. Er ist wie das Meer, in dem jede Welle anders ist und ihre Form durch Hunderte verschiedener Faktoren geprägt wird. Den Monatszyklus einer Frau beeinflussen physiologische, emotionale, mentale und spirituelle Faktoren. Die konventionelle westliche Medizin behandelt zwar den physischen Körper, tut jedoch wenig, um ihr gesamtes Gleichgewicht wiederherzustellen. Hier bietet die chinesische Medizin weitaus mehr, vor allem wenn die „Wellen" der reproduktiven „Gezeiten" einer Frau verebben und sie sich dem Klimakterium nähert.

Viele in der westlichen Reproduktionsmedizin glauben, dass das Alter der einzige Faktor ist, der die Gesundheit der Eierstöcke bestimmt. Medizinische Studien kommen zu dem Schluss, dass unsere Eierstöcke immer weniger gesunde Eizellen produzieren, wenn wir unsere Dreißiger erreichen. Mit vierzig Jahren, so sagt man uns, haben wir kaum noch eine Chance, eine unbeschädigte, gesunde Eizelle zu produzieren, die befruchtet werden kann. Wie die Frau, die Nancy Gibbs zu Beginn dieses Kapitels erwähnt, sagt man den meisten Frauen, wenn sie Mitte 40 sind, dass sie ihre Zeit verschwenden, wenn sie schwanger werden wollen. Doch diese Behauptungen über den altersbedingten Rückgang der Fruchtbarkeit zu glauben, ist wie zu glauben, dass das Einzige, was die Entstehung einer Welle beeinflusst, die Menge des Wassers ist, das sie enthält. Sicherlich bringt der natürliche Prozess des Alterns bei jedem Menschen eine gewisse Abnahme der Fruchtbarkeit mit sich. Aber es gibt viele Faktoren, die uns helfen können, unsere Fruchtbarkeit unabhängig von unserem Alter zu erhalten. Der Ozean unserer Fruchtbarkeit trocknet nicht aus, er wird nur still. Und mit Hilfe kommt er wieder in Bewegung.

Ich vergleiche die derzeitige Auffassung der westlichen Medizin über Fruchtbarkeit und Alterung mit der Auffassung, die sie früher über Bewegung und Alterung hatte. Vor zwanzig Jahren sagte man uns, es sei ganz natürlich, dass unsere Muskeln schwächer werden, unsere Knochen schrumpfen, unsere Reflexe nachlassen und unsere Fähigkeiten mit dem Alter abnehmen. Doch dann entdeckten die Forscher, dass Senioren, die weiterhin Herz-Kreislauf- und Kraftübungen machten, ein höheres Maß an Kraft, Knochenmasse und Beweglichkeit beibehalten konnten. Sie fanden auch heraus, dass Senioren, die sich gesund ernährten und ein aktives soziales Leben hatten, wacher und gesünder waren und ihre Fähigkeiten auf dem Niveau von viel jüngeren Menschen behielten. Heute erkennen die Ärzte an, dass der körperliche Verfall, den sie mit dem Altern in Verbindung brachten, weniger mit der Biologie zu tun hat als mit Bewegungsmangel, schlechter Ernährung und fehlender geistiger Anregung.

Auch die Fruchtbarkeit einer Frau wird unabhängig von ihrem Alter von vielen Faktoren beeinflusst. Versteht man, welche Energien mit der Reifung abnehmen, kann dies helfen, die jugendliche Energie wiederherzustellen und im Wesentlichen die reproduktive Uhr zurückzudrehen. Mit etwas Hilfe sollten wir in der Lage sein, unsere reproduktive Gesundheit und Langlebigkeit zu verlängern.

Die Wahrheit über unsere Eizellen

Unsere Eierstöcke und die Millionen von Eizellen darin sind schon angelegt, bevor wir geboren werden. In der Perimenopause (definiert als die Zeit etwa zehn Jahre vor dem

Ausbleiben der Menstruation) befinden sich noch Tausende von Eizellen in den Eierstöcken. Wieso nimmt also mit zunehmendem Alter die Fruchtbarkeit ab und die Wahrscheinlichkeit von defekten Eizellen zu?

Gewiss wird die in unseren Eizellen enthaltene DNA mit zunehmendem Alter weniger stabil und die Eizellen einer Frau sind mit 32 Jahren in der Regel „gesünder“ als mit 40. Doch im Gegensatz zu dem, was uns die westliche Medizin weismachen will, haben die Eizellen einer Frau kein „Verfallsdatum“. Sie reagieren auf ihre Umgebung genauso wie der Rest unserer Körpersysteme. Diese Information ist ein zweischneidiges Schwert – unsere Eierstöcke und Eizellen reagieren negativ auf schlechte Ernährung, Medikamente, Toxine und Stresshormone, aber sprechen auch positiv auf eine gesunde Ernährung und einen reinen Lebensstil an.

Letztendlich reagieren unsere Eizellen nicht aufgrund des Alters weniger gut, sondern wegen *hormoneller Schwankungen*. Diese Fluktuationen beginnen im Hypothalamus, der „Hormonzentrale“ des Gehirns. Der Hypothalamus steuert die GnRH-Spiegel, die ihrerseits die Hypophyse veranlassen, FSH freizusetzen, was wiederum unsere Eierstöcke dazu anregt, Eibläschen zu entwickeln, Eizellen reifen zu lassen und diese freizusetzen, Progesteron zu produzieren usw. Wenn wir uns jedoch dem mittleren Alter nähern, gerät unser Hormonhaushalt ins Wanken. Die HHG-Achse (Hypothalamus-Hypophyse-Gonaden-Achse) – das unsichtbare Netzwerk hormoneller Verbindungen, das unseren Reproduktionsstatus bestimmt – wird weniger stabil. Der Körper kümmert sich mehr um die Aufrechterhaltung seiner anderen Systeme und weniger um das reproduktive System. Infolgedessen erschöpfen die Eierstöcke und werden weniger berechenbar. Die in ihnen enthaltenen Eizellen sprechen nicht mehr so gut auf FSH an. Immer mehr Eizellen durchwandern den Eierstock und gehen in den „Ruhezustand“ oder in Atresie, wo sie nicht mehr auf hormonelle Botschaften reagieren. Doch ich möchte betonen: *Die Eierstöcke verfügen nach wie vor über genug Follikel, während diese neuroendokrinen Veränderungen stattfinden.*

Das follikelstimulierende Hormon ist nur eines von vielen Hormonen und Neurochemikalien, die zur Produktion gesunder Eizellen erforderlich sind. Die meisten Frauen wissen, wie lange es dauert, bis eine Eizelle im Eierstock entsteht, freigesetzt wird (Ovulation), zur Gebärmutter gelangt und dann entweder befruchtet oder bei der Menstruation abgestoßen wird. Dieser Zyklus dauert für die meisten Frauen zwischen 25 und 31 Tage; sein Rhythmus ist für mehr als 30 Jahre die Basis unseres Lebens. Doch tatsächlich dauert es an die 150 Tage, bis eine Eizelle aus einem Follikel im Ruhezustand zu einer ausgewachsenen Eizelle heranwächst, die bereit ist, freigesetzt zu werden.

In der Tat werden die Eibläschen aus dem Pool der ruhenden Follikel fast ein Jahr vor dem Eisprung ausgewählt, um biologisch aktiv zu werden. Dann, etwa fünf Monate vor dem Eisprung, wird das 0,03 mm große Eibläschen dazu ausersehen, seine Größe zu verdoppeln (auf etwa 0,06 mm) und ein Primärfollikel zu werden. Ungefähr 120 Tage vor dem Eisprung verdoppelt es erneut seine Größe, wenn es das Sekundärstadium erreicht. Das Eibläschen durchläuft dann die sogenannte präantrale und antrale Phase, in denen es das Aussehen einer kreisrunden Kammer annimmt und in ungefähr 65 Tagen von etwa 0,12 mm auf etwa 1 mm wächst. Im Laufe von fünf Monaten hat der Follikel seine Größe vervierfacht und viele Stadien der Zellteilung durchlaufen.

In diesem Zeitraum (bevor das Eibläschen FSH-Signale von der Hypophyse erhält), reagiert der Follikel auf hormonregulierende Faktoren im Eierstock selbst. Ein wichtiger Faktor, der Einfluss auf die Gesundheit der Eierstöcke nimmt, heißt „insulinähnlicher Wachstumsfaktor" und ist auch der Vorläufer zum Wachstumshormon, des sogenannten *Human Growth Hormone* (*HGH*), das von der Thymusdrüse ausgeschüttet wird. Andere hormonelle Faktoren in den Eierstöcken haben Namen wie zum Beispiel Bindeprotein für insulinähnlichen Wachstumsfaktor, Interleukin, Tumornekrosefaktor, Inhibin, Endothelwachstumsfaktor und Aktivin. Diese ovariellen Wachstumsfaktoren tragen zur Bestimmung des möglichen Fruchtbarkeitspotenzials der Eizelle bei.

Während der Zeit, in der ein Follikel seine Eizelle entwickelt, bereiten diese Regulatorproteine ihn darauf vor, gesund und reaktionsfähig zu sein.

Nur in den letzten zwei bis drei Wochen seines Zyklus durch den Eierstock wird das Eibläschen dominant. Während der Auswahlphase, die etwa zehn Tage dauert, aktiviert der Follikel Mechanismen, mithilfe derer er beginnt, auf FSH zu reagieren. Nun wächst das Eibläschen auf das Doppelte seiner vorherigen Größe, steigt an die Oberfläche des Eierstocks und wird zu einem Östrogen produzierenden Follikel. Dann erfüllt er seinen Hauptzweck und setzt seine Eizelle frei, die den Eierstock verlässt und sich den Eileiter hinunterbewegt, auf der Suche nach seiner Chance, befruchtet zu werden. Der Follikel beendet seinen Lebenszyklus, indem er seine eigene Hormondrüse wird, Gelbkörper genannt, die das Progesteron ausschüttet, welches zur Aufrechterhaltung einer Schwangerschaft nötig ist, falls die Eizelle befruchtet wird.

Stellen Sie sich die potenzielle Energie vor, die für diese großartigen Leistungen der Follikel erforderlich ist! Es ist nicht verwunderlich, dass schon eine kleine Störung in dieser komplizierten Kette von hormonellen und physiologischen Vorgängen unsere Fruchtbarkeit beeinträchtigen kann. Und das Alter ist nur einer der Faktoren, die dieses empfindliche Gleichgewicht stören können.

Die Wirkungen des Alterns auf unsere Fruchtbarkeit

Eine Frau in ihren 40ern erhält wegen ihres Alters und dem „schlechten" Zustand ihrer Eierstöcke von der westlichen Medizin oft keine Chance auf eine künstliche Befruchtung. Es kann tatsächlich sein, dass sie auf die durch künstliche Befruchtungen zugeführten Hormone nicht so gut anspricht wie jüngere Frauen, weil ihre Eizellen weniger empfänglich für die hormonelle Stimulation geworden sind. Sie produziert wohl weniger Eizellen und deren äußere Kapsel kann härter sein, was ihr Potenzial zur Befruchtung verringert. Eizellen, die befruchtet werden, können während der frühen embryonalen Entwicklung mehr Einschlüsse (Abfallprodukte der Mitochondrien) aufweisen. Nicht so viele befruchtete Eizellen erreichen die (fünftägige) Blastozystenphase, weniger von ihnen sind fähig zur Einnistung und noch weniger durchlaufen die volle Embryonalentwicklung. Daher ist es statistisch gesehen unwahrscheinlicher, dass eine Frau über 40 ein Kind bekommt, und man rät ihr zu alternativen Wegen, Mutter zu werden. Ihr Reproduktionsendokrinologe sagt ihr, dass die Eizellen von schlechter Qualität sind, und rät ihr dringend, die Eizellen einer jüngeren Spenderin zu verwenden. Diese Technik erhöht ihre Chancen auf ein Baby (und damit die Erfolgsquote ihres Arztes) erheblich. Aber auch mit Spendereizellen haben ältere Frauen eine geringere Chance, schwanger zu werden. Das Problem bei allen künstlichen Befruchtungen ist nicht nur die Qualität der Eizellen, die eine ältere Frau produziert: Das echte Problem ist, dass der einzige Teil des hormonellen Prozesses, der durch die künstliche Befruchtung angegangen wird, die letzten paar Wochen der Reise der Eizelle vom anfänglichen Follikel zum freigesetzten Ei ist.

Es stimmt, dass der vielmonatige Prozess der Follikelentwicklung mit zunehmendem Alter anfällig für Störungen wird. Dies hat jedoch drei sehr spezifische und messbare Ursachen. Erstens: Wenn wir uns nicht gut um unseren Körper kümmern, kann keine Reproduktionstherapie unseren Mangel an Gesundheit wettmachen. Damit die Saat aufgeht, müssen sowohl das Feld als auch das Saatgut die Voraussetzungen an Fruchtbarkeit besitzen. Wenn Frauen schwanger werden wollen, sollten sie sich gesund ernähren, Sport treiben und den Stresspegel in ihrem Leben reduzieren.

Zweitens: Wenn unser Körper altert, beginnt der Blutfluss zu den Eierstöcken rapide abzunehmen. Nähern wir uns der Menopause, ist die ovarielle Durchblutung etwa fünfmal geringer als in der Blütezeit unserer Reproduktion. Die Follikelflüssigkeit enthält steigende Werte des Endothelwachstumsfaktors, dasselbe chemische Element, das in einem geschädigten Herzen zu finden ist. Es signalisiert dem Körper, dass das Follikelgewebe zu wenig Blutfluss erhält. (Die bessere Durchblutung eines jeden Organs fördert seine Funktion und das gilt auch für die Eierstöcke und die darin befindlichen Eizellen. Akupunktur und Akupressur sind die einzigen bekannten Methoden zur Verbesserung des Blutflusses zu den Eierstöcken.)

Drittens: Wie bereits erwähnt, fluktuieren die Hormonwerte einer Frau mit zunehmendem Alter mehr. Der Mangel an Kommunikation zwischen dem Gehirn, der Hypophyse und den Eierstöcken macht die Eibläschen resistent und sie hören nicht mehr auf das FSH – nicht überraschend, denn die armen Eierstöcke sind durch mangelnde Durchblutung unterversorgt. Der Versuch, die unterernährten Follikel dazu zu bringen, sich zu Eizellen zu entwickeln, ist wie der Versuch, einen hungernden Ochsen dazu zu bringen, härter zu arbeiten. Er braucht nicht mehr Peitschenhiebe, er braucht mehr Futter! Leider werden die FSH-produzierenden Chemikalien, die bei der künstlichen Befruchtung eingesetzt werden, keine bessere Reaktion hervorrufen als das eigene FSH einer Frau.

Die logische Annahme ist: Wenn wir den Körper einer Frau dazu bringen könnten, zu einem jugendlicheren Hormonhaushalt und Blutfluss zurückzukehren, würden die Eierstöcke auf dieselbe Art Eizellen produzieren und freisetzen, wie sie es taten, als wir jünger waren. Dies wurde in einer kürzlich durchgeführten wissenschaftlichen Studie bestätigt, in der die Eierstöcke älterer Ratten, die ihren Eisprung eingestellt hatten, in hormonell jugendliche Rattenkörper transplantiert wurden. Sobald die Eierstöcke der älteren Ratten in die hormonell jugendliche Umgebung der jüngeren Ratten gebracht wurden, wurden die alten Eierstöcke wieder ovulationsfähig.

Wenn Frauen in ihren Vierzigern schwanger werden wollen, müssen sie ihren verbleibenden Tausenden von Eizellen mehr hormonellen Nährstoff und Blutfluss zuführen. Die westliche Medizin hat versucht, dies mit Injektionen von Hormonen zu erreichen, die unsere Eierstöcke extrem stimulieren sollen. Dieser Ansatz beschäftigt sich allerdings nicht mit den Grundursachen von altersbedingter Infertilität: Ungleichgewichten in der HHG-Achse, verminderter Blutfluss zu den Eierstöcken und die innere Umgebung, die die Follikelentwicklung in den Monaten vor dem Eisprung beeinflusst. Zum Glück stellen die Techniken der chinesischen Medizin erwiesenermaßen die Kommunikation zur HHG-Achse wieder her und nähren die Eierstöcke. Das Ergebnis sind eine üppige Hormonproduktion und die richtige Follikelreaktion.

Wie geben wir der HHG-Achse die nötige Aufmerksamkeit, damit sie ihren vollen reproduktiven Schwung entfaltet? Glücklicherweise sind alle Schritte zum Zurückdrehen der reproduktiven Uhr natürlich. Leider braucht die Verjüngung des reproduktiven Systems aber Zeit. Ältere Frauen können jedoch dem gesamten reproduktiv-psychoneuroendokrinologischen System etwas mehr Aufmerksamkeit schenken und so das Ergebnis erreichen, das der Körper einer jungen Frau mühelos bietet. Mithilfe der TCM sind wir nicht nur in der Lage, die Aufmerksamkeit des Körpers auf das Mittelhirn, die Hypophyse, die Eierstöcke und die Gebärmutter zu lenken, sondern auch geistige, mentale und emotionale Gesundheit zu bewirken. Diese ist erforderlich, um gesunde Eizellen zu produzieren, geeignete Bedingungen für ihre Befruchtung zu schaffen und eine einladende Umgebung in der Gebärmutter zu fördern, damit die Eizelle eingepflanzt werden kann, zu einem Fötus heranwächst und bis zur Geburt ausgetragen werden kann.

Die chinesische Sichtweise auf das Altern

Richten Sie Ihre Aufmerksamkeit erneut auf drei der Sondermeridiane, die in Kapitel 3 vorgestellt wurden – das Durchdringungs-, Konzeptions- und Lenkergefäß. In der TCM sind diese drei Meridiane gleichbedeutend mit der HHG-Achse. Die Energien, die durch diese Meridiane fließen, werden erfüllt, wenn ein Mädchen ihre Menarche erreicht, und sie werden geschwächt, wenn eine Frau in die Menopause kommt. (Statistisch gesehen ist der Eintritt in die Wechseljahre umso später, je früher eine junge Frau ihre erste Menstruation hat.) Die reproduktive Zeitspanne einer Frau ist in erster Linie eine Funktion des ihr zugrunde liegenden angeborenen Ursprungs-Qi, der lebenslangen Essenz der Niere, die wir bei der Geburt haben und die im Laufe des Lebens durch Milz-Qi ergänzt werden kann.

Das Durchdringungsgefäß entspringt in der Gebärmutter, ist für die Menstruationsfunktion verantwortlich und regelt die Hormonzyklen. Die Energien der Konzeptions- und Lenkergefäße – das Yin und Yang des Drüsensystems – entstehen im Durchdringungsgefäß. Die inhärenten Funktionen dieser Meridiane sind die Grundkräfte unserer inneren Natur, die die genetische Gesundheit, Zellteilung, Weiterentwicklung, Reifung und den Verfall bestimmen. Laut dem *Neijing* verringert sich die Nieren-Essenz einer Frau, wenn sie ihr 49. Jahr erreicht, ihre Menses hören auf und *dann* kann sie keine Kinder mehr bekommen. Wir alle verfügen über ein bestimmtes reproduktives Energiepotential, das die hormonellen Fluktuationen und schließlich deren Rückgang steuert. Doch selbst das *Neijing* räumt ein, dass unser Fortpflanzungspotenzial nicht festgelegt ist, sondern bestimmten umweltbedingten und internen Faktoren unterliegt, die den Rückgang unserer Fruchtbarkeit aufhalten oder beschleunigen können.

Der übliche Prozess des reproduktiven Übergangs von einem fruchtbaren zu einem unfruchtbaren Zustand erstreckt sich über viele Jahre. Im Idealfall sollte es eine sanfte Entwicklung von einer energetischen Konzentration auf das Selbst (Präpubertät) zu einer energetischen Konzentration auf die Fortpflanzung (Menarche) und schließlich zu einer nach außen gerichteten energetischen Verschiebung in Richtung Weisheit (Menopause) sein.

Dieser Übergang findet auf physiologischer, psychischer und seelischer Ebene statt. Die körperlichen Auswirkungen dieser sich wandelnden Energien beginnen, sobald ein Mädchen in die Menarche eintritt, wenn das Hormonsystem strahlt und das Durchdringungsgefäß überschäumt. Danach erscheinen die Regelblutungen wie eine Flut, wenn der Uterus sich von einem Vollmond zum anderen füllt und leert. Sobald die reproduktive Zeitspanne einer Frau sich dem Ende nähert, werden die Energien von der Gebärmutter über Durchdringungs- und Konzeptionsgefäß auf das Herz übertragen. Eine Frau bewegt sich von einem Zustand der Prokreation (repräsentiert durch das Nierensystem) zu einem Zustand der Weisheit (repräsentiert durch das Herz). Dies lässt sich buchstäblich als Energieübertragung beobachten.

Wenn sich unser Körper gegen diesen Energieübergang vom Uterus zum Herzen wehrt, erscheinen durch diese aufsteigenden Energien unter Druck Hitzeanzeichen wie Hitzewallungen und Nachtschweiß. Gereiztheit entsteht durch den blockierten Qi-Fluss. Das Nierensystem wird erschöpft und kann das Knochenwachstum nicht mehr unterstützen, was zu Osteoporose führt. Wenn man die Menopause mit TCM behandelt, erfolgt dieser Übergang reibungslos und vollständig. Behandeln wir altersbedingte Fertilitätsfaktoren, unterbrechen wir diesen Übergang und halten ihn auf, regeln die Hormone und lassen sie funktionieren, als wären wir wieder jung.

Zwei spezielle Bereiche werden vom Alterungsprozess des Reproduktionssystems einer Frau beeinträchtigt: Niere und Milz. Behandelt man sie mit Akupunktur, Ernährungs- und Lebensweiseumstellungen und Kräutern, kann man oft die Uhr zurückdrehen und ein höheres Maß an Fruchtbarkeit gewinnen.

Das Nierensystem

In der chinesischen Medizin ist das Nierensystem der Sitz unserer genetischen Konstitution und die Grundlage aller anderen Stoffwechselprozesse. Die Nieren diktieren Wachstum und Entwicklung. Sie sind für die Knochen- und Zahnbildung und die gesamte Gehirnfunktion verantwortlich. Sie steuern Wasserhaushalt und -ausscheidung. Das Nierensystem unterstützt und verbindet das reproduktive System, das Skelettsystem und das neurologische System sowie das Drüsensystem. Die Nieren liefern Essenz für die Gebärmutter und Menstruation. Wenn die Nieren-Essenz erschöpft wird, beginnt bei Frauen die Menopause. Die Sondermeridiane, welche die endokrinen Beziehungen lenken, lassen sich nicht vom Nierensystem trennen. Die Zeichen und Symptome einer abnehmenden Nierenfunktion entsprechen einem tatsächlichen Rückgang in den Hormonwerten. Wenn sich das Nierensystem bei einer Frau mit zunehmendem Alter abschwächt, zeigt sie Symptome, zu denen Zeichen von Nieren-Yin-Mangel (Ni Yi-), Nieren-Yang-Mangel (Ni Yan-) oder beidem gehören. Wie

Sie sich wohl aus Kapitel 4 erinnern, umfassen Zeichen und Symptome von Nieren-Yin-Mangel (Ni Yi-):

- Niedrige Östrogenwerte
- Nachtschweiß
- Hitzewallungen
- Trockenheit der Scheide
- Schwäche im unteren Rücken
- Muskelschmerzen
- Knieprobleme
- Ohrgeräusche
- Schwindelgefühl
- Wenig fruchtbarer Zervikalschleim
- Übermäßige Angst
- Dunkle Ringe unter den Augen
- Spärliche Menstruation
- Eine Zunge ohne Belag und mit glänzendem oder geschältem Aussehen

Zu den Symptomen von Nieren-Yang-Mangel (Ni Yan-) gehören:

- Ein schmerzender oder schwacher unterer Rücken, der sich tendenziell vor der Menstruation schlimmer anfühlt
- Nachts kalte Füße
- Allgemeines Kältegefühl
- Geringe Libido
- Häufige, wässrige oder nächtliche Blasenentleerung
- Übermäßige Angst
- Frühmorgendlicher loser, dringender Stuhlgang
- Profuser Vaginalausfluss
- Trübes Menstrualblut
- Menstruationskrämpfe, die bei Wärme besser werden
- Eine feuchte, blasse Zunge

TCM in der Praxis: Charlottes Geschichte

Charlotte war 41, als sie zum ersten Mal in meine Praxis kam. Sie war Diät- und Ernährungsberaterin, hatte kürzlich einen Gynäkologen geheiratet und zum zehnten Mal eine erfolglose hormonell stimulierte IUI hinter sich. Sie hatte nicht das Gefühl, dass sie zufriedenstellende Ergebnisse bei ihrem Reproduktionsendokrinologen erhielt, und suchte mich auf, weil ihre Freundin durch meine Hilfe schwanger geworden war. Dennoch war Charlotte skeptisch, ob ich ihre Situation verbessern könnte. Ihr Mann ließ sie auf der Suche nach Alternativen gewähren, unterstützte aber ihre Entscheidung nicht.

Charlotte hatte die Diagnose Zervixstenose (verengter Gebärmutterhals) erhalten. Wegen ihres höheren Alters wurden eine hormonelle Stimulation und eine IUI durchgeführt. Ihre größte Sorge waren allerdings ihre „alternden" Eizellen, die, wie sie vermutete (und ihr Arzt bestätigte), für das Ausbleiben der Empfängnis verantwortlich waren. Sie hatte jeden Monat ihren Eisprung, doch keinen fruchtbaren Zervikalschleim und keine Reaktion des Gebärmutterhalses auf die hormonelle Stimulation. Die Inseminationen waren stets schmerzhaft (sowie erfolglos), denn ihr Muttermund war bei der Ovulation geschlossen.

Charlotte hatte alle Zeichen und Symptome von Nieren-Yin- und Nieren-Yang-Mangel: vor der Periode Schmerzen im unteren Rücken, schwache Knie, nächtliche Blasenentleerung, geringe Libido, keine Zervikalflüssigkeit usw. Ihr Gebärmutterhals reagierte nicht auf die hormonelle Stimulation, da sie nicht über das endokrine Gleichgewicht verfügte, das notwendig ist, um die zahlreichen körperlichen Veränderungen für eine erfolgreiche Ovulation, Befruchtung, Einnistung und Schwangerschaft zu organisieren. Ich begann, sie mit Akupunktur und Kräutern zu behandeln, um das Nierensystem zu stärken. Sie nahm Varianten der Kräuterarzneimittel „Sechs-Bestandteile-Pille mit Rehmannia" (Liu Wei Di Huang Wan), „Acht-Bestandteile-Pille mit Rehmannia" (Ba Wei Di Huang Wan) und „Vier-Arzneien-Dekokt mit Curculigo" (Si Wu Tang mit Xian Mao) sowie Elfenblumenkraut (*Yin Yang Huo*) und die fünf Samen – Chinesische Wildhimbeere (*Fu Pen Zi*), Bocksdornfrüchte (*Gou Qi Zi*), Asiatische Wegerichsamen (*Che Qian Zi*), Teufelszwirnsamen (*Tu Si Zi*) und Spaltkörbchen (*Wu Wei Zi*). Ich akupunktierte die Punkte Ni 3, Ni 7, Ren 3, Ren 4, Ren 6, Zigong, Ma 30 und die *Incisura intertragica* am Ohr. Charlotte war die meiste Zeit ihres erwachsenen Lebens Vegetarierin gewesen, was den Yang-Aspekt ihrer Nierenschwäche verschlimmerte (und somit das Nieren-Yin und Yin beeinträchtigte), also bat ich sie, mehr Yang tonisierende Lebensmittel zu essen wie Walnüsse.

Nachdem ihr Nierensystem zwei Monate lang tonisiert wurde, produzierte Charlotte Zervikalschleim und nach drei Monaten, als eine Insemination durchgeführt wurde, war ihr Muttermund weit offen. Sie empfing im gleichen Monat. Ihr Puls veränderte sich nach der Empfängnis dramatisch und wir wussten, dass sie schwanger war, noch ehe sie das Ergebnis des Urin-Schwangerschaftstest sah.

Behandlungen der westlichen Medizin hatten einfach nur die Ausprägung ihres Problems behandelt statt die Ursache. Als wir die Wurzel der Unausgewogenheit angingen, wurde Charlotte schwanger. (Selbst Charlottes Mann, der Gynäkologe, gab zu, dass die Akupunktur- und Kräuterbehandlungen letztlich den Unterschied machten.) Sie hatten danach ein zweites Kind, diesmal ohne Hormonstimulation oder Inseminationen.

MI – Milz-Qi-Mangel

Die Milzenergien schwächen sich mit dem Alter ebenso ab wie die der Nieren und gehen der Schwächung der Nieren oftmals voraus. Da die Milz die Nieren-Essenz unterstützt, müssen beide Organsysteme für eine optimale reproduktive Gesundheit in gutem Zustand bleiben. Der erste Hinweis darauf, dass die Milzfunktion abnimmt, ist Erschöpfung. Wir scheinen einfach mehr Energie zu benötigen, um die gleiche Menge an Arbeit zu erledigen, als noch vor ein paar Jahren. Um unsere Ermüdung zu bekämpfen, greifen viele von uns zu Koffein, was das Gehirn künstlich belebt und uns erlaubt, mit etwas mehr Energie zu arbeiten. Koffein selbst liefert dem Körper jedoch keine zusätzliche Energie. Es borgt sie einfach – genau – von den Nieren. Wenn die Nieren von Koffein und anderen Stressfaktoren strapaziert sind und gleichzeitig Menstruation, Hormonfunktionen, das Skelettsystem, das neurologische System und das Drüsensystem leiten sollen, wer leidet dann wohl? Die Fortpflanzung – ein Ablauf, der für das Überleben des Körpers nicht notwendig ist.

Ein weiteres Zeichen für die Abnahme der Milzenergien ist erkennbar, wenn unsere Haut schlaff wird, unsere Brüste sich senken, Venen auf der Hautoberfläche erscheinen, wir Hämorrhoiden bekommen und unser Uterus in die Blase fällt. Wir müssen öfter pinkeln. Unser Blutdruck schwankt. Unsere Verdauung und Ausscheidung werden empfindlicher. Die Progesteronwerte sinken in der Lutealphase. Die Periode kommt früher und geht oft mit dünnem Stuhl einher. Unser Stoffwechsel verändert sich. Selbst unsere Schutzmechanismen beginnen zu schwächeln. Wir reagieren stärker auf unsere Umgebung und erkälten uns öfter. Klingt wie eine ziemlich genaue Beschreibung des Alterungsprozesses bei Frauen, nicht wahr? Zum Glück kann die Stärkung unserer Milzenergien helfen, diese unangenehmen Zeichen des Alterns umzukehren.

Behandlung von altersbedingter Abnahme der Fruchtbarkeit

Um unsere Chancen zu verbessern, nach dem 40. Lebensjahr schwanger zu werden, müssen wir zunächst dafür sorgen, dass unser Körper auf dem Höhepunkt seiner Leistungsfähigkeit und Gesundheit gehalten wird. Wir wissen, dass unsere allgemeine Fähigkeit zur Zellreparatur und Widerstandsfähigkeit sich durch die Verbesserung unserer Umwelt, Sport, den Abbau von Stressfaktoren, mehr Bio- und Vollwertkost und die Einnahme geeigneter Nahrungsergänzungsmittel und Kräuterpräparate beeinflussen lässt. Daher sind die richtigen Ernährungsweisen und Übungsprogramme die erste Maßnahme, um Ihren Fertilitätsquotient zu erhöhen und reproduktive Stärke zu bewahren.

Selbst die westliche Medizin erkennt die Bedeutung dieser zwei Faktoren bei der reproduktiven Gesundheit. In *Definition & Character of Reproductive Aging & Senescence* stellen R. G. Godsen und C. E. Finch fest: „Auch diätetische und endokrine Maßnahmen können den Alterungsprozess der Eierstöcke verlangsamen." Eine Studie in *Biological Reproduction* (Nelsen, Godsen und Felicio 1985) berichtete, dass die Verabreichung einer kalorienarmen Ernährung an Nagetiere das Verschwinden von Eibläschen in den Eierstöcken verlangsamte. Vollwertkost, die Milz, Nieren und das Blut nährt (siehe spezielle Ernährungsempfehlungen unten sowie in Kapitel 6), wird zur Wiederherstellung der Vitalität beitragen, ebenso wie der Verzicht auf Alkohol, Koffein und Nikotin. Jede Form von Aufputschmitteln lässt uns vorzeitig altern. Tatsächlich wird geschätzt, dass selbst mäßiger Tabakkonsum den Beginn des Klimakteriums um bis zu drei Jahre vorverlegt und die Häufigkeit von Follikelatresie (die dazu führt, dass mehr Eizellen in die Ruhephase gehen, anstatt freigesetzt zu werden) um 7 Prozent erhöht. Moderater Sport mindestens dreimal pro Woche hilft, die Durchblutung zu den inneren Organen zu verbessern, und erhöht den Haut- und muskuloskeletalen Tonus.

Zusätzlich zur Erhöhung der Gesamtgesundheit unserer Zellen sollten wir auch Methoden einsetzen, um die Energien von Milz und Niere zu tonisieren. Unten finden Sie einige Empfehlungen, wie Sie Ihr Fortpflanzungssystem sowie Ihren Milz-, Nieren- und Durchdringungsmeridian kräftigen können. Doch daneben sollten Sie auch Ihre Gesamtgesundheit fördern. Treiben Sie regelmäßig Sport. Schlafen Sie genug. Bewahren Sie eine positive Einstellung. Verbinden Sie sich mit Ihrer inneren Quelle.

Fühlen Sie sich im Einklang mit einer wohlwollenden Natur. Sie tun alles, was Sie können, um die Empfängnis auf natürliche Weise geschehen zu lassen. Lassen Sie der Natur ihren Lauf, während Sie Ihren Körper in seinen natürlichen Zustand der Gesundheit und Fruchtbarkeit zurückführen.

Ernährung und Nahrungsergänzungen

Ernährung

- Vermeiden Sie Junkfood, Koffein, Tabak, Limonaden, Süßstoffe und raffinierte Kohlenhydrate.
- Falls möglich, vermeiden Sie Milchprodukte, rohes Gemüse und kalte Lebensmittel.
- Essen Sie auch kein Fleisch oder tierische Produkte, die mit Wachstumshormon behandelt wurden. Dazu gehören viele Fleisch- und Milchprodukte sowie Eier aus dem Supermarkt. Kaufen Sie am besten in Bioläden oder direkt auf Bio-Höfen ohne Massentierhaltung.
- Essen Sie alles, was zur Tonisierung von Niere und Milz (siehe Kapitel 6) empfohlen wird. Ergänzen Sie Ihre Kost mit Gelée royale, blaugrünen Algen, Weizengras und Chlorella.

Nahrungsergänzungen

- Coenzym Q10 (CoQ10) – dieses Ergänzungsmittel wird gewöhnlich bei Herz-Kreislauferkrankungen verwendet. CoQ10 hilft, die Funktion der Mitochondrien, also der Kraftwerke der Zelle, zu unterstützen und zu verbessern. Eines der Kennzeichen des Alterns ist die Schädigung der mitochondrialen DNA, verursacht durch den Sauerstoff-Stoffwechsel und das Auftreten von freien Radikalen im System. Diese Schädigung trägt nachweislich auch zur altersbedingten Abnahme der Eizellenqualität bei. Eine Möglichkeit, die Zellfunktion zu verbessern, besteht darin, die Nahrung mit Enzymen wie CoQ10 zu ergänzen. Antioxidantien (Vitamin C, E, A, Zink und Selen) und Superantioxidantien (Pycnogenol) helfen auch, Schäden durch freie Radikale an Zellmitochondrien zu verhindern.
- Wachstumshormon (hGH) – viele Frauen nehmen hGH-Analoga wie zum Beispiel insulinähnlichen Wachstumsfaktor (ein Vorläufer zum Wachstumshormon, das mit dem Alter natürlich abnimmt), um die Qualität und Menge ihrer Eizellenproduktion zu steigern. Doch die Wirksamkeit der Methode ist nicht wissenschaftlich nachgewiesen. Einige Firmen stellen Produkte her, die die Hypophyse dazu anregen sollen, mithilfe von Aminosäuren wie L-Arginin, Glycin, L-Ornithin HCl, L-Glutamin, L-Lysin und Rinderkolostrum mehr hGH zu produzieren. Wachstumshormon ist nicht als Nahrungsergänzung erhältlich, weil das Molekül oral nicht absorbiert werden kann. Es ist als verschreibungspflichtige Injektion verfügbar.

- Dehydroepiandrosteron (DHEA) – einige Studien haben gezeigt, dass DHEA (ein Hormonbaustein) sich statt des Wachstumshormons einsetzen lässt, um die ovarielle Reaktion zu fördern. Eine in *Human Reproduction* (2000) publizierte Studie berichtete, dass die zweimonatige Einnahme von 80 mg DHEA am Tag die Reaktion auf die Stimulation der Eierstöcke bei jeder Frau in der Studie verbesserte. Die Eierstöcke der Frauen, die DHEA nahmen, sprachen besser auf die gonadotropischen Medikamente an.

HINWEIS: Frauen, die erhöhte Werte männlicher Hormone haben, sollten kein DHEA einnehmen.

- L-Arginin – eine in *Human Reproduction* (1999) veröffentlichte Studie fand erhöhte ovarielle Reaktionen, endometriale Empfänglichkeit und Häufigkeit der Schwangerschaft bei IVF-Patientinnen, die täglich große Dosen (16 g) von L-Arginin, einer Aminosäure, einnahmen. Diese Studien wurden nicht bei Frauen wiederholt, die einen natürlichen Zyklus haben, doch die Reaktion bleibt gleich: erhöhter Blutfluss zu den Eierstöcken. Ich empfehle den Frauen meist eine Dosis von nicht mehr als 4 g L-Arginin am Tag.

Die Energieausgleich durch Akupunktur, Akupressur und Massage

- Führen Sie die in Kapitel 6 beschriebene Oberschenkelmassagetechnik durch, um mehr Blutfluss zu Eierstöcken und Uterus zu lenken.
- Wenden Sie an Gebärmutter und Eierstockpunkten am Unterbauch täglich Akupressur, Magnet- oder Lichttherapie an.
- Massieren Sie jeden Tag die endokrinen (*Incisura intertragica*) und reproduktiven Organpunkte (*Fossa triangularis*) am Ohr.
- Stimulieren Sie jeden zweiten Tag die Akupressurpunkte, um Niere und Milz zu tonisieren (siehe Kapitel 7).

Kräutertherapien

Folgende Heilkräuter helfen, Blut, Qi und Nieren zu stärken. Wenn man sie außerdem für das richtig diagnostizierte Muster (siehe oben und Kapitel 4) nimmt, können sie die FSH-Werte mit verringern. In Kapitel 8 finden Sie weitere Informationen zu den besonderen Eigenschaften dieser Kräuter.

- Astragaluswurzel (*Huang Qi*)
- Ginseng (*Ren Shen*)
- Mönchspfefferbeere (*Vitex trifolia*)
- Falsche Einhornwurzel (*Helonias dioica*)
- Chinesische Engelwurz (*Dang Gui*)
- Elfenblumenkraut (*Yin Yang Huo*)

- Chinesische Kardenwurzel (*Xu Duan*)
- Speichelkrautwurzel (*Bai Zhu*)
- Yamswurzelknollen (*Shan Yao*)
- Guttapercharinde (*Du Zhong*)
- Glockenwinde (*Dang Shen*)
- Chinesische Wildhimbeere (*Fu Pen Zi*)
- Teufelszwirnsamen (*Tu Si Zi*)
- Japanische Kornelkirsche (*Shan Zhu Yu*)

Hier sind drei besondere Kräuterpräparate, die in der TCM für eine altersbedingte Abnahme der Fruchtbarkeit verschrieben werden.

Zwei-Unsterbliche-Dekokt – angezeigt bei Symptomen der Perimenopause wie Amenorrhoe, Hitzewallungen, Nachtschweiß, Abgeschlagenheit, Depression, Schlaflosigkeit, Gereiztheit und Bluthochdruck und anderen Symptomen von Nieren-Yin und Yang-Mangel (Ni Yi-, Ni Yan-) mit leerer Hitze. **Zwei Unsterbliche** enthält Curculigo (*Xian Mao*), Elfenblumenkraut (*Yin Yang Huo*), Morindawurzel (*Ba Ji Tian*), Korkbaumrinde (*Huang Bai*), Muttergedenken (*Zhi Mu*) und Chinesische Engelwurz (*Dang Gui*).

Spezialpille, die die Fruchtbarkeit unterstützt – behandelt Symptome von Nieren-Yang-Mangel (Ni Yan-), Qi- und Blutmangel (Qi-/Bl-). Neben Schmerzen und Schwäche im unteren Rücken sind Symptome von Erschöpfung und Lustlosigkeit bei dieser Vorstellung recht verbreitet. Die Mischung enthält Eisenhutseitenwurzel (*Fu Zi*), Cassia-Zimtrinde (*Rou Gui*), Wüstencistanchenkraut (*Rou Cong Rong*), Morindawurzel (*Ba Ji Tian*), Elfenblumenkraut (*Yin Yang Huo*), Brenndoldenfrüchte (*She Chuang Zi*), Curculigo (*Xian Mao*), Japanische Kornelkirsche (*Shan Zhu Yu*), Guttapercharinde (*Du Zhong*), gekochte Rehmannia (*Shu Di Huang*), Chinesische Engelwurz (*Dang Gui*), Bocksdornfrüchte (*Gou Qi Zi*) und Speichelkrautwurzel (*Bai Zhu*).

Er Si Wu He Ji – konzentriert sich auf die Nieren-Essenz, Yang und Blut. Es wird in China gewöhnlich zur Behandlung von Fruchtbarkeitsproblemen verwendet. Es enthält Curculigo (*Xian Mao*), Elfenblumenkraut (*Yin Yang Huo*), weiße Päonie (*Bai Shao*), Szechuan-Liebstöckel (*Chuan Xiong*), gekochte Rehmannia (*Shu Di Huang*), Spaltkörbchen (*Wu Wei Zi*), Teufelszwirnsamen (*Tu Si Zi*), Chinesische Wildhimbeere (*Fu Pen Zi*), Bocksdornfrüchte (*Gou Qi Zi*) und Asiatische Wegerichsamen (*Che Qian Zi*).

Und hier liegt das Problem für eine Frau mit altersbedingter Unfruchtbarkeit: Es braucht mindestens drei Monate, um die Gesundheit des entstehenden Follikels und der darin befindlichen Eizelle zu maximieren. Doch mit jedem Monat natürlicher Behandlung verlieren wir wertvolle Zeit. Wir haben das Gefühl, dass wir *keine* drei oder sechs Monate warten können. Dieser Prozess erfordert ein außerordentliches Maß an Geduld. Die gute Nachricht ist, dass wir dank der natürlichen Behandlungen der TCM unsere Fertilität über das Alter hinaus verlängern können, von dem uns westliche Ärzte erklären, dass es für uns unmöglich sei, schwanger zu werden.

TCM in der Praxis: Barbaras Baby

Als sie mich zum ersten Mal aufsuchte, war Barbara 42 Jahre und acht Monate alt. Sie war alleinstehend und eine selbständige Geschäftsfrau, die jeden Monat ins Ausland reiste. Obwohl sie keinen Partner hatte, wünschte sie sich ein Kind und in ihrem Alter konnte sie sich nicht mehr den Luxus leisten, den richtigen Vater zu finden. Sie hatte jeden Monat eine IUI mit tiefgefrorenem Sperma von einer Samenbank durchgeführt, doch etwa eine Woche nach dem Eisprung bekam sie jedes Mal eine Schmierblutung. Ihre westlichen Ärzte hatten bei ihr eine Schilddrüsendysbalance diagnostiziert und sie nahm daher synthetisches Schilddrüsenhormon (Synthroid). Die Fertilitätsklinik verschrieb ihr auch Progesteron-Zäpfchen, die sie nach den Inseminationen einnehmen sollte, aber das konnte die Blutung nicht eindämmen. Sie hatte zuvor drei Zyklen Stimulation mit Clomifen hinter sich, aber ihre Reaktion hatte sich nicht verändert.

Barbara begab sich mit vollstem Vertrauen in meine Hände. Ihre Ernährungsweise war bereits gesund – sie hatte sich bereits über Ernährung informiert und von einer Ernährungsberaterin zu Nahrungsergänzung beraten lassen. Sie war meistens müde, begann Krampfadern zu entwickeln, bekam leicht Hämatome und hatte niedrigen Blutdruck. Ihre Menstruationsblutung war zu Beginn meist rosa und von der Konsistenz eher wässrig. Dann wurde die Blutung stark und dauerte etwa sieben Tage. Ich stellte bei ihr einen Milz-Qi-Mangel fest. Wir begannen mit wöchentlichen Akupunkturbehandlungen und sie nahm gewissenhaft ihre Kräuterpräparate ein, um das Milz-Qi aufzufrischen. Sie beschloss, nicht mit den Inseminationen fortzufahren, bis sie eine Lutealphase aufrechterhalten konnte. Sie begann auch ihre BT aufzuzeichnen, damit wir ihren Hormonstatus verfolgen konnten.

Barbaras Diagramm erwies sich als etwas sprunghaft. In ihrem ersten Monat hatte sie einen späteren Eisprung als üblich und eine kurze Lutealphase mit einem chaotischen Muster. Etwa nach zwei Monaten Kräutereinnahme verlängerte sich ihre Lutealphase, doch sie hatte noch immer eine Schmierblutung. Sie berichtete auch, dass sie jeden Monat kurz vor ihrer Periode Nasenbluten bekam. Dies bestätigte einmal mehr die Diagnose von mangelhaftem Milz-Qi, das nicht in der Lage war, das Blut an seinem richtigen Platz zu halten.

Barbara hatte allmählich das Gefühl, dass das Synthroid ihr eher schadete als nutzte, und nach Rücksprache mit ihrem Internisten setzte sie es ab. Sie nahm weiterhin die Heilkräuter, die ich ihr verordnet hatte, um ihr Milz-Qi zu kräftigen (die zufälligerweise auch auf Schilddrüsendysbalancen wirken), und innerhalb von sechs Wochen lagen ihre Schilddrüsenwerte im normalen Bereich.

Ihre Energie war viel höher als zuvor und sie blutete weniger heftig. Zu diesem Zeitpunkt war Barbara bereits 43 und machte sich Sorgen über ihre biologische Uhr. Sie begann erneut mit den monatlichen Inseminationen, obgleich Schmierblutung und Nasenbluten weiterhin bestanden. In der Zwischenzeit verbesserten sich ihre BT-Kurven. Sie zeigten, dass ihr Eisprung am 15. oder 16. Tag stattfand und ihre Zyklen 29 bis 30 Tage dauerten. Die Lutealphase hatte die richtige Dauer, doch ihre Temperatur sank noch immer, wenn sie Schmierblutungen hatte. Ich riet zu Geduld. Nach drei weiteren (nervenaufreibenden) Monaten mit Akupunktur und Kräutern hörten Nasenbluten und Schmierblutung auf.

Der nächste Monat war magisch. Etwa 12 Tage nach Barbaras Insemination kam sie zu ihrem regulären Termin und erzählte mir, sie wisse, dass sie nicht schwanger sei, weil ihre Brüste nicht empfindlich seien und sie einfach nicht das Gefühl hätte, dass es erfolgreich gewesen wäre. Aber als ich ihren Puls fühlte, hatte er die lebendige, vibrierende Qualität der Schwangerschaft. Ich versicherte ihr, dass sie es geschafft hatte. Barbara trug ihr Kind aus und brachte es kurz nach ihrem 44. Geburtstag zur Welt. Mutter und Tochter sind ein tolles Team.

TCM in der Praxis: Ediths In-Vitro-Fertilisation (IVF)

Edith, eine Krankenpflegerin, kam in meine Praxis, nachdem sie jahrelang versucht hatte, auf natürlichem Wege schwanger zu werden. Sie hatte fast zwei Jahre fortlaufende IVF-Zyklen hinter sich. Sie hatte mit 38 Jahren geheiratet und sie und ihr Mann hatten gleich versucht, eine Familie zu gründen. Aber Monat um Monat verstrichen und sie wurde einfach nicht schwanger. Edith war emotional nicht auf diese Enttäuschung vorbereitet. Sie hatte ihren Beruf aufgegeben, um sich aufs Muttersein zu konzentrieren. Sie suchte diverse Infertilitätsspezialisten und Reproduktionsendokrinologen auf. Sie ließ ihre Eileiter und ihre Hormonwerte untersuchen und Clomifentests durchführen (die sie bestand). Ihre Gebärmutter wurde hysteroskopisch untersucht und es erfolgten Ultraschalluntersuchungen und Gebärmutterbiopsien. In ihrer Vorgeschichte gab es keine abnormen Menstruationsblutungen, Eierstockzysten, Endometriose, Myome oder sonstige Menstruationsstörung. Dennoch kam es zu keiner Empfängnis und trotz aller Tests konnten die Ärzte nicht erklären, warum sie nicht schwanger werden konnte. Der einzig mögliche Grund, so sagte man ihr, sei ihr Alter.

Die Ärzte führten bei Edith eine Reihe hormonell stimulierter IUI durch und als diese auch nicht erfolgreich waren, IVF-Behandlungen. Obgleich Edith auf die IVF-Medikamente gut ansprach, kam es zu keiner Schwangerschaft. Bis zu ihrem 42. Lebensjahr wurde sie von den Ärzten immer ermutigt, es weiter zu versuchen, es sei ja nur eine Frage der Zeit. Doch mit 44 (neun IVF später) war Edith noch immer nicht schwanger. Nun wollten sie ihre früheren Fertilitätsspezialisten nicht mehr behandeln, weil sie einfach „zu alt“ sei.

Edith rief mich kurz vor ihrem 45. Geburtstag an. Am Telefon wollte sie Antworten. Sie wollte wissen, welche Erfahrung ich mit altersbedingter Infertilität hätte, meine Vorgeschichte und Ausbildung, meine Erfolgsquoten und schließlich, ob ich glaubte, ihr helfen zu können. Sie war offensichtlich so weit gekommen, dass sie ihren Gesundheitsdienstleistern misstraute. Obwohl ich alle ihre Fragen zu ihrer Zufriedenheit beantwortet hatte, wusste ich ehrlich gesagt nicht, ob sie noch irgendwelche Möglichkeiten hatte. Sie wollte dennoch zu einer Einschätzung in meine Praxis kommen.

Edith kam etwa fünf Monate lang zweimal pro Woche zu mir. Sie war stark, hatte normale Monatszyklen, ihren Eisprung Mitte des Zyklus, eine 14-tägige Lutealphase und war ansonsten sehr gesund. Sie hatte einen leichten Milz-Qi-Mangel, der sich durch Harnwegsprobleme, darunter auch Zystitis, äußerte. Sie hätte nie vermutet, dass dies mit ihrer Unfähigkeit zusammenhing, schwanger zu werden, aber ich schon. Ich nutzte

Akupunktur und Kräutertechniken, um die Milz zu stärken, das Qi zu erhöhen, den Zustand feuchter Hitze aufzulösen, den ich diagnostiziert hatte. Ich stärkte außerdem ihre Nieren, die wegen ihres Alters auch eine Rolle spielten.

Nach fünf Monaten Behandlung erzählte mir Edith, dass sie einen Reproduktionsendokrinologen in einem anderen Bundesstaat gefunden hatte, der auch Frauen über 43 behandelte. Sie wollte es mit noch einer IVF-Behandlung versuchen und bat mich, „sie darauf vorzubereiten". Das tat ich. Wir regten ihre Eierstöcke mit Akupunkturbehandlungen an, damit sie mehr Energie und Blut erhielten. Sie nahm weiterhin Kräuter, um die Milz zu tonisieren, das Qi zu erhöhen, den Uterus zu nähren und die Nieren zu kräftigen.

Nach ihrer Eizellenentnahme rief mich Edith völlig begeistert an. Sie berichtete, dass sie den besten Zyklus überhaupt gehabt hätte: Acht Eizellen wurden entnommen und alle erfolgreich befruchtet. Sie wurde mit Zwillingen schwanger, verlor aber eines der Babys kurz nach der Einnistung. Nach ihrem 46. Geburtstag brachte sie einen Sohn zur Welt. Sie ist wohl die stolzeste Mutter, die ich je gesehen habe.

Barbaras und Ediths Geschichten sind inspirierend. Wenn wir unsere natürliche Fortpflanzungsfähigkeit steigern, maximieren wir in der Regel die Möglichkeit, ein Kind zu zeugen, doch wir können nicht zu lange warten und uns über die Natur hinwegsetzen. Ein altes chinesisches Sprichwort besagt: „Der Jangtse fließt niemals rückwärts ... der Mensch gewinnt seine Jugend nicht zurück." Frauen aller Lebensalter müssen wissen, dass wir viel tun können, um unsere Fruchtbarkeit in fast jeder Lebensphase zu bewahren, zu verbessern und zu erhöhen. Doch auch die folgenden Lebensabschnitte sind so wichtig – und erfüllend – wie unsere fruchtbaren Jahre. Die Zeit der Kindheit vor der Geschlechtsreife ist eine Zeit des unglaublichen körperlichen, geistigen und emotionalen Wachstums. Die Zeit der Weisheit, wenn unsere fruchtbaren Jahre vorbei sind, kann ebenso erfüllend sein. Unsere Energien gehen vom reproduktiven Zentrum zum Herzen. Wir nähren dann auf andere Weise. Wir können einiges zur Verlängerung unserer gebärfähigen Jahre tun, aber wir müssen auch lernen, die Phasen unseres Lebens zu feiern, wenn sie eintreten, und unsere Gesundheit auf höchstem Niveau zu erhalten, egal wie alt wir sind.

Kapitel 11

„Unerklärliche“ Unfruchtbarkeit: die frustrierendste aller Diagnosen überwinden

Wer sucht, soll nicht aufhören zu suchen,
bis er findet.

Das Evangelium nach Thomas

„Wir wissen nicht, warum Sie nicht schwanger werden.“ Dies sind mit die frustrierendsten Worte, die eine Frau von ihrem Arzt hören kann. Wenn sie diesen Satz hört, hat sie gewöhnlich schon eine ganze Reihe von Tests hinter sich. Zeigt keiner dieser Tests ihr Problem auf, wird ihr Arzt wahrscheinlich eine Art chirurgischen Eingriff empfehlen, um die Gesundheit ihrer Geschlechtsorgane zu beurteilen. Wenn der Verdacht besteht, dass sowohl männliche als auch weibliche Faktoren die Ursache des Problems sind, wird sich der Partner der Frau einer eigenen Reihe von Tests, Messungen und sogar Operationen unterziehen müssen.

„Unerklärliche Unfruchtbarkeit“ bedeutet, die Ärzte können im Rahmen des modernen wissenschaftlichen Verständnisses keinen medizinischen Grund finden, um zu erklären, warum keine Empfängnis stattfindet. Viele Frauen mit unregelmäßigen Zyklen, die nicht schwanger werden können, erhalten die Diagnose unerklärliche Unfruchtbarkeit, da ihre Blutuntersuchungen im Labor Hormonwerte im „normalen“ Rahmen zeigen. Paaren mit unerklärlicher Infertilität sagt man entweder, nach Hause zu gehen und es weiter zu versuchen, oder sie werden verschiedenen klinischen Verfahren unterzogen, in der Hoffnung, dass eine der von der westlichen Medizin angebotenen Lösungen funktionieren wird. Oft rät man diesen Paaren zu Verfahren der künstlichen Befruchtung. Die Theorie geht davon aus, dass, wenn die Spermien direkt in die Gebärmutter gelangen (wie bei einer IUI) oder ihre Eizellen außerhalb des Körpers befruchtet und dann eine chemisch verbesserte Umgebung für ihre Einnistung geschaffen wird, ihre mysteriösen Fruchtbarkeitsprobleme verschwinden werden.

Es gibt viele Schritte auf dem Weg zur Fruchtbarkeit und selbst ein kleiner Fehltritt kann den Unterschied ausmachen zwischen einer glücklichen Mutter und einer Frau mit unerklärlicher Infertilität. Ein Hormon, das zur falschen Zeit im Monatszyklus produziert wird, eine kleine pH-Veränderung im Zervikalschleim oder eine einen Millimeter zu dünne Gebärmutterschleimhaut können der entscheidende Faktor zwischen einer Schwangerschaft und einer weiteren Periode bedeuten. Die westliche Medizin mag sehr gut darin sein, solche Unterschiede zu messen, wenn sie ein kritisches Ausmaß erreichen. Doch was ist mit subklinischen Problemen – also denen, die zu klein zum Messen sind –, die immer noch bedeutend genug sein können, um eine Befruchtung zu verhindern?

Der östliche Ansatz bei unerklärlicher Infertilität

In der östlichen Medizin ist „unerklärliche Unfruchtbarkeit“ gleichbedeutend mit „beeinträchtigte reproduktive Funktion“. Und diese lässt sich behandeln, indem der Körper wieder ins Gleichgewicht gebracht wird.

Der erste Schritt besteht immer darin, die Anzeichen des Problems anzugehen und das zugrunde liegende Muster zu ermitteln. Bei den meisten Fällen unerklärlicher Unfruchtbarkeit findet sich immer ein Hinweis darauf, wo das Problem liegt – seien es Symptome, die den Menstruationszyklus betreffen, Hitze- oder Kältegefühle, Lethargie oder Nervosität usw. Wie Sie sich aus Kapitel 4 erinnern, berücksichtigt man all diese objektiven und subjektiven Symptome, um eine Diagnose zu stellen. Zudem nutzt die TCM die Puls- und Zungendiagnose, um Unausgewogenheiten im Körper ans Licht zu bringen. Wenn diese Missverhältnisse behandelt werden, kann das reproduktive System wieder normal funktionieren.

Der westliche Ansatz ähnelt dem Versuch, einen See, der durch toxische Abfälle kontaminiert wurde, wieder rein zu machen. Man könnte versuchen, den See zu behandeln, indem man herausfindet, welche Schadstoffe das Wasser genau verunreinigen, und dann verschiedene Chemikalien einsetzen, um ihre Wirkungen zu neutralisieren – aber am Ende hätte man nur Wasser mit noch mehr Chemie darin. Der östliche Weg, das Wasser zu reinigen, besteht nicht darin, mehr Chemikalien hinzuzufügen, sondern mehr sauberes Wasser in den See zu leiten. Sie können dies tun, indem Sie dafür sorgen, dass die Bäche, die den See speisen, sauber und gesund sind und so frei wie möglich fließen, sodass das alte, giftige Wasser abfließen kann, während neues Wasser hineinfließt. Sobald die ökologische Balance des Wassers hergestellt ist, wird der ganze See wieder gesund und die Fische und Tiere im und um den See gedeihen. Und nach diesem Prinzip wirkt sich die TCM auf den Körper einer Frau aus: Sie lässt saubere, reine und gesunde Energie hineinfließen, während alte, giftige Energie beseitigt wird. Dank ausgewogener Energie stellt der Körper seinen natürlich gesunden Zustand wieder her. Die Organe und verschiedenen Systeme im Körper, auch das reproduktive System, funktionieren gemäß ihrer Aufgabe. Und die sich daraus ergebenden Bedingungen sind für die Empfängnis weitaus förderlicher.

Unregelmässige Menstruationsblutung

Um unerklärliche Unfruchtbarkeit zu diagnostizieren, kann man zunächst die Menstruationsblutung selbst betrachten. Viele Frauen berichteten mir:

„Ich dachte immer, dass meine Periode abnorm sei, doch mein Arzt meinte, das sei unwichtig." Falls das Menstrualblut von der Menge, Farbe oder Konsistenz her ungewöhnlich ist, deutet dies im Allgemeinen auf ein Problem in der Gebärmutterschleimhaut hin. Wenn der Blutfluss spärlich ist und alle anderen Zeichen auf Blutmangel (Bl-) hinweisen, dann sollten Sie das Blut tonisieren, indem sie eine milzstärkende Ernährung befolgen, die der Milz hilft, mehr Blut während der Follikelphase zu produzieren. Man kann auch Kräuter wie Chinesische Engelwurz (*Dang Gui*), rote Himbeere und weiße Päonie (*Bai Shao*) nehmen. Sobald das Blut im Lot ist, erhöht sich der Blutfluss und die Gebärmutterschleimhaut wird dicker.

Falls das Menstrualblut spärlich, schwarz oder sehr dunkel ist und mit stechendem Schmerz einhergeht, indiziert dies eine Blutstase (Bl X). Sie sollten Ihre Kost mit Beerentang, Nachtkerzenöl und Saflorblüten ergänzen. Die örtliche Anwendung von warmen Rizinusölpackungen kann die Blutstase und die damit verbundenen toxischen Abfallprodukte auflösen. So kann die Gebärmutterschleimhaut mit frischem, gesundem Endometrialgewebe reagieren – die Art von Umgebung, die Embryos auf der Suche nach einem Heim bevorzugen.

Reagiert die Uterusschleimhaut nicht angemessen auf das wärmende Hormon Progesteron, geht die TCM von einem „kalten" Uterus aus und bezeichnet dies als *kalte Gebärmutter* (KG). Kalter Uterus führt dazu, dass die Blutgefäße, die Blut in die Gebärmutter transportieren, sich als Ergebnis der „kalten" Reaktion zusammenziehen. Frauen mit dieser Diagnose haben oft eine Kombination aus Nieren-Yang-Mangel (Ni Yan-) und Blutstase (Bl X). Sie haben vor der Periode zumeist Schmerzen im unteren Rücken, Krämpfe, die durch Heizkissen besser werden, und schmieriges Menstrualblut. Ich verschreibe wärmende Heilkräuter wie chinesischen Mönchspfeffer, Damiana und Morindawurzel und blutstärkende Nahrungsergänzungen wie Fischöl und OPC/Pycnogenol sowie Pfirsichsamen (*Tao Ren*). Die Akupunkturpunkte Mi 10 und Bl 17 beleben das Blut ebenfalls. Das chinesische Kräuterpräparat Wen Jing Tang („Wärme-die-Menses-Dekokt") erwärmt das Yang und stärkt das Blut. Es ist auch hilfreich, den Unterbauch vor dem Eisprung mit Wärmekissen oder Wärmflasche zu erhitzen.

BT-Überwachung, um Ihr Muster zu diagnostizieren

Wenn Sie die Basaltemperatur beobachten, erhalten Sie dadurch viele Informationen über etwaige Ungleichgewichte in Ihrem Zyklus. Recht niedrige Temperaturen (um die

36,1 °C), die überhaupt kein zweiphasiges Muster aufweisen und von Kälteanzeichen wie Kältegefühl, kalten Füßen, besonders nachts, und klarem, übermäßigem Harnabgang begleitet werden, offenbaren ein Diagnosemuster von Nieren-Yang-Mangel (Ni Yan-). Wenn Nieren-Yang ergänzt wird, beginnt sich ein zweiphasiges Ovulationsschema zu entwickeln und die reproduktiven Hormone reagieren entsprechend. Andererseits reagiert ein einphasiges Muster mit hohen Temperaturen, begleitet von Hitzeanzeichen wie dem Sich-Erhitzt-Fühlen, roter Haut, roten, gereizten Augen und Schwitzen auf Yin-Ergänzung und Hitzebeseitigung. Man kann Yin stärken und die Hitze mit dem chinesischen Kräuterpräparat „Anemarrhena-, Phellodendrum- und Rehmannia-Pille" (Zhi Bai Di Huang Wan) und Akupunkturpunkten wie Ni 3, Mi 6, Mi 10 und Di 11 entfernen.

Über die Rolle von Stress?

Meiner Ansicht nach ist der am meisten vernachlässigte Faktor, der zu „unerklärlicher Infertilität" beiträgt, Stress. Der Körper weiß, dass er nicht schwanger werden soll, wenn er unter enormem Stress steht: Schließlich ist es die oberste Priorität des Körpers, uns vor Gefahren zu bewahren. Sich um einen Fötus zu kümmern, wenn wir uns in einer prekären oder angespannten Situation befinden, ist eine überwältigende Belastung. Tatsächlich ist unsere Hormonantwort auf Stress antagonistisch zu unserer Fruchtbarkeit. Das Hormon Adrenalin wird von den Nebennieren zum Beispiel in Stresssituationen ausgeschüttet. Obwohl Adrenalin uns hilft, einer Gefahr zu entkommen, hemmt sie auch unsere Fähigkeit, Progesteron zu nutzen, und beeinträchtigt so unsere Fertilität. Ein anderes Hormon, Prolaktin, wird von der Hypophyse freigesetzt, um die Milchbildung in Vorbereitung aufs Stillen anzuregen. Prolaktin unterdrückt auch die Fruchtbarkeit einer Frau, damit sie nicht erneut schwanger wird, während sie stillt. Doch in Zeiten mit Stress schüttet die Hypophyse größere Prolaktinmengen aus. Es ist, als ob unser Körper nicht will, dass wir in Zeiten von hohem Stress schwanger werden. (Hohe Prolaktinwerte sagen mir auch, dass das Qi blockiert ist und wieder in Gang gebracht werden muss.)

Leber-Qi-Stagnation (Le Qi X) entsteht als Ergebnis unserer schlechten Anpassung an Stress. Leber-Qi-Stagnation ist häufig durch ein sprunghaftes Zickzack-Temperaturmuster auf der BT-Kurve gekennzeichnet und zeigt, dass nicht genug Hormonsteuerung stattfindet, um den Zyklus zu normalisieren. Darüber hinaus haben Frauen, die in ihren Menstruationszyklen überhaupt kein Muster aufweisen, oft Leber-Qi-Stagnation. In einem Monat dauert der Zyklus vielleicht 35 Tage und im nächsten Monat sind es 26 Tage. In manchen Monaten bestehen schwere prämenstruelle Anzeichen und in anderen Monaten fast überhaupt keine. Das Problem liegt fast sicher beim Leber-Qi und wird von Stress und den dazugehörigen endokrinen Wirkungen hervorgerufen. Die Lösung besteht darin, die Leber zu besänftigen und das Qi durch Meditation, tiefe Atemübungen und Stimulation der Akupunkturpunkte Le 3, Le 8 und Le 14 wiederherzustellen.

Wenn wir unter Stress stehen, kann das sympathische Nervensystem (der Teil, der die Herzfrequenz beschleunigt, die Blutgefäße zusammenzieht und den Blutdruck erhöht) überreizt werden und die Muskeln mit Blut fluten und uns damit sagen, dass wir kämpfen oder der Gefahr entfliehen müssen. Doch ein überstimuliertes Nervensystem schickt weniger Blut in Uterus und Eierstöcke, was deren optimale Funktion schwächt. Falls Sie mehr als normal schwitzen, kalte, schwitzende oder feuchtkalte Hände bzw. Füße haben, besonders unter Stress, falls Sie ständig erweiterte Pupillen haben oder schwitzen, wenn Sie sich Sorgen machen, oder falls Sie mit den Zähnen knirschen oder Spannungskopfweh haben, besitzen Sie wohl ein überreiztes Nervensystem. Dies zeigt sich als Hitze-Überschuss, die entweder durch Leber-Qi-Stagnation (Le Qi X) oder Hitze von einer Herzschwäche (He-) erzeugt wird. Um das sympathische Nervensystem zu beruhigen und zu kräftigen, könnten sie Calcium und Magnesium sowie Kräuter wie angekeimten Sommerweizen (*Fu Xiao Mai*) und Ephedrawurzel (*Ma Huang Gen*) einnehmen, die in der Regel verschrieben werden, um abnormes Schwitzen zu behandeln.

Hinweis: *Ma Huang Gen* ist die Wurzel der Ephedrapflanze und sollte nicht mit *Ma Huang*, dem Stängel, verwechselt werden, der eine anregende Wirkung hat. Diese zwei Heilkräuter sind *nicht* austauschbar.

Ein Großteil des Stresses, den wir in der heutigen Zeit erleben, hat nichts mit der Leben-oder-Tod-Reaktion zu tun, die Adrenalin, Prolaktin und Überstimulierung im sympathischen Nervensystem auslöst. Der größte Teil unseres Stresses hat eher mit unserer Art der Wahrnehmung bestimmter Situationen als mit einer tatsächlichen Gefahr zu tun. In der Tat ist einer der größten Stressfaktoren für Frauen das Ausbleiben einer Schwangerschaft und eine Unfruchtbarkeitsdiagnose, – oft noch verstärkt, wenn die Diagnose „unerklärliche Unfruchtbarkeit" ist.

Falls es sich bei dem Stressfaktor nur um eine Wahrnehmung handelt oder wenn Sie auf Stress unangemessen mit nervlicher Anspannung reagieren, müssen Sie Ihren Körper umtrainieren und ihm mitteilen, dass Sie nicht in unmittelbarer Gefahr sind, unabhängig von Ihrer äußeren Situation. Sie können dem Körper auf verschiedene Weise helfen, die Stressreaktion zu überwinden. Beseitigen Sie zunächst möglichst viele Stressfaktoren in Ihrem Leben, soweit Sie darauf Einfluss haben. Wenn Ihr Job Sie stresst, wechseln Sie ihn! Falls bestimmte Menschen in ihrem Umfeld Sie stressen, versuchen Sie sie eine Weile zu vermeiden. Sollten Sie zu den Frauen gehören, die ständig zu viel tun, finden Sie Wege, wie Sie die Menge an Anforderungen von außen reduzieren können. Dann richten Sie Ihre Aufmerksamkeit auf sich selbst. Hier sind einige einfache Vorschläge, wie Sie den Stress in Ihrem Leben reduzieren können:

- Sport treiben
- Meditieren
- Wenn möglich meditative Atemtechniken anwenden
- Im Sitzen essen
- Regelmäßig kleine Mahlzeiten essen, um den Blutzuckerspiegel stabiler zu halten und die Ausschüttung von Adrenalin zu unterbinden
- Beim Essen gut kauen, dabei die Nahrung mit genug Speichel versorgen, damit die Verdauung leichter wird
- Viel Wasser trinken, aber nicht während der Mahlzeiten

- Weder Alkohol noch Koffein aufnehmen oder Zigaretten rauchen
- Die in Kapitel 6 beschriebenen Ernährungsprinzipien bei Milz-Qi-Mangel befolgen; Kräuter verwenden, die das Qi in Gang bringen, wie Pfefferminze, Rosmarin, Grüne Minze, Kurkuma und Thymian
- Heilkräuter einnehmen, die die Leber-Qi-Stagnation auflösen (siehe Kapitel 8)
- Falls Ihre Prolaktinwerte hoch sind, gekeimte Gerste (Mai Ya) essen
- Die in Kapitel 7 beschriebenen Akupressurtechniken anwenden, um das Leber-Qi in Balance zu bringen

Stress ist nicht der einzige Faktor, der unerklärliche Unfruchtbarkeit verursacht. Auch viele subtile endokrine und hormonelle Faktoren beeinflussen unsere Empfängnisbereitschaft. Lässt sich jedoch das zugrunde liegende Muster finden und behandeln, löst dies die hormonelle Unausgewogenheit auf, egal wie gering sie auch sein mag. Werfen Sie einen Blick auf Ihre Symptome und nutzen Sie die diagnostischen Richtlinien in Kapitel 4, um das Muster Ihrer Imbalance zu ermitteln. Nutzen Sie dann Ernährung, Lebensweise, Akupressur oder Akupunktur und Kräuter, um Ihren Körper wieder gesund zu machen und ins Gleichgewicht zu bringen.

Subklinische Infertilität reagiert häufig schnell auf kleine Änderungen in der Gesamtfunktion des Körpers.

TCM in der Praxis: Sonjas Geschichte

Die 32-jährige Sonja war Sekretärin und mit einem Lehrer verheiratet. Sie hatten zwei Jahre lang vergeblich versucht, ein Kind zu zeugen. Doch die Ärzte waren außerstande, eine mechanische Ursache oder abnorme Laborwerte zu finden, die für ihre Unfruchtbarkeit verantwortlich sein könnte. Sie war noch nicht für eine Hormonstimulation bereit und wollte auch keine künstliche Befruchtung. Als sie in meine Praxis kam, war sie freundlich und guter Dinge und zeigte äußerlich keine Anzeichen von Angst. Daher war ich etwas überrascht, als sie mir erzählte, dass sie mit Depressionen zu tun hatte, für die sie drei verschiedene Medikamente nahm. Sie sprach mehr von ihrer Angst vor Depression als von der Depression an sich. Die meisten von Sonjas Symptomen zeigten sich bei ihren Stimmungen. Ihre Monatszyklen waren etwa 32 Tage lang und der Blutfluss hielt ungefähr fünf Tage an. Sie bemerkte zur Zyklusmitte keine Anzeichen eines erhöhten fruchtbaren Vaginalausflusses, sagte aber, dass sie um die Mitte des Monats Schmerzen in ihren Eierstöcken spürte. Sie hatte einige Menstruationsbeschwerden und geschwollene Brüste, doch keine auffälligen Symptome des prämenstruellen Syndroms. Allerdings fühlte sie sich dauernd angespannt und gereizt und schlief schlecht. Sie hatte oft Verstopfung, schob dies aber auf ihre Medikamente.

Als sie begann, ihre BT zu kontrollieren, war diese einphasig und im Zickzack (Abb. 18). Sie hatte keinen Eisprung.

Ich diagnostizierte Leber-Qi-Stagnation. Sonja kam einmal pro Woche zur Akupunktur, doch wir gaben ihr keine Kräuter, da sie Wechselwirkungen mit ihren Antidepressiva

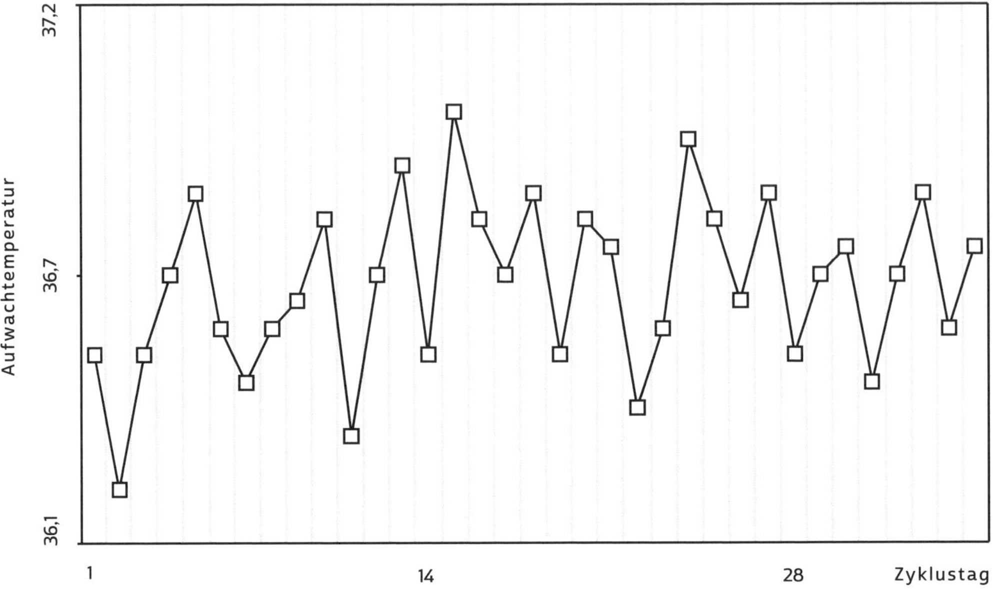

Abb. 18: Sonjas BT-Kurve – Anovulation verursacht durch Leber-Qi-Stagnation (Le Qi X)

befürchtete. Ich brachte ihr Qigong-Atmung bei, um damit ihre Hormonzyklen zu regulieren und zu entspannen, und sie begann, sie immer dann anzuwenden, wenn sie sich aufregte. Sie benutzte die Atemtechniken auch, während sie am Schreibtisch saß oder telefonierte, sowie jede Nacht, um ihr beim Einschlafen zu helfen. Ihre Muster begannen sich zu stabilisieren und innerhalb von vier Monaten ließ sich an ihrer BT ablesen, dass sie ovuliert hatte (Abb. 19).

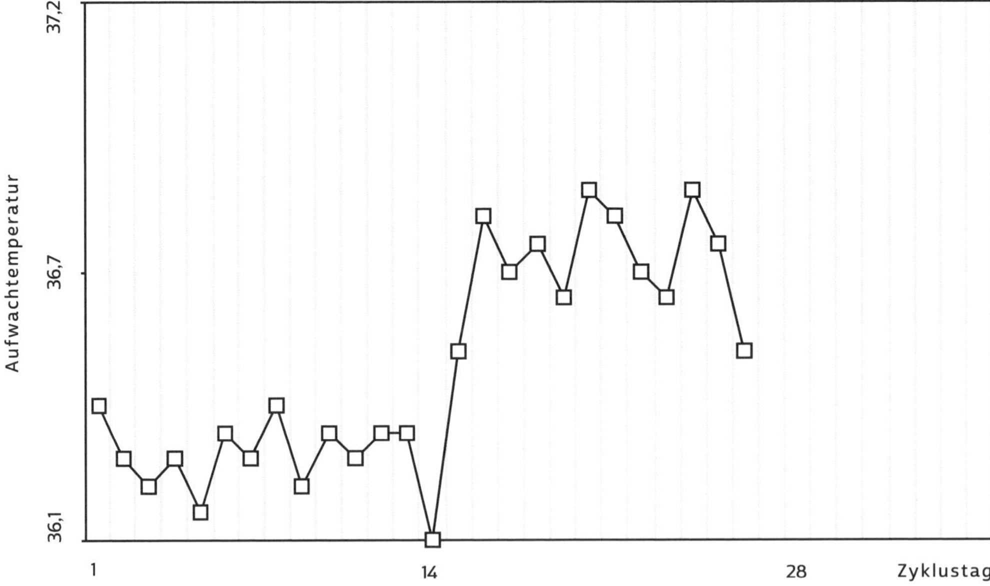

Abb. 19: Sonjas BT-Kurve – Leber-Qi-Stagnation (Le Qi X) verbessert

Sonja sprach mit ihrem Psychiater darüber, die Antidepressiva abzusetzen, da sie sich allmählich besser fühlte. Zum Zeitpunkt ihres Eisprungs hatte sie schon zwei der Medikamente abgesetzt, die sie während eines Großteils ihres Erwachsenenlebens eingenommen hatte. Sie nahm noch einen selektiven Serotonin-Wiederaufnahmehemmer (SSRI), der selbst in der Schwangerschaft sicher war. Bald danach wurde sie schwanger und hatte eine unkomplizierte Schwangerschaft. Sie litt zwar an einer Wochenbettdepression, doch soweit ich weiß, nahm sie trotzdem keine weiteren Antidepressiva mehr ein.

TCM in der Praxis: Cindys Weg zu einer fruchtbaren Gesundheit

Cindy war eine attraktive 36-Jährige, berufstätig und verheiratet mit Mark, der sehr angespannt und kalt wirkte. Bei ihrem ersten Gespräch in meiner Praxis beantwortete Mark oft die Fragen, die ich Cindy stellte, doch wenn ich ihn ansprach, blickte er zur Seite. Als Cindy 28 war, hatten sie geheiratet. Sie hatte stets sehr schwere Zyklen und als sie 30 war, hatten die Ärzte drei Myome in ihrem Uterus und mäßige Endometriose in der Beckenhöhle festgestellt, die alle chirurgisch entfernt wurden. Cindy erzählte, dass ihre Menstruationszyklen in den letzten sechs Jahren normal waren, obwohl sie von der Länge her variierten. Ihre kürzesten Zyklen dauerten 30 Tage, längere Zyklen bis zu 38 Tage. Sie und Mark hatten in den letzten acht Jahren jeden Monat versucht, ein Kind zu zeugen, doch obgleich all ihre Laboruntersuchungen normal waren, wurde sie nicht schwanger.

Cindy hatte es sechs Zyklen lang mit Clomifen versucht, ihre Eizellenproduktion war gut und ihre Gebärmutterschleimhaut dick, trotzdem fand keine Empfängnis statt. Das Clomifen machte sie aber sehr angespannt und sie bekam schwere Kopfschmerzen und Akne.

Es wurde deutlich, dass sich Cindy nicht wohlfühlte, wenn sie in Marks Gegenwart Fragen zu ihren Monatszyklen beantworten sollte, doch sie berichtete, dass der Blutfluss von normaler Menge war, sie nur wenig Schmerzen, prämenstruelles Syndrom oder empfindliche Brüste hatte. Sie hatte keine anderen Symptome und sagte, dass sie auch keine Probleme mit Kreislauf, Verdauung, Ausscheidung, Schlafmustern oder Stimmungen hatte.

Ich beschloss, sie erst einmal nicht weiter zu befragen, und fühlte nun ihren Puls, der eine feine, aber gespannte Qualität hatte. Ihre Zunge (die sie täglich schabte) hatte eine leicht gräuliche Färbung.

Im Monat nach unserem Erstgespräch überwachte Cindy ihre BT. Als sie mir ihr Diagramm zeigte, sah ich, dass das Muster extrem ungleichmäßig war (Abb. 20).

Ich diagnostizierte Leber-Qi-Stagnation und behandelte sie entsprechend. Ich stimulierte Akupunkturpunkte Di 4 und Le 3, um die Leber-Kanäle zu öffnen und stockendes Qi zu lösen. Ich nadelte den Geistespunkt der *Fossa triangularis* im Ohr und den Punkt zwischen den Augenbrauen, Yintang, um den Geist zu beruhigen. Ich verschrieb auch ein Kräuterpräparat, um den Geist zu nähren und die Leber-Qi-Stagnation aufzulösen.

Im Laufe der nächsten Monate begann Cindy, sich zu öffnen, und gab zu, dass sie einige ihrer Symptome beim ersten Besuch nicht erwähnt hatte. Sie berichtete, dass ihre Periode wenig schmerzhaft sei, sie besser schlief und sie vor den Tagen weniger „verrückt" sei. Ich gab ihr Empfehlungen zu Ernährungs- und Lebensweise, um die Akupunktur-

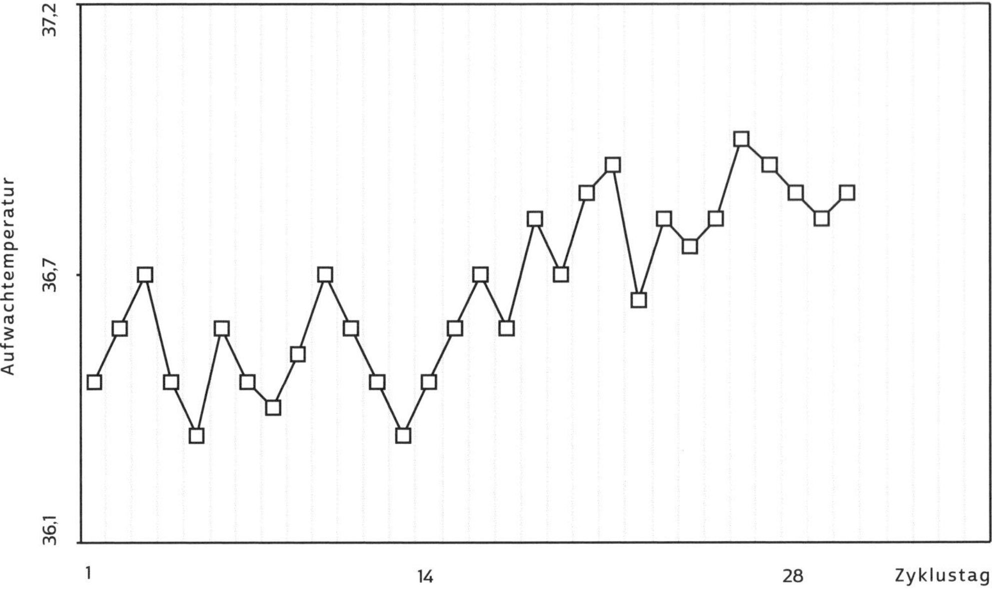

Abb. 20: Cindys BT-Kurve – Leber-Qi-Stagnation (Le Qi X)

behandlungen zu unterstützen. Sie begann, jeden Tag in der Mittagspause spazieren zu gehen und machte bei der Arbeit Atemübungen. Außerdem stellte sie die Ernährung für sich und ihrem Mann um.

Innerhalb von vier Monaten erklärte Cindy, dass sie glücklicher sei. Sie machte einige Bemerkungen über Mark und sagte, dass sie sich nicht mehr von ihm „aus der Bahn werfen lasse".

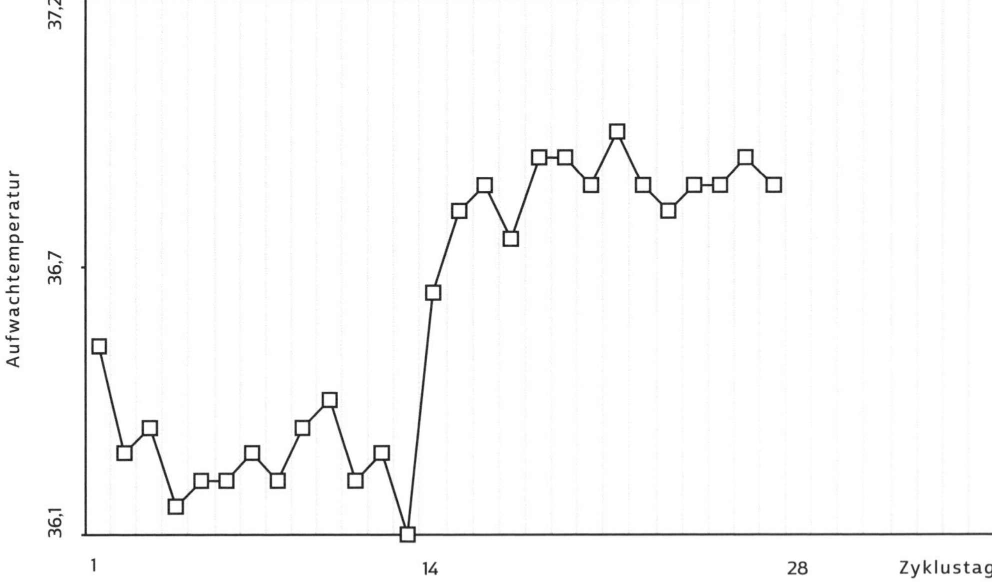

Abb. 21: Cindys BT-Kurve – Leber-Qi-Stagnation (Le Qi X) verbessert

Sie hörte auf, nachts mit den Zähnen zu knirschen. Sie räumte das Schlafzimmer um, sodass sie sich wohler darin fühlte. Jeden Monat stabilisierte sich ihr Zyklus etwas mehr, während wir der Ursache ihrer Disharmonie näher kamen. Ihre BT-Kurven spiegelten diese Veränderungen (Abb. 21).

Als ich Heilmittel in die Behandlung aufnahm, um die Hitze in Leber und Herz zu beseitigen – Lebensbaumsamen (*Bai Zi Ren*), Indischer Morgenstern (*Gou Teng*) und Seidenakazienrinde (*He Huan Pi*) –, reagierte Cindy sehr stark. Innerhalb von sechs Monaten nach Beginn der Behandlung war sie schwanger.

Sonjas und Cindys Hormone waren eindeutig aus dem Gleichgewicht, doch die Ursache ihrer Probleme war für die westliche Medizin nicht erkennbar. Die Wiederherstellung des Gleichgewichts ihrer Systeme mithilfe der TCM war eine elegante und einfache Lösung, die ihnen gesunde, glückliche Kinder bescherte.

Kapitel 12

Warum der Körper immunologische Reaktionen und Fehlgeburten erzeugt

Das Schlechte, das man selbst getan hat, ist selbst-geboren, selbst-erschaffen.

Das Dhammapada

Das Immunsystem hat die Aufgabe, das „Eigene" zu erkennen und das „Nicht-Eigene" zu zerstören. Verliert dieses komplexe System seine Fähigkeit zu erkennen und zu regulieren, was was ist, wird es beginnen, bestimmte „Eigenkomponenten" zu zerstören. Autoimmunerkrankungen sind abnorme Reaktionen auf Teile unseres eigenen Körpers. Bei solchen Störungen verliert das Immunsystem seine Fähigkeit zu unterscheiden, was „gut" und was „schädlich" für den Körper ist.

Eine Schwangerschaft erzeugt Zustände, in denen immunologische Reaktionen ausgelöst werden können, dennoch hat sich die reproduktive Medizin nur wenig damit befasst, diese Komponenten ebenfalls zu behandeln. Wenn eine Frau schwanger wird, dringt per Definition etwas Fremdes in ihren Körper ein. In einigen Fällen produziert die Frau tatsächlich Antispermienzellen, die das Sperma angreifen, wenn es in die Vagina kommt, so wie T-Zellen Keime in der Blutbahn angreifen. Damit eine Frau schwanger werden und einen Fötus austragen kann, muss eine natürliche Unterdrückung ihrer T-Helfer-Immunantwort stattfinden. Eine Überwindung dieser Unterdrückung kann jedoch dazu führen, dass der Embryo oder Fötus abtreibt.

In anderen Fällen können bei der Befruchtung einer Eizelle bestimmte Immunkomponenten eine Gerinnung an der Plazentaansatzstelle bewirken, was den Embryo verhungern lässt und zu seinem Abgang führt. Marker anderer möglicher immunologischer Fertilitätsfaktoren umfassen antinukleäre Antikörper und eine vorzeitige Erhöhung von FSH, natürliche Killerzellen (NK), Lupusantikoagulans und andere Gerinnungsfaktoren. Einige davon stellen eine Reaktion auf das dem Körper fremden Gewebe des Mannes dar, das mit dem Gewebe der Frau interagiert, wodurch eine übermäßig empfindliche Immunantwort ausgelöst wird. Eine Frau kann sogar Antikörper gegen ihre eigenen Hormone und Neurotransmitter entwickeln. In manchen Fällen produzieren die Zellen einer Frau eine Art von Zytokinprotein, das buchstäblich den sich entwickelnden Embryo tötet.

Andere Hormonstörungen können Immunreaktionen hervorrufen, die zu Erkrankungen wie prämaturer Ovarialinsuffizienz (POI) führen. Diese Hormonstörung der Schilddrüse lässt sich durch das Auftreten von antithyreoiden Antikörpern in der Blutbahn einer Frau diagnostizieren. Laut Studien haben zirka 23 bis 35 Prozent der Frauen mit wiederkehrenden Fehlgeburten antithyreoide Antikörper, verglichen mit 10 bis 17 Prozent der Frauen, die Kinder bis zur Geburt austragen. Antithyreoide Antikörper können auf eine Schilddrüsenunterfunktion hinweisen, was zur Tendenz einer Frau beitragen kann, eine Fehlgeburt zu haben.

Eine weitere Variante einer falschen immunologischen Fortpflanzungsreaktion ist der Entwicklungsstopp der endometrialen Drüsen, wenn die Drüsen der Gebärmutterschleimhaut nicht angemessen auf die Signale von ansteigendem Progesteron reagieren. Autoimmunprobleme können auch Anomalien in den Gefäßen und beim Blutfluss zur Folge haben. Frauen mit diesen Problemen zeigen häufig eine Reihe typischer Symptome und Beschwerden. Migräne und Endometriose, die zum Beispiel gemeinsam auftreten, können eine Autoimmunreaktion in den Blutgefäßen andeuten. (In Asien und Europa hat man Endometriose schon lange als eine Autoimmunerkrankung anerkannt.)

Die generelle Behandlung von Einnistungsstörungen besteht darin, das Immunsystem zu unterdrücken oder zu umgehen, damit eine Einnistung stattfinden kann. Bei Verdacht auf Blutgerinnsel als Ursache der Einnistungsstörung können nach entsprechender Diagnostik Aspirin oder Heparin gegeben werden. Falls dies nicht wirkt, wird in der Regel Heparin angewendet (ein stärkeres Blutverdünnungsmittel). Wegen der Nebenwirkungen einer Heparintherapie kommt dies jedoch nicht als Erstmaßnahme zur Behandlung dieser Art von Unfruchtbarkeit zum Einsatz. Blutprodukte, die durch intravenöse Infusionen Immunzellen binden, um einen Patienten zum Beispiel auf eine Transplantation vorzubereiten, werden von einigen Ärzten zur Behandlung schwerer Autoimmunleiden eingesetzt und auch Steroide wie Prednison werden zur Unterdrückung überaktiver Immunsysteme verwendet.

Diese Eingriffe sind nicht nur schwerwiegend, sondern können auch unangenehm sein und langfristige Nebenwirkungen haben. Vielleicht gibt es einen besseren Weg, bei dem man das Immunsystem nicht unterdrücken muss, sondern neu trainieren kann.

Die östliche Sichtweise

Während die westliche reproduktive Endokrinologie die Auswirkungen immunologischer Faktoren erst seit einigen Jahren anerkennt, behandelt die TCM autoimmune Infertilität bereits seit Tausenden von Jahren. Nach dem Verständnis der östlichen Medizin ist es nicht so wichtig, um welchen Autoantikörper es sich handelt, sei es ein antinukleärer Antikörper (ANA), ein Anticardiolipin-Antikörper (ACA), ein Antiphospholipid-Antikörper (APA) oder Lupusantikoagulans. Es ist unwichtig, ob die T-Zellen niedrig oder die NK-Zellen hoch sind. Was zählt, ist der Prozess, der das Immunsystem ursprünglich aus dem Gleichgewicht gebracht hat. Wenn wir das Grundproblem behandeln, korrigieren sich die immunologischen Marker von selbst. Viele Frauen, bei denen zuvor „unerklärliche Unfruchtbarkeit" oder autoimmune Fertilitätsfaktoren diagnostiziert wurden, erfuhren eine wirksame Behandlung durch TCM-Verordnungen, die Ernährung, Kräutertherapie und Akupunktur umfassten.

Aus Sicht der TCM können immunologische Faktoren, die schwangerschaftsfeindlich sind, von Imbalancen bei Hitze und/oder Feuchtigkeit, in der Durchblutung (Stagnation oder Übermaß), in der Höhe von Yin oder Yang oder im Qi-Energieniveau ausgelöst werden. Doch wie bei allen TCM-Behandlungen muss zuerst ein richtiges Diagnosemuster erstellt werden, ehe die Behandlung wirksam sein kann. Der entscheidende Punkt ist, die von der Patientin vorgetragenen Symptome zu nutzen, um ihre speziellen Defizite und Exzesse zu diagnostizieren und die Behandlung zu verschreiben, die sie wieder ins Gleichgewicht bringt.

Viele Frauen in meiner Praxis berichten zum Beispiel, dass sie um die Zeit der Einnistung ein seltsames Gefühl in ihrem Uterus verspüren (ein Flattern, Ziehen oder Brennen), oft begleitet von systemischen Veränderungen wie Ausschlägen oder Quaddeln am ganzen Körper, einem fiebrigen Gefühl, kalten Schweißausbrüchen usw. Ihre Symptome sagen mir, dass diese Frauen eine Reaktion auf die Einnistung haben und ihr Körper und Uterus beruhigt werden muss. Dazu muss man oft die Hitze aus dem Blut (mit Akupunkturpunkten Mi 10 und Di 11) und (mithilfe der Punkte Mi 9, Mi 6 und Le 8) feuchte Hitze aus der Gebärmutter entfernen. Vor der Einnistung sediere ich den Ren 3 und bringe die Yin-Energien dazu, die Gebärmutter „zu wässern", um ihren toxischen Feuerzustand (der NK-Zellen produziert) zu löschen.

Wenn der Körper gegen sich selbst arbeitet

Man muss noch Chaos in sich haben, um einen tanzenden Stern gebären zu können.

Friedrich Nietzsche

Wir können das Immunsystem als die Verteidigung unseres Körpers gegen Eindringlinge betrachten. Die Soldaten der Armee, aus denen das Immunsystem besteht, werden hauptsächlich im Knochenmark (B-Zellen – humorale Immunität) und der Thymusdrüse (T-Zellen – zelluläre Immunität) gebildet. Um unsere Abwehrkräfte zu tonisieren, sollten wir diese vier Komponenten stärken:

1. Herkunft – sorgen Sie für eine starke Basis und wählen Sie die besten Soldaten.
2. Kreislauf – lassen Sie diese Truppen über sichere Wege passieren.
3. Leibliches Wohl – gewährleisten Sie eine angemessene Ernährung, damit die Streitkräfte gesund bleiben.
4. Mobilisierung – das Regiment darf weder träge werden noch revoltieren.

Herkunft: Unser Immunsystem entsteht wie fast jedes andere System in der Niere (und Leber). Daher muss eine grundlegende Tonisierung des Immunsystems mit den Nieren beginnen. Stimulieren Sie die Punkte Ni 3, Ni 7, Le 14, Hbl 23, Hbl 52 und Du 4.

Kreislauf: Elemente des Immunsystems zirkulieren durch das Durchdringungsgefäß. Um die Immunzellen zu aktivieren, behandelt man die Punkte Ma 30, Mi 4 und Pe 6.

Leibliches Wohl: Die Milz nährt das Immunsystem. Behandeln Sie die Punkte Ma 36, Ren 6, Ren 12.

Mobilisierung: Wenn die Soldaten sich sammeln und untätig werden, besteht die Gefahr der Meuterei. Sagen wir mal, die Defensivkräfte, die zur „Bekämpfung" offensiver Einflüsse ausgebildet wurden, finden Endometriumzellen, die in die Beckenhöhle eingedrungen sind. Ihre Aufgabe besteht darin, ihr Gebiet zu schützen und Eindringlinge zu vernichten. Wenn ihr Gegner bewegungsunfähig ist, ziehen sie weiter und finden eine Vielzahl von Feinden in der Gebärmutter, wo sie sich versammeln. Sie sind zum Kämpfen ausgebildet worden und haben ein Schlachtfeld voller Feinde vorgefunden. Doch wenn die Gegner weg sind, wird die Truppe träge, langweilt sich und wendet sich womöglich gegen den General. Diese Immunzellen müssen ausgeschaltet und beseitigt werden, damit der Uterus wieder seine Funktion erfüllen und einen Embryo aufnehmen kann. Zur Beseitigung dieser Energieblockaden stimuliert man die Punkte Hbl 23, Ni 16 und Ma 30.

Und natürlich sollten Sie stets auch das vorhandene Muster behandeln.

Laut der alten chinesischen Literatur gab man Frauen (den kaiserlichen Konkubinen), deren Periode verspätet einsetzte, eine Kombination der Heilkräuter Chinesische Engelwurz (*Dang Gui*) und Szechuan-Liebstöckelwurzelstock (*Chuan Xiong*). Diese Kräuter halfen, die Menses in Gang zu bringen, falls eine Frau nicht schwanger war. Hatte jedoch eine Empfängnis stattgefunden, hätten sie keinen Effekt und die Schwangerschaft ging weiter. Chinesische Engelwurz und Szechuan-Liebstöckel kräftigen das Blut. Sie haben dieselben blutverdünnenden Wirkungen wie Aspirin und Heparin, nur auf natürlicher Basis. Somit können Frauen, bei denen eine Immunreaktion auf den Empfängnisprozess vermutet wird, mit Chinesischer Engelwurz und Szechuan-Liebstöckel behandelt werden, wenn in der frühen Schwangerschaft die Symptome auf Blutstase (Bl X) in der Gebärmutter hindeuten. Diese Zeichen und Symptome können Uteruskrämpfe beinhalten oder Menstruationsblutungen, die dunkel und schmierig sind, sowie einen Puls, dessen Qualität ungleichmäßig ist, wobei seine Stärke zur Zeit der Einnistung bis in die frühe Schwangerschaft hinein an einem oder beiden Handgelenken kommt und geht.

Andere Autoimmunreaktionen

Serotonin ist einer der chemischen Stoffe, die daran beteiligt sind, die Gebärmutter auf die Schwangerschaft vorzubereiten. Manche Frauen bilden Antikörper gegen das Serotonin in ihrem Blut. Die Reproduktionsimmunologie hat eine Reihe verbreiteter Symptome bei Frauen mit dieser Verfassung ausgemacht. Dazu zählen:

- Gliederschmerzen
- zunehmende Depression, Gereiztheit und prämenstruelle Symptome
- Schlaflosigkeit am frühen Morgen
- Nachtschweiß, vor allem über dem Brustbein
- Panikattacken
- dünne Gebärmutterschleimhaut (weniger als 8 mm an Tag 13 oder 14)
- schwache Reaktion auf hohe Mengen von follikelstimulierendem Hormon
- Hormonwerte stürzen zur Mitte des Zyklus ab

In der TCM entsprechen diese Symptome einem Muster von Leber-Qi-Stagnation (Le Qi X) und Yin-Mangel, mit Hitze in Herz und Leber. Diese Symptome gehen zumeist mit unregelmäßigen Zyklen und einer wechselhaften, gezackten BT-Kurve einher. Frauen mit dieser Vorstellung sollten die Praktiken in Bezug auf Ernährung, Lebensstil, Akupressur, Kräuter und Meditation befolgen, die für diese Muster in Kapitel 6, 7 und 8 aufgeführt sind.

Wenn die Funktionen in Hypophyse und Eierstock unausgewogen sind, sollte das Herz in Betracht gezogen werden, und falls sie mit anderen Zeichen eines unausgewogenen Herzens wie Ruhelosigkeit, Herzklopfen und Schlaflosigkeit auftreten, sollte man diese auch behandeln. Heilkräuter zur Beruhigung von Herz und Leber (siehe Kapitel 8) sind sehr wirksam, um dieses Szenario aufzulösen, und lassen sich in andere Verordnungen integrieren.

Ausgleich des Milz-Qi

Alle immunologischen Probleme, unabhängig von der körperlichen oder symptomatischen Manifestation, erfordern eine Stärkung des Milz-Qi. Die chinesische Medizin ordnet alle immunologischen Funktionen einem energetischen Aspekt zu, den man „Abwehr-Qi" nennt. Das Abwehr-Qi beinhaltet einige Funktionen des Milz- und Lungensystems. Kräuter, die das Abwehr-Qi stärken, sind zum Beispiel Astragaluswurzel (*Huang Qi*), Speichelkrautwurzel (*Bai Zhu*), Glockenwinde (*Dang Shen*) und Yamswurzelknollen (*Shan Yao*). Da die chinesische Medizin keine Trennung von Geist, Körper und Seele kennt, heißt es, dass die geistigen Abläufe von übertriebener Sorge und Beunruhigung auch die Funktion der Milz schädigen. Meditationstechniken wie die Qigong-Atmung in Kapitel 6 können Frauen dabei helfen, Sorgen des täglichen Lebens zu meistern und die Milzenergie zu schützen.

Diätetische Behandlung ist wohl das wichtigste Element, um die richtige Funktion des Milz-Qi zu gewährleisten. Frauen, deren Milz-Qi geschwächt ist, wird geraten, keine kalten Lebensmittel (direkt aus dem Kühl- oder Gefrierschrank) zu essen, zu viele rohe

Früchte und Gemüse zu vermeiden, keine Obstsäfte zu trinken und den Genuss von vielen Milchprodukten, Fetten, Ölen oder Süßigkeiten zu unterlassen. Ein Übermaß an Weizen kann die Milzfunktion ebenfalls dämpfen und beeinträchtigen.

Behandlungen anhand unterschiedlicher Muster

Das *Clinical Handbook of Chinese Medical Gynecology* von Shen Chong-li beschreibt vier Muster, die mit allergischen und autoimmunen Ursachen von Infertilität in Verbindung stehen, und empfiehlt Behandlungsmethoden, um sie aufzulösen. Ich habe einige der unten aufgeführten Kräuterarzneimittel modifiziert, um Heilkräuter aufzunehmen, die leichter zu beschaffen sind, und habe einige Akupunkturpunkte und Ernährungsempfehlungen hinzugefügt.

Verschleimung

Hauptsymptome: Unfähigkeit, nach einem Jahr ungeschützten Geschlechtsverkehrs schwanger zu werden. Die Frau kann, muss aber nicht übergewichtig sein, aber sie leidet meist unter Ermüdung, Kraftlosigkeit, Schmerzen im unteren Rücken, schweren Unterschenkeln und einem schweren, schleppenden Gefühl. Es besteht oft viel Vaginalausfluss, der eine klebrige, dicke Konsistenz hat. Es gibt vielleicht tatsächlich keine Symptome außer diesem Vaginalausfluss und positive Sperma-Antikörper (Blut, Essenz). Die Zunge hat einen dünnen, weißen Belag, der Puls ist fein, aber fühlt sich „rutschig" oder zähflüssig an, als bewegten sich Kugellager hindurch.

Musterdiagnose: Milz-Qi-Mangel (Mi-) und Feuchtigkeit (F). Schleim gilt als kondensierte Feuchtigkeit.

Behandlungsmethoden: Die Milz kräftigen, Feuchtigkeit austrocknen und Schleim umwandeln. Befolgen Sie die Milz-Qi-Diät und vermeiden Sie raffinierte Kohlenhydrate, Süßstoffe und Milchprodukte. Essen Sie viel Beerentang. Verwenden Sie Kräuter wie Speichelkrautwurzel (*Bai Zhu*), Magnolienrinde (*Hou Po*), Hiobstränensamen (*Yi Yi Ren*), Fluorit (*Zi Shi Ying*), Elfenblumenkraut (*Yin Yang Huo*) und Kiefernschwamm (*Fu Ling*). Milzenergien mit Mi 6, Ma 36 und Ren 6 stärken und Feuchtigkeit mit Mi 9 und Ma 40 abbauen.

Blutobstruktion und -stagnation

Hauptsymptome: Unfruchtbarkeit nach mehrjährigem Bemühen, schwanger zu werden. Bei der Menstruationsblutung kommt es häufig zu Bauchschmerzen, die oft von Blutgerinnseln begleitet sind. Die Zunge kann, aber muss nicht dunkel sein, mit kleinen, flachen Flecken oder Verfärbungen am Rand der Zunge oder dunklen Papillen (Dellen). Der Puls ist gewöhnlich gespannt oder drahtig wie eine Gitarrensaite und „unstet", das heißt er kommt und geht unregelmäßig.

Musterdiagnose: Blutstase (Bl X), Leber-Qi-Stagnation (Le Qi X)

Behandlungsmethoden: Das Qi bewegen, das Blut kräftigen und die Stase auflösen. Die Kräuterbehandlungen beinhalten Rotwurzelsalbei (*Dan Shen*), rote Päonie (*Chi Shao*), Pfirsichsamen (*Tao Ren*), Lerchenspornwurzelstock (*Yan Hu Suo*), Rohrkolbenpollen (*Pu Huang*), Rhabarberwurzel (*Da Huang*) und Himalayaschartenwurzel (*Mu Xiang*). Die Kräuterpräparate „Kalte-Extremitäten-Pulver" (Si Ni San) und „Vier-Arzneien-Dekokt mit Saflorblüten und Pfirsichsamen" (Tao Hong Si Wu Tang) lösen gemeinsam diese Art von Szenario. Nutzen Sie die Punkte zur Blutbelebung wie Bl 17 und Mi 10 und beseitigen Sie die Leber-Qi-Stagnation mit Le 3 und Le 14. Ergänzen Sie die Ernährung mit Fisch- oder Nachtkerzenöl und nehmen Sie Pycnogenol.

Diese Behandlungsmethode wäre bei Frauen angemessen, bei denen Endometriose diagnostiziert wurde und die den typischen Beckenschmerz, dunkles, schmieriges Menstrualblut und Infertilität haben. Sie weisen eventuell auch einen höheren Gehalt an zirkulierenden Immunglobulinen im Blut auf.

Yin-Mangel mit Hitze

Hauptsymptome: Keine Empfängnis nach einem Jahr ungeschützten Geschlechtsverkehrs. Zu den Symptomen gehören kurze Zyklen, profuse Menstruation, niedriges, wechselnd hohes Fieber am Nachmittag, trockener Mund, rauer Hals, Verstopfung, rote Augen, Schwindelgefühl, Tinnitus, Schmerzen im unteren Rücken, schwache Unterschenkel, Herzirritation, schneller Ärger, eine dünne, rote, trockene Zunge und ein feiner, rascher Puls.

Musterdiagnose: Nieren-Yin-Mangel (Ni Yi-), zu viel Hitze (^H)

Behandlungsmethoden: Yin verbessern und die Hitze auflösen, um das Feuer zu verringern. Nehmen Sie die Kräuterarznei „Anemarrhena-, Phellodendrum- und Rehmannia-Pille" (Zhi Bai Di Huang Wan) mit folgenden Abwandlungen: Muttergedenken (*Zhi Mu*), Korkbaumrinde (*Huang Bai*), frische Rehmannia (*Sheng Di Huang*), Froschlöffelwurzel (*Ze Xie*), Strauchpäonienwurzelrinde (*Mu Dan Pi*), Kiefernschwamm (*Fu Ling*), Japanische Kornelkirsche (*Shan Zhu Yu*), Chinesische Engelwurz (*Dang Gui*), Ningpo-Braunwurzel (*Xuan Shen*), Bocksdornfrüchte (*Gou Qi Zi*), Ligusterfrüchte (*Nu Zhen Zi*) und Guttapercharinde (*Du Zhong*). Kräftigen Sie das Nieren-Yin und beseitigen Sie Hitze mit Ni 3, Ren 3, Mi 10 und Di 11. Essen Sie keine heißen, scharfen Lebensmittel, vermeiden Sie Koffein und treiben Sie nur mäßig Sport.

Feuchte Hitze

Hauptsymptome: Keine Empfängnis nach einem Jahr ungeschützten Geschlechtsverkehrs. Reichlich gelber Vaginalausfluss, vielleicht mit schlechtem Geruch. Hin und wieder bleiben die Tage aus oder sie kommen zu früh. Der Blutfluss ist entweder profus oder vermindert, mitunter mit schleimigen Klumpen. Andere Symptome sind Jucken an Scheide und After (speziell prämenstruell), chronische Schmerzen im Unterbauch, die während der Periode zunehmen, Schmerzen im unteren Rücken, eine rote Zunge mit feuchtem gelbem Belag und ein feiner, rutschiger, rascher Puls.

Musterdiagnose: Feuchte Hitze (FH)

Behandlungsmethoden: Hitze entfernen, Feuchtigkeit austrocknen und das Qi ergänzen und bewegen. Heilkräuter, die feuchte Hitze beseitigen, sind zum Beispiel Baikal-Helmkrautwurzel (*Huang Qin*), Goldfadenwurzelstock (*Huang Lian*) und Korkbaumrinde (*Huang Bai*). Ginseng (*Ren Shen*) und Speichelkrautwurzel (*Bai Zhu*) stärken das Qi und Kräuter wie Silberkerzenwurzelstock (*Sheng Ma*) und Hasenohrwurzel (*Chai Hu*) bewegen es. Die Akupunkturpunkte Le 2, Mi 6, Mi 9 und Mi 10 sind hilfreich.

Weitere Empfehlungen zu Diät und Lebensführung

Neben dem Einsatz von Kräuterpräparaten, um immunologische Reaktionen zu behandeln, empfehlen einige Mediziner die Anwendung von PABA (Para-Aminobenzoesäure), um immunologische Faktoren zu behandeln, die die Fruchtbarkeit beeinträchtigen. PABA wirkt sich auf die Bildung der roten Blutkörperchen und den Proteinstoffwechsel aus und regt die Produktion von Folsäure im Darm an. Es wird daher bei Störungen der Folsäureproduktion eingesetzt. Eine Dosis von 300 bis 400 mg PABA täglich verhindert oder korrigiert nachweislich Aspekte bestimmter Autoimmunleiden wie Morbus Crohn, *Colitis ulcerosa*, Sklerodermie und Unfruchtbarkeit. PABA kommt natürlich in Innereien wie der Leber vor sowie in Eiern, Reis, Weizenkeimen, Kleie, Melasse und dunkelgrünem Gemüse.

Wenn man immunologische Probleme behandelt, sollte man Antioxidantien (Vitamin C, E, Beta-Carotin, Selen und Zink) und Super-Antioxidantien OPC/Pycnogenol (zu finden in Traubenkern-, Kiefernrinden-, Rotwein- und Heidelbeerextrakt) einnehmen. Fischölkapseln halten das Blut sauber und mäßigen die NK-Zellaktivität. Ein Großteil Ihrer Nahrung sollte aus vollwertigen Bio-Lebensmitteln bestehen, die durch grüne Nahrungsmittel, Weizengras, Spirulina, Bienenpollen und Gelée royale ergänzt werden. Blaugrüne Algen lösen nachweislich den Transport von NK-Zellen aus dem Blut in die Gewebe aus. Ich empfehle die Einnahme von blaugrünen Algen mit OPC und Fischöl. Man kann auch Reishi- und Shiitakepilze und Kombuchatee nehmen.

Der Einfluss von Arzneien

Arzneimittel wie Kortison, Prednison, Prednisolon, Dexamethason und Methylprednisolon sind Glukokortikoide, die von der Schulmedizin eingesetzt werden, um immunologische Reaktionen im Körper zu verhindern. All diese Arzneimittel würde man in der chinesischen Medizin als äußerlich eingreifende Heilmittel bezeichnen. Sie können das Nieren-Yin schwächen, wenn sie in großen Mengen eingesetzt werden. Zu den Nebenwirkungen zählen Schlaflosigkeit und Beklemmung (wegen des Abbaus von Essenz im Körper). Der erhöhte Appetit und die Wassereinlagerungen, die mit Glucocorticoid-Einnahme in Verbindung stehen, werden von Störungen im Yang-Qi ausgelöst. Wenn das Milz-Qi und Nieren-Yin schon vorher problematisch sind, verschlimmern die Glucocorticoide diese Schwäche. Wer also an Qi- und Nieren-Yin-Mangel leidet, sollte daher eine längere Glucocorticoid-Medikation vermeiden, da sie die Empfängnisfähigkeit herabsetzen kann.

Eine natürliche Alternative zu Glucocorticoiden wie Prednison könnte das chinesische Heilkraut *Tai-bao* sein. Eine Studie von 1997 am Xiyuan Hospital in Peking verglich die Ergebnisse bei der Einnahme von *Tai-bao* und Prednison, um die zytotoxischen Wirkungen von Anti-Spermatozoen-Antikörper in Mäusen zu unterbinden. Mäuse, die aufgrund immunologischer Faktoren (Anti-Sperma-Antikörper) unfruchtbar waren, wurden in vier Gruppen eingeteilt. Eine Gruppe erhielt Salzinjektionen, eine andere Prednison, eine dritte bekam hohe Dosen *Tai-bao* und einer vierten wurden niedrige Dosen *Tai-bao* injiziert. Im Anschluss wurden die Mäuse künstlich befruchtet. Die Schwangerschaftshäufigkeit für die vier Gruppen stellte sich folgendermaßen dar:

Salz-Gruppe	38,89 %
Prednison-Gruppe	47,06 %
Tai-bao hohe Dosis	70,00 %
Tai-bao geringe Dosis	75,00 %

Niedrige *Tai-bao*-Dosen sorgten tatsächlich für eine höhere Schwangerschaftsrate als hohe Dosen. Es ist auch wichtig zu bemerken, dass die Werte von zytotoxischen Antikörpern gegen Sperma in den Prednison- und *Tai-bao*-Gruppen niedriger waren als in der Salz-Gruppe. Falls bei Ihnen Anti-Sperma-Antikörper festgestellt werden, könnte *Tai-bao* eine gangbare, natürliche alternative Behandlung sein.

Hefe

Die negativen Konsequenzen der übermäßigen Einnahme von Antibiotika, Glucocorticoiden und der Pille bringt uns zum Thema überschüssiger Hefe. Während wir uns bei vielen Krankheiten auf Antibiotika als Behandlung verlassen, werden diese Arzneimittel oft für Umstände verschrieben, die ihren Einsatz nicht rechtfertigen, einschließlich Atemwegs- und Darmviren, gegen die sie keine Wirkung haben. Antibiotika töten keine Viren, Antibiotika töten Bakterien – das ist alles. Das Problem ist, dass sie auch die Darmflora abtöten, die Organismen wie Hefe unter Kontrolle hält.

Die meisten Frauen haben schon einmal eine vaginale Hefeinfektion erlebt, nachdem sie Antibiotika genommen hatten. *Candida albicans* ist eine Hefe, die den Dickdarm besiedelt; ihre Funktion besteht darin, Zellabfälle abzubauen. Candidiasis ist eine Überbesiedlung dieser Darmhefe. Wenn die Hefe über ihre Rolle, tote Zellen zu beseitigen, hinauswächst, kann sie im Inneren Schaden anrichten. Und falls die Darmwand durch die Wucherung der Hefe durchlässig wird, kann die Hefe in die Blutbahn gelangen und alle Arten von endokrinen und immunologischen Problemen verursachen. Zeichen einer Überwucherung von *Candida albicans* im Magen-Darm-Trakt sind unkontrollierte Verdauungsstörungen, Gas und Darmstörungen wie Verstopfung und Durchfall. Ein Hinweis auf *Candida albicans* außerhalb des Darms sind u. a. Vaginitis, Sinusitis, bestimmte Hautleiden und Mundsoor. Abgeschlagenheit und Depression gehen häufig mit einher. Unterbrechungen im Zyklus treten oft wegen einer Hefe-Zellteilung auf und zeigen die hormonellen Wirkungen dieses Problems.

Laut TCM ist die Milz immer beteiligt, wenn sich zu viel Hefe im System befindet. Zum Glück kann eine candidaabträgliche Kost Menschen mit Hefe-Überbesiedlung helfen, ihren normalen Gesundheitszustand wiederherzustellen. Falls Sie annehmen, dass Sie zu viel Hefe im Körper haben, befolgen Sie diese Ernährungsempfehlungen:

- Essen Sie viel Bio-Gemüse und Naturreis als Hauptgetreide.
- Tofu und Tempeh sind gute Proteinquellen.
- Verzehren Sie nur Bio-Fleisch.
- Essen Sie keine Milchprodukte.
- Vermeiden Sie Hefebrot und alle Formen von Alkohol, Essig und fermentierten Getränken. Hefe gedeiht auf Zucker, also vermeiden Sie Süßes. Meiden Sie raffinierte Kohlenhydrate, da sie im Körper fast sofort in Glukose umgewandelt werden.
- Verzehren Sie kein zuckerhaltiges Obst, das leicht verdirbt, wie Weintrauben, Orangen und Erdbeeren. Essen Sie keine Bananen. Äpfel und Birnen sind erlaubt. Trinken Sie keine Fruchtsäfte. Eine Acidophilus-Ergänzung hilft, die Bakterienflora neu zu besiedeln und die Hefe zu kontrollieren. Joghurt mit aktiver Kultur enthält ebenfalls Acidophilus, aber die Milch in Joghurt fördert normalerweise einen Zustand der Feuchtigkeit, der die Milz schädigen kann.

Zu den antimykotischen Heilkräutern gehören Goldfadenwurzelstock (*Huang Lian*), Baikal-Helmkrautwurzel (*Huang Qin*), Korkbaumrinde (*Huang Bai*), Schnurbaumwurzel (*Ku Shen*), Diptamwurzelrinde (*Bai Xian Pi*), Houttuynia-Kraut (*Yu Xing Cao*), Brenndoldensamen (*She Chuang Zi*), Betelnuss (*Bing Lang*) und Paternosterbaumfrüchte (*Chuan Lian Zi*). Kräuter, die helfen, das Blut von Toxinen zu befreien, sind zum Beispiel Chinesischer Engelwurz (*Dang Gui*), weiße Päonie (*Bai Shao*), Astragaluswurzel (*Huang Qi*), Vielblütige Knöterichwurzel (*He Shou Wu*) und Stachelpanaxwurzelrinde (*Wu Jia Pi*).

Hinweis: Eine strenge Befolgung dieser Diät und Kräuterkur kann zu einem Phänomen führen, das man Herxheimer-Reaktion nennt: Wenn die Hefepopulation stirbt, erzeugt sie große Mengen an Histamin, die zu Symptomen wie fiebrigen, grippeartigen Gefühlen, Kopfschmerzen, Übelkeit, Erbrechen und Durchfall führen. Diese Symptome sollten höchstens ein bis zwei Tage anhalten und lassen sich durch die Einnahme antihistaminischer Kräuter wie trockenem Ingwer (*Gan Jiang*), Amomum-Sharen-Früchten (*Sha Ren*), Galgantwurzel (*Gao Liang Jiang*), Galgantsamen (*Hong Dou Kou*), weißer (*Bai Zhu*) und schwarzer Speichelkrautwurzel (*Ang Zhu*) verbessern. Rhabarberwurzel (*Da Huang*) kann auch eingesetzt werden, um die Eingeweide zu reinigen und den Körper von der Toxinansammlung zu befreien. Sobald die vom Histamin ausgelösten Symptome abklingen, sollten sich auch die Symptome der Hefe-Überbesiedlung bessern. Wenn Frauen mit Endometriose eine Hefe-Überbesiedlung haben, hat sich das patentierte Kräuterpräparat „Fructus Mume-Pille" (Wu Mei Wan) als wirksam erwiesen.

Es sei nochmals darauf hinzuweisen, dass einer von immunologischen Faktoren hervorgerufenen Unfruchtbarkeit eine Vielzahl von TCM-Mustern zugrunde liegen kann. Wenn Sie nur einige Minuten damit zubringen, Ihre Symptome zu überprüfen, Ihr Muster auf Grundlage der Prinzipien in Kapitel 4 zu diagnostizieren und dann die passende Behandlung für Ihr spezielles Muster zu wählen, spart Ihnen das eine Menge Zeit, Energie und emotionalen Aufruhr. Außerdem müssen Sie Ihre Behandlungen entsprechend anpassen, wenn sich Ihr Zustand verändert.

TCM in der Praxis: Claudias Geschichte

Claudia und ihr Mann Jerome waren beide 37 Jahre alt und hatten vor vier Jahren geheiratet. Claudia war zierlich und elegant und Jerome gut aussehend und humorvoll. Sie waren gläubige Katholiken, die sich verzweifelt eine Familie wünschten. Leider ließ Jeromes Spermiogramm eine insgesamt recht niedrige Spermienzahl, geringfügige Motilität und schlechte Morphologie (abnorm geformte Spermien) erkennen. Man diagnostizierte bei ihm ein leichte Varikozele (Dilatation im Samenstrang, die eine Schwellung verursacht und die männliche Fertilität beeinträchtigen kann). Bei Claudia wurde eine Endometriose festgestellt, doch man sagte ihr, sonst sei alles in Ordnung. Sie hatte zuvor sämtliche Fruchtbarkeitsuntersuchungen, eine Laparoskopie, sechs erfolglose Clomifen-Zyklen, drei hormonell stimulierte IUI und eine fehlgeschlagene IVF-Behandlung mitgemacht. Die Entscheidung, eine künstliche Befruchtung zu versuchen, fiel ihnen aus religiösen Gründen schwer, aber man sagte ihnen, dies sei wegen Jeromes Spermaqualität ihre einzige Hoffnung. Sie waren müde, frustriert und suchten verzweifelt nach Antworten.

Claudia und Jerome hatten wöchentlich separate Termine bei mir. Jerome arbeitete als Firmenanwalt und litt unter hohem Stress und Spannungskopfweh. Dazu hatte er Schlafstörungen und nahm daher Ambien (ein Schlafmittel) ein. Seine Kopfschmerzen kontrollierte er mit Ibuprofen. Ich gab ihm eine Einkaufsliste für Nahrungsergänzungsmittel (Vitamin A, C, E, Selen, Zink, L-Arginin und L-Carnitin) und akupunktierte ihn gegen die Kopfschmerzen, die durch Stress verursacht wurden, welcher sich als Leber-Qi-Stagnation äußerte, die Hitze hervorrief. Nach zwei Wochen waren seine Kopfschmerzen weg und er hatte keine Schlafstörungen mehr. Er bekam den Stress in den Griff und setzte Ibuprofen und Ambien ab. Ich sagte ihm, dass er nicht mehr kommen brauche. Sechs Wochen später war sein nächstes Spermiogramm normal. Menge und Qualität seines Spermas verbesserten sich von selbst, nachdem sein Körper in Balance war. Jerome und Claudia hatten die Hoffnung, endlich den Grund für ihre Fruchtbarkeitsprobleme gefunden zu haben.

Claudia, die als Flugbegleiterin arbeitete, litt an schwerem PMS: Etwa eine Woche vor ihrer Periode wurde sie extrem deprimiert und reizbar. Sie klagte über Schmerzen im unteren Rücken und Bauchkrämpfe, bis ihre Menses einsetzten, und verbrachte dann einen ganzen Tag mit einem Heizkissen und ihrem eigenen Ibuprofen-Coca-Cola-Cocktail im Bett. Ihre Menstruation war regelmäßig und kam alle 30 bis 32 Tage. Sie hatte recht starke Blutungen und das Menstrualblut war dunkelrot und schmierig. Ihr war fast immer kalt, besonders an den Füßen. Sie hatte ab und zu einen juckenden Vaginalausfluss, der nach dem Verkehr schlimmer wurde. Kaffee und Alkohol hatte sie bereits aus ihrer Getränkeliste gestrichen und sie ernährte sich recht gesund, außer der Cola einmal im Monat. Ihr Puls war voll und straff, wie eine vibrierende Metall-Gitarrensaite.

Ich verschrieb zwei Kräuterpräparate, eines während der Follikelphase, um den Yang-Aspekt ihrer Niere zu tonisieren und feuchte Hitze zu vertreiben, und eine Rezeptur für die Lutealphase, um die Leber zu reinigen, das Qi zu bewegen und das Blut zu beleben. Wir verstärkten ihre Kräutertherapie mit wöchentlichen Akupunkturbehandlungen. Obgleich Claudia ihre Ernährung nicht umstellte, nahm sie zusätzlich Acidophilus-Kapseln ein, um die Hefeinfektionen einzudämmen, die sie glaubte zu haben. Innerhalb von drei Monaten waren Menstruationsschmerzen und prämenstruelle Gereiztheit deutlich gemindert. Doch es hatte noch keine Empfängnis stattgefunden.

In seiner Verzweiflung suchte das Paar noch einen Reproduktionsendokrinologen zur weiteren Behandlung auf. Claudia wurde gesagt, sie solle die Heilkräuter absetzen. Es wurde eine weitere Laparoskopie durchgeführt und man fand in der Bauchhöhle sehr wenig Endometrialgewebe. Bei Claudia und Jerome wurde eine bakterielle Infektion namens Ureaplasma festgestellt, die als Ursache für den Einnistungsfehlschlag verantwortlich gemacht wurde. Sie bekamen beide für einen Monat Antibiotika verschrieben, woraufhin eine weitere hormonell stimulierte Insemination durchgeführt wurde, ohne Erfolg.

Claudia kehrte zu erneuten Behandlungen zu mir zurück. Ihre Symptome hatten sich in der Zwischenzeit nicht verschlimmert, doch der Scheidenjuckreiz hatte nie aufgehört. Wir sprachen über die mögliche immunologische Natur ihres Einnistungsfehlschlags und ich verordnete ein Präparat, um feuchte Hitze zu beseitigen. Ich wandelte die Rezeptur etwas ab und fügte Leber reinigende Kräuter wie Hasenohrwurzel hinzu. Bei einem Besuch erzählte mir Claudia nebenbei, dass sie vor ihren Tagen Sehstörungen hatte. Sie hatte dem Reproduktionsendokrinologen und dem Gynäkologen berichtet, dass sich ihr Sehvermögen eintrübte und sie unter „Mückensehen“ litt, direkt bevor ihre Periode einsetzte, doch beide erklärten, das sei unwichtig. Laut der chinesischen Medizin steuert die Leber aber die Augen und das Sehen und versorgt auch die Gebärmutter mit Blut. Dieser Hinweis ermöglichte es mir, einen weiteren Aspekt von Claudias menstrueller Disharmonie aufzuspüren: Obwohl das Leber-Qi bereinigt worden war, blieb der Blutaustausch von der Leber relativ schwach. Ihr Sehvermögen änderte sich, weil nicht genug Leberblut vorhanden war, um damit die Augen und den Uterus zu versorgen. Also modifizierte ich erneut die Kräuterarznei, die sie nahm, und ergänzte sie mit Bocksdornfrüchten (*Gou Qi Zi*) und weißer Päonie (*Bai Shao*), um das Leberblut nach dem Eisprung zu tonisieren. Das Mückensehen legte sich.

In der Zwischenzeit fühlte sie weiterhin ihre biologische Uhr ticken. Jerome und Claudia waren beide 38 geworden und entschieden sich, in einem anderen Bundesstaat reproduktive immunologische Behandlungen durchzuführen. Claudia erhielt eine umfassendere Laboruntersuchung immunologischer Faktoren und begann, sich auf eine weitere IVF vorzubereiten. (Man riet ihr erneut, die Heilkräuter abzusetzen.) Zusätzlich zur Hormonstimulation verschrieb man ihr diesmal ein Blutverdünnungsmittel (Lovenox), intravenöse Immunglobulin-Injektionen und das Steroid Dexamethason. Ihre Blutuntersuchung ergab, dass sie im Laufe dieses Zyklus empfangen hatte, doch zwölf Tage nach dem Embryotransfer war ihr Beta-hCG negativ und sie bekam ihre Periode. Da Claudias Uterus zumindest die Einnistung erlaubt hatte, bereiteten sie sich hoffnungsvoll auf einen weiteren Zyklus vor. Gleiche Behandlung, gleiches Ergebnis: Der erste Bluttest war positiv für eine Schwangerschaft, der zweite negativ. Der Weg zur Elternschaft von Claudia und Jerome war steinig.

Umfangreichere Laboranalysen zeigten auf, dass die DNA des Paares so ähnlich war, dass Claudias Immunsystem nicht in der Lage war, das Vorhandensein des implantierten Embryos zu verschleiern. (Das Immunsystem muss von Schwangerschaftshormonen „ausgetrickst" werden, damit es den eindringenden Embryo bleiben lässt.) Ihr Körper stieß die Embryos ab, weil er sie als schädlich einstufte.

Claudias PMS und Depression kehrten zurück, nun in Form von Verzweiflung. Sie nahm die Akupunkturbehandlungen erneut auf, weil sie Hoffnung schöpfen wollte. Eine letzte Abwandlung am Kräuterarzneimittel, das Behandlungen gegen Leber-Blutmangel, Leber-Qi-Stagnation und feuchte Hitze umfasste, brachte Claudias Körper innerhalb weniger Wochen wieder ins Gleichgewicht.

Danach hatte sie keine Periode mehr. Zu seiner völligen Verblüffung stellte das Paar fest, dass Claudia auf natürliche Weise schwanger geworden war. Sie mussten nie wieder die Stimme einer Krankenschwester am Telefon hören, die ihnen sagte, dass sie wieder einmal erfolglos waren. Sie erlebten die Freude, das positive Ergebnis ihres Schwangerschaftstests selbst zu Hause zu sehen. Alle Laboruntersuchungen während Claudias Schwangerschaft waren normal. Zur rechten Zeit brachte Claudia ein gesundes Mädchen zur Welt. Danach hatten sie ein weiteres Kind – ebenfalls auf natürlichem Wege.

Wiederholte Fehlgeburten

Es gibt kaum etwas Schlimmeres als den Verlust eines Fötus, egal in welchem Stadium der Schwangerschaft, vor allem nachdem eine Frau lange unter Unfruchtbarkeit gelitten hat. Frauen, die diesen Verlust erleben, durchlaufen die Phasen der Trauer, als hätten sie einen geliebten Menschen verloren – und das haben sie.

Während man Fehlgeburten, die durch genetische Defekte und fötale Entwicklungsstörungen ausgelöst werden, nicht unterbinden kann und sollte, sind solche, die von mütterlichen Reaktionen ausgelöst werden, vermeidbar. Viele erfolglose Schwangerschaften sind das Ergebnis der gleichen immunologischen Faktoren und hormonellen Ungleichheiten, die das Auftreten einer Schwangerschaft von vornherein verhindern. Unglücklicherweise erhalten Frauen mit diesen Problemen von ihren Ärzten allzu oft düstere Ergebnisse.

Einer der häufigsten Gründe für ein frühzeitiges Ende der Schwangerschaft ist unzureichende Progesteronproduktion, derselbe Faktor, der den Lutealphasendefekt bewirkt. Bezieht man Behandlungen für das spezifische Muster, das der Progesteron-Defizienz zugrunde liegt – sei es Nieren-Yang- (Ni Yan-) oder Milz-Qi-Mangel (Mi-) – mit ein, verbessert dies auch die Fähigkeit einer Frau, das Kind auszutragen, bis die Plazenta ihre eigene Progesteronproduktion übernimmt. Die Kräuter, um die Progesteronproduktion zu verbessern und eine Fehlgeburt zu verhindern, richten sich nach dem Muster, das der Schwäche zugrunde liegt. Wird Ihre Progesteron-Defizienz durch Milz-Qi-Mangel hervorgerufen, beseitigt die Einnahme eines Blutmangelpräparats nicht dieses Leiden.

Hier sind die Kräuterarzneimittel, die für die unterschiedlichen Muster verschrieben werden. (In Kapitel 8 finden Sie genauere Informationen.)

- Bei Milz-Qi-Mangel (Mi-): Speichelkrautwurzel (*Bai Zhu*), Astragaluswurzel (*Huang Qi*), Glockenwinde (*Dang Shen*) und Yamswurzelknollen (*Shan Yao*) nehmen.
- Bei Nieren-Yin- (Ni Yi-) und/oder Yang- Mangel (Ni Yan-): Guttapercharinde (*Du Zhong*), Chinesische Kardenwurzel (*Xu Duan*), Maulbeermistelkraut (*Sang Ji Sheng*) und Teufelszwirnsamen (*Tu Si Zi*) einnehmen.
- Bei Blutmangel-Symptomen (Bl-): Vielblütige Knöterichwurzel (*He Shou Wu*) und schwarze Gelatine (*E Jiao*) verwenden.
- Um Hitze-Überschuss (^H) in der oberen Körperhälfte zu beseitigen und eine Fehlgeburt zu verhindern: Nehmen Sie Baikal-Helmkrautwurzel (*Huang Qin*).

Manche fertige TCM-Kräuterpräparate zur Fehlgeburtprävention kann man in einer Apotheke mit TCM-Sortiment oder einer Akupunktur-/Heilpraktikerpraxis bekommen. Diese Rezepte haben vielen geholfen, ihre Kinder auszutragen. Vergessen Sie jedoch nicht, dass sie für spezielle Muster zusammengestellt wurden und nicht willkürlich einzunehmen sind. Diese Präparate sind gewöhnlich nicht einfach erhältlich, sondern müssen speziell von einer auf TCM-Kräuter spezialisierten Apotheke oder in einer Akupunktur-/Heilpraktikerpraxis hergestellt werden.

- Bei Milz-Qi-Mangel (Mi-) mit Leber-Qi-Stagnation (Le Qi X): Das Präparat „Den Fötus schützen und das Leben unterstützen“ benutzen.
- Bei kalter Gebärmutter (KG): „Wärme-die-Menses-Dekokt“ (Wen Jing Tang) einnehmen.
- Zur Stärkung von Milz-Qi (Mi-) und Blut (Bl-) und um den Fötus zu beruhigen: „Pulver, das die Festigkeit des Tai-Bergs verleiht“ (Tai Shan Pan Shi San) verwenden.
- Um Blutstase (BI X) im Uterus in der Schwangerschaft aufzulösen: Nehmen Sie „Zimtzweig-und-Poria-Pille“ (Gui Zhi Fu Ling Wan).

Entscheidend für die Behandlung von wiederkehrenden Fehlgeburten sind zwei Dinge: erstens, den Körper vor der Empfängnis vorzubereiten, und zweitens, die notwendige Unterstützung zu leisten, um den Körper zu ermutigen, das Kind zu behalten, bis es bereit zur Geburt ist. Zeitweise kann diese Hilfe minimal sein, zu anderen Zeiten ist ständige

Pflege erforderlich. In der folgenden Geschichte treffen wir Laura, eine Frau, die ihr Kind mithilfe von TCM-Behandlungen austrug.

TCM in der Praxis: Lauras versagende Eierstöcke

Laura war 38 Jahre alt, als sie mich zum ersten Mal aufsuchte. Sie war zweimal über hormonell stimulierte Inseminationen schwanger geworden. Beide Male hatte sie eine Fehlgeburt, das erste Mal mit neun Wochen, das zweite Mal in der siebten Woche. In beiden Fällen schien mit der Schwangerschaft alles in Ordnung zu sein, aber bei der Ultraschalluntersuchung kam heraus, dass der Embryo nicht mehr wuchs. Sie erhielt die gefürchtete Mitteilung, dass ihre FSH-Werte hoch seien, und die Diagnose war prämature Ovarialinsuffizienz. Man sagte ihr, dass ihre Eierstöcke nicht mehr auf Hormonstimulation reagierten und daher die Qualität ihrer Eizellen schlecht war, weshalb auch die Embryos schwach waren.

Nach ihrer letzten Fehlgeburt lag Lauras FSH am 3. Zyklustag bei 18 mg. (Normales FSH sollte am 3. Zyklustag unter 10 mg liegen.) Ihre Periode blieb aus und ihr Körper geriet sofort in eine Art Menopause. Sie schwitzte ununterbrochen. Sie war immer müde, weil ihr so heiß war und sie sich nachts so elend fühlte, dass sie nicht schlafen konnte. Sie litt an Herzklopfen, allgemeiner Gereiztheit und Lethargie. Sie berichtete von Trockenheit der Scheide, machte sich aber darüber keine Gedanken, da ihre Libido ohnehin im Keller war. Bevor sie mich aufsuchte, betrug ihr FSH 29 mg und sie hatte ein Rezept für Hormonersatztherapie erhalten.

Als Laura in meine Praxis kam, bemerkte ich, dass ihre Hände eiskalt waren und die Haut feuchtkalt. Ihr Puls war sehr schwach, fast nicht zu spüren, und ihre Zunge war hellrot und zitterte. Sie zeigte eine klassische Vorstellung von Milz-Qi- und Nieren-Yin-Mangel mit zu wenig Hitze im Herzen. Sie schwitzte die gesamte Flüssigkeit aus ihrem Körper, weshalb sie sich heiß, trocken und erbärmlich fühlte. Ich wusste, dass ihr Zustand am besten auf Kräutertherapie ansprechen würde, daher kam sie alle zwei Wochen in meine Praxis, damit wir die Kräuter modifizieren konnten. Ich verschrieb frische Kräuter, die stärker sind als die pulverisierten Konzentrate. Ich gab ihr ein Präparat, das aus Austernschale (*Mu Li*), Astragaluswurzel (*Huang Qi*), Ephedrawurzel (*Ma Huang Gen*), angekeimtem Sommerweizen (*Fu Xiao Mai*) und gekochter Rehmannia (*Shu Di Huang*) bestand. Sie kochte die Zutaten täglich auf und trank den Tee. Sie erzählte, dass es zwar „wenig appetitlich" schmeckte und roch, ihr Körper aber danach verlangte. Innerhalb von einem Monat hörte ihr Schwitzen auf und sie schlief und fühlte sich besser. Ihr Vaginalausfluss kehrte zurück und zwei Wochen später bekam sie ihre Periode. Nach drei weiteren Wochen wurde der Vaginalausfluss so klar und fruchtbar wie früher und sie benutzte ein Ovulationsset, das ihr anzeigte, dass sie tatsächlich wieder einen Eisprung hatte.

Laura wurde schwanger, aber schon bald danach fühlte sie sich fiebrig, was heftiges Schwitzen der Brust zufolge hatte. Sie erinnerte sich, dass sie sich vor den Fehlgeburten so gefühlt hatte. Sie trank noch immer ihren Kräutertee, hatte jedoch die Menge stark reduziert. Ich riet ihr dringend, den Tee weiter zu trinken, da es nun wichtiger als je zuvor sei. Allerdings veränderte ich die Rezeptur, um die Hitze aus dem Herzen zu beseitigen, und fügte Baikal-Helmkrautwurzel (*Huang Qin*) hinzu, ein Heilkraut, das Hitze aus dem Oberkörper vertreibt und erfahrungsgemäß eine Wirkung hat, die „den Fötus beruhigt", um eine Fehlgeburt zu verhindern.

Lauras Körper beruhigte sich und ihre Schwangerschaft ging weiter. Sie kam im gesamten ersten Trimester jede Woche zu Akupunkturbehandlungen und kehrte danach nur zur unterstützenden Vorbereitung auf die Geburt zurück. Schon bald war sie die stolze Mutter einer gesunden Tochter.

Bei Autoimmunerkrankungen und wiederholten Fehlgeburten kämpft unser eigener Körper gegen unseren innigen Wunsch nach Mutterschaft. Aber wenn wir wollen, dass unsere Gebärmutter die Kinder nährt, die wir uns so sehr wünschen, müssen wir jedem Aspekt unseres Körpers die gleiche Art von sanfter Fürsorge angedeihen lassen. Sobald wir das Gleichgewicht und die Gesundheit wiederhergestellt haben, kann unser Immunsystem nur noch das tun, wozu es bestimmt ist – uns gesund halten –, auch wenn es die neue Energie eines Kindes willkommen heißt, das sich in uns niederlässt.

Kapitel 13

Endometriose und Myome: Den Uterus reinigen, damit ein Kind wachsen kann

Der Lotus wächst aus dem Schlamm empor.

Chinesisches Sprichwort

Was haben Endometriose und Myome gemeinsam? Beide Leiden sind von unangemessenem Gewebewachstum im reproduktiven System gekennzeichnet, was die Fortpflanzungsorgane schädigt und eine Empfängnis verhindert. Keines von beiden lässt sich durch westliche Mittel heilen. In der östlichen Medizin gelten jedoch beide als Vorgänge durch gehemmtes, stagnierendes Gebärmutterblut. Die Menstruation ist blockiert und der normale Reproduktionszyklus somit behindert. Frauen mit einer dieser Krankheiten haben oft eine sedimentartige Menstruationsblutung mit dunklem, braunem, klumpigem Blut, das oxidieren konnte. Das Immunsystem reagiert auf dieses schlammige, alte Blut, erkennt seinen toxischen Zustand und schüttet Stoffe aus, um diesen Abfall zu beseitigen. (Nicht vergessen: die immunologische Priorität unseres Körpers besteht darin, uns vor äußeren oder inneren Verletzungen zu bewahren.)

Glücklicherweise sprechen beide Erkrankungen gut auf chinesische Medizin an. Mit der Zeit und der richtigen Behandlung verbessert sich der Blutfluss, die Ablagerungen lösen sich auf und der Körper überwindet seine immunologischen Schutzmechanismen.

Unser psychoneuroendokrines System beruhigt sich und unser Körper kann so weit entspannen, dass die Empfängnis stattfinden kann.

Endometriose: Das richtige Gewebe am falschen Ort

Millionen von Frauen sind von Endometriose betroffen und auch wenn sie am häufigsten bei Frauen zwischen 30 und 40 Jahren diagnostiziert wird, kann sie bereits im Teenageralter einsetzen. Die Erkrankung wird anhand ihrer Schwere eingestuft – gering (kleine, flache Stellen mit Endometrialgewebe, die außerhalb der Gebärmutterschleimhaut wachsen), mäßig (größere, oft etwas erhöhte Implantate) oder schwer (Entzündung und Narbenbildung, hervorgerufen durch nicht resorbiertes Blut, das Bänder aus fibrösem Narbengewebe – Verwachsungen – entstehen lässt, die die Beckenorgane miteinander verkleben). Zu den Symptomen von Endometriose gehören eine schmerzhafte Periode (Frauen mit Endometriose haben höhere Prostaglandinwerte, eine der Ursachen für Menstruationsschmerzen), pathologische Uterusblutung und Blutungen an anderen Stellen als der Gebärmutterschleimhaut (manchmal sogar bis in die Nasenhöhle) während der Periode. Andere Symptome sind u. a. Rückenschmerzen oder schwere Bauchkrämpfe während der Menses, schmerzhafter Geschlechtsverkehr, schmerzvolle Darmbeschwerden oder Schmerz beim Wasserlassen während der Blutung und natürlich Unfruchtbarkeit. In manchen Fällen kann das hohe Maß an durch Endometriose verursachten Schmerzen die Energie einer Frau auslaugen und Depression auslösen. Das Leiden kann jedoch auch ohne Symptome auftreten. Etwa 40 Prozent der mit Endometriose diagnostizierten Frauen berichten nur über Infertilität als Symptom.

Bei Endometriose wandern die Endometriumzellen aus irgendeinem Grund und implantieren sich in Bereichen außerhalb der Gebärmutter. Zu den üblichen Einnistungsorten gehören der Gebärmutterhals, der rekto-vaginale Bereich, die Eierstöcke, die Eileiter, das Kolon und die Harnblasenwand. Endometriumzellen wurden auch in den Muskeln der Bauchwand, den Lungen, der Nase, ja sogar im Gehirn gefunden. Diese fehlgeleiteten Endometriumzellen sprechen auf die hormonellen Reize von Östrogen und Progesteron genauso an, wie es das Endometrium soll: Sie bluten während der Menses. Aber es gibt für dieses Blut keine Möglichkeit, den Körper zu verlassen, also stagniert es am Ort der Einnistung im Endometrium und verursacht Entzündung und mögliche Narbenbildung im umgebenden Gewebe.

Die retrograde Menstruation ist eine Theorie, die die Migration des Endometriumgewebes erklärt. Wenn eine Frau menstruiert, sollte das Blut durch die Zervix ausgeschieden werden. Doch gelegentlich kann es wieder zurück in die Eileiter und die Bauchhöhle fließen. Endometriumzellen im Menstrualblut haften sich dann an Bereiche in der Bauchhöhle, außerhalb des Uterus, an. Die westliche Medizin theoretisiert, dass anatomische Anomalien wie zum Beispiel ein rückwärts geneigter Uterus oder eine zervikale Öffnung, die kleiner als gewöhnlich ist (und das Blut nicht frei hindurchfließen lässt) dazu führen, dass das Menstrualblut in andere Beckenbereiche vordringt. Doch viele Frauen haben in gewissem Maß eine retrograde

Menstruation oder anatomische Anomalie und es kommt trotzdem zu keiner Reaktion mit Endometriose.

Manche Forscher glauben, dass Endometriumzellen durch das Blut- und Lymphsystem an verschiedene Stellen im Körper transportiert werden. Andere haben die Theorie, dass embryonale Zellen außerhalb des Uterus durch einen unbekannten Reiz in Endometriumzellen verwandelt werden. Es besteht einfach kein Konsens über die Ursache dieses Leidens.

Die westliche Wissenschaft ist zudem ratlos, wenn es darum geht zu verstehen, warum Frauen mit Endometriose Fruchtbarkeitsprobleme haben. Die mit schwerer Endometriose verbundene Narbenbildung und die Verwachsungen können zwar den Weg der Eizelle zum Uterus behindern. Doch Frauen mit milden Fällen können ebenfalls an beeinträchtigter Fertilität leiden. Es ist möglich, dass eine Fehlfunktion in den Eierstöcken oder die hormonellen Schwierigkeiten, die einen Lutealphasendefekt verursachen, Probleme verursachen, die zu Endometriose führen. (Schätzungsweise 27 Prozent der Frauen mit milder Endometriose haben auch ovulatorische Dysfunktion oder einen Lutealphasendefekt.) Eine weitere Theorie besagt, dass Endometriumimplantate Prostaglandine ausschütten, welche Muskelkrämpfe in den Geschlechtsorganen hervorrufen und sie daran hindern, richtig zu funktionieren.

Wahrscheinlich ist Endometriose eine weitere Autoimmunerkrankung. Manche Frauen mit Endometriose-Diagnose haben ein hohes Maß an Autoantikörpern, die mit wiederholten Fehlgeburten in Verbindung stehen (siehe Kapitel 12).

Endometriose erzeugt eine entzündliche Reaktion im Körper, weil das Endometrialgewebe außerhalb des vorgesehenen Platzes wächst. Bei dem Versuch, dieses Gewebe „auszuräumen", wird das Immunsystem darauf programmiert, *alle* Endometriumzellen zu behandeln, als wären sie nicht Teil des Körpers. Diese Reaktion kann dazu führen, dass die Endometriumzellen in der Gebärmutter die Produktion des Proteinmarkers (Beta-3-Integrin) einstellen, der nötig ist, damit eine befruchtete Eizelle dazu gebracht wird, sich einzunisten. Dies kann die endometrialen Drüsen veranlassen, nicht auf das Progesteron zu reagieren, das in der Lutealphase des Fortpflanzungszyklus produziert wird.

Unabhängig von der Ursache der Endometriose kann die aktuelle schulmedizinische Behandlung der Krankheit riskant sein, wenn es um die Fruchtbarkeit geht. Gewöhnlich werden Schmerzmittel verschrieben, um die Beschwerden zu lindern, und dann wird die Patientin entweder operiert oder erhält hormonsteuernde Medikamente, um das überschüssige Endometrialgewebe zu entfernen. Hin und wieder werden die endometrialen Verwachsungen chirurgisch entfernt oder mit einem Laser weggebrannt. In schweren Fällen (viele Geschwulste oder extensive Verwachsungen) mag eine größere OP erforderlich sein, danach kann die Fruchtbarkeit wiederhergestellt sein oder auch nicht.

Hormonbehandlungen wie die Pille und testosteronsteigernde oder die Menopause einleitende Medikamente werden mitunter verschrieben, um die Menstruation komplett zu stoppen, da bei einer ausbleibenden Menstruation theoretisch das deplatzierte Endometrialgewebe „verhungert". Natürlich bleibt dabei der Eisprung ebenfalls aus.

Daneben sind die maskulinisierenden Nebenwirkungen von erhöhtem Testosteron für Frauen schwer zu ertragen. Selbst wenn das falsch platzierte Endometrialgewebe chirurgisch entfernt wird, bleiben die toxischen Wirkungen bestehen. Das Verbleiben von Endometriumzellen kann die Eileiter weiterhin kontaminieren und die Fähigkeit der Eizelle beeinträchtigen, auf ihrem Weg zur Gebärmutter befruchtet zu werden.

Falls Tests eine Entzündung als Ergebnis von Endometriose aufzeigen, ist die einzige westliche Behandlung der Einsatz von GnRH-Agonisten wie Lupron. Diese Arzneimittel sind darauf ausgerichtet, die Ausschüttung von Hypophysen-Hormonen zu unterbinden, damit diese nicht die Eierstöcke zur Hormonproduktion anregen, weshalb die Uterusschleimhaut keinen hormonellen Reiz erhält. Einer Behandlung mit Lupron folgt oft rasch eine IVF-Behandlung in der Hoffnung, dass das Endometrium kooperiert und sich ein Embryo implantieren kann. Allerdings können GnRH-Agonisten unangenehme Wechseljahressymptome wie Hitzewallungen, Nachtschweiß und allgemeine Gereiztheit nach sich ziehen. Und die zugrunde liegende Entzündung, die von der Störung des Endometriums ausgelöst wurde, hat man damit nicht therapiert.

TCM-Sichtweise auf und -Behandlung von Endometriose

Während Endometriose in der TCM keine Krankheitskategorie ist, haben östliche Heiler diese Krankheit schon viel länger erkannt als die westliche Medizin. In der TCM ordnet man Endometriose anhand ihrer Symptome ein und bezeichnet sie als „menstruellen Bewegungsschmerz". In dem Buch *Jin Gui Yao Lue* (‚Wesentliches aus dem goldenen Schränkchen') beschreibt das Kapitel über „Puls, Muster und Behandlung verschiedener Frauenkrankheiten" dieses Leiden so: „Das Menstrualblut ist blockiert und daraus entsteht Völlegefühl und Schmerz im Unterbauch." So wie die westliche Medizin glaubt, dass retrograde Menstruation durch Anomalien in Becken und Uterus entsteht, zum Beispiel Zervixstenose (wenn der Gebärmutterhals nicht offen ist), würde man in der TCM angeborene Beckendefekte als generelle Nierenschwäche charakterisieren. Bei Frauen mit Endometriose wird Nierenschwäche gewöhnlich zusammen mit Blutstase (Bl X) diagnostiziert. Daher muss man beide Muster behandeln, bis sie völlig verschwunden sind. Die chinesische Medizin stuft Endometrioseherde als statisches Blut oder Blut ein, das nicht so fließt, wie es soll. (Das unterscheidet sich nicht so sehr vom westlichen Verständnis der Endometriose.) Da sich das geschädigte Blut jedoch in einem Bereich befindet, wo eine normale Durchblutung häufig fehlt oder minimal ist, fällt es dem Körper schwerer, diese aufzulösen. Die Chinesen sagen, das statische Blut ist in die Netzwerkgefäße (Nebenzweige der Hauptmeridiane, wie Energiekapillare) eingedrungen, die schwerer erreichbar sind. Wenn eine anhaltende Krankheit in die Netzwerkgefäße gelangt, ist es klug, Harze wie Weihrauch und Myrrhe in die Behandlung einzubeziehen. Die Chinesen sagen, diese harzigen Heilkräuter dringen in die tieferen Meridiane ein wie Harz in einen Baum.

Wie bereits erwähnt, kann statisches Blut auch eine unangemessene Immunsystemreaktion auf die Endometriumzellen auslösen, die außerhalb der Gebärmutter wachsen. Wenn das Immunsystem Endometriumzellen am falschen Ort entdeckt, startet es eine entzündliche Reaktion, um den Rest des Körpers vor diesem „Eindringling" zu schützen. Ist das Immunsystem außerstande, das fehlgeleitete Gewebe auszuschalten, reagiert es auf das *gesamte* Endometrialgewebe und erzeugt für einen Embryo, der sich einnisten will, eine toxische Umgebung. In der TCM wird dieser Prozess fast immer als Blutstase mit zu viel Hitze (^H) oder Blutstase mit feuchter Hitze (FH) kategorisiert und entsprechend therapiert.

Wenn ich eine Frau mit diesen Mustern behandle, setze ich sie auf eine rein makriobiotikartige Diät, die frei von Milchprodukten, Weizen und den meisten tierischen Produkten ist, um das Immunsystem zu beruhigen. Ich lasse sie auch Lein-, Nachtkerzen- oder Fischöl sowie Bioflavonoide wie Pycnogenol einnehmen, ein Superantioxidans, das hilft, Immunantworten abzuschwächen. Dann verschreibe ich ein Kräuterpräparat, um die interne Bluthitze zu mindern (was der chinesische Ansatz zur Lösung immunologischer Prozesse ist), und beruhige den Uterus mit Akupunktur. Innerhalb weniger Monate findet die Schwangerschaft gewöhnlich auf natürlichem Wege statt. Zeitweise reagiert der Körper sofort, manchmal dauert es bis zu acht Monate, bis die Patientin nach Beginn der Behandlungen empfängt.

Kräuterbehandlungen für Endometriose

Chinesische Kräuterpräparate wurden mit den Schulmedizinbehandlungen für Endometriose verglichen, mit einigen erstaunlichen Ergebnissen. Eine solche Studie, die an der Osaka City University Medical School in Japan durchgeführt wurde, maß Immunfaktoren im Blut einer Gruppe von Frauen mit Endometriose. Die Frauen hatten erhöhte Serumspiegel von Antikörpertitern des antiendometrialen Immunglobulins M (IgM), was eine Immunantwort auf das Endometrialgewebe andeutete. Eine Gruppe von Frauen erhielt eine Behandlung mit Leuprorelin-Acetat (Lupron), um die Hormonproduktion zu unterbinden. Eine zweite Gruppe bekam die Kräuterarznei „Zimtzweig-und-Poria-Pille" (Gui Zhi Fu Ling Wan), die historisch in China eingesetzt wurde, um Blutungen in der Schwangerschaft zu behandeln, die durch Blutstase (Bl X) in der Gebärmutter erzeugt wurden, oder um eine Fehlgeburt zu verhindern.

Am Ende der Studie hatte die mit Lupron behandelte Gruppe niedrigere Estradiolwerte, aber keine Veränderung des IgM-Antikörpertiters. Die mit Kräutern behandelte Gruppe zeigte zwar keine Veränderungen der Estradiolwerte auf, aber die IgM-Antikörpertiter waren gesunken und die Patientinnen blieben über Monate hinweg symptomfrei. Es schien, die Kräuterrezeptur war imstande, die Immunantwort des Körpers auf die Endometriose zu mindern – ein hoffnungsvolles Zeichen, wenn es darum geht, die Fruchtbarkeit einer Frau wiederherzustellen.

Eine weitere Studie aus China behandelte Frauen mit schweren Menstruationsschmerzen. (Die Autoren gaben an, dass Blutstase (Bl X) der primäre Krankheitsmechanismus in Verbindung mit Dysmenorrhoe war – das gleiche Muster, das oft Endometriose hervorruft.) Eine Gruppe von 125 Frauen erhielt Diagnosen anhand der TCM-Prinzipien und wurde in vier Gruppen unterteilt, je nach Muster, das sie aufwiesen.

Gruppe 1: Qi-Stagnation mit Blutstase
Gruppe 2: Qi-Stagnation, Blutstase und Kälte

Gruppe 3: Qi-Stagnation, Blutstase und Hitze
Gruppe 4: Qi-Stagnation, Blutstase und Schwäche

Die Studie verglich zunächst die Serumspiegel unterschiedlicher Prostaglandine (ein Faktor, der zu Menstruationskrämpfen beiträgt) in der Blutbahn aller drei Gruppen. Dann gab man den Frauen entweder eine östliche oder westliche medizinische Behandlung. Die mit östlichen Methoden behandelten Frauen erhielten ein Kräuterpräparat, dessen Zweck darin bestand, das Blut zu kräftigen, die Stase aufzulösen und das Qi zu bewegen. (Aus Sicht der westlichen Medizin erzielt die Rezeptur ihre Wirkung durch Regulierung der Serum-Prostaglandine.) Die Heilkräuter wurden als Dekokt verabreicht und zwar zweimal täglich, beginnend zwei Wochen vor dem voraussichtlichen Beginn der Periode. Die anderen Frauen erhielten die westliche Arznei Indomethacin, ein nichtsteroidales entzündungshemmendes Schmerzmittel. In beiden Gruppen erfolgte die Behandlung drei Monate lang.

In der mit Kräutern behandelten Gruppe spürten 80,4 Prozent der Frauen eine Linderung ihrer Menstruationsschmerzen, verglichen mit 73,3 Prozent bei der Indomethacin-Gruppe. Zudem schienen die Heilkräuter den reproduktiven Zyklus auszugleichen, was durch deutlich geringere Werte einer negativen Art von Östrogen angezeigt wurde. Der Kräuterabsud erhöhte auch den Gehalt an Spätphasen-Progesteron, das vom Gelbkörper ausgeschüttet wird (wichtig für die Schaffung eines guten Klimas zur Einnistung). Indomethacin wiederum hatte keinen nennenswerten Effekt auf Östrogen oder Progesteron.

Es wird deutlich, dass chinesische Kräuterheilmittel eine wichtige Rolle beim Ausgleich der komplexen, miteinander verwobenen Faktoren spielen können, die zur Behandlung von Endometriose und der Förderung eines normalen Reproduktionszyklus beitragen. Aber am wichtigsten ist natürlich die Ermittlung des Ungleichgewichtsmusters, welches das Problem der jeweiligen Patientin verursacht hat. Falls Sie Endometriose haben, schauen Sie sich die Musterdiagnose in Kapitel 4 an, bestimmen Sie die zugrunde liegende Unausgewogenheit und nehmen Sie dann die in Kapitel 8 empfohlenen Kräuter ein, um Ihr System wieder gesund zu machen.

Andere Muster, die auch zu Endometriose beitragen können

Wie viele Beschwerden, die in Verbindung mit dem reproduktiven Zyklus stehen, bestehen bei Endometriose in mehreren Energiesystemen und Organen des Körpers Imbalancen. Laut der TCM gehören zu den dazu beitragenden Mustern:

- Leber-Qi-Stagnation (Le Qi X)
- Hitze (^H)
- Feuchte Hitze (FH)
- Blutstase (Bl X)
- Kalte Zustände (wie Nieren-Yang-Mangel (Ni Yan-)), die Stagnation und schwere Menstruationsschmerzen hervorrufen kann
- Milz-Qi-Mangel (Mi-)

- Nieren-Yang-Mangel (Ni Yan-)
- Blutmangel (Bl-)
- Gemischt Hitze und Kälte, Defizienz und Fülle – dazu gehören Milz-Qi- (Mi-) und/oder Nieren-Yang-Mangel (Ni Yan-), Blutstase (Bl X) und Leber-Qi-Stagnation (Le Qi X). (Falls auch Verdauungsbeschwerden zu den Symptomen gehören und die Zunge einen fleckigen Belag hat, ist die Kräuterarznei „Fructus Mume-Pille" (Wu Mei Wan) nachweislich äußerst wirksam.)

In jedem Fall muss das Muster mithilfe von Ernährungsprinzipien, Kräuterstrategien und Akupressurbehandlungen auf Basis der diagnostischen Vorstellung angegangen werden.

Endometriose hat auch mit hormonellen Unausgewogenheiten wie zum Beispiel Östrogendominanz zu tun. Östrogen füttert die Endometriose; daher ist es wichtig, dem Körper zu helfen, übermäßiges Östrogen zu entfernen. Da die Leber Östrogen verstoffwechselt, unterstützen Methoden, die Leber-Qi-Stagnation (Le Qi X) auflösen, den Körper beim Abbau übermäßiger Mengen des Hormons. Um Leber-Qi-Stagnation loszuwerden, können Sie die Akupunkturpunkte Le 2, Le 3 und Le 14 (siehe Kapitel 7) stimulieren. Die Ernährungsempfehlungen und Kräuterpräparate in Kapitel 6 und 8 sind auch dienlich, um Leber-Qi zu bewegen und Blutstase (Bl X) aufzulösen.

In der östlichen und westlichen Medizin gilt Endometriose als Resultat von retrograder Menstruation, daher sollte die Therapie von Endometriose darauf ausgerichtet sein, den nach unten und außen gerichteten Fluss des Menstrualblutes zu fördern. Vermeiden Sie während der Periode Atemübungen, bei denen man sich auf eine aufwärts gerichtete Energetik konzentriert, wie bestimmte Formen von Yoga und Qigong. Verwenden Sie auch statt Tampons lieber Binden. Tampons blockieren den Fluss des Menstrualblutes, insbesondere wenn der Blutfluss bereits verklumpt und nicht ausgeglichen ist.

TCM in der Praxis: Anthony und Margaret finden einen Weg

Anthony und Margaret kamen gemeinsam in meine Praxis in der Hoffnung, dass ich ihnen zur Elternschaft verhelfen könne. Ein paar Monate zuvor hatten sie sich auf ihren nächsten IVF-Versuch gefreut, als sie einen Vortrag besuchten, den ich über TCM und Unfruchtbarkeit gehalten hatte. Direkt davor hatten sie einen neuen Arzt konsultiert, der nach einer Laparoskopie bei Margaret Endometriose diagnostiziert hatte. Obwohl es keine Obstruktionsprobleme oder Schwierigkeiten mit dem Sperma gab, hatten Margaret und Anthony etliche Monate mit IUI und eine IVF hinter sich, ehe ihre Endometriose festgestellt wurde.

Sie fanden die Informationen in meinem Vortrag interessant, glaubten jedoch nicht, dass sie auf ihre Situation zutraf; sie hatten viel Hoffnung in ihre IVF gesetzt. Margaret erzählte, dass ihr die „Unmittelbarkeit" der IVF-Behandlung gefiel und dass sie das Infertilitätsproblem offensiv angingen. Doch wie bei so vielen meiner Patienten, die den Weg der künstlichen Befruchtung nahmen, schlug auch dieser Versuch fehl. Das Paar versuchte zwar, positiv zu bleiben, aber sie wurden allmählich desillusioniert im Hinblick darauf, was die westliche reproduktive Endokrinologie anzubieten hatte.

Margaret merkte, dass die Zeit langsam knapp wurde, nicht nur wegen der Verzweiflung, die sie erlebte, sondern auch, weil ihre Zyklen immer kürzer wurden. Sie hatte ihren Eisprung früher als sonst (etwa am 9. oder 10. Tag ihres Zyklus), litt an Nachtschweiß, und, was am schlimmsten war, ihr Arzt berichtete, dass ihr FSH-Wert am dritten Tag über dem akzeptablen Grenzwert für eine zukünftige IVF lag.

Als Margaret in meine Praxis kam, waren ihre relevanten Symptome frühe Ovulation, Nachtschweiß, kurze Zyklen mit etwa 23 Tagen, Verstopfung, extremes Unbehagen in den Brüsten, schlimme prämenstruelle Anspannung und Kopfschmerzen, unerträgliche Rückenschmerzen, die mit Einsetzen der Tage schlimmer wurden, und schwere, stechende Gebärmutterkrämpfe. Sie schlief schlecht und musste vor und während ihrer Periode sehr häufig Wasser lassen. Ihre Blutungen waren hellrot mit schwarzen Klumpen und normal von der Menge und Dauer her. Ihr Puls war rapide und straff und ihre Zunge war rot und geschält.

Meine Diagnose war Yin-Mangel mit leerer Hitze, Leber-Qi-Stagnation und Blutstase. Der Behandlungsplan bestand darin, das Nieren-Yin zu nähren, das Blut zu kräftigen und zu kühlen, Leber-Qi-Stagnation zu beseitigen und die innere und äußere Hitze zu bereinigen. Ich begann mit Akupunkturbehandlungen und stimulierte zu verschiedenen Zeiten in ihrem Monatszyklus Mi 6, Ni 3, Mi 10, Di 11, Le 2, Le 3, Di 4, Yintang, den Ohren-Geistespunkt (*Fossa triangularis* am Ohr) und die *Incisura intertragica* am Ohr. Innerhalb von einem Monat waren PMS, Brustempfindlichkeit und Kopfschmerzen verschwunden. Ich gab ihr auch zwei Kräuterpräparate – „Sechs-Bestandteile-Pille mit Rehmannia" (Liu Wei Di Huang Wan) mit roter Päonie (*Chi Shao*) und Strauchpäonienwurzelrinde (*Mu Dan Pi*) vor dem Eisprung und „Pulver der heiteren Ungebundenheit" (*Xiao Yao San*), Elfenblumenkraut (*Yin Yang Huo*) und rote Päonie (*Chi Shao*) zur prämenstruellen Einnahme.

Jeden Monat stellte Margaret Verbesserungen in ihrem Zyklus fest. Der Nachtschweiß hörte komplett auf, ihre BT-Kurve wurde durchgängig zweiphasig mit weniger Temperaturschwankungen im Zickzack, und, was noch wichtiger ist, ihr Eisprung kam später und ihr gesamter Zyklus verlängerte sich auf 27 und 28 Tage. Ich wusste, dass ihr FSH-Wert jetzt im normalen Bereich liegen würde.

Margaret wurde zum ersten Mal mit 39 Jahren schwanger. Ihre Schwangerschaft verlief ruhig und sie brachte einen gesunden Jungen zur Welt.

Gebärmuttermyome

Gebärmuttermyome sind das häufigste Neoplasma (anormale Wucherung) der weiblichen Fortpflanzungsorgane. Es sind gutartige Tumore, die bei ungefähr 20 Prozente aller Frauen über 35 Jahren auftreten. Man findet sie an der Uteruswand oder an anderen Stellen in der Beckenhöhle. Ihre Größe schwankt von klein (erbsengroß) bis groß (melonengroß). Manche Frauen haben nur ein kleines Myom, andere hingegen mehrere.

Viele Frauen mit Myomen berichten von Schmerzen während ihrer Tage, schweren Monatsblutungen und Problemen mit der Fruchtbarkeit. Myome an der Hinterwand des Uterus können zu Verstopfung, Schwierigkeiten im Harntrakt und starker Periode beitragen. Größere Myome mögen Schmerzen beim Geschlechtsverkehr und Beckendruck hervorrufen. Myome sind ebenso in der Lage, die Empfängnis zu mindern, wenn sie die Gebärmutterhöhle oder den Eingang in die Gebärmutter aus den Eileitern versperren. Sie können außerdem einen Embryo daran hindern, sich in der Uteruswand einzunisten. Zudem werden Myome während der Schwangerschaft aufgrund der erhöhten Hormonwerte möglicherweise größer, was Druck in der Gebärmutter erzeugt und in manchen Fällen vorzeitige Wehen auslösen kann. Viele Myome haben genug Masse, um bei einer Routine-Beckenuntersuchung entdeckt zu werden. Um ihre Ausdehnung und genaue Lage zu bestimmen, setzt man manchmal Ultraschall, Sonohysterographie (ein vaginaler Ultraschall mit sterilem Salzwasser in der Gebärmutter), Hysteroskopie und MRT ein.

So wie Schwangerschaftshormone ein Myom wachsen lassen können, kann sie ein Mangel an reproduktiven Hormonen schrumpfen lassen. Die Schulmedizin setzt dazu manchmal Medikamente wie Lupron ein, um den Zustand der Pseudomenopause herzustellen. In vielen Fällen geht die Arzneimitteltherapie mit der chirurgischen Entfernung des Myoms einher. Sind die Myome klein und vom Inneren des Uterus aus zugänglich, kann ein laparoskopischer Eingriff durchgeführt werden, bei dem der Chirurg eine Sonde durch den Muttermund führt, um das Myom entweder mit Hitze oder Kälte zu zerstören. Eine andere Technik ist die arterielle Embolisation, wobei die Blutgefäße, die das Myom speisen, verätzt werden. Da dies aber auch den Blutfluss zur Gebärmutterschleimhaut unterbindet, ist das nicht für Frauen zu empfehlen, die sich Kinder wünschen. In komplizierteren Fällen, wenn die Tumore größer sind oder außerhalb des Uterus oder in der Beckenhöhle sitzen, kann ein Bauchschnitt vonnöten sein. Dieses Verfahren, bei dem ein Schnitt durch die Bauchdecke oder die Gebärmutter gemacht wird, erfordert einen drei- bis sechsmonatigen Heilungsprozess, ehe versucht werden sollte, schwanger zu werden. Falls die Myome zu groß sind oder sich an einer Stelle befinden, die die Gesundheit einer Frau gefährdet, ist die Hysterektomie – Entfernung des Uterus – die letzte Behandlungsmethode. Ohne Gebärmutter sind die einzig verbleibenden Mittel einer Frau zur Elternschaft Leihmutterschaft oder Adoption.

Myome auf östliche Art schrumpfen lassen

Die TCM bietet weit sanftere und wirksamere Heilmittel gegen Myome. Wie die Gewebe, die sich durch Endometriose bilden, gelten Myome als klumpige Knötchen im Körper, hervorgerufen von verhärtetem statischem Blut (Bl X). Diese Krankheit lässt sich mit ähnlichen Mitteln behandeln wie Endometriose. Eine chinesische Studie verwendete traditionelle chinesische Heilmittel, um 223 Fälle von Gebärmuttermyom zu behandeln. Alle Patientinnen hatten messbare Symptome, wie zum Beispiel starke Monatsblutung, die klinisch anhand von Beckenuntersuchungen festgestellt und durch Ultraschall bestätigt wurden. Die Behandlung umfasste eine Stärkung des Blutes und Beseitigung der Blutstase (Bl X), Bereinigung der Hitze und Erweichung der Indurationen (verhärtetes umgebendes Gewebe, verursacht durch neues Wachstum wie zum Beispiel Myome).

Das in der Studie verwendete Basiskräuterpräparat enthielt Heilkräuter, um Blutstase aufzulösen und Leber-Qi-Stagnation in Bewegung zu bringen (Le CU X). Je nachdem, welches Muster (Yin-Mangel, Qi-Stagnation oder Hitze) zur Entstehung der Myome beitrug, fügte man weitere spezielle Kräuter hinzu. Die passenden Kräuterkombinationen wurden nach der Menstruation verabreicht. Nach der Behandlung verbesserten sich die meisten Symptome der Patientinnen, wie starker Blutfluss, abnormer Vaginalausfluss und Rückenschmerzen, oder sie hörten ganz auf. Die Myome selbst wurden entweder kleiner oder verschwanden bei 72 Prozent der Patientinnen.

Zur Behandlung von Myomen werden ebenfalls Akupunktur und Akupressur angeraten; dazu benutzt man die in Kapitel 7 empfohlenen Punkte für Blutstase (Bl X) in der Gebärmutter. Die von der Akupunktur erzeugte Stimulierung verringert nachweislich sich pathologisch ausbreitende Zellen durch örtliche Stimulation nahe der Geschwulst. Behandelt man Punkte wie Mi 10 und Bl 17, die das Blut im ganzen Körper kräftigen, hilft dies beim Schrumpfen der Myome.

TCM in der Praxis: Maggies Geschichte

Maggie kam in meine Praxis, nachdem man bei ihr ein grapefruitgroßes Myom festgestellt hatte. Sie litt unter Beschwerden im Unterbauch, Aufgeblähtsein und häufigem Urinieren, weshalb sie ihren Gynäkologen aufsuchte. Seine Lösung war eine Hysterektomie, die sie vehement ablehnte.

Ich hatte meine Praxis noch nicht lange, als Maggie zu mir kam, und da ich nicht viel diagnostische Erfahrung hatte, verließ ich mich auf das Wissen, dass Gebärmuttermyome normalerweise Blutstase bedeuten. Ich gab ihr Akupunktur und Kräuterbehandlungen, um das Blut zu stärken, doch sechs Wochen später hatte es noch keine Wirkung gezeigt. Also sah ich mir erneut Maggies Symptome an, um herauszufinden, was mir entgangen war. Ich fand heraus, dass sie Zeichen von feuchter Ansammlung wie Schleimproduktion und Postnasal-Drip-Syndrom, Brustknötchen und Vaginalausfluss hatte, was ich zu Anfang nicht als bedeutsam eingestuft hatte. Doch als ich mich bei meiner Behandlung nun darauf konzentrierte, das Milz-Qi zu kräftigen, um Feuchtigkeit abzubauen, und einige austrocknende Kräuter in die Rezeptur zur Blutbewegung aufnahm, reagierte Maggie sehr stark. Innerhalb von einem Monat hatten sich ihre Beschwerden gelegt und als sie sich erneut von einem (anderen) Gynäkologen untersuchen ließ, war das Myom komplett verschwunden.

Andere natürliche Behandlungen für Endometriose und Gebärmuttermyome

Hier ist eine Liste mit Empfehlungen, wie sich die TCM zur Behandlung Ihrer Endometriose oder Gebärmuttermyome anwenden lässt. Genauere Informationen finden Sie in Kapitel 6, 7 und 8.

- Ruhen Sie sich aus und tragen Sie lose, bequeme Kleidung.
- Führen Sie tiefe Atemübungen aus und befolgen Sie meditative Praktiken.
- Nehmen Sie warme Bäder (mit Aromatherapie, wenn Sie wollen).
- Verwenden Sie ätherische Öle wie Weihrauch, Myrrhe, Muskatellersalbei, Pfefferminze, Lavendel, Rosmarin, Wacholder und Thymian.
- Legen Sie sich während und nach der Menstruation ein Heizkissen oder eine Wärmflasche auf den Bauch.
- Geben Sie warme Rizinusölpackungen auf den Bauch, um das Blut zu beleben, das Lymphsystem zu unterstützen und die Hormonwerte auszugleichen. Zwei- bis dreimal am Tag vor und während der Periode warmes Rizinusöl auf den Unterbauch auftragen und mit Plastikfolie abdecken. (Falls Sie aktiv versuchen zu empfangen, nur während der Menses.)
- Die Ernährungsempfehlungen gemäß der Immunsystem beruhigenden, milzstärkenden Diät in Kapitel 6 befolgen.
- Massieren Sie die Akupressurpunkte zur Beseitigung von Blutstase (Mi 6, Mi 8, Mi 10, Bl 17) und für alle anderen Diagnosen, die auf Sie zutreffen. Ni 3 und Ni 7 verstärken die Durchblutung der Geschlechtsorgane und Le 2 und Le 3 helfen bei der Ausscheidung überschüssiger Hormone und lösen stagnierendes Qi auf.
- Täglich moderater Sport hilft, die Durchblutung zu verbessern und die Symptome zu verringern. Meditation, Qigong und Yoga sind auch hilfreich. (Während der Periode sollte man jedoch keine Umkehrhaltungen ausführen, speziell mit Endometriose. Die Energie sollte immer nach unten fließen.)
- Nehmen Sie pflanzliche Präparate, um das Blut zu kräftigen sowie Ihr besonderes Muster aufzulösen (siehe Kapitel 8). Hasenohrwurzel (*Chai Hu*) und Chinesische Engelwurz (*Dang Gui*) werden seit Jahrtausenden gemeinsam eingesetzt, um die Hormone zu regulieren und das Nervensystem zu beruhigen. Saflorblüten (*Hong Hua*) und Pfirsichsamen (*Tao Ren*) verringern eine Entzündung im Unterbauch. Brennnessel ist auch gut nach der Menstruation.
- Vermeiden Sie jegliche Lebensmittel, die mit Hormonen behandelt wurden.
- Konsumieren Sie Soja und Sojaprodukte wie Tofu.
- Essen Sie nur Bio-Früchte und -Gemüse.
- Vermeiden Sie raffinierte und gehärtete Öle.
- Verwenden Sie nur unverarbeitete pflanzliche Quellen für essenzielle Fettsäuren.
- Benutzen Sie Öle, die reich an Linolen- und Alpha-Linolensäuren sind wie zum Beispiel Lein-, Kürbiskern- und Chiaöl, doch *nur*, wenn sie erst kürzlich kalt gepresst und gefiltert wurden.
- Nehmen Sie Spirulina, Nachtkerzenöl und Öl aus schwarzen Johannisbeer- und Borretschsamen in Ihre Ernährung auf.
- Vermeiden Sie Arachidonsäure, die in Fleisch- und Milchprodukten, Eiern und Erdnüssen vorkommt.
- Vermeiden Sie alle tierischen Produkte außer Fisch. Falls Sie Fleisch essen, sollte es bio sein, nicht voller Hormone.
- Verzehren Sie Walnüsse, dunkles Blattgemüse, Safran und Wurzelgemüse aus kalten Klimazonen sowie Kürbis.

- Besonders gut zur Beseitigung von Blutstase (Bl X) sind Algen, Zitronen, Limetten, Zwiebeln, Irisches Moos und Blasentang.
- Ergänzen Sie Ihre Nahrung mit B-Vitaminen und Antioxidantien wie Vitamin C, E, Beta-Carotin, Selen und Zink. Nehmen Sie außerdem OPC-Superantioxidantien (Traubenkern-, Kiefernrinden-, Rotwein- oder Heidelbeerextrakt), die Procyanidine und Kaffee- und Ferulasäure enthalten. Diese Stoffe besitzen nachweislich entzündungshemmende und krampflösende Wirkungen.
- Myome und Endometriose sprechen gut auf Omega-3-Fettsäuren in der Kost an. Fisch- und Leinöl sind gute Quellen dieser Omega-3-Fettsäuren. Fischöl verhindert eine anomale Blutgerinnung. Wenn Ihr Menstrualblut klumpiges Gewebe enthält, nehmen Sie eine Nahrungsergänzung wie Fisch-, Lein- und Nachtkerzenöl ein (das zudem Gamma-Linolensäure enthält, auch als Omega-6 bekannt).

Damit eine Empfängnis stattfinden kann, sollten alle Energien im Körper frei fließen und sich wie Wasser in einem Fluss bewegen, der dem Land, durch das er fließt, Leben bringt. Myome und endometriale Geschwulste sind wie Felsen in diesem Fluss und verhindern, dass der Embryo sich sicher in Ihrer Gebärmutter einnisten kann. Wird die Blutstase beseitigt und kommt es zum Ausgleich der anderen Energien im Körper, was die Verhärtungen in Ihren Fortpflanzungsorganen weich macht, können Sie das Fließen des „Lebensflusses" durch Sie hindurch wiederherstellen und Ihrem ungeborenen Kind einen sauberen, sicheren Hafen bieten.

Kapitel 14

Polyzystisches Ovarialsyndrom und Ovarialinsuffizienz: Ihre Eierstöcke können heilen

Das kleine Samenkorn platzt auf und der Geist des Himmels erscheint.

Skandinavisches Sprichwort

Die Reifung von Eizellen in den Follikeln unserer Eierstöcke ist ein Wunder. Von Geburt an haben Frauen alle Eizellen, die ihnen jemals zur Verfügung stehen: ein bis zwei Millionen. Für die meisten von uns sind die Eizellen, über die wir bei der Geburt verfügen und die etwa 400.000, die wir noch haben, wenn wir beginnen zu menstruieren, mehr als genug, um die Möglichkeit einer Schwangerschaft wahrzunehmen, ehe wir in die Menopause eintreten. Doch obgleich unsere Eierstöcke die „Nester" sind, die unsere Eizellen enthalten, ihnen erlauben zu reifen und sie jeden Monat freisetzen, kann das „Wetter", das die Ovulation ermöglicht – nämlich die Kaskade an Hormonen, die in der richtigen Menge und zum richtigen Zeitpunkt stattfinden muss –, leicht außerstande geraten, seine Aufgabe zu erfüllen. Dann haben unsere Eierstöcke nicht die Unterstützung, die sie benötigen, um unsere potenziellen Kinder zu nähren. Falls unsere Hormone lange genug aus dem Gleichgewicht sind, können die Eierstöcke selbst von Krankheiten heimgesucht werden oder ganz ausfallen. Es kann viele Ursachen für die hormonelle Störung geben, die unseren Eierstöcken die Vitalität nimmt. In diesem Kapitel untersuchen wir zwei spezielle Krankheiten näher: das polyzystische Ovarsyndrom (PCOS) und prämature Ovarialinsuffizienz (POI). Beide sind Ergebnisse eines hormonellen Ungleichgewichts.

Das polyzystische Ovarialsyndrom

Das polyzystische Ovarialsyndrom, kurz PCOS (auch bekannt als Stein-Leventhal-Syndrom), wird als eine Störung beim Eisprung definiert, die sich jedoch auch auf Haut, Haare, Körpergewicht und das reproduktive und endokrine System auswirken kann, zu denen die Bauchspeicheldrüse, der Hypothalamus, die Hypophyse und die Nebennieren gehören. Das polyzystische Ovarialsyndrom wurde erstmals im Jahre 1845 in Frankreich als Krankheit oder Syndrom anerkannt. Bis zu 10 Prozent der Frauen im gebärfähigen Alter sollen davon betroffen sein und bis zu 90 Prozent der Frauen mit unregelmäßigen Menstruationszyklen.

Das wichtigste äußere Anzeichen für ein mögliches PCOS ist eine unregelmäßige oder ausbleibende Periode, was oft bis zur Menarche zurückreicht. Aber das PCOS hat eine Vielzahl anderer Symptome, einschließlich Fettleibigkeit (etwa 50 Prozent der Frauen mit PCOS sind übergewichtig), Akne, übermäßige Gesichtsbehaarung und/oder vermehrte Körperbehaarung und dünner werdendes Haupthaar. Die Lipidwerte im Blut können hoch (ein Hinweis auf eine potenzielle spätere Herz-Kreislauf-Erkrankung) und der Zuckerstoffwechsel gestört sein. Bei Frauen mit PCOS bestehen möglicherweise auch andere Gefahren für die Gesundheit, wie Gefäßkrankheiten und Krebs. Natürlich ist auch Unfruchtbarkeit ein Symptom, das viele Frauen mit PCOS erleben. (Es gibt allerdings auch Frauen mit PCOS, die keine der genannten Symptome haben.)

1990 wurde bei einer Konferenz der National Institutes of Health festgestellt, dass die zwei beständigsten Merkmale von PCOS erhöhte androgene Hormone und chronisch ausbleibende Eisprünge sind. Bei PCOS entwickeln sich in den Eierstöcken viele kleine Zysten, die eigentlich winzige Eibläschen sind. Die Zysten entsprechen nicht den aktiven Follikeln, sondern sind in ihrer Entwicklung gestoppt, wachsen nie zur vollen Größe heran oder setzen gesunde Eizellen frei. Die Zysten und das sie umgebende Bindegewebe produzieren männliche Hormone, die Androgene. Androgene blockieren die Follikelentwicklung und führen dazu, dass die Eibläschen degenerieren, was die Freisetzung reifer Eizellen verhindert.

Des Weiteren gelangt das von den Zysten produzierte Androgen in die Blutbahn und ändert den Rückkopplungsmechanismus in der HHG-Achse. Die Östrogenmenge, die sich in der Blutbahn bewegt, vermehrt sich im Verhältnis zu anderen Hormonen wie Progesteron, was eine erhöhte Produktion von LH und Testosteron zur Folge hat. Durch diese Hormonkaskade wird die Ovulation unterbunden. Dennoch denken viele Frauen mit PCOS, dass sie ovulieren, da, immer wenn sie einen Ovulationsvorhersage-Test machen, dieser positiv ist. Das liegt aber daran, dass der Urin-Test LH entdeckt, das bei manchen Frauen mit PCOS erhöht bleibt. Diagnostisch gesehen sind die auffälligsten Zeichen von PCOS Veränderungen in den Eierstöcken, die überdurchschnittlich groß werden und einen dicken weißen Belag über den Zystenreihen auf ihrer Oberfläche zu haben scheinen.

Falls Ihr Arzt oder Ihre Ärztin PCOS vermutet, wird er oder sie zweifellos eine Reihe von Tests anordnen. Dabei werden Ihre Eierstöcke mit Ultraschall untersucht und man führt Bluttests durch, um eine Reihe hormoneller Faktoren zu analysieren.

In manchen Fällen können Frauen mit PCOS besonders lange Zyklen und schwere Blutungen haben, während in anderen Fällen kein Eisprung und nur geringe Blutung stattfindet. Bei PCOS wird eine Eizelle oft erst später im Zyklus einer Frau freigesetzt und ist aufgrund der ungesunden Umgebung, in der sie sich entwickelt hat, von schlechterer Qualität.

Westliche Ärzte und Wissenschaftler konnten die eigentliche Ursache von PCOS nicht feststellen und somit auch nicht wirksam behandeln. Ein Faktor, der dazu beiträgt, scheint eine abnorme Interaktion zwischen Insulin und Glukose (Zucker) zu sein. Übermäßiges Insulin, das in der Blutbahn zirkuliert, stimuliert Enzyme, die zur Herstellung von Androgenen in den Eierstöcken beitragen. Hohe Insulinwerte können auch die Androgenrezeptoren überreizen, was Follikelatresie herbeiführt (im Grunde genommen wird den Follikeln die richtige hormonelle Nahrung für die sich entwickelnden Eizellen vorenthalten). Eine unangemessene Insulinproduktion oder Insulinresistenz kann zu Adipositas beitragen, was einer der Gründe ist, wieso viele Frauen mit PCOS übergewichtig sind. Glukoseintoleranz und Diabetes stehen auch mit Insulinresistenz in Verbindung.

Frauen mit PCOS-Diagnose wird oft eine Reihe von Arzneimitteln wie zum Beispiel Clomifen, hCG und Gonadotropin verordnet. Wenn diese Medikamente nicht wirken, empfiehlt man eine IVF und andere Methoden der künstlichen Befruchtung. Allerdings reagieren die meisten Frauen mit PCOS nicht gut auf eine Hormonmanipulation, die weder die Gesundheit der Eizelle noch den Zustand des endokrinen Gleichgewichts im Eierstock in den letzten drei oder mehr Monaten der Entwicklung berücksichtigt.

Wie bereits erwähnt, ist die Follikelentwicklung im Eierstock ein Ablauf, der sich über mehrere Monate erstreckt. Eizellen entstehen gewöhnlich in einer östrogen- und progesteronreichen Umgebung, nicht unter androgenen Umständen. Daher kann die Qualität ihrer Eizellen schlecht sein, selbst wenn der Körper einer Frau mit ovulationsstimulierenden Arzneimitteln dazu gezwungen wird zu ovulieren. Werden Frauen mit PCOS schwanger, haben sie ein höheres Risiko auf eine Fehlgeburt, vermutlich wegen der mangelnden Gesundheit der Eizelle und die Wirkung auf den sich entwickelnden Embryo. Zudem gehen Frauen mit PCOS das Risiko ein, dass die Medikation eventuell ein ovarielles Überstimulationssyndrom (OHSS) auslöst: Dabei kommt es zu einer schmerzhaften Vergrößerung der Eierstöcke begleitet von Wassereinlagerungen in der Bauchhöhle, Übelkeit und Fieber, was lebensbedrohlich sein kann.

Andere Behandlungen von PCOS konzentrieren sich auf die chirurgische Beseitigung von Follikelzysten oder die Korrektur von Hormonspiegeln durch Medikamente wie Dexamethason, ein orales Glukokortikoid. Die langfristige Einnahme solcher Arzneimittel kann jedoch zu Knochenveränderungen führen. Medikamente wie Metformin und Pioglitazon werden oft zur Blutzuckerkontrolle verschrieben. Doch der aktuelle Wissensstand der westlichen Reproduktionsmedizin bietet Frauen mit PCOS wenige Optionen und wenig Hoffnung.

Die östliche Sichtweise auf das PCOS

Die chinesische Medizin zielt darauf ab, das gesamte hormonelle Milieu, das die Veränderungen in den Eierstöcken einer Frau bei PCOS hervorruft, zu korrigieren. Die häufigste Erscheinungsform des PCOS ist Feuchtigkeit oder Schleim. Um auf unsere Checkliste aus Kapitel 4 zurückzukommen, gehören zu den Symptomen bei einer Verschleimung (als Feuchtigkeit betrachtet):

- sich nach einer Mahlzeit müde und schlapp fühlen
- Fibrozystische Mastopathie
- Zystische oder Pustelakne
- dringender, heller oder schlecht riechender Stuhl
- Menstrualblut enthält fädiges Gewebe oder Schleim
- Neigung zu Hefeinfektionen und Scheidenjucken
- Gelenkschmerzen, v. a. bei Bewegung
- Übergewicht
- eine nasse, schleimige Zunge

Doch auch wenn Sie bei Erkrankungen wie PCOS nicht die diagnostischen Kriterien genau erfüllen, gehen wir davon aus, dass es ein Element von Schleim gibt, das sehr tief sitzt und nicht unbedingt äußere Symptome erzeugt. In der TCM wird dieser Zustand als eine Störung angesehen, die aus einer ganzen Reihe möglicher, miteinander verbundener Muster von Mangel und Überschuss besteht. Alle Muster haben unterschiedliche Ausprägungen in der Art und Weise, wie der Körper ovuliert.

(Nicht vergessen, die meisten Frauen mit PCOS haben ihren Eisprung später im Zyklus, falls überhaupt.) Verschleimung kann zum Beispiel eine BT-Kurve hervorrufen, die nicht das typische zweiphasige Muster zeigt, sondern eher eine sprunghafte, flache Linie auf dem Diagramm aufweist (eine typische PCOS-Vorstellung). Es kann auch eine lange Follikelphase zu erkennen sein (gekennzeichnet durch geringe Basaltemperaturen) mit einer verkürzten Lutealphase (angezeigt durch hohe Basaltemperaturen). Yang-Qi-Mangel erzeugt möglicherweise Schleim, da die Flüssigkeiten sich nicht bewegen, sondern verdichten.

Die Behandlung muss auf diesen verschiedenen Mustern basieren sowie darauf, wie sich die Muster jeweils als Symptome zeigen. Sie können Ihre Symptome in eine beliebige Kombination dieser Diagnosekategorien einordnen. Obwohl Ihre Behandlung in erster Linie auf Ihrem Diagnosemuster beruhen sollte, finden Sie hier einige allgemeine Empfehlungen für Muster im Zusammenhang mit PCOS.

Ernährungstherapie

Die meisten Frauen mit PCOS haben endokrine Anomalien bedingt durch die Ernährung. Bei Übergewicht kann eine Gewichtsreduktion ein förderlicher Beitrag für die Behandlung einer PCOS sein. Fettzellen lagern Östrogen ein und dadurch ist bei Frauen mit PCOS gewöhnlich zu viel Östrogen und LH im Blut unterwegs. Die Leber verstoffwechselt diese Hormone, also ist eine gesunde, funktionierende Leber für die richtige Insulinbalance unumgänglich. Um die Leber gesund zu erhalten, sollten Sie Nahrungsquellen der B-Vitamine, wie Fleischarten und Innereien, Blattgemüse und Vollkorn, in Ihre Kost aufnehmen.

Aufgrund der Insulinresistenz und des gestörten Glukosestoffwechsels, die bei PCOS häufig vorkommen, ist eine Veränderung Ihrer Ernährungsgewohnheiten unumgänglich. Die beste natürliche Behandlung der Insulinresistenz und des gestörten Glukosestoffwechsels ist die Senkung des Zuckerkonsums und der Verzicht auf Lebensmittel, die der Körper als einfachen Zucker verwertet. Folgende Liste umfasst eine insulinausgleichende Diät:

- Alle Formen von raffiniertem Zucker weglassen.
- Alle Formen von raffinierten Kohlenhydraten weglassen, da der Körper sie sofort in Zucker umwandelt. Raffinierte Kohlenhydrate umfassen Weißbrot, Pasta, weißen Reis, die meisten Frühstückscerealien, Reiswaffeln oder jede andere stärkehaltige, faserarme Nahrung.
- Machen Sie keine Fertilitätsdiäten, die massiven Yamskonsum befürworten. Der hohe Stärke- und Zuckergehalt in Yams verschlimmert den geschwächten Glukosestoffwechsel und kann bei PCOS den Eisprung tatsächlich verzögern oder verhindern.
- Limonade, Fruchtsaft und jedes Getränk meiden, das den Blutzuckerspiegel rapide ansteigen lässt.
- Verzehren Sie angemessene Proteinmengen, in vegetarischer Form oder als mageres, hormonfreies Fleisch.
- Essen Sie so viel frische Gemüse, wie Sie wollen.
- Nur komplexes Vollkorn wie Haferflocken, Naturreis und Vollkornweizen essen.
- Essen Sie Obst, das nicht zu süß ist.
- Milch und Milchprodukte meiden, die den Zustand innerer Feuchtigkeit eher verschlimmern.
- Alkohol und Koffein weglassen.
- Die Aufnahme von Ballaststoffen erhöhen.
- Treiben Sie ausreichend Sport.
- Machen Sie die Übungen in Kapitel 6, um den Blutfluss zu den Eierstöcken zu erhöhen.

Hinweis: Die Einhaltung einer kohlenhydratarmen Diät und der Verzicht auf Zucker und Stärke kann dazu führen, dass Sie zu Hypoglykämie (niedrigem Blutzucker) neigen, bis sich Ihr Körper an das neue Stoffwechselregime gewöhnt hat. Der Zusatz von Chlorophyll hilft, die Symptome von Hypoglykämie zu reduzieren, ohne den Blutzuckerspiegel zu erhöhen. Chrom verstärkt auch die Empfindlichkeit der Insulinrezeptoren in der Zelle auf Fluktuationen bei den Blutzuckerwerten. Die empfohlene Chrom-Dosis beträgt etwa 300 µg am Tag. Andere Nahrungsergänzungen, die die Insulinresistenz verbessern, sind u. a. die B-Vitamine, Magnesium, Alpha Liponsäure und konjugierte Linolsäure.

Eine neuartige Behandlung gegen Insulinungleichgewicht ist das Antioxidans N-Acetylcystein (NAC). In einer Studie an der italienischen Universita Cattolica del Sacro Cuore in Rom erhielten Frauen mit geschwächter Glukosetoleranz und Hyperinsulinismus 1,8 bis 3 g NAC am Tag. Als Ergebnis der Behandlung zeigten sie statistisch signifikante Abnahmen des gesamten zirkulierenden Testosteronspiegels und des freien Androgenindexes sowie bei Gesamtcholesterin, Plasmatriglyceriden, Lipoproteinen geringer Dichte, Insulin, C-Peptid der Bauchspeicheldrüse und der Insulinempfindlichkeit. (In der TCM würde man NAC als Leber reinigende Substanz einstufen.)

Kräuter gegen PCOS

Wenn Sie mit Kräutern unterstützen wollen, sollten Sie in der ersten Hälfte Ihres Zyklus, also vor dem Eisprung, Seifenbohnendornen (*Zao Jiao Ci*) nehmen. Seifenbohnendornen gelten in der TCM als schleimlösendes Mittel und sind dafür bekannt, dass sie die wachsartige Kapsel auflösen, die sich bei PCOS um die Eierstöcke bilden. Seifenbohnendornen fördern zudem die Ovulation.

Die meisten Frauen mit Schmerzen beim Eisprung leiden zu dem Zeitpunkt unter Blutstase (Bl X). Chinesische Mutterkrautfrüchte (*Chong Wei Zi*) sind ein blutbeschleunigendes Mittel, das die Ovulation bei jenen fördert, die an Blutstase leiden. Andere Heilkräuter werden gegen die zur gleichen Zeit auftretenden Imbalance-Muster verabreicht, die in anderen Kapiteln vorgestellt wurden. Mithilfe einer Kombination aus Ernährung, Akupunktur und Kräutern sollten Frauen mit Anovulation nach einigen Monaten Behandlung allmählich Zeichen für einen Eisprung bemerken, zum Beispiel einen vermehrten fruchtbaren Vaginalausfluss und eine erhöhte Basaltemperatur. Frauen mit verspätetem Eisprung stellen oft fest, dass ihre Ovulation früher im Zyklus erfolgt, was eine gesündere Eizellenproduktion andeutet.

PCOS mit Akupunktur behandeln

In den 1990ern an anovulatorischen Frauen mit PCOS durchgeführte Studien in Europa zeigten, dass eine Elektroakupunktur bei einem Drittel der Probandinnen den Eisprung wiederherstellte. Akupunktur verminderte auch die endokrinen Indikatoren von PCOS, einschließlich des Verhältnisses zwischen LH und FSH und der mittleren Testosteronkonzentrationen und Beta-Endorphinkonzentrationen. Die Forscher stellten die Theorie auf, dass diese Verbesserung durch eine Hemmung der Hyperaktivität im sympathischen Nervensystem ausgelöst wurde (siehe Kapitel 11). Eine jüngere schwedisch-italienische Studie, die in *Biology of Reproduction* (2000) beschrieben wurde, bestätigte diese Theorie. In dieser Studie wurde Ratten Estradiolvalerat (eine Art Östrogen) injiziert, um einen Zustand polyzystischer Ovarien auszulösen. Es kam zu einer verstärkten Aktivität des sympathischen Nervensystems, gefolgt von erhöhten Konzentrationen des Nervenwachstumsfaktors in den Eierstöcken und Nebennieren der Ratten. Innerhalb von 60 Tagen entwickelten sich bei den Ratten polyzystische Eierstöcke.

Die Nager wurden in zwei Gruppen aufgeteilt. Die Kontrollgruppe erhielt keine Therapie und behielt die PCOS-Merkmale. Die andere Gruppe wurde mit Akupunktur behandelt und zeigte eine verringerte Hyperaktivität der sympathischen Nervenfasern in den Ovarien, eine Verminderung der Konzentrationen beim gesteigerten Nervenwachstumsfaktor in den Eierstöcken auf normal und eine Gewichtsreduktion der polyzystischen Ovarien. All dies sind Indikatoren einer abgeschwächten „Stressreaktion" in der Nerven- und Blutversorgung polyzystischer Eierstöcke. Die Akupunkturbehandlungen waren bei der Auflösung dieses Zustands wirksam, weil sie das Ausmaß der Reaktion des hypersympathischen Nervensystems verringerten und so das gesamte neuroendokrine System entspannten.

Mit anderen Worten sorgt Akupunktur dafür, das ganze sympathische Nervensystem wieder gesund zu machen und ins Gleichgewicht zu bringen. Das Ergebnis ist eine Normalisierung des Hormonsystems, das direkt mit dem Eisprung und der Fortpflanzung zusammenhängt; dann kann die gesamte Hormonkaskade, die die Entwicklung und Freisetzung der Eizelle ermöglicht, planmäßig ablaufen. Bei PCOS wende ich auch oft Akupunkturbehandlungen an, die das hormonelle Milieu normalisieren, und stimuliere Yintang, *Incisura intertragica* am Ohr, Mi 6, Zigong, Ren 3, Ren 4, Ren 6 und Ma 40, um Schleim zu lösen. Dann gebe ich eine Elektroakupunktur am unteren Rücken (Hbl 23, Hbl 32, Hbl 52) mit Mi 6 und *Fossa triangularis* am Ohr zur Verringerung der sympathischen Aktivität zu den Eierstöcken. Und ich gehe wie immer die zugrunde liegenden Muster an.

Bei allen Behandlungen muss man aber die hunderttägige Zeitachse für die Produktion einer gesunden Eizelle berücksichtigen. Um sicherzustellen, dass die Follikel gesund und imstande sind, gesunde Eizellen zu nähren, empfehle ich meinen Patientinnen, drei Zyklen zu warten, ehe sie versuchen, schwanger zu werden. Geben Sie Ihrem Körper (und Ihrem zukünftigen Kind) die Chance auf eine möglichst gesunde Empfängnis und Schwangerschaft.

TCM in der Praxis: Martys Heilung brachte mehr als ein gesundes Baby mit sich

Marty, 38, und ihr Ehemann hatten drei Jahre lang versucht, ein Kind zu zeugen. Ihre Gynäkologen hatten bei ihr Anovulation diagnostiziert, hervorgerufen durch PCOS. Diese Diagnose basierte auf einer Ultraschalluntersuchung, die verdickte Eierstöcke mit vielen Zysten ergab, und einer Labor-Blutuntersuchung, die erhöhte Werte von Testosteron, LH und Prolaktin sowie eine Insulinresistenz aufwies.

Marty war kleinwüchsig und verfügte über mehr als ausreichend Körperfett, hatte aber minimale sekundäre Geschlechtsmerkmale – kleine Brüste und schmale Hüften. Sie begann kurz vor ihrem elften Lebensjahr zu menstruieren (eine frühe Menarche deutet auf eine starke Nierenfunktion hin) und war seit ihrem 13. Lebensjahr sexuell aktiv. Zwischen 18 und 35 hatte sie orale Verhütungsmittel genommen. Ihre Zyklen dauerten früher etwa 29 Tage, doch nun lagen sie üblicherweise 40 bis 50 Tage auseinander. Ihre Perioden waren extrem schmerzhaft. Den Schmerzen gingen Darmbeschwerden voraus, vor allem oberhalb und hinter dem Rektum; der Stuhlgang brachte Erleichterung. Danach verlagerte sich der Schmerz nach vorne. Diese Empfindung dauerte zwei bis drei Tage, war schwer und stechend und wurde weder durch Hitze, Kälte noch Druck gelindert. (Dies zeigte mir, dass ihr Zustand eher von Überschuss als von Mangel gekennzeichnet war.) Sie litt an prämenstrueller Migräne (schwer, stechend, hinter einem Auge) und prämenstrueller Anspannung und Gereiztheit. Sie blutete fünf Tage und das Blut war dick und dunkelrot mit Geronnenem. Am ersten Tag ihrer Tage hatte sie ein Schwindelgefühl mit Sehtrübung. Zwischen den Menses gab es keine Schmierblutung. Marty besaß übermäßig viel Gesichtsbehaarung und eine sehr ölige Haut und zudem Absonderungen aus den Brustwarzen. Ihr Beruf war stressig, sie trieb nicht regelmäßig Sport und beschrieb ihre sexuelle Energie als gering. Sie litt unter Allergien, Erschöpfung, Gereiztheit, Nervosität, Stirnhöhlenkopfschmerz und kalten Händen und Füßen. Sie erzählte, dass sie viel Süßes aß und schon länger an hohem Blutdruck und erhöhten Cholesterinwerten litt. Ihre Zunge war nass und blassrosa mit einer violetten Grundtönung und einer leicht roten Spitze. Ihr Puls war fädig, aber straff.

Meine Diagnose war, dass Marty an Anovulation, verspäteten Monatszyklen und Menstruationsschmerzen litt, hervorgerufen von Milz-Qi-Mangel mit übermäßiger Feuchtigkeitsansammlung, Blutstase und Leber-Qi-Stagnation, zusammen mit depressiver Hitze (verursacht durch Leber-Qi-Stagnation). Ich bat sie, ihre BT zu überwachen, behandelte sie wöchentlich mit Akupunktur und verschrieb mehrere verschiedene Kräuterpräparate, die zu unterschiedlichen Phasen ihres Zyklus einzunehmen waren. Ich nutzte die Energieprinzipien jeder Zyklusphase, aber behandelte auch ständig die Komponenten ihres speziellen Diagnosemusters.

In den folgenden Wochen wurde Martys Puls stärker und besaß nicht mehr die fädige Qualität (die gespannte Qualität blieb jedoch bestehen, ein Zeichen für inneren Stress). Ihre Zunge bekam auch mehr Farbe. Noch immer hatte sie die Symptome kalter Füße, vor den Tagen Schmerzen im unteren Rücken und geringe Libido. Ihre nächste Periode war klumpenfrei und das Blut ein helleres Rot. Die prämenstruelle Anspannung und Brustempfindlichkeit blieb bestehen, doch die Migräne hörte auf. Noch immer war die Menstruationsblutung schwer und die Krämpfe waren wie zuvor. Ihre BT-Kurve verlief im gesamten 35-Tage-Zyklus (Abb. 22) im Zickzack.

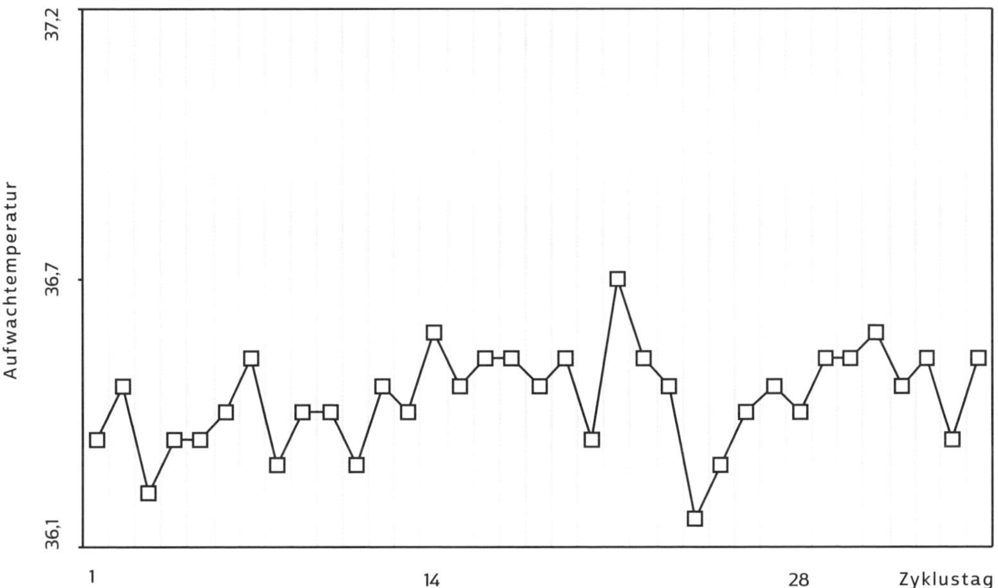

Abb. 22: Martys BT-Kurve – polyzystisches Ovarialsyndrom

Wir behielten den Behandlungsplan bei, glichen mit der Akupunktur die wöchentlichen Symptome aus, sobald sie auftraten, und beseitigten innere Hitze, eine häufig wiederkehrende Erscheinung. Nach sechs Monaten schienen sich Martys Symptome zu stabilisieren. Sie hatte weniger mit Gereiztheit zu kämpfen und das Menstrualblut wirkte „gesünder". Aber die Krämpfe waren unvermindert, die Periode lag weiterhin 35 Tage auseinander und sie hatte keinen Eisprung.

Marty hatte alle Anzeichen von Endometriose (siehe Kapitel 13), die ein weiteres Hindernis für eine Empfängnis dargestellt hätte, wenn wir diesen Aspekt ihres Ungleichgewichts nicht schon angegangen wären. Ich behandelte die Blutstase während den Tagen weiter mit Kräutern und mit Akupunktur (Mi 6, Mi 8 und *Fossa triangularis* am Ohr) vor und während der Regelblutung, um die Regelbeschwerden zu lindern. Sie ergänzte ihre Nahrung mit Pycnogenol und Fischölkapseln. Nach zwei weiteren Monaten hatte sich Martys Zyklus auf 32 Tage verkürzt und die Krämpfe hatten deutlich abgenommen. Sie fühlte sich auch insgesamt besser. Vor allem begann ihre BT-Kurve, ein Ovulationsschema zu zeigen. Allerdings war sie noch nicht ganz zweiphasig.

Im nächsten Monat fragte ich Marty, ob sie bereit sei, auf eine kohlenhydratarme Ernährung umzustellen, um die Insulinresistenz zu kontrollieren. Sie ließ alle raffinierten Zucker, Süßstoffe, Stärken, Limonaden und Fruchtsäfte weg und fuhr mit derselben Kräuterkur fort. Sie nahm zudem NAC als Nahrungsergänzung ein. Im nächsten Monat ovulierte sie am 17. Tag (Abb. 23). Sie machte mit diesem Schema weiter, bis der Eisprung am 14. Tag erfolgte (Abb. 24).

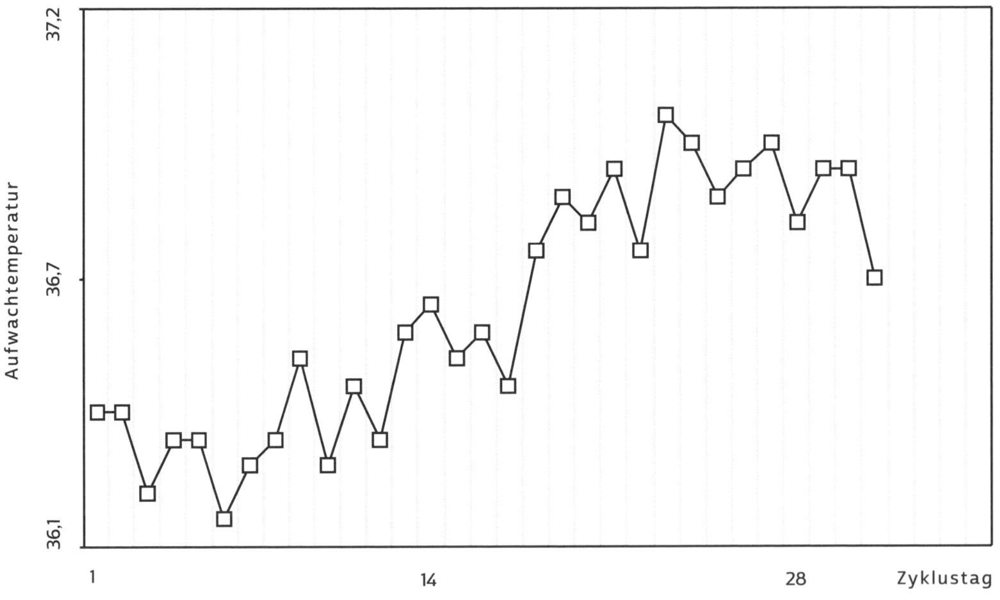

Abb. 23: Martys BT-Kurve – Ovulation am 17. Tag

Marty wurde nach zwei Monaten schwanger. Sie ist heute nicht nur eine zufriedene Mutter, sondern auch glücklich über die Linderung ihrer Menstruationssymptome. Am wichtigsten ist jedoch, dass ihr gesamtes endokrines Ungleichgewicht behandelt und beseitigt wurde. Sie hat ihren Eisprung von allein, ihr Blutdruck und die Cholesterinwerte sind niedriger und sie fühlt sich gesünder als je zuvor in ihrem Erwachsenenleben.

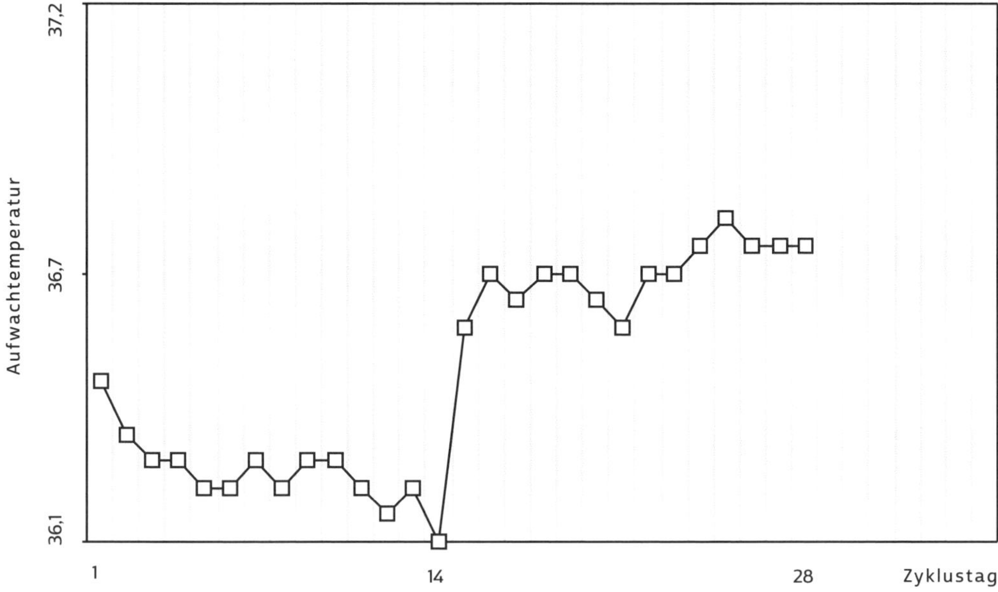

Abb. 24: Martys BT-Kurve – Ovulation am 14. Tag

Prämature Ovarialinsuffizienz

Die Prämature Ovarialinsuffizienz (POI) ist im Wesentlichen eine sehr frühe Menopause, die eintritt, bevor eine Frau das 40. Lebensjahr erreicht hat. Erinnern Sie sich, dass die meisten Frauen zum Zeitpunkt der Menarche Hunderttausende von Eizellen haben? Zu dem Zeitpunkt, an dem wir die volle Menopause erreichen, ist dieser Vorrat an Eizellen bereits erschöpft. Dieser allmähliche Verlust von Eizellen während unserer fruchtbaren Jahre ist normal, doch bei POI geht der Verlust an Eizellen aus irgendeinem Grund rascher oder die Follikel selbst reagieren weniger stark auf die Hormonstimulation (sicher verstärken sich diese Leiden gegenseitig). Leider gehört POI zu den verbreiteteren Zuständen, welche die Fruchtbarkeit einer Frau beeinträchtigen können: Eine von 1000 Frauen zwischen 15 und 29 und eine von 100 Frauen zwischen dem 30. und 39. Lebensjahr erhält eine POI-Diagnose. Frauen mit POI haben völlig aufgehört zu menstruieren oder haben kurze Zyklen, denen eine frühe (oder keine) Ovulation eigen ist. Manchmal findet überhaupt keine Periode statt und Wechseljahressymptome – Hitzewallungen, Amenorrhoe und Trockenheit der Scheide – können plötzlich im Laufe von ein oder zwei Monaten oder graduell über mehrere Jahre auftreten.

Da der Eisprung bei Frauen mit POI immer früher erfolgt, geht der Zyklus häufig mit einem Anstieg des FSH einher, was andeutet, dass die Eierstöcke nicht auf Hinweise vom Gehirn reagieren. Dieser Kommunikationsmangel verursacht hormonelle „Verwirrung“. Der Hypothalamus schickt der Hypophyse Botschaften, sich mehr zu bemühen, die Eierstöcke anzuregen. Es wird mehr FSH produziert, um die Eierstöcke zu kräftigen, doch die

Eierstöcke, deren Rezeptoren gestört sind, reagieren nicht wie normal auf die Botschaft. Eine BT-Kurve zeigt typischerweise ein Muster wie in Abb. 25.

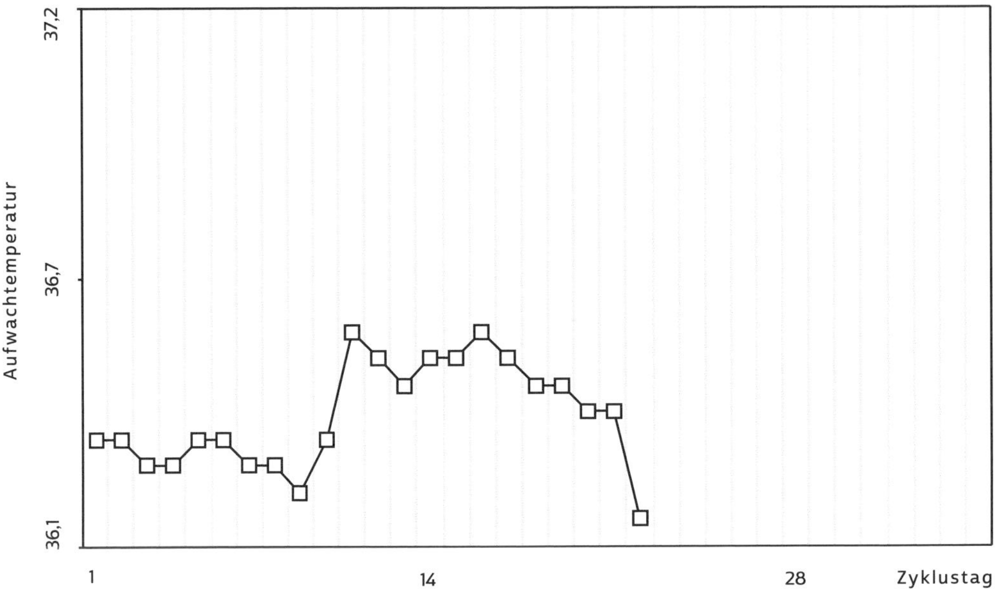

Abb. 25: BT-Kurve – Prämature Ovarialinsuffizienz

In so einem Fall ist die Östrogenproduktion vermindert, die Gebärmutterschleimhaut ist oft zu dünn für die Einnistung und die Eibläschen hatten nicht genug Zeit, damit sich ihre Eizelle voll entwickeln kann, weshalb es keine Chance auf eine Empfängnis gibt.

Prämature Ovarialinsuffizienz ist eine extrem frustrierende Diagnose, da die Schulmedizin die Ursache nicht mit Sicherheit bestimmen kann. Manche Theorien sprechen von Chromosomdefekten, Schäden durch Beckenoperationen, Chemo- oder Bestrahlungstherapie oder entzündlicher Beckenerkrankung (PID). Ein vielversprechender Forschungsweg befasst sich mit Autoimmunerkrankungen, bei denen das Immunsystem das eigene Körpergewebe angreift, und eben (in der Theorie) auch die Eierstöcke. Oftmals hat eine Frau, bei der POI diagnostiziert wurde, gleichzeitig auch eine Diagnose von Erkrankungen wie Autoimmunthyreopathie, Morbus Basedow oder Addison-Krankheit (wobei die Nebennieren betroffen sind).

Leider kann die westliche Medizin unabhängig von der Ursache der POI wenig dagegen tun. Gelegentlich stellt die Behandlung der dazugehörigen Autoimmunstörung (beispielsweise Schilddrüsenunterfunktion) ihre Funktion zu den Eierstöcken wieder her, doch dies funktioniert nicht immer. Wenn es Anzeichen für ovarielle Antikörper gibt, die auf eine Autoimmunerkrankung hindeuten, können hohe Steroid-Dosen verabreicht werden, um zu versuchen, die Eierstockfunktion wiederherzustellen. Doch die Nebenwirkungen dieser Behandlung sind schwerwiegend. Die bevorzugte Behandlungsmethode für POI ist im Allgemeinen Östrogen-Ersatztherapie (eine Version der Hormonersatztherapie oder HET). Dies ist jedoch keine Option für Frauen, die versuchen, schwanger zu werden, weil das Östrogen dem Hypothalamus mitteilt, dass er die Hypophyse nicht dazu auffordern muss, die Eierstöcke zur Östrogenproduktion anzuregen. Dann versinkt das ganze Hormonsystem im Schlaf.

Frauen mit POI, die sich von Reproduktionsendokrinologen beraten lassen, erhalten gewöhnlich nur eine Option: IVF mit Spenderinnen-Eizellen. Eine Frau bekommt so zwar ein Baby, es wird aber nichts gegen das zugrunde liegende Versagen der Eierstöcke und alle dadurch auftretenden Wechseljahressymptome getan. Und da das Durchschnittsalter für das Einsetzen von POI 27 Jahre ist, bevorzugen die meisten Frauen mit POI eine Behandlung, die ihre Eierstöcke und ihr Hormonsystem wieder gesund und funktionsfähig macht.

Die Sichtweise der chinesischen Medizin

Obgleich die Behandlung von POI für Praktizierende der TCM eine Herausforderung sein mag, ist sie auch lohnend, denn die chinesische Medizin bietet eine der wirksamsten Therapien gegen POI. Die TCM betrachtet die meisten Fälle von POI als Kombination aus Überschuss- und Mangelmustern, die dafür sorgen, dass Durchdringungs- und Konzeptionsgefäß „leer“ werden. Die fehlende Monatsblutung sagt uns, dass auch eine Schwäche im Blut (Bl-) besteht. Blutmangel mag von einer Blockade ausgelöst werden, doch in den meisten POI-Fällen liegt es an mangelnder Blut*produktion*, gewöhnlich durch schwache Milzenergien (Mi-) oder ungenügend Nieren-Yin (Ni Yi-). Falls eine Frau kurze Zyklen, frühe Ovulation und Hitzeanzeichen wie Nachtschweiß und Hitzewallungen hat, geht das auch mit gleichzeitiger Hitze einher.

Ich sehe die POI-Erkrankung als Kommunikationsversagen: Botschaften vom Gehirn gelangen einfach nicht zu den Eierstöcken, die ihre Arbeit einstellen. Im Ergebnis erhöht das ganze System seine (Yang) Energie, um von den Eierstöcken eine Antwort zu erhalten, und erzeugt einen frenetischen Stimulationszyklus ohne Effekt. Dadurch wird das Yin erschöpft und es entsteht leere Hitze. Die meisten von mir behandelten POI-Fälle kamen mit schwerem Nieren-Yin-Mangel (Ni Yi-), gewöhnlich zusammen mit Blutmangel (Bl-) (Leber oder Herz) und Milz-Qi-Mangel (Mi-) und mangelnder Hitze. Gleichzeitiger Nieren-Yang-Mangel (Ni Yan-) ist ebenfalls kein Einzelfall.

Eine typische Behandlung umfasst folgende Empfehlungen:

- Befolgen Sie eine milzstärkende Kost und meiden Sie Weizen, raffinierte Kohlenhydrate, Zucker, Milchprodukte und die meisten tierischen Produkte (siehe Kapitel 6). Es empfiehlt sich bei Zeichen von innerer Hitze, heiße, scharfe Speisen zu meiden. Wir wollen den Körper beruhigen, damit er weniger reaktiv wird. Ernährungssünden können Autoimmunleiden verschlimmern.
- Nehmen Sie Heilkräuter wie Astragaluswurzel (*Huang Qi*), um die Milz zu stärken, Kräuter zur Nährung von Yin und Blut wie die Rezepturen „Sechs-Bestandteile-Pille mit Rehmannia“ (Liu Wei Di Huang Wan) oder „Vier-Arzneien-Dekokt“ (Si Wu Tang) oder einzelne Kräuter wie gekochte Rehmannia (*Shu Di Huang*), Chinesische Engelwurz (*Dang Gui*), weiße Päonie (*Bai Shao*) und Schlangenbartwurzel (*Mai Men Dong*).

Kräuter, um Blutstase und Blockaden zu entfernen, sind zum Beispiel Pfirsichsamen (*Tao Ren*), Strauchpäonienwurzelrinde (*Mu Dan Pi*) und rote Päonie (*Chi Shao*).

- Behandeln Sie die Akupressurpunkte, um Durchdringungs- und Konzeptionsgefäß zu regulieren und Yin und Blut zu kräftigen, auch *Incisura intertragica* und *Fossa triangularis* am Ohr, Mi 4, Pe 6, Ren 3, Ren 4, Zigong, Yintang, Mi 6 und Ma 36. Punkte, um das Blut zu beleben, sind zum Beispiel Mi 8 und Mi 10 (siehe Kapitel 7).

TCM in der Praxis: Dannette ovuliert wieder

Dannette, 33, eine Schulbibliothekarin, war mit 27 schon einmal schwanger gewesen, hatte nach sechs Wochen aber eine Fehlgeburt erlitten. Sie blutete danach noch zwei Wochen schwer, musste zu einer Ausschabung ins Krankenhaus und blutete drei weitere Wochen, ehe dies endlich aufhörte. Danach waren ihre Zyklen nie wieder normal. Sie bekam einen roten Gesichtsausschlag namens Rosacea und ihr Gesicht fühlte sich immer heiß an. Nachtschweiß wurde auch alltäglich, trotzdem waren ihre Hände und Füße immer kalt und ihre BT blieb bei 35,5 Grad. Etwa alle drei Wochen hatte sie für höchstens eineinhalb Tage einen leicht braunen Vaginalausfluss, den man kaum als „Blut" bezeichnen konnte. Der Vaginalausfluss war zum Erliegen gekommen und man sagte ihr, dass sie keinen Eisprung mehr hatte, weil ihre FSH-Werte erhöht waren und ihre Eierstöcke nicht mehr reagierten.

Vielleicht können Sie erkennen, welches Unausgewogenheitsmuster bei Dannette vorlag. Ihre Fehlgeburt und die unablässige Blutung hatten ihrem Reproduktionssystem sein wertvolles Blut genommen, das Yin ist. Da ihre Flüssigkeiten Durchdringungs- und Konzeptionsgefäß erschöpft (ausgetrocknet) hatten, war das Resultat die Erzeugung von Hitze (Yang). Alle Körpervorgänge sind von der Natur her Yang und erfordern und produzieren energetische Hitze. Doch wenn es am Grundsubstanz-Yin (in dem Fall Östrogen) mangelt, ist Yang (in Form von FSH) unkontrolliert und erzeugt pathologische Hitze.

Dannette wollte unbedingt Kinder haben und ließ sich daher an einen Reproduktionsendokrinologen überweisen. Er erklärte, ihre Gebärmutterschleimhaut sei extrem dünn, setzte sie aber trotzdem auf Clomifen, um die Körperreaktion zu testen. (Sie erinnern sich, Clomifen stärkt Yang auf Kosten von Yin, macht die Gebärmutterschleimhaut noch dünner und trocknet den Zervikalschleim aus.) Dannette produzierte einen sichtbaren Follikel, aber ihr FSH erhöhte sich noch mehr und sie fühlte sich schrecklich. Die Behandlung verstärkte den Nachtschweiß und nun erlebte sie außerdem Krämpfe, Völlegefühl und PMS, was sie nie zuvor gehabt hatte. Ihr Arzt bezeichnete sie als „irreversibel" unfruchtbar, aber sagte ihr, sie könne eine IVF mit einer Spenderinnen-Eizelle bei ihm durchführen. Doch Dannette konnte sich diese Behandlung weder leisten noch gefiel ihr die Idee, die Eizelle einer anderen Frau zu verwenden, wenn es eine Möglichkeit gäbe, ihre eigene Eizelle zu produzieren.

Dannette konsultierte mich etwa vier Jahre nach ihrer Fehlgeburt. Sie sagte mir, dass sie sich noch immer ein Kind wünschte, aber den Traum auch begraben hatte. Jetzt wollte sie nur wieder ihre Periode bekommen. Sie schlief nicht gut und hatte beim Aufwachen Kieferschmerzen, weil sie mit den Zähnen knirschte. Sie litt ab und zu an Herzklopfen und war reizbar und besorgt. Das Frustrierendste war jedoch, dass sie nach wie vor Hormonschwankungen hatte. Alle drei Wochen wurde ihr Unterleib aufgebläht und sie spürte einen brennenden, reißenden Schmerz in ihrem Unterbauch, dem hin und wieder ein bräunlicher Ausfluss folgte. Aber es gab kein Blut, keinen Eisprung und keine Erleichterung, nur eine ständige Erinnerung an das, was sie verloren hatte. Ihre Zunge war rot und trocken und ihr Puls schwach und drahtig.

Dannettes jüngste Symptome hatten sich deutlich intensiviert und deuteten auf zu viel Leber-Qi und zu viel Hitze hin, die beide ihr Herz und ihren Geist beeinträchtigten. Aufgrund ihrer Vorgeschichte wusste ich, dass das Wesen der Unausgewogenheit von mangelhaftem Yin und Blut herrührte, also begann ich damit, diese zu stärken, während ich die innere Hitze beseitigte. Ich verschrieb ihr für zwei Wochen die Kräuterrezeptur „Anemarrhena-, Phellodendrum- und Rehmannia-Pille" (Zhi Bai Di Huang Wan), die Yin stärkt und Hitze beseitigt, gefolgt von einer Abwandlung des „Pulvers der heiteren Ungebundenheit" (Xiao Yao San), welches das Leber-Qi reguliert und die Milz verbessert, und fügte rote Päonie (*Chi Shao*) hinzu, um das Blut zu kühlen und zu beleben. Ich benutzte die Akupunkturpunkte Mi 4, Pe 6, Lu 7 und Ni 6, um die Aufmerksamkeit ihres Körpers wieder auf Durchdringungs- und Konzeptionsgefäß zu lenken. Ebenso gab ich ihr andere Behandlungen, um Yin und Blut aufzufrischen, und stimulierte Punkte wie Ni 3, Mi 6 und Ma 36. Ich arbeitete auch daran, das Herz mithilfe der Punkte He 7 und Yintang zu beruhigen und die Hitze mit Mi 10 und Di 11 zu beseitigen, während ich die Leber mit Le 2, Le 3, Le 8 und Le 14 wieder ins Lot brachte.

Als Dannettes Leber-Qi gestärkt und die Hitze beseitigt waren, verschwanden ihre Gereiztheit und die schlaflosen, überhitzten Nächte. Danach besserte sich das Blut durch das Kräuterarzneimittel „Vier-Arzneien-Dekokt" (Si Wu Tang) enorm auf. Ihre Periode kehrte zurück und ihre Zyklen wurden länger. Als die Schule wieder anfing, mussten wir mit den Akupunkturbehandlungen aufhören, doch sie nahm weiterhin die Kräuter ein. Allmählich begann ihr Körper, seine Funktionen zu übernehmen, und die nächsten drei Monate waren durch schrittweise Verbesserungen gekennzeichnet. Sie produzierte langsam wieder normale Mengen an fruchtbarer Zervikalflüssigkeit. Im nächsten Monat hatte sie ihren Eisprung am 12. Tag und eine 14-tägige Lutealphase. Als Nächstes verlängerte sich die Follikelphase und dann fand eine Empfängnis statt.

Dannette kommt jetzt erneut ab und zu für Akupunkturbehandlungen zu mir, damit ihr System während dieser Schwangerschaft in Balance bleibt. Beim letzten Ultraschall zeigte sich beim Fötus, der ein gut ausgepolstertes Zuhause im Endometrium gefunden hat, ein kräftiger Herzschlag.

Kapitel 15

Empfängnis bei mechanisch bedingter Unfruchtbarkeit ermöglichen

Ich danke Gott für meine Gebrochenheit, denn nur so kann ich heilen.

Unbekannt

In den vorherigen Kapiteln sprachen wir über die hormonellen Ursachen von Unfruchtbarkeit. Doch mitunter kann eine Frau auch nicht schwanger werden, weil der Weg vom Eierstock zur Gebärmutter unterbrochen ist. Der Eierstock könnte zum Beispiel von Verwachsungen bedeckt sein, die die reife Eizelle daran hindern, in die Beckenhöhle zu gelangen. Der Eileiter könnte verengt oder sogar völlig verstopft sein oder vielleicht befindet sich im Uterus Narbengewebe, das verhindert, dass die befruchtete Eizelle erfolgreich gehalten wird. Solche Blockaden können durch angeborene Defekte, Narbenbildung von früheren Infektionen und sogar chirurgischen Eingriffen wie Abbinden der Eileiter und Ausschabung hervorgerufen werden. Manche Blockierungsfälle lassen sich durch eine OP beseitigen. Aber in anderen Fällen sorgt eine Operation für eine recht geringe Verbesserung der Fruchtbarkeit, falls überhaupt. In diesem Fall mag IVF die einzige Möglichkeit einer Frau sein. In diesem Kapitel sprechen wir über einige Gründe und Symptome von mechanisch bedingter Infertilität und begutachten, wie die TCM helfen kann, um Ihr Fortpflanzungssystem zu heilen.

Entzündliche Beckenerkrankung (PID)

Entzündliche Beckenerkrankung oder PID (Englisch für *pelvic inflammatory disorder*) ist eine der tragischsten Ursachen mechanisch bedingter Unfruchtbarkeit, einfach weil sie die Fruchtbarkeit einer Frau ohne Warnung zerstören kann, lange bevor sie überhaupt daran denkt, schwanger zu werden. Die entzündliche Beckenerkrankung ist gewöhnlich das Ergebnis einer Bakterieninfektion, von der Eierstöcke, Eileiter, Gebärmutter und Gebärmutterhals betroffen sein können. Die Bakterien gelangen gewöhnlich über Vagina und Muttermund in den Körper und breiten sich von dort in der gesamten Beckenhöhle aus. Bei mehr als einer Million Frauen in den USA – die meisten von ihnen Teenager oder in ihren Zwanzigern – wird jedes Jahr eine akute PID diagnostiziert.

Die bekanntesten Gründe für PID sind Geschlechtskrankheiten, insbesondere Chlamydien und Gonorrhoe. Eine entzündliche Beckenerkrankung kann auch durch den Einsatz einer Spirale, eine Komplikation in einer früheren Schwangerschaft oder eine Infektion durch eine Operation im Fortpflanzungstrakt ausgelöst werden. Je nach Schwere der Infektion kann die akute Phase der Erkrankung durch Unterleibsschmerzen, Fieber, schmerzvollen Geschlechtsverkehr, unregelmäßige Menses und profusen Vaginalausfluss gekennzeichnet sein. Wie bei jeder Bakterieninfektion sollten Zeichen wie diese möglichst rasch mit Antibiotika behandelt werden. Andererseits können manche PID-Infektionen, wie durch Chlamydien, still (ohne Symptome irgendeiner Art) verlaufen und dennoch umfangreichen Schaden an den Geschlechtsorganen, speziell den Eileitern, verursachen. Unbehandelte, chronische PID schafft einen Zustand lang anhaltender Entzündung in der Beckenhöhle und damit ein reaktionäres Milieu in den Fortpflanzungsorganen, besonders den Eileitern. Wenn Antibiotika nicht verordnet werden oder nicht wirksam sind, kann die PID zu einer chronischen Narbenbildung führen. In der Tat werden die meisten Fruchtbarkeitsprobleme im Zusammenhang mit PID nicht durch eine aktive Infektion, sondern durch Narbenbildung aus früheren Infektionen verursacht. Falls eine Frau vermutet, dass sie PID hat (oder hatte), sollte sie zur Diagnose und möglichen Behandlung mit Antibiotika einen Schulmediziner aufsuchen.

PID mit TCM behandeln

Da ich auf Infertilität spezialisiert bin, sehe ich selten eine Patientin mit aktiver PID – gewöhnlich sehe ich sie erst, wenn der Schaden angerichtet ist. Doch die TCM lässt sich einsetzen, um Symptome und Infektion einer aktiven PID zu behandeln. Auch hier gilt, dass es nicht nur die Manifestation des Problems, sondern auch das zugrunde liegende Ungleichgewicht zu behandeln gilt. Eine PID in ihrer akuten Form erzeugt vielfach einen Zustand feuchter Hitze (FH) im Körper, begleitet von Blutstase (Bl X) und Leber-Qi-Stagnation (Le Qi X). (Dieses Muster ist auch bei Eileiterverschluss weit verbreitet, wie wir später besprechen.) Bei einer PID-Diagnose gemäß der TCM sieht man sich zuerst die Symptome an, die diese Art von Entzündung erzeugt. Da bei den meisten PID-Fällen abnormer Vaginalausfluss auftritt, beginnen TCM-Praktizierende damit, dessen Qualität und Menge zu bestimmen. Ist der Ausfluss profus und wässrig und ohne jeden Geruch oder unangenehme Empfindung, würde man ihn als nass und kühl einstufen. Das heißt nicht, dass der Organismus an sich „kalt" ist, sondern dass die Körperreaktion darauf ein Muster der Kälte ausbildet. Jede Behandlung sollte daher darauf abzielen, Feuchtigkeit (durch Austrocknen) und Kälte (durch Erwärmung) abzubauen.

Ist der Ausfluss eiterartig, verfärbt, riecht schlecht und erzeugt Reizung, Jucken oder Brennen, basiert er auf feuchter Hitze. (Auch hier ist es unsere physiologische Reaktion auf die Entzündung, die eine „heiße" Eigenschaft besitzt, nicht das Pathogen selbst.) Eine Behandlung mit TCM würde darauf beruhen, die Beschwerden nasser Kälte oder feuchter Hitze, die durch die Reaktion des Körpers auf eine Infektion entstehen, auszugleichen. Man sollte beachten, dass unsere entzündliche Reaktion auf die Infektion noch einige Zeit nach dem Auflösen der Symptome bestehen bleiben kann. So wie eine Behandlung mit Antibiotika in der Regel noch einige Tage nach Abklingen der Symptome fortgesetzt werden muss, ist es ebenso wichtig, dass die TCM-Behandlung so lange fortgesetzt wird, bis die Entzündungsreaktion abgeklungen und das Gleichgewicht des Körpers wieder vollständig hergestellt ist.

Zu viel Ausfluss wird vor allem über einen der Sondermeridiane behandelt, das Gürtelgefäß (Dai Mai). Im *Neijing* werden die Sondermeridiane als ein System von „Entwässerungsgräben" beschrieben, die sich die Hauptmeridiane zunutze machen und darüber Überschüsse und Ausfluss abfließen lassen. Wir leiten Überschüsse wie üppigen Vaginalausfluss durch den Gürtelmeridian ab. (Das Gürtelgefäß wird als Gürtel beschrieben, der weder zu eng noch zu weit sein kann.) Wenngleich der Gürtelmeridian keine eigenen Punkte besitzt, ist er mit Punkten an anderen Meridianen verbunden, wie dem Gallenblasenmeridian und dem Dreifacherwärmer. Behandelt man also Punkte wie Gbl 26, Gbl 41 und 3E 5 (siehe Kapitel 7), klärt dies das Gürtelgefäß.

Weitere TCM-Behandlungen bei zu viel Vaginalausfluss beinhalten die folgenden:

- Kräuter zum Aufzulösen von (kalter) Feuchtigkeit: Das chinesische Kräuterpräparat „Zimtzweig-und-Poria-Pille" (Gui Zhi Fu Ling Wan) mit Zusatz von Heilkräutern wie Beifuß-Argyi-Blätter (*Ai Ye*) zur Erwärmung der Kanäle, Fenchelsamen (*Xiao Hui Xiang*) zur Vertreibung von Kälte und Hypoglauca-Yams (*Bei Xie*), um Feuchtigkeit zu beseitigen.
- Wärmende Kräuter: trockener Ingwer (*Gan Jiang*), Cassia-Zimtrinde (*Rou Gui*), Stinkeschenfrüchte (*Wu Zhu Yu*), Gewürznelken (*Ding Xiang*) und Fenchelsamen (*Xiao Hui Xiang*).
- Kräuter zur Beseitigung von Feuchtigkeit: Kiefernschwamm (*Fu Ling*), Lärchenschwamm (*Zhu Ling*), Hiobstränensamen (*Yi Yi Ren*) und Besenradmeldenfrüchte (*Di Fu Zi*).
- Akupunkturpunkte zum Abbau von Feuchtigkeit: Mi 9, Ma 30, Ma 40 und Le 8.
- Kräuter, um feuchte Hitze aufzulösen: Baikal-Helmkrautwurzel (*Huang Qin*), Goldfadenwurzelstock (*Huang Lian*), Korkbaumrinde (*Huang Bai*) und Chinesische Enzianwurzel (*Long Dan Cao*).
- Akupunkturpunkte zur Hitzebeseitigung: Hbl 40, Mi 10 und Di 11.

Falls Beckenschmerzen das vorherrschende Problem sind, diagnostiziert die TCM das zugrunde liegende Muster durch Beurteilung der Schmerzart. Ist er scharf oder stechend und ist Blutstase (Bl X) beteiligt, wenden wir die Prinzipien zur Blutkräftigung an. Ist der Schmerz eher strangulierend und blähend, dann handelt es sich um eine Blockade des Qi-Mechanismus und die Behandlung zielt auf die Beseitigung der Qi-Stagnation ab. Einige Behandlungsoptionen sind:

- Kräuter zur Blutkräftigung: Szechuan-Liebstöckelwurzelstock (*Chuan Xiong*), Rotwurzelsalbei (*Dan Shen*), Lerchenspornwurzelstock (*Yan Hu Suo*), Chinesisches Mutterkraut (*Yi Mu Cao*), Wolfstrappkraut (*Ze Lan*), rote Päonie (*Chi Shao*), Pfirsichsamen (*Tao Ren*), Saflorblüten (*Hong Hua*), Kurkuma (*E Zhu*), Sparganium-Wurzelstock (*San Leng*), Weihrauch (*Ru Xiang*) und Myrrhe (*Mo Yao*).
- Akupunkturpunkte zur Blutstärkung: Bl 17, Mi 10 mit Mi 6 und Ma 29.
- Kräuter, um das Qi zu bessern (bewegen): Mandarinenschale (*Chen Pi*), grüne Mandarinenschale (*Qing Pi*), grüne Pomeranzen (*Zhi Shi*), Nussgrasrhizom (*Xiang Fu*), Himalayaschartenwurzel (*Mu Xiang*), Fieberstrauchwurzel (*Wu Yao*) und Paternosterbaumfrüchte (*Chuan Lian Zi*).
- Akupunkturpunkte zur Besserung des Qi: Le 3, Le 2 (falls Hitze vorhanden ist) und Le 14.

Eileiterverschluss

PID führt häufig zu Eileiterverschluss. Der Eileiter ist der „goldene Weg“, den die Eizelle vom Eierstock zum Uterus zurücklegen muss. Eizelle und Sperma treffen dort sehr oft aufeinander und dann findet die Befruchtung statt. Die Eileiter besitzen zwei spezialisierte Zellarten: Solche, die Schleim, Glukose und andere Stoffe produzieren, die die Eizelle vor und nach der Befruchtung nähren, und kleine, haarartige Strukturen namens Zilien, von denen die Eizelle durch den Eileiter und in den Uterus befördert wird.

Unglücklicherweise sind die Eileiter oft die erste Stelle, die im Falle von PID oder einer anderen Infektion aus dem Uterus angegriffen wird. Und da die Eileiter so eng sind, braucht es nicht viel, um sie zu blockieren. Sie können sich entzünden, ein Zustand namens Salpingitis, oder mit Flüssigkeit (Hydrosalpinx) oder Eiter (Pyrosalpinx) verstopft sein. Dadurch entsteht eine Ausbuchtung und/oder die Schleimhaut und Muskulatur zur Ernährung und Fortbewegung der Eizelle wird zerstört. (Manche Forscher vermuten, dass Flüssigkeit von einer Hydrosalpinx in die Gebärmutter gelangen und eine negative Wirkung auf die Einnistung haben kann.) Die Eileiter können Verwachsungen und Wandverdickungen entwickeln und sich völlig verschließen. In so einem Fall mögen die Hormone einer Frau in Ordnung, die Eizellen reif sein und sie kann jeden Monat gesunde Eizellen freisetzen, doch das Sperma dringt nicht zu ihnen vor. Selbst wenn die Eileiter offen genug sind, damit das Sperma hindurch gelangt, findet vielleicht eine Befruchtung in den Eileitern statt. Dann bleibt die befruchtete Eizelle (die viel größer als ein Spermium ist) eventuell unterwegs durch den blockierten Eileiter stecken und implantiert sich im Eileiter selbst, was zu einer Eileiterschwangerschaft führt, die einen Verlust des Embryos zur Folge hat und möglicherweise weiteren Schaden am Eileiter anrichtet.

Da Eileiterverschluss in den meisten Fällen keine klaren Symptome außer Unfruchtbarkeit hervorbringt, entdecken die meisten Frauen den Zustand ihrer Eileiter erst als Ergebnis einer Laparoskopie, Laparotomie oder eines Hysterosalpingogramms (bei dem ein Farbstoff in den Uterus gespritzt wird und die Gebärmutter anhand einer Röntgenaufnahme begutachtet wird, um zu sehen, ob die Farbe in die Beckenhöhle eintritt). Die Behandlung bei einer Eileiterblockade ist stets eine Form von Operation, entweder um die Blockade zu entfernen oder zu reduzieren oder, im schlimmsten Fall, um den verstopften Teil des Eileiters selbst zu entfernen, gefolgt vom Zusammennähen der zwei gesunden Enden des Eileiters. Fortschritte bei Mikro- und Laseroperationen erhöhen die Erfolgsraten bei der Behandlung einer Eileiterblockade. Falls eine Frau noch immer nicht schwanger werden kann, ist jedoch die letzte Behandlungsempfehlung eine IVF, bei der eine befruchtete Eizelle direkt in die Gebärmutter eingepflanzt wird, was die blockierten Eileiter umgeht und eine Schwangerschaft ermöglicht.

Eileiterverschluss mit TCM behandeln

Wenn die Eileiter verschlossen sind, braucht es kraftvolle Maßnahmen, um sie zu öffnen. Die chinesische Medizin setzt eine Reihe von Techniken ein, um Eileiterentzündung und -verstopfung zu beheben. Heilkräuter zur Belebung des Blutes werden gewöhnlich oral verabreicht, um die aktive Entzündung zu vermindern. In China werden zur Beseitigung von Eileiterblockaden Kräutermischungen manchmal direkt in den Uterus injiziert, wie bei einem Hysterosalpingogramm-Verfahren. Die Kräuter fließen dann durch die Eileiter hindurch und bringen so ihren Heileffekt direkt an die betroffene Stelle. Diese Art der inneren Verabreichung ist jedoch nicht in allen Staaten zugelassen. Daher müssen wir auf Alternativen zurückgreifen, die das Ungleichgewicht der Muster mit weniger direkten, aber dennoch wirksamen Mitteln behandeln.

Bei den meisten Eileiterverschlüssen ist Blutstase (Bl X) das zugrunde liegende Muster. Wenn wir chinesische Kräutertherapie zur Behandlung anhaltender Erkrankungen wie Eileiterverschluss einsetzen, müssen die Stase lösenden verschriebenen Heilmittel kraftvoll und imstande sein, die abgeschlossene Umgebung der Eileiter zu erreichen. Die chinesische Medizin nennt dies „Stauung in den Netzwerkgefäßen beseitigen“ (die zwischen den großen Gefäßen liegen und daher schwerer zu erreichen sind). Um Blutstase in den Netzwerkgefäßen zu behandeln, benutzen wir Harze wie Myrrhe und Weihrauch, die dafür bekannt sind, in die tiefsten Meridiane und ihre Nebenzweige zu gelangen.

Im Fall von Krankheiten in der Gebärmutter oder den Eileitern können Frauen Kräuter einnehmen, die dann ihren Weg über den Verdauungstrakt zu den Eileitern finden. Oder sie können Kräutereinläufe (rektal verabreichte Absude) machen oder Zäpfchen (Kräuterkonzentrate in einer Glycerin- oder Kakaobutterbasis) einführen, die beide die Notwendigkeit der Harmonisierung der Kräuterrezeptur für die Verdauung umgehen. Spezielle Akupunkturpunkte können helfen, Blutstase in den Eileitern abzubauen: Mi 10, Ma 30, Zigong, Ma 29, Ren 3, Ren 4 und die *Fossa triangularis* am Ohr (siehe Kapitel 7).

Was die Ernährungs- und Lebensgewohnheiten betrifft, lähmt Zigarettenrauchen die Zilien, die kleinen Härchen in den Eileitern, welche helfen, die Eizellen zur Gebärmutter zu befördern. Sollten Sie also rauchen, dann hören Sie jetzt damit auf. Ich empfehle gegen die Eileiterobstruktion außerdem eine Massage mit tiefer, knetender Technik auf dem Unterbauch. In manchen Fällen kann diese tiefe Massage genug Reibung bei den Eileitern hervorrufen, um die Verwachsungen manuell zu lösen.

Eileitermassage

Die Eileiter erstrecken sich von beiden Seiten des Uterus nach außen. Die Punkte, die am engsten mit den Eileitern korrespondieren, befinden sich direkt oberhalb des Schambeins, zirka zwölf Zentimeter unterhalb des Nabels und etwa fünf Zentimeter rechts und links der Mittellinie (siehe Akupunkturpunkt Ma 30 in Kapitel 7). Massieren Sie diesen Bereich mit den Fingerspitzen in kreisenden Bewegungen im Uhrzeigersinn, ausgehend von der Mittellinie im Bereich der Gebärmutter zum Eierstock hin, und kehren Sie dann zum Ma 30 zurück. Achten Sie auf angestaute und verfestigte Bereiche und üben Sie tieferen Druck aus, wobei Sie an den festeren Stellen verharren. (Dies kann etwas schmerzhaft sein.) Führen Sie die Massage nach außen zum Eierstock hin fort und dann wieder zurück. Beenden Sie die Behandlung durch eine pumpende Bewegung des Handballens.

Hinweis: Diese Massagetechniken sollten nur in der Zeit zwischen der Menstruation und der Ovulation durchgeführt werden, nicht während der Menstruation oder in der Lutealphase.

Verwachsungen (Briden) im Becken

Mechanisch bedingte Infertilität wird am häufigsten von Verwachsungen und/oder Narbengewebe hervorgerufen, in oder außerhalb der Organe des Fortpflanzungstrakts. Sogenannte Briden bilden sich im Körper auf natürliche Weise als Heilreaktion auf Gewebetrauma. Sie können nach einer Verletzung (wie zum Beispiel einem Sturz oder körperlichem oder sexuellem Missbrauch), Entzündung oder Infektion (wie Endometriose, Hefe- oder Blaseninfektion oder PIO) oder einer OP (zum Beispiel Ausschabung, Abtreibung, Kaiserschnitt oder Blinddarm-OP) entstehen. Das geschädigte Bindegewebe erzeugt eine Reihe von Veränderungen in Gefäßen und Zellen, die eine Vernetzung der Kollagenfasern verursachen, das Gewebe zusammenziehen und zu Verwachsungen führen. Immer wenn Briden entstehen, wirken sie wie ein Klebstoff auf die angrenzenden Strukturen. Leider ist die Struktur der weiblichen Reproduktionsorgane so zart, dass es nur wenig „Klebstoff" braucht, um ihre Beweglichkeit und Funktion ernstlich einzuschränken.

Verwachsungen können die mechanische Funktion von Eierstöcken, Eileitern und der Passage dazwischen beeinträchtigen und die Eizelle daran hindern, in den Uterus zu gelangen. Falls in der Gebärmutter Briden auftreten, neigen sie dazu, eine unwirtliche Oberfläche für die Einnistung zu bilden, was häufig Fehlgeburt oder Infertilität zur Folge hat. Verwachsungen an der Außenseite der Organe in der Beckenhöhle können diese Organe miteinander oder mit benachbarten Strukturen verkleben, was ihre Bewegung und normale Funktion unterminiert.

Wo Briden vorhanden sind, kann man die Einschränkung in den tieferen Geweben durch manuelles Abtasten erspüren. Verwachsungen werden gewöhnlich bei Beckenuntersuchungen entdeckt und dann per Laparoskopie oder Laparotomie bestätigt. Die schulmedizinische Behandlung ist zwangsläufig chirurgisch und kann die Fruchtbarkeit wiederherstellen oder auch nicht. In manchen Fällen sind die Briden jedoch so umfangreich, dass sie eine Schwangerschaft unmöglich machen.

TCM zur Behandlung mechanischer Blockaden

Um Verwachsungen des weiblichen Fortpflanzungstrakts zu vermindern, verordnet die chinesische Medizin eine manuelle Massage der Beckenorgane. Wenn man tiefen Druck ausübt, um den Bauchbereich zu kneten und zu dehnen, kann dies helfen, Narbengewebe aufzubrechen und die Briden langsam und sanft auseinanderzuziehen. Wenn die Verwachsungen sich verringern, verbessert sich die Funktion. Diese Massagen werden oft an Punkten verabreicht, die mit den Akupunktur- und Akupressurmeridianen (siehe Kapitel 7) verbunden sind.

Neben der früher beschriebenen Eileitermassage beschreibe ich hier einige spezielle Massagetechniken, um Briden in der Gebärmutter und den Eierstöcken zu lockern.

Hinweis: Bitte nicht nach dem Eisprung oder während der Periode durchführen.

Uterusmassage

Ihr Uterus befindet sich direkt über dem Schambein, dem knöchernen Teil unter dem oberen Teil der Schambehaarung. Sie können ihn lokalisieren, indem Sie mit Ihren beiden Daumen und Zeigefingern ein auf den Kopf gestelltes Dreieck bilden. Legen Sie die Daumen am Nabel an und strecken Sie die Finger nach unten. Darunter liegt die Gebärmutter an der Mittellinie. Legen Sie Ihre Finger auf beide Seiten des Uterus und führen Sie eine tiefe, knetende Massage durch, indem Sie drücken und anheben, während Sie alle verspannten Stellen massieren. (So massiert man die Akupunkturpunkte Ren 3, Ma 29 und Ma 30.) Beenden Sie die Massage mit einer pumpenden Bewegung des Handballens.

Eierstockmassage

Der Bereich für die Eierstockmassage befindet sich ungefähr sieben Zentimeter rechts und links der Mittellinie, und etwa zehn Zentimeter vom Nabel nach unten (der Punkt

Zigong – siehe Kapitel 7). In kreisenden Bewegungen (im Uhrzeigersinn) massieren. Wenn Sie Anspannungen oder Stauungen feststellen, tief kneten, verstärkten Druck ausüben und mit den Fingerspitzen die Haut anheben. Beenden Sie die Massage mit einer pumpenden Bewegung des Handballens, um Blutansammlungen zu beseitigen und die Durchblutung zu verbessern. (Bei Eierstockzysten könnte diese Massage sehr unangenehm sein. Wenden Sie also nicht zu viel Kraft bis zum Schmerzpunkt an.)

Ich wende auch gern Licht- oder Lasertherapie an, um Verwachsungen durch elektromagnetische Strahlung aufzulösen. Laser-Akupressur ist eine wundervolle Verbindung aus moderner Technik und uralter Tradition. Niedrigenergie-Photonentherapie wendet Licht an, um Akupunkturpunkte anzuregen, ohne in die Haut einzudringen. Die Wirkung von Lichtabsorption des roten Spektrums ist photochemisch und hilft bei der Produktion von Adenosintriphosphat (ATP), dem Brennstoff der Zelle. Die Lichttherapie richtet das elektrische Potential von Kollagen neu aus, das für Briden und Narbengewebe verantwortlich ist. Eierstockzysten, Myome, blockierte Eileiter und Verwachsungen haben alle Kollagenbestandteile und können von einer elektromagnetischen Stimulation profitieren. (Photonenstimulationsgeräte oder Laserstifte sind bei Anbietern alternativer Gesundheitsleistungen im Internet erhältlich – siehe Kapitel 7.)

TCM in der Praxis: Paiges Beckenschädigung

Paige und ihr Ehemann suchten mich auf, als Paige 32 Jahre alt war. Sie war in ihrer College-Zeit an PID erkrankt. Sie hatten vor acht Jahren geheiratet und seitdem versucht, ein Baby zu bekommen. Nach zwei Jahren hatte Paige bei ihrem Gynäkologen eine vorläufige Fertilitätsuntersuchung durchführen lassen. Als der Arzt den Farbstoff in ihren Uterus injizierte und dann das Ergebnis der Röntgenaufnahme betrachtete, wusste er sofort, dass Paige einen partiellen Eileiterverschluss hatte, denn die Farbe sickerte auf einer Seite kaum in die Beckenhöhle. Paige wurde an einen Reproduktionsendokrinologen überwiesen, der eine Laparoskopie durchführte und einige Briden entfernte, welche die Beckenhöhle, Eileiter und Eierstöcke bedeckten. Der Arzt erklärte Paige, dass sie neben den Verwachsungen auch noch Endometriose hatte.

Nach der Operation empfahl der Reproduktionsendokrinologe Paige eine injizierbare Hormonstimulation und IUI. Die fünfte IUI funktionierte schließlich und sie wurde schwanger. Allerdings hatte sich der Embryo im Eileiter eingenistet (eine Eileiterschwangerschaft). Paige musste ein Medikament einnehmen, um den Embryo abzutreiben. Danach wollte der Arzt keine Inseminationen mehr durchführen, da es einfach zu riskant war. Die einzige Option, die jetzt noch offen war, bestand in IVF. Paige und ihr Mann beschlossen, es damit zu versuchen, doch die IVF war nicht erfolgreich. Paiges entnommene Eizellen waren nach Aussage des Arztes nicht voll ausgereift und konnten nicht befruchtet werden.

Paige folgte der Empfehlung ihrer Freundin, die selbst in einer Reproduktionsklinik arbeitete und durch meine Behandlungen schwanger geworden war. Paige kam gemeinsam mit ihrem Mann zu einem ersten Termin in meine Praxis, was ideal war, da ich ihm so zeigen konnte, wie man eine Beckenmassage durchführt, um die Durchblutung im

Becken zu verbessern. Nach meiner Untersuchung machte ich mir Sorgen über Paiges kurze Monatszyklen (seit der hormonellen Stimulation für die IVF kürzer denn je), den schmerzenden Eisprung und die krampfgeplagten Perioden mit dunklem, schmierigem Menstrualblut. Jeden Monat erlebte Paige einige Tage mit brauner Schmierblutung, bevor ihre Periode einsetzte. Sie litt außerdem an blutenden Hämorrhoiden, vermehrter nächtlicher Blasenentleerung, geringer Libido und ständiger Ermüdung. Meine Diagnose war Milz-Qi-Mangel, der zu einem Nieren-Yang-Mangel mit Blutstase beitrug. Sie kam einmal pro Woche zur Akupunktur und ich behandelte Beckenpunkte wie Ma 30, Zigong, Ren 3, Ren 4, Ren 6, die *Fossa triangularis* am Ohr, Ma 36, Mi 6, Ni 7 und Mi 10. Ich verordnete die Kräuterarznei „Dekokt, das die Mitte tonisiert und das Qi vermehrt" (Bu Zhong Yi Qi Tang), um das Milz-Qi zu kräftigen, fügte rote Päonie (*Chi Shao*) hinzu, um das Blut zu kräftigen, und empfahl die Einnahme von Elfenblumenkraut (*Yin Yang Huo*), um das Yang zu tonisieren. Ich riet ihr zudem, ihre Nahrung täglich mit Fischöl und Pycnogenol zu ergänzen. Innerhalb einiger Monate war ihr Zyklus länger und sie hatte weder bei der Ovulation noch während der Menstruation Schmerzen. Vier Monate nachdem Paige die Behandlung begann, hatten sie gemeinsam ein Kind gezeugt. Dieses Mal hatte die Eizelle sich in der Gebärmutter eingenistet.

Kapitel 16

Infertilität beim Mann: Es gehören immer zwei dazu, damit ein Baby entsteht

Erst wenn ein Mann fragt: „Wird dies helfen? Wird das helfen?", weiß ich, wie ich ihm helfen kann.

Konfuzius

Die Zahl der Männer, die in meine Praxis kommen, macht nur einen Bruchteil meiner Patienten aus, doch ich habe für sie genauso viel Mitgefühl wie für meine Patientinnen. Wenn Frauen einen Identitätsverlust und das Gefühl haben, weniger weiblich zu sein, weil sie nicht schwanger werden können, mögen Männer sich weniger männlich fühlen und sogar schämen, kein Kind zeugen zu können. Die meisten Männer können ihre Gefühle besser verbergen, aber angesichts der Freude, die ich in ihren Augen sehe, wenn ihre Fertilitätsfaktoren geklärt und ihre Partnerinnen schwanger werden, weiß ich, wie wichtig Fruchtbarkeit für das Selbstwertgefühl eines Mannes sein kann.

Bei Männern wird Infertilität als Unfähigkeit der Spermien definiert, die Eizelle zu befruchten, während Sterilität als mangelnde Spermaproduktion erklärt wird. Die männliche Fertilität hängt von drei Dingen ab: (1) angemessene Produktion von Spermien durch die Hoden, (2) ungehemmter Durchgang des Spermas durch den Samentrakt und (3) seine ungehemmte Beförderung zur Eizelle. Die Diagnose von Unfruchtbarkeitsproblemen bei einem Mann beginnt in der Regel damit, dass ein Arzt eine umfassende

Anamnese durchführt, um Faktoren in der Vergangenheit des Patienten zu ermitteln, wie zum Beispiel Mumps, Hodendystopie oder sexuell übertragene Infektionen.

Nach der Anamnese erfolgt eine körperliche Untersuchung, bei der der Arzt nach möglichen strukturellen und/oder angeborenen Anomalien sucht, die eine Obstruktion des Samentraktes verursachen könnten. Die Größe und Form der Hoden werden beurteilt, um zu sehen, ob sie im normalen Bereich liegen. Von besonderem Interesse ist das Vorhandensein einer Varikozele – im Wesentlichen eine Krampfader in den Blutgefäßen, die die Hoden versorgen und die zeitweise eine Skrotalschwellung verursacht. Gelegentlich blockiert eine durch eine Varikozele ausgelöste Schwellung den Samenleiter (der Durchgang vom Hodensack zum Samengang). Weitaus häufiger sorgt der abnorme Rückfluss von Blut in den Hodensack dafür, dass die Temperatur in den Hoden ansteigt, was Testosteronwerte und Spermienproduktion beeinträchtigen kann. Bei etwa 40 bis 50 Prozent von Unfruchtbarkeit betroffenen Männern wird eine Varikozele festgestellt. Es sei jedoch angemerkt, dass diese bei bis zu 15 Prozent aller Männer auftreten kann.

Nach Untersuchung des Genitalbereichs führt der Arzt gewöhnlich eine Beurteilung der sekundären Geschlechtsmerkmale durch, wie Brustgröße, Menge und Lage der Körperbehaarung usw., da dies Hinweise auf eine zugrunde liegende Hormonstörung liefern kann. Alle Ergebnisse der Untersuchung werden dann über weitere Tests bestätigt; dazu gehören eine Samenanalyse, Blut-Hormonwerte oder radiografische Untersuchungen, um zu ermitteln, ob es Vorbedingungen gibt, die das Sperma daran hindern könnten, ejakuliert zu werden. Solch eine Erkrankung, retrograde Ejakulation, wird von einer Schwächung der Muskeln ausgelöst, die um Blase und Harnröhre angeordnet sind. Wenn diese Muskeln zu schwach sind, um den Blasenschließmuskel zu verschließen, kann das Ejakulat zurück in die Blase anstatt durch den Samenleiter fließen.

Für eine Samenanalyse muss eine Probe des Ejakulats an ein Labor geschickt und auf folgende Faktoren analysiert werden:

- Mangelnde Anzahl der Spermien (weniger als 20 Millionen pro Milliliter; die Menge sollte 1 bis 5 ml des Ejakulats betragen)
- Ungenügende Motilität (Beweglichkeit) der Spermien (über 50 Prozent sollten beweglich sein und eine zielgerichtete Vorwärtsbewegung zeigen)
- Schwache Morphologie der Spermien (weniger als 30 Prozent sind normal geformt)

In 40 Prozent der Fälle männlicher Unfruchtbarkeit sind Spermienanomalien entweder *ein* oder *der* ursächliche Faktor. Die durchschnittliche Ejakulatprobe enthält fast 200 Millionen Spermien, doch erstaunlicherweise erreichen tatsächlich nur einige Dutzend Spermien die Eizelle mit der Chance, darin einzudringen. Das ergibt insgesamt eine ziemlich ominöse Statistik für Spermien. Die Spermienanzahl muss hoch sein, damit auch nur ein Funke Hoffnung besteht, die Nähe der Eizelle zu erreichen, die den Eileiter hinunter wandert. Allerdings hat die Spermienzahl bei Männern in den letzten vier Jahrzehnten zu 50 Prozent abgenommen. (Spermien reagieren mindestens ebenso empfindlich auf Umwelteinflüsse wie Eizellen.) Faktoren wie Strahlung und andere Umweltgifte, Hodenhochstand, durch Trauma ausgelöste oder infektiöse Hodenatrophie, Medikamentenwirkung, längeres Fieber und Hormonstörungen, die Einfluss auf die Hypothalamus-Hypophyse-Gonaden-Achse nehmen, können alle Auswirkungen auf die Samenproduktion haben. Eine niedrige Spermienzahl kann von Faktoren wie eng sitzender Unterwäsche oder heißen Bädern (welche die Temperatur im Skrotum erhöhen), Urogenitalinfektionen, schlechter Ernährung und verschreibungspflichtigen Medikamenten (Antihypertonika und Entzündungshemmer können die Spermienzahl drastisch reduzieren) verschlimmert oder sogar ausgelöst werden. Selbst Antihistamine können die Spermienzahl negativ beeinflussen, indem sie die Menge an Samenflüssigkeit verringern. Stress, Schlafmangel und übermäßiger Alkohol-, Nikotin- und Marihuanakonsum mindern ebenfalls die Spermienproduktion. Falls die Ergebnisse der Samenanalyse im normalen Rahmen liegen und die körperliche Untersuchung keine möglichen Blockaden ergab, werden die Hormonwerte gemessen.

Bei bestimmten Paaren können auch Anti-Sperma-Antikörper ein Faktor bei geringer Fertilität sein. In Kapitel 12 haben wir über Anti-Sperma-Antikörper bei Frauen gesprochen, doch diese Zellen können von beiden Partnern gebildet werden. In beiden Fällen greifen die Antikörper die Spermien als gefährliche Eindringlinge an und töten sie ab, ehe sie die Eizelle erreichen. Bei anderen Spermatests wird die Fähigkeit untersucht, den Zervikalschleim und die äußere Schicht der Eizelle zu durchdringen.

Männliche Faktoren der Unfruchtbarkeit lassen sich mit schulmedizinischen Methoden einfacher ermitteln als bei Frauen, sind aber oftmals schwieriger zu behandeln. Bei mechanischer Obstruktion ist die einzige potenzielle Abhilfe eine Operation. Neue mikrochirurgische Techniken haben es ermöglicht, Obstruktionen und andere Probleme in den engen Bereichen von Samenleiter und Nebenhoden (der Gang, der von den Hoden ausgeht und in dem die Spermien reifen) zu beheben. Im Fall von Varikozele wird die betroffene Vene chirurgisch abgebunden oder es wird ein Ballon oder ein anderes Hilfsmittel implantiert, damit das Blut wieder ungehindert hindurchfließen kann. Unglücklicherweise können Operationen die Spermienzahl verringern, da durch jede OP ein Risiko auf Narben- und Bridenbildung besteht.

Bei schwacher Samenproduktion oder -qualität können Änderungen in Kost und Lebensstil helfen. Doch im Fall von hormonellen Anomalien hat die westliche Medizin wenig zu bieten, denn eine Ergänzung von Testosteron, FSH, LH oder anderen Hormonen verbessert die Spermienproduktion selten signifikant. Wenn ein Mann einige gesunde Spermien hat, kann der Arzt ihm und seiner Partnerin empfehlen, eine IUI- oder IVF-Behandlung zu versuchen. In beiden Fällen wird das Sperma entweder aus dem Ejakulat oder durch chirurgische Entnahme aus den Nebenhoden gewonnen. Dann werden die gesunden Spermien abgetrennt und das Sperma per IUI in die Gebärmutter eingebracht oder in einer IVF-Behandlung in die gewonnenen Eizellen injiziert.

Männliche Unfruchtbarkeit aus Sicht der TCM

Manche Männer sind vielleicht skeptisch, ihre Fruchtbarkeit mit chinesischer Medizin zu behandeln. Vor einigen Jahren kam ein Mann auf Drängen seiner Frau zu mir. Er hatte eine geringe Spermienzahl mit Schmerzen im unteren Rücken sowie etliche andere Symptome, die darauf hindeuteten, dass sein Nieren-Yang schwach war. Er erklärte mir gleich zu Anfang:

„Ich glaube nicht, dass Sie mir helfen können. Ich habe meiner Frau gesagt, dass ich das zwei Monate mitmache, dann bin ich weg." Ich behandle zwar niemanden, der nicht von sich aus zu mir kommt, dennoch willigte ich ein, mit ihm zu arbeiten, und er war bereit, zwei Monate lang meine Anweisungen zu befolgen. Am Tag, als zwei Monate vorbei waren, erklärte er seine Zeit für beendet, da die Behandlungen ja nutzlos seien. Dann überredete ihn seine Frau, noch ein Spermiogramm zu machen. Danach rief er mich an und sagte: „Ich weiß nicht, was Sie gemacht haben, aber es hat funktioniert!" Seine Spermienzahl war zum ersten Mal normal.

Aus chinesischer Perspektive fallen die Hauptursachen männlicher Unfruchtbarkeit unter zwei breite Kategorien: (1) Defizienz der Nieren (Ni Yi- oder Ni Yan-) oder der Milz (Mi Qi-) oder (2) ein Übermaß an Stase, Stagnation oder feuchter Hitze (FH) in den Beckenorganen. Selbst wenn die Symptome auf Muster feuchter Hitze, Qi-Stagnation und Blutstase hinweisen, überlagern sie gewöhnlich eine Schwäche in den Nieren oder werden sogar davon erzeugt.

Tonisiert man die Nieren, sorgt dies fast immer für eine Verbesserung in der Samenproduktion und -qualität. Doch der Aufbau des Blutes, die Reinigung der Hitze oder die Bewegung des Qi, wenn das Muster passt, ist für eine optimale Verbesserung unerlässlich. Nach den Prinzipien der chinesischen Medizin bedeutet das Auftreten einer Varikozele, dass Blutstase (Bl X) vorherrscht. Daher ist es nötig, das Blut zu stärken und zu bewegen, damit das Sperma sich normal entwickeln kann.

Fast alle Aspekte männlicher Unfruchtbarkeit können durch eine TCM-Behandlung verbessert werden. Mit Sicherheit lassen sich die Spermienproduktion und -qualität erhöhen, einige mechanische Blockaden können aufgelöst oder reduziert werden und selbst hormonelle Faktoren lassen sich bereinigen, indem man den ganzen Körper wieder ins Gleichgewicht bringt. Während bestimmte Elemente in der Ernährungs- und Lebensweise, Akupunktur und Kräuter später erörtert werden, sind hier einige allgemeine Empfehlungen.

- Um die Gesundheit insgesamt zu verbessern: Nehmen Sie die unten bei „Veränderungen bei Ernährung und Lebensweise" beschriebenen Antioxidantienpräparate ein und fügen Sie L-Arginin hinzu (eine Aminosäure, die an der Zellreplikation beteiligt ist) und L-Carnitin (in großen Mengen im Sperma vorhanden; diese Aminosäure transportiert Fettsäuren in die Mitochondrien und unterstützt die Spermienmotilität).
- Um schlechte Morphologie zu verbessern und hohe Oxidantienwerte in der Samenflüssigkeit zu verringern: Nehmen Sie Antioxidantien und Superantioxidantien wie Pycnogenol ein. Kräftigen Sie das Blut mit Blut-Bewegern. Zur Steigerung der Spermienzahl: Nehmen Sie Blut- und Qi-Tonika und Samen wie Bocksdornfrüchte (*Gou Qi Zi*) und Teufelszwirnsamen (*Tu Si Zi*).
- Zur Verbesserung der Testosteronwerte: Nehmen Sie Qi-Tonika wie Ginseng (*Ren Shen*).
- Zur Verbesserung der Spermienmotilität: Tonisieren Sie das Qi und Yang. Nehmen Sie Japanische Kornelkirsche (*Shan Zhu Yu*).
- Um die Verflüssigung zu verbessern: Das Nieren-Yin mit Indischer Spargelwurzel (*Tian Men Dong*), Schlangenbartwurzel (*Mai Men Dong*) oder dem Präparat „Sechs-Bestandteile-Pille mit Rehmannia" (Liu Wei Di Huang Wan) stärken.
- Zum Abbau von Varikozelen: Legen Sie zweimal am Tag eine kalte Kompresse auf das Skrotum und nehmen Sie eine blutbewegende Kräuterrezeptur wie „Zimtzweig-und-Poria-Pille" (Gui Zhi Fu Ling Wan) ein.

Änderungen in Lebens- und Ernährungsweise

Um das Sperma zu nähren, sondern die Samenblasen Stoffe wie Fruktose (die das Sperma ernährt), Fibrinogen (das die Flüssigkeit zusammenhält oder koaguliert) und Prostaglandine ab (die dem Sperma helfen, in den Gebärmutterhals einzudringen). Die Prostata fügt dem Ejakulat eine basische Flüssigkeit hinzu. Samenflüssigkeit bei normalen, fruchtbaren Männern enthält antioxidative Faktoren. Doch bei vielen subfertilen Männern mag die Samenflüssigkeit nicht diese Schutzelemente enthalten oder die umherschweifenden freien Radikale sind in der Samenflüssigkeit vielleicht so stark vertreten, dass sie nicht imstande ist, die beschädigten Zellen zu beseitigen. Daher sollten Männer mit einer suboptimalen Spermienzahl Ernährungsquellen mit Antioxidantien wie Weizen- und Gerstengras, Sprossen und dunkelgrünes Gemüse in ihren Speiseplan aufnehmen.

Die Plasmamembran von menschlichem Sperma enthält ein hohes Maß an vielfach ungesättigten Fettsäuren, weshalb sie extrem anfällig für Schäden durch freie Radikale ist, was zu niedrigerer Motilität und schlechter Morphologie führen kann. Ergänzt man seine Kost mit ungesättigten Fettsäuren, die man in Sesam, Mandeln, Leinsamen, Haselnüssen, Pekannüssen, Kürbis-, Sonnenblumen- und Pinienkernen, Walnüssen, Oliven, Avocados, Sojabohnen und Quinoa findet, sowie mit Omega-3-Fettsäuren aus Fischöl, kann dies die Spermienintegrität erhöhen.

Viele Umwelt- und Ernährungsfaktoren sind negativ für die Erzeugung von gesundem Sperma. Östrogen ist zum Beispiel wichtig für die Spermienbildung, aber wenn man zu viel synthetisches Östrogen in der Nahrung aufnimmt, kann das schädlich sein. Leider enthalten die meisten roten Fleischsorten, Milchprodukte und sogar Geflügel und Eier enorme Mengen an synthetischen Östrogenen. Manche Berichte haben sogar das Vorhandensein von synthetischem Östrogen in Trinkwasser nachgewiesen. Daher empfiehlt es sich, nur Fleisch, Geflügel, Eier und Milchproduktc aus hormonfrcicr Erzcugung zu verzehren und nur gefiltertes Wasser zu trinken.

Viele Umweltgifte wie zum Beispiel Pestizide und andere Chemikalien, die in konventionell erzeugten Lebensmitteln zu finden sind, können auch die Spermatogenese beeinflussen; daher sollten Männer nach Möglichkeit Bio-Früchte und -Gemüse verzehren. Zur Unterstützung der kardiovaskulären und reproduktiven Gesundheit vermeiden Sie gesättigte Fette, gehärtete Öle, Kokos-, Palm- und v. a. Baumwollsamenöl (es enthält Gossypol, einen chemischen Stoff, der die Spermienbildung verhindert). Essen Sie vielfach ungesättigte Pflanzenöle und essentielle Fettsäuren wie Kürbiskern-, Fisch- und Leinöl, da sie Sperma und Samenflüssigkeit mit gesund erhalten.

Eine Bandbreite an natürlichen Präparaten lässt sich zur Förderung der Fertilität von Männern einsetzen. So enthalten Sojaprodukte zum Beispiel Isoflavone oder Phytoöstrogene mit schwacher östrogener Wirkung, die tatsächlich die Produktion von zu viel Östrogen im Körper verhindern. Ich rate jedoch von hochdosierten Sojakonzentraten ab, da zu viel Östrogen aus jeder Quelle kontraproduktiv sein kann. Soja, andere Hülsenfrüchte, Nüsse und Saaten enthalten zudem Phytosterole, die die Testosteronproduktion fördern.

Fast die Hälfte der Fälle, in denen eine verminderte Spermienzahl diagnostiziert wird, zeigt zudem eine oxidative Schädigung. Die Samenflüssigkeit enthält hohe Antioxidantien-Spiegel, aber wenn die Entwicklung von gesundem Sperma durch Umweltgifte,

Stress oder Medikamente geschwächt wird, werden in der Samenflüssigkeit erhöhte Oxidantienwerte festgestellt. Um diesen Vorgang aufzuhalten und weitere Schäden an entstehenden Spermien durch freie Radikale zu verhindern, sollten folgende Nahrungsergänzungsmittel von den meisten, oder sogar allen Männern benutzt werden:

- Vitamin C: 2.000 mg am Tag (in kleinere Dosen aufgeteilt)
- Vitamin E: 800 IE (internationale Einheiten) am Tag
- Beta-Carotin: 100.000 IE am Tag
- Selen: 200 µg am Tag

Weitere wichtige Nahrungsergänzungen sind:

- Zink: 60 mg am Tag (notwendig zur Samenproduktion und für den Testosteronstoffwechsel)
- Vitamin B12: 1.000 mg am Tag (an der Zellreplikation beteiligt)
- L-Arginin: 2 bis 4 g am Tag (hilft, die Zellreplikation zu fördern)
- L-Carnitin: 1.000 bis 1.200 mg am Tag (unterstützt die Spermienmotilität)

Eines der wirksamsten bioaktiven Quellen von Antioxidantien, Pycnogenol, wird aus Kiefernrinden-, Rotwein-, Traubenkern- und Heidelbeerextrakt hergestellt. Pycnogenol steigert auch die Wirkungen anderer Antioxidantien. Ich empfehle 125 mg am Tag aus unterschiedlichen Quellen.

Ist die Samenflüssigkeit zu zähflüssig, kann das Sperma sich nicht gut durch die Zervix bewegen. Männer mit überaus dickflüssiger Samenflüssigkeit sollten in Betracht ziehen, Kräuter einzunehmen, die das Yin kräftigen, wie Schlangenbartwurzel (*Mai Men Dong*) oder das Kräuterarzneimittel „Sechs-Bestandteile-Pille mit Rehmannia“ (Liu Wei Di Huang Wan). Guaifenesin, ein schleimlösendes Mittel (in Deutschland apothekenpflichtig, lassen Sie sich beraten, Anm. d. Verlags), senkt die Oberflächenspannung und somit die Viskosität von Schleimsekretionen. Ich empfehle Männern, einen oder zwei Tage bevor ihre Partnerinnen ihren Eisprung haben, reines Guaifenesin (in Deutschland apothekenpflichtig, Anm. d. Verlags) einzunehmen.

Da höhere Temperaturen in den Hoden das Testosteron senken und die Spermienproduktion gefährden, rate ich Männern schließlich außerdem, ihre Hodensacktemperatur zwischen 34,4 und 35,6 °C zu halten, indem sie weite Unterwäsche tragen, heiße Bäder vermeiden und täglich 10 bis 20 Minuten lang Kühlkompressen (Eiswasser in einer Plastiktüte mit einem dünnen Handtuch umwickelt) auflegen.

Akupunktur- und Akupressurbehandlungen

Akupunktur hilft nachweislich, das Hormonsystem auszugleichen und die Potenz des Mannes wiederherzustellen. Eine Studie, die an der Fakultät für Akupunktur und Moxibustion an der Shanghai University of Traditional Chinese Medicine in China durchgeführt wurde, berichtete über 35 Fälle von Infertilität, die durch Spermienanomalien hervorgerufen und nur mit niederfrequenter Elektro-Akupunktur behandelt wurden.

Die Punkte Mi 6, Ren 12 und Ren 4 wurden stimuliert und Moxibustion (Erhitzung der Akupunkturpunkte zusammen mit Nadeleinstich) angewandt. Die Männer zeigten eine Verbesserung bei den Symptomen von Schmerzen im Lumbosakralbereich, häufigem Wasserlassen und Erguss. Spermaaktivität und -menge und Samenqualität verbesserten sich ebenso wie die spermatogene Umgebung (gekennzeichnet durch deutliche Verminderung bei Schleimigkeit und Verflüssigungszeit). Ebenso wichtig ist, dass die Sexualhormone sich folgendermaßen normalisierten:

33,5 % Verbesserung bei den FSH-Werten
35,3 % bei den LH-Werten
57,1 % bei den Östrogenwerten
65,1 % bei den Testosteronwerten

Behandlung mit chinesischen Kräutern

Wie bereits angesprochen, liegt in den meisten Fällen männlicher Unfruchtbarkeit ein Element der Nierenschwäche (Ni Yi-, Ni Yan-) vor, das sich mit Nieren tonisierenden Heilkräutern wirksam behandeln lässt. Für eine Studie des Instituts für Akupunktur und Meridiane am Anhui College of TCM in Hefei, China, wurden 87 unfruchbare Männer mit Samenanomalien mit der Kräuterrezeptur „Nieren-Qi-Pille" aus den *Rezepturen zur Unterstützung der Lebenden* (Ji Sheng Shen Qi Wan) behandelt. Die Samenanalyse nach der Behandlung ergab, dass sich die Spermienparameter in 83 von 87 Fällen verbesserten. Bis zum Ende der Studie waren 49 Partnerinnen dieser Männer schwanger.

Andere Studien haben gezeigt, dass ein weiteres Heilkraut, die Japanische Kornelkirsche, die Spermienmotilität verbessert. *Shan Zhu Yu*, so der chinesische Name, wird eingesetzt, um die Nieren-Essenz zu stabilisieren und Leber und Nieren zu tonisieren. Nieren-Yang-Tonika wie Guttapercharinde (*Du Zhong*), Elfenblumenkraut (*Yin Yang Huo*), Morindawurzel (*Ba Ji Tian*) und Hirschhorn (*Lu Rong*) verringern nachweislich Impotenz, Abgeschlagenheit, Schmerzen im unteren Rücken, Häufigkeit der Blasenentleerung und Spermatorrhoe.

Sonstige Energiemuster und Leiden, die eine TCM-Kräuterbehandlung verbessern kann, sind:

- Ursprungs-Qi – Dies ist ein wichtiger Baustein in der reproduktiven Gesundheit des Menschen, da das Ursprungs-Qi (unsere genetische Konstitution, die durch Ernährungs- und Lebensweise beeinflusst wird) als Grundlage für alles Leben und die Zellfunktion gilt. Ginseng (chinesisch, koreanisch oder sibirisch) stärkt das Ursprungs-Qi und fördert nachweislich Hodenwachstum, Testosteronwerte und Spermienbildung.
- Sperma-Antikörper – Das Auftreten von Anti-Sperma-Antikörpern bei Männern wird je nach Muster behandelt, das den Antikörper erzeugt, ob es Milz-Qi-Mangel (Mi-), feuchte Hitze (FH) oder Blutstase (Bl X) ist. Siehe Kapitel 12 für eine Erörterung der Behandlung von weiblichen Anti-Sperma-Antikörpern. Die gleichen Dosierungsempfehlungen gelten auch für Männer.

- Varikozele – Die meisten Männer, die ich wegen Varikozelen behandle, reagieren gut auf den Einsatz von Kühlkompressen, die zweimal täglich auf dem Skrotum platziert werden. Männer erleben auch eine erhebliche Verbesserung durch das „Zimtzweig-und-Kiefernschwamm-Dekokt" (Gui Zhi Fu Ling Wan), das aus Zimtzweig (*Gui Zhi*), Kiefernschwamm (*Fu Ling*), Strauchpäonienwurzelrinde (*Mu Dan Pi*), Pfirsichsamen (*Tao Ren*) und roter Päonie (*Chi Shao*) besteht. Diese Rezeptur, die bei gynäkologischen Erkrankungen durch Blutstase (Bl X) in der Gebärmutter traditionell angewandt wird, hat sich bei der Behandlung von Spermienanomalien infolge von Varikozele als sehr vielversprechend erwiesen. Eine Studie im *American Journal of Chinese Medicine* berichtete, dass 37 unfruchtbaren Patienten mit Varikozele drei Monate lang täglich 7,5 g Gui Zhi Fu Ling Wan verabreicht wurde, wonach Samenqualitäten wie zum Beispiel Spermienkonzentration und Motilität beurteilt wurden. Bei 40 von 50 Varikozelen wurde eine Varikozelen-Verschwinderate von 80 Prozent erreicht. Darüber hinaus verbesserte sich die Spermienzahl bei 71,4 Prozent der Patienten, während die Spermienmotilität bei 62,1 Prozent gesteigert wurde. Dieses Präparat stärkt das Blut und unterbindet den Mechanismus der Bündelung, der eine schwache Spermaqualität erzeugt.

Unten finden Sie Beschreibungen und Symptome der verschiedenen Muster, die zur männlichen Unfruchtbarkeit beitragen können, dazu empfohlene Kräuterheilmittel und Akupunkturbehandlungen.

NI YAN – Nieren-Yang-Mangel

Zeichen/Symptome: Aversion gegen Kälte, Schmerzen im unteren Rücken, Kälte im Skrotum, tiefer und fädiger Puls, dünner und weißer Zungenbelag, geringe Libido und schwache erektile Funktion.

TCM-Kräuterrezept: „Pille, die die Rechte (Niere) wiederherstellt" (You Gui Wan), welche gekochte Rehmannia (*Shu Di Huang*), Yamswurzelknollen (*Shan Yao*), Japanische Kornelkirsche (*Shan Zhu Yu*), Teufelszwirnsamen (*Tu Si Zi*), Bocksdornfrüchte (*Gou Qi Zi*), Hirschhorngelatine (*Lu Jiao Jiao*), Guttapercharinde (*Du Zhong*), Chinesische Engelwurz (*Dang Gui*), Cassia-Zimtrinde (*Rou Gui*) und Eisenhutseitenwurzel (*Fu Zi*) beinhaltet. Für Patienten mit Aspermie: Guttapercharinde (*Du Zhong*), Cassia-Zimtrinde (*Rou Gui*) und Eisenhutseitenwurzel (*Fu Zi*) weglassen, dafür Szechuan-Liebstöckel (*Chuan Xiong*) und roten Ginseng (*Hong Shen*) hinzufügen. Bei Patienten ohne Spermienverflüssigung: Hypoglauca-Yams (*Bei Xie*) dazugeben. Für Patienten mit totem Sperma: Chinesische Kardenwurzel (Xu Duan) beimengen.

Eine andere Nahrungsergänzung für Nieren-Yang ist die Rezeptur „Pille aus fünf Samen zum Entwickeln der Ahnen" (Wu Zi Yan Zong Wan). Das umfasst Bocksdornfrüchte (*Gou Qi Zi*), Teufelszwirnsamen (*Tu Si Zi*), Spaltkörbchen (*Wu Wei Zi*), Asiatische Wegerichsamen (*Che Qian Zi*) und Chinesische Wildhimbeere (*Fu Pen Zi*).

Akupunktur: Stimulieren Sie die Akupunkturpunkte Ni 7, Mi 6, Ma 36, Hbl 23, Hbl 52, Du 4, Ren 4 und Ren 6.

Hinweis: Ein Mangel an Ejakulation und/oder erektiler Funktion wird gewöhnlich als Nieren-Yang-Mangel (Ni Yan-) angesehen. Doch man sollte nicht prinzipiell davon ausgehen, denn manchmal muss der Geist beruhigt oder, falls vorhanden, Leber-Qi-Stagnation (Le Qi X) beseitigt werden. Eine Erektion ist eine Funktion des parasympathischen Nervensystems und großer innerer Stress kann den Blutfluss zum Becken blockieren. Wir müssen die sympathische (Kampf-oder-Flucht) Übersteuerung abbauen und den Blutgefäßen erlauben, sich zu entspannen. Dies lässt sich durch geistig beruhigende Akupunkturpunkte und Kräuter (siehe Kapitel 7 und 8) erzielen sowie durch eine Tiefenmassage an Oberschenkeln und Unterbauch.

NI YI - Nieren-Yin-Mangel

Zeichen/Symptome: Kräfteverfall, Schmerzen im unteren Rücken, schwache Spermienverflüssigung, Gereiztheit, schwacher, zarter Puls und roter Zungenkörper.

TCM-Kräuterrezept: Variation der „Pille, die die Linke (Niere) wiederherstellt" (Zuo Gui Wan), was gekochte Rehmannia (*Shu Di Huang*), Yamswurzelknollen (*Shan Yao*), Japanische Kornelkirsche (*Shan Zhu Yu*), Teufelszwirnsamen (*Tu Si Zi*), Schildkrötenpanzergelatine (*Gui Ban Jiao*), Hirschhorngelatine (*Lu Jiao Jiao*) und Cyathula-Wurzel (*Chuan Niu Xi*) beinhaltet. Für Patienten mit Aspermie: Chinesische Engelwurz (*Dang Gui*), Szechuan-Liebstöckel (*Chuan Xiong*), Ligusterfrüchte (*Nu Zhen Zi*) und Ecliptenkraut (*Han Lian Cao*) dazugeben. Bei Patienten mit mangelnder Spermienverflüssigung: Rotwurzelsalbei (*Dan Shen*), Hypoglauca-Yams (*Bei Xie*) und Korkbaumrinde (*Huang Bai*) beifügen.

Akupunktur: Regen Sie die Akupunkturpunkte Hbl 23, Hbl 52, Mi 6, Ren 3, Ren 4, Ni 3 und Ni 7 an.

BL X QI - und Blutstase

Zeichen/Symptome: gedehnter Hodensack, Morphologieprobleme, Varikozele, hohes Maß an Stress, tief hängende und schmerzende Hoden, drahtiger Puls und dunkle Zunge.

TCM-Kräuterrezept: Eine Variation des „Kalte-Extremitäten-Pulvers" (Si Ni San), in dem Hasenohrwurzel (*Chai Hu*), unreife Pomeranze (*Zhi Shi*), rote Päonie (*Chi Shao*), Süßholzwurzel (*Gan Cao*), Rotwurzelsalbei (*Dan Shen*) und Buddhas-Hand-Früchte (*Fo Shou*) enthalten sind. Für Männer mit tief hängenden und schmerzenden Hoden: Vaccaria-Samen (*Wang Bu Liu Xing*), Seifenbohnendornen (*Zao Jiao Ci*), Mandarinensamen

(*Ju He*) und Amberbaumfrüchte (*Lu Lu Tong*) hinzufügen. Bei Männern mit Impotenz: „Sechs-Bestandteile-Pille mit Rehmannia" (Liu Wei Di Huang Wan) verabreichen.

Akupunktur: Behandeln Sie Mi 6, Le 3, Le 14, Mi 8, Mi 10 und Bl 17.

FH – Feuchte Hitze

Zeichen/Symptome: häufiges Urinieren, Schmerzen in Unterbauch und Lenden, rutschiger Puls, Zeichen von Schleim im Hals und gelber Zungenbelag.

TCM-Kräuterrezept: „Gentiana-Dekokt, das die Leber entlastet" (Long Dan Xie Gan Tang) und „Vier Wunder-Pille" (Si Miao San) bei feuchter Hitze. Enthält Chinesische Enzianwurzel (Long Dan Cao), Baikal-Helmkrautwurzel (*Huang Qin*), Gardenienfrüchte (*Zhi Zi*), Froschlöffelwurzel (*Ze Xie*), Chinesische Osterluzei (*Mu Tong*), Asiatische Wegerichsamen (*Che Qian Zi*), frische Rehmannia (*Sheng Di Huang*), Chinesische Engelwurz (*Dang Gui*), Hasenohrwurzel (*Chai Hu*), Süßholzwurzel (*Gan Cao*), Speichelkrautwurzel (*Cang Zhu*), Korkbaumrinde (*Huang Bai*), Cyathula-Wurzel (*Chuan Niu Xi*) und Hiobstränensamen (*Yi Yi Ren*).

Akupunktur: Stimulieren Sie Mi 6, Mi 9, Mi 10, Di 11, Ma 36, Ren 12 und Hbl 40.

Wenn TCM nicht helfen kann

Für das angeborene Fehlen von Sperma, ein Zustand, der als Azoospermie bekannt ist, ist keine Heilung bekannt und auch TCM-Behandlungen sind dagegen nicht wirksam. Allerdings reagiert ein Mangel bei der Samenproduktion, der durch extremen Stress verursacht wurde, auf die TCM-Prinzipien der Musteridentifikation und Behandlung mit Lebensführungsänderungen, Akupunktur und Kräutern.

TCM in der Praxis: Scott und Trinas IVF

Scott und Trina, beide in ihren späten Dreißigern, sollten sich nach vier fehlgeschlagenen stimulierten Inseminationen einer IVF unterziehen. Sie kamen zwei Monate vor ihrer IVF zu mir, um sich körperlich auf den Eingriff vorzubereiten. Trina hatte ein gesundes Hormon- und Reproduktionssystem, doch Scotts Spermien wiesen eine sehr schlechte Morphologie auf (sie hatten eine anomale Form und Funktion). Auch Spermienzahl und Motilität lagen weit unter den normalen Werten. Ihr Arzt hatte Scott und Trina mitgeteilt, dass ihre einzige Chance auf eine Schwangerschaft darin bestand, Scotts Sperma zu „waschen", um sicherzustellen, dass nur gesunde Spermien übrig waren, und diese dann in Trinas entnommene Eizellen zu injizieren.

Scott war Chemieingenieur und arbeitete in einer Ölraffinerie, daher hielt er es für wahrscheinlich, dass Umweltgifte bei seinen Spermienparametern eine Rolle gespielt hatten. Allerdings konnte er nicht seinen Arbeitsplatz wechseln, weshalb er sich dem oben beschriebenen Antioxidantienregime unterzog und täglich die Vitamine B12, E und C, Beta-Carotin, Zink, Selen, L-Arginin und L-Carnitin einnahm. Er ergänzte dies auch täglich mit 125 mg Pycnogenol. Einmal pro Woche kam er zur Akupunktur – „nur zur Stressminderung", erklärte ich ihm. Neben der Beruhigung des Geistes mit dem Yintang, dem Ohren-Geistespunkt in der *Fossa triangularis* am Ohr und der *Incisura intertragica* am Ohr (endokriner Punkt) harmonisierte ich das Qi mit Le 3 und Di 4 und stimulierte Mi 6. Trina erhielt auch Akupunktur, damit sie die stressvollen Wirkungen der Hormonstimulation besser vertrug und um den Blutfluss zu ihrer Gebärmutter in Vorbereitung auf die IVF zu verbessern. Sie verließen Houston einige Tage vor der Eizellenentnahme, um zu ihrer IVF-Klinik zu fahren, die sich in einem anderen Bundesstaat befand.

In der darauffolgenden Woche riefen sie mich erleichtert an. Scott hatte seine Probe gespendet und sie war völlig normal – Anzahl, Motilität und Morphologie. Sie fuhren trotzdem mit der IVF fort, aber sie brauchten keine intrazytoplasmatische Spermieninjektion (ICSI) durchführen, der die Befruchtung durch Injektion des Spermas direkt in die Eizelle erzwingt. Wären Trina und Scott nicht bereits mitten im IVF-Verfahren gewesen, hätten sie tatsächlich auf natürlichem Wege ein Kind zeugen können – und das haben sie seither auch. Trina hatte eine normale Schwangerschaft und ich sah sie erst wieder, als sie mit ihrem ersten Sohn in die Praxis kam. Sie haben nun zwei kleine Jungs.

Kapitel 17

Chinesische Medizin zur Unterstützung bei künstlicher Befruchtung

Es gibt viele Wege zum Berggipfel, doch der Ausblick ist stets derselbe.

Chinesisches Sprichwort

Die Techniken der westlichen Medizin für künstliche Befruchtung wenden einige der fortschrittlichsten medizinischen Technologien der Welt an, um Frauen mit Fruchtbarkeitsproblemen zu helfen, schwanger zu werden. Ich respektiere nicht nur die Expertise der Fachleute für künstliche Befruchtung, sondern auch den Mut, den Glauben und das Engagement der Männer und Frauen, die künstliche Befruchtung bei ihrem Streben nach Kindern einsetzen.

Natürlich geht es mir in erster Linie darum, Frauen zu helfen, das Gleichgewicht in ihrem Körper wiederherzustellen, damit sie ohne solche Techniken schwanger werden können. Die vollständige Lösung einer schweren, anhaltenden Eileiterverstopfung (beispielsweise) mag jedoch mit Massage, Akupunktur und Kräutertherapie allein häufig unrealistisch sein. Ja, es lassen sich Verbesserungen erzielen, doch eine *Lösung* ist vielleicht nicht möglich. In solchen Fällen ist künstliche Befruchtung die einzige Option für Frauen, die ihre eigenen Kinder zur Welt bringen wollen. Die Anwendung von TCM-Prinzipien kann Ihnen helfen, Ihren Körper auf eine künstliche Befruchtung vorzubereiten, Sie körperlich und seelisch während und nach dem Eingriff zu unterstützen und einige der schwierigen Nebenwirkungen zu mindern, die von manchen Medikationen ausgelöst werden.

Die Centers for Disease Control (CDC) in Atlanta, Georgia, ist die Behörde, die die Anwendung künstlicher Befruchtung in den Vereinigten Staaten überwacht und reguliert. (Sie berichtet unter www.cdc.gov auch über die Erfolgsquoten der Reproduktionskliniken.) Die CDC definiert künstliche Befruchtung als „alle Behandlungen oder Verfahren, die den Umgang mit menschlichen Eizellen und Spermien beinhalten, um einer Frau zu helfen, schwanger zu werden." Die allererste erfolgreiche Schwangerschaft durch künstliche Befruchtung erfolgte 1978. Seither wurden Tausende von Kindern als Ergebnis von künstlicher Befruchtung geboren.

Während die Mutter bei der ersten Schwangerschaft durch künstliche Befruchtung keine Hormonstimulation bekam, nutzen heute die meisten künstlichen Befruchtungsmethoden eine Kombination aus Hormontherapie und Eizellenentnahme, gefolgt von der Verbindung von Eizelle und Sperma außerhalb des Körpers einer Frau. Doch die Hormontherapie hat oft Nebenwirkungen und unerwünschte Symptome, die chirurgischen Eingriffe können unangenehm sein und die Erfolgsrate verleitet nicht gerade zu Optimismus. So müssen zum Beispiel 10 bis 20 Prozent der künstlichen Befruchtungszyklen abgebrochen werden, entweder weil eine Frau nicht genug Eizellen produziert hat oder weil ihre Eierstöcke überreizt sind, was die Qualität der zur Entnahme verfügbaren Eizellen beeinträchtigt. Selbst wenn Eizellen produziert, entnommen und befruchtet werden, liegen die Erfolgsraten von IVF-Behandlungen insgesamt bei zirka 28 Prozent für Frauen unter 30, etwa 8 Prozent bei Frauen bis 39 und 3 Prozent für Frauen, die 44 Jahre alt sind. Im Durchschnitt machen Frauen sieben Zyklen künstlicher Befruchtung mit, ehe sie empfangen oder aufhören. Deshalb lohnt sich alles, was Sie tun können, um Ihre Erfolgschancen zu verstärken.

Sie müssen sich auf bestmögliche Weise auf das Verfahren künstlicher Befruchtung vorbereiten. Die meisten Frauen wissen, dass sie nur ein gewisses Zeitfenster haben, in dem sie schwanger werden können, und jeder erfolglose Zyklus eine verpasste Chance ist. Außerdem können bei IVF-Verfahren, die viele tausend Euro pro Zyklus kosten, die finanziellen Mittel schnell zu einem Problem werden. Daher sollten Sie alles tun, um sicherzustellen, dass Sie hormonell gesund sind, bevor Sie eine Schwangerschaft durch künstliche Befruchtung anstreben. Die bei der künstlichen Befruchtung verabreichten Hormonmedikamente sind darauf ausgerichtet, die Produktion Ihrer Eizellen zu steigern, helfen aber nicht dabei, dass diese Eizellen auch gesund sind. Das Ziel ist die Geburt eines Kindes, nicht eine Schwangerschaft. Die Fehlgeburtsraten sind bei Schwangerschaften, in denen eine hormonelle Stimulation erfolgt ist, deutlich höher. (Frauen mit mechanischen Fertilitätsproblemen wie Eileiterverschluss, die IVF anwenden, haben weitaus größere Chancen, ein Kind zu gebären als solche mit unerklärlicher Infertilität oder Störungen beim Eisprung. Diese Frauen machen etwa 25 bis 40 Prozent derjenigen aus, die reproduktive Hilfe in Anspruch nehmen. Ich glaube, das liegt daran, dass die meisten Frauen mit mechanischen Fertilitätsproblemen keine hormonellen Imbalancen haben, die die Qualität ihrer Embryos beeinflusst.)

Die Notwendigkeit, vor der künstlichen Befruchtung gesund zu sein, trifft auf Männer genauso zu. Bei von Vätern mit Spermaproblemen (niedrige Menge, schlechte Morphologie oder gestörte Motilität) gezeugte Föten – bestehen höhere Fehlgeburtsraten sowie mehr Fälle mit Gendefekten. Eine Studie im *New England Journal of Medicine* von 2002 berichtete, dass sich das Risiko von Geburtsfehlern verdopple, wenn IVF-Behandlungen auch mit ICSI einhergehen, der sogenannten intrazytoplasmatischen Spermieninjektion, die genutzt wird, wenn Spermien nicht gesund genug sind, um von selbst in die Eizelle einzudringen.

Die beste Reaktion einer Frau auf jede künstliche Befruchtung hängt von ihrem gesamten endokrinen Status in den wenigen Monaten vor dem Verfahren ab, wenn sich die Follikel im Eierstock entwickeln. Ehe Sie eine künstliche Befruchtung anfangen, sollten Sie alle Möglichkeiten nutzen, um die *Qualität* Ihrer Eizellen zu verbessern, anstatt die Zahl der pro Zyklus produzierten Eizellen. *Sie müssen alles tun, um hormonell so gesund wie möglich zu sein, bevor Sie medizinische Hilfe zur Reproduktion in Anspruch nehmen.*

TCM-Techniken zur Verbesserung von Verfahren zur künstlichen Befruchtung

Die TCM hat immer wieder dazu beigetragen, dass Frauen, die sich auf ein künstliches Befruchtungsverfahren einlassen, bessere Chancen haben, ein gesundes Kind zu empfangen und auszutragen. In einer Klinik, an die ich Patientinnen und Patienten oft überweise, liegt die statistische Erfolgsquote bei etwa 60 Prozent. Bei denjenigen, die von mir dorthin geschickt werden, liegt die Erfolgsquote jedoch bei 90 Prozent! Die TCM kann das Resultat künstlicher Befruchtung selbst bei Frauen mit mechanischen und anatomischen obstruktiven Faktoren verbessern. Wie Sie anhand vieler Geschichten in diesem Buch sehen können, werden viele meiner Patientinnen während der TCM-Behandlung schwanger, die sie in Vorbereitung auf einen reproduktiven Eingriff durchführen. Sobald das zugrunde liegende Muster angegangen wurde, das eine Schwangerschaft verhinderte, kam es zur natürlichen Empfängnis.

Hinweis: Wenn Sie sich aktuell auf einen künstlichen Befruchtungseingriff vorbereiten oder bereits von einem Reproduktionsendokrinologen behandelt werden, sollten Sie Ihren Arzt konsultieren, bevor Sie Ihren Behandlungsplan mit etwas ergänzen. Der Reproduktionsendokrinologe „steuert“ den Prozess sozusagen, weshalb Arzt oder Ärztin wissen müssen, was vor sich geht, damit sie umfassend agieren können. Jede TCM-Behandlung hat Auswirkungen auf Ihre Hormone und Ihr reproduktives System, während es idealerweise Ihre Fruchtbarkeit erhöht. Doch solche Behandlungen können Änderungen bei der Verschreibung Ihres Reproduktionsendokrinologen erfordern. Für Ihr Wohlbefinden und Ihre Beziehung zu Ihrem Arzt sollten Sie Ihrem medizinischen Team mitteilen, was Sie sonst noch tun.

Mir ist es lieber, wenn meine Patientinnen drei Monate vor ihrem künstlichen Befruchtungszyklus mit der TCM-Behandlung beginnen, insbesondere falls es hormonelle, altersbedingte oder Faktoren erschwerter Einnistung gibt. So haben wir gewöhnlich genug Zeit, um bei den Energien und Organen des Körpers wieder eine angemessene Balance zu erreichen, damit die künstliche Befruchtung das bestmögliche Ergebnis erzielt. Doch in den meisten Fällen empfehle ich meinen Patientinnen, die Anwendung von Heilkräutern und Akupunkturbehandlungen auszusetzen, wenn sie ihren Zyklus der künstlichen Befruchtung starten. Ist die Erde gut vorbereitet, muss man nicht täglich düngen. Falls eine Frau vor der künstlichen Befruchtung über eine ausgewogene Gesundheit verfügt, braucht sie vielleicht nicht einmal den Eingriff. Aber wenn es so ist, sollte sie ihn unbedingt mit einem guten Gewissen und guten medizinischen Leitlinien durchführen.

Ernährung und Lebensweise

Alle, die einen Zyklus Hormonstimulation mitgemacht haben, wissen, wie schwierig dieser Vorgang sein kann. Viele Besuche in der Klinik, tägliche Injektionen, die Nebenwirkungen, die Hoffnung, dass die Medikamente gut ansprechen, die Vorfreude auf eine reibungslose Insemination, das Beten, dass die Einnistung erfolgreich ist, und das gefürchtete Warten auf einen positiven oder negativen Bluttest … Fast jeder Aspekt des Ablaufs ist außerhalb Ihrer Kontrolle und der Stress ist enorm.

Wenn man einen Embryo, der sich in einer künstlichen Laborumgebung entwickelt hat, in die Gebärmutter einsetzt, verändert sich seine Umgebung und solch eine Änderung erhöht den Stress. Deshalb möchten Sie, dass die Umgebung, in der Ihr Embryo hoffentlich für die nächsten neun Monate sein Zuhause findet, frei von den toxischen Folgen von Stress und Anspannung ist. Obgleich die Eingriffe künstlicher Befruchtung enorme hormonelle und emotionale Anforderungen stellen, müssen Sie Ihrem Embryo zuliebe Ihr Anspannungsniveau so weit wie möglich reduzieren.

Sie können die TCM-Prinzipien nutzen, um Ihr Stressniveau über Ernährungs- und Lebensweise zu senken. Beginnen Sie mit folgenden Empfehlungen:

- Üben Sie die Massagetechniken für die Oberschenkel in Kapitel 6 aus, um den Blutfluss zu den Beckenorganen vor und während der künstlichen Befruchtung zu steigern, aber *nicht* nach dem Embryotransfer.
- Bitte nicht rauchen, Nikotinpflaster oder -kaugummi benutzen.
- Trinken Sie keinen Alkohol.
- Trinken Sie keinen Kaffee.
- Ernähren Sie sich gesund, indem Sie die in Kapitel 6 aufgeführten Ernährungsrichtlinien für unterschiedliche Muster befolgen.
- Nehmen Sie Weizengras-Präparate, blaugrüne Algen, CoQ10, Pycnogenol, Fischöl und Gelée royale. (Falls Ihr Arzt zustimmt, können Sie diese während der ganzen Hormonstimulation verwenden.) Diese Nahrungsergänzungsmittel helfen dabei, eine Schwächung Ihrer Essenz (und Belastung Ihrer Nieren) weiter zu vermeiden.
- Vor einem IVF-Transfer sollten Sie täglich Sport treiben, aber *beginnen* Sie kein Übungsprogramm direkt vor oder während eines Zyklus. Falls Sie Übungen machen, vermeiden Sie Rumpfbeugen oder alle schüttelnden, anstrengenden Übungen oder Gewichte heben, bei denen man stöhnt und den intraabdominalen Druck erhöht. Ich empfehle Gehen, außer an den Tagen direkt nach dem Embryotransfer.

- Nach der Eizellenentnahme fühlen Sie sich möglicherweise unwohl und gebläht. Das liegt daran, dass dabei Follikelflüssigkeit in die Bauchhöhle fließen kann. Am besten trinken Sie viel Wasser und vermeiden nach der Entnahme Natrium. Bleiben Sie nach dem Transfer so ruhig und unbeweglich wie möglich. Meditieren Sie. Atmen Sie tief durch. Hören Sie beruhigende Musik. Bestellen Sie etwas zu essen. Vermeiden Sie in den Tagen nach dem Transfer anstrengenden Stuhlgang. Neigen Sie zu Verstopfung, vermehren Sie Ballaststoffe oder nehmen Sie einen milden Stuhlweichmacher ein (jedoch kein starkes Abführmittel).
- Hören Sie in sich hinein. Wie fühlen Sie sich in dieser Zeit am besten? Hilft es, sich frei zu nehmen? Tun Sie Ihr Bestes, um keine Stresshormone auszuschütten. Geben Sie dem Embryo so viel Hilfe wie möglich, damit er sich in seinem neuen Zuhause einleben kann.

In manchen Fällen können bestimmte Präparate helfen, damit Sie besser auf die Hormonmedikamente für die künstliche Befruchtung ansprechen. So wird Patientinnen, die nur „wenig Reaktion" zeigen (d. h. sie produzieren nicht genügend Hormone oder reife Eizellen als Antwort auf die beim künstlichen Befruchtungsprotokoll eingesetzten Hormonmedikamente), in der Regel gesagt, dass ihre einzige Hoffnung darin besteht, Spenderinnen-Eizellen zu verwenden. Eine Methode, mit der sich die ovarielle Reaktion optimieren lässt, besteht darin, den Blutfluss zu Uterus und Eierstöcken zu steigern. Eine Studie im *Journal of Human Reproduction* berichtete, dass die tägliche Aufnahme von 16 g oralem L-Arginin (das vom 1. Tag des Zyklus genommen wird, bis der dominante Follikel einen Durchmesser von über 17 mm erreicht) die Hormonantwort verbesserte. Eine andere europäische Studie befürwortete, Patientinnen mit „schwacher Reaktion" zwei Monate lang oral 80 mg DHEA am Tag zu verabreichen, um ihre Reaktion auf eine ovarielle Stimulation zu erhöhen. Der Blutfluss zur Gebärmutter lässt sich auch über Massage und Sport steigern. Vor und während der Hormonstimulation empfehle ich Ihnen, Übungen zu machen, die den Blutfluss zu den Beckenorganen direkt verstärken. Die in Kapitel 6 beschriebene Massagetechnik für die Oberschenkel scheint mir besonders geeignet. Ihnen hilft vielleicht auch Qigong-Atmung, um zu entspannen, während Sie die Energie in den Beckenbereich lenken. (Führen Sie diese Übung jedoch nicht mehr durch, sobald der Embryotransfer stattgefunden hat.)

Eine letzte Erinnerung: Sie schaffen eine gesunde Umgebung, um ein neues Leben in sich aufzunehmen und zu nähren. Dieses neue Leben braucht jedes Quäntchen Ihrer Unterstützung – körperlich, geistig und emotional. Eine der besten Möglichkeiten, wie Sie sich und Ihr Kind unterstützen können, ist, sich zu *entspannen*. Tun Sie, was Sie in Bezug auf Bewegung, Massage, Nahrungsergänzungen, Kost und Kräuter tun müssen – aber überlegen Sie auch, welche Art von Mutter Sie sein wollen. Denken Sie an Ihr Ziel. Denken Sie daran, wie Sie Ihr schlafendes Kind in den Armen halten. Entspannen Sie in die Liebe, die Sie teilen wollen. Dann halten Sie dieses Bild und diese Liebe in Ihrem Herzen, während Sie sich Ihrem künstlichen Befruchtungseingriff unterziehen. Das ist die einladendste Umgebung, die Sie in Ihrem Körper und Schoß schaffen können.

Akupunktur

Akupunktur kann auf viererlei Art das Ergebnis der künstlichen Befruchtung signifikant verbessern. Erstens kann sie die Nebenwirkungen der Behandlungen vermindern und die Reaktion auf die Hormonstimulation erhöhen. Zweitens kann Akupunktur den Blutfluss zu Gebärmutter und Eierstöcken vermehren. Drittens kann sie einen Teil der Anspannung lindern, die diesen extrem stressigen Eingriffen innewohnt. Viertens kann sie die Gebärmutter beruhigen, um sie auf die Einnistung vorzubereiten.

Man kann die in Kapitel 7 angeführten Stresspunkte nutzen, um das Stressniveau zu mindern. Sie können die Wirksamkeit der Akupunktur bewerten, indem Sie Veränderungen in der Hauttemperatur der Hand messen. Biodots (hitzeempfindliche Aufkleber, die ihre Farbe ändern, wenn die Hauttemperatur der Hand zunimmt) sind eine sehr kostengünstige Form der Biofeedback-Überwachung. Kleben Sie einen Biodot auf die Hand, wenn Sie Ihre Akupunkturpunkte stimulieren oder eine der zuvor beschriebenen Atem- und Meditationstechniken anwenden, um zu sehen, ob Sie dort die Hitze erhöhen können. Eine Steigerung der Hauttemperatur in der Hand ist ein Indiz dafür, dass die Antwort des sympathischen Nervensystems beruhigt wird, ebenso wie der Rest Ihres Körpers.

Um vor der Entnahme den Blutfluss zu Uterus und Eierstöcken zu verstärken, nutzten schwedische Forscher an den Punkten Hbl 23, Hbl 32, Mi 6 und Hbl 57 eine Elektroakupunktur. Man könnte durch täglich kräftiges Massieren von Hbl 23, Hbl 52, Hbl 31, Hbl 32, Hbl 33, Hbl 34 und Mi 6 vor der Entnahme ähnliche Ergebnisse erzielen.

Ich schlage ein spezielles Protokoll vor dem Transfer am Tag der Embryoentnahme vor, um die Leber und die Durchblutung zu regulieren und den Geist und den Uterus zu beruhigen (damit die Gebärmutter nicht auf den Katheter reagiert und somit aufnahmefähiger ist). Ich stimuliere Le 3, Di 4, Pe 6, *Fossa triangularis* und *Incisura intertragica* am Ohr, Du 20, Mi 6, Mi 8, Mi 10, Ma 36 und Ma 29. Man kann diese Punkte auch mit Magneten, Licht oder Massage aktivieren, doch ich empfehle die Akupunktur mit Nadeln als bewährte Behandlung. Diese Punkte werden einen Tag vorher behandelt und am Tag des Transfers.

Kräuterbehandlungen vor oder während der künstlichen Befruchtung

Abhängig von den Gründen, aus denen Sie eine künstliche Befruchtung durchführen, kann man diverse Kräuterpräparate einsetzen – die Behandlung basiert dabei natürlich stets auf dem Muster der Imbalance. Gehören Sie zum Beispiel zur Kategorie „Anovulation erzeugt durch Leber-Qi-Stagnation (Le Qi X)“, sollten Sie sich an die Ernährungsrichtlinien halten und Kräuterpräparate einnehmen, die stockendes Leber-Qi auflösen. Außerdem sollten Sie die in Kapitel 6 beschriebenen Übungen durchführen, um den Stress zu lindern.

Viele Frauen, die sich einer künstlichen Befruchtung unterziehen, haben jedoch schon von vornherein einen gewissen Mangel, besonders wenn sie älter sind. Eine Hormonstimulation schwächt die Nieren und die Nieren steuern die Reproduktion. Die Nieren-Essenz ist für die Qualität der Eizellen sowie für die Gebärmutterschleimhaut und weitere messbare Reaktionen auf die Hormonstimulation verantwortlich. Wenn es also ein Ergänzungsmittel gibt, von dem ich glaube, dass es die durchschnittliche Frau am besten auf die künstliche Befruchtung vorbereitet, dann wäre es „Sechs-Bestandteile-Pille mit Rehmannia“ (Liu Wei Di Huang Wan), vielleicht mit Zusatz der fünf Samen Teufelszwirnsamen (*Tu Si Zi*), Chinesische Wildhimbeere (*Fu Pen Zi*), Bocksdornfrüchte (*Gou Qi Zi*), Asiatische Wegerichsamen (*Che Qian Zi*) und Spaltkörbchen (*Wu Wei Zi*) oder „Acht-Schätze-Dekokt“ (Ba Zhen Tang), falls Qi und Blut die Schwäche ausmachen.

Sollte Ihr Reproduktionsendokrinologe den Einsatz von Kräutern während Ihres Hormonzyklus befürworten, muss während der Follikelphase das Yin gestärkt werden, wenn sich die Eibläschen entwickeln. Die Gebärmutterschleimhaut kann auch mit Blut tonisierenden Heilkräutern wie weiße Päonie (*Bai Shao*) oder „Vier-Arzneien-Dekokt“ (Si Wu Tang) unterstützt werden. Bestimmte das Qi harmonisierende Kräuter wie zum Beispiel Nussgrasrhizom (*Xiang Fu*) lassen sich während der Follikelphase anwenden und eignen sich auch für diejenigen, die eine schwere Leber-Qi-Stagnation haben, denn sie helfen dem Körper, den Stress des Verfahrens erfolgreich zu meistern. Nussgrasrhizom (*Xiang Fu*) unterstützt zudem die Östrogenproduktion.

Hormonelle Medikation aus Sicht der TCM

Alle Hormonmedikamente können anhand ihrer inhärenten energetischen Wirkungen eingeteilt werden. In diesem Abschnitt werden einige der allgemein üblichen Arzneimittel in der Reproduktionsmedizin behandelt und ihre Energiefunktionen nach den Prinzipien der TCM beschrieben. Man kann dann TCM-Techniken anwenden, um die beabsichtigten Wirkungen der Medikamente zu erhöhen und unerwünschte Nebenwirkungen zu mindern. Behandelt man die Nebenwirkungen, reagiert die Patientin oftmals effektiver auf die Medikation, was das statistische Endresultat deutlich verbessert.

Ein wichtiger Hinweis: Eine unangenehme Nebenwirkung der Hormonmedikamente kann Gewichtszunahme sein. Sie wird durch das Ungleichgewicht zwischen zu viel Östrogen (Yin) und zu viel FSH hervorgerufen. Aber das ist nichts, was Sie beheben wollen, denn Sie wollen Ihre Hormonwerte zu diesem Zeitpunkt nicht im Gleichgewicht haben – sie sollen hoch sein. Also sollten nicht alle Nebenwirkungen gelindert werden, denn dieser Zustand – in diesem Fall überschüssiges Yin – kann für Empfängnis und Einnistung nötig sein.

Clomifencitrat (Clomifen, Serophene, Femara)

Clomifencitrat ist ein oral verabreichtes, nichtsteroidales, ovulationsanregendes Mittel und gehört zu einer Gruppe von Medikamenten, die als selektive Östrogenrezeptormodulatoren (SERM) bezeichnet werden. Es wird verschrieben, um einen unregelmäßigen Eisprung zu korrigieren (oder die Ovulation bei Patientinnen mit Anovulation einzuleiten), die Eizellenproduktion zu erhöhen und einen Lutealphasendefekt zu beheben. Clomifen ist eines der Medikamente, die am häufigsten gegen Unfruchtbarkeit verschrieben werden. Ursprünglich war Clomifen als eine Art von Geburtenkontrolle gedacht, denn es hindert die Hypophyse an der Wahrnehmung von zirkulierenden Östrogenwerten. Laut Hoechst Marion Roussel (dem Hersteller) wurde Clomifen zur Behandlung ovulatorischer Dysfunktion bei Patientinnen mit PCOS und verschiedenen Formen von Amenorrhoe entwickelt. Femara, ein neuerer Östrogeninhibitor, wirkt wie Clomifen, wird aber gegen hormonabhängigen Brustkrebs eingesetzt. Seit Kurzem verwendet man Femara, um Clomifen bei der Auslösung des Eisprungs abzulösen.

In der TCM gilt die durch Clomifen hergestellte ovulatorische Stimulation als Mittel mit Yang verstärkenden Wirkungen. Es steigert das Yang, erhöht und erhält das Qi aufrecht und stößt es nach außen (was Qi und Blut verbessert). Wird das Yang allerdings zu sehr gestärkt, stört Clomifen das Qi und schwächt das Yin. Begleitstörungen und Mangelerscheinungen in anderen Organsystemen sind u. a. Nachtschweiß und Hitzewallungen, Übelkeit und Erbrechen, Brustspannen, Eierstockvergrößerung, Beckenschmerz und -beschwerden, Veränderungen beim Sehen wie Sehtrübung, Lichter, Mückensehen und Lichtscheu, Kopfweh und abnorme Uterusblutung. Clomifen kann auch Zystenbildung zur Folge haben, das Endometrium dünner machen und die Zervikalflüssigkeit verdicken – alles Hindernisse zur Empfängnis.

Wenn eine Frau bereits geschädigtes Yin hat, besteht bei ihr ein höheres Risiko, die Nebenwirkungen zu erleben, die mit Nieren- und Leber-Yin-Mangel verbunden sind. Wer an Leber-Qi-Stagnation (Le Qi X) oder Hitzesymptomen leidet, ist eher anfälliger für die Nebenwirkungen (Kopfschmerzen, Magenverstimmung, abnorme Blutung) als für die therapeutische Wirkung dieses Arzneimittels. Falls jemand mit geschädigtem Yin (bereits heiß und trocken) und einem konstitutionellen Blut- oder Yin-Mangel ein Yang stärkendes Medikament einnimmt, besteht eine viel höhere Chance auf Misserfolg während des Clomifen-stimulierten Zyklus. Falls eine Frau durch Clomifen Symptome wie schwere Hitzewallungen, Nachtschweiß, Kopfschmerzen und Gereiztheit (alles Symptome von Yang-Überschuss/Yin-Mangel) erlebt, deutet dies darauf hin, dass ihr Körper sich nicht richtig an die Yang stärkenden Wirkungen des Medikaments gewöhnen kann. In solchen Fällen kann Clomifen tatsächlich die Fruchtbarkeit einer Frau vermindern und sie gehört dann höchstwahrscheinlich zur großen Mehrheit von Patientinnen, die durch Clomifen nicht schwanger werden.

Wem sollte Clomifen also verordnet werden? Laut der chinesischen Medizin sind die einzigen Patientinnen, die positiv auf dieses Medikament reagieren, Frauen, die einen Nieren-Yang-Mangel (Ni Yan-), Milz-Qi-Mangel (Mi-) oder Kälte und Feuchtigkeit in der Gebärmutter (KG) haben. Die Yang anregenden Wirkungen von Clomifen können bei diesen Mustern helfen, die ovulatorische Reaktion einer Frau wiederherzustellen.

Es gibt einige Studien über die Wirkungen chinesischer Kräuterheilmittel, die zusammen mit Clomifen verabreicht wurden. So berichtete beispielsweise eine japanische Studie aus dem Jahr 1989 über eine Gruppe anovulatorischer Frauen, die zuvor nicht gut auf dieses Medikament angesprochen hatten und denen man das Uterus wärmende Präparat „Wärme-die-Menses-Dekokt“ (Wen Jing Tang) verabreichte. Die Dosierung lag bei 5 Gramm am Tag und die Einnahme begann am 2. Zyklustag gemeinsam mit Clomifen. Der Eisprung fand bei gleichzeitiger Verabreichung von Clomifen mit Wen Jing Tang in 49 Prozent der Zyklen statt. Allerdings kam es nicht zu einer Schwangerschaft. Diese Studie illustriert, wie die chinesische Medizin die Wirkungen allopathischer Fruchtbarkeitsmedikamente verstärken kann und liefert einen weiteren Beweis dafür, dass das eigentliche Ziel der Behandlung – Schwangerschaft – nicht erreicht wird, wenn die Medizin nicht nach dem spezifischen Diagnosemuster verabreicht wird.

Was sollten Sie tun, wenn Sie durch Clomifen an einigen der genannten Nebenwirkungen leiden? Falls eine Frau mit einem Nieren-Yin-Mangel-Szenario (Ni Yi-) Clomifen verordnet bekommt (v. a. bei wenig Zervikalschleim und kürzeren Zyklen), empfehle ich, dass sie ihr Nieren-Yin mit Präparaten wie „Sechs-Bestandteile-Pille mit Rehmannia" (Liu Wei Di Huang Wan) oder Kräutern wie Schlangenbartwurzel (*Mai Men Dong*) stärkt. Ich würde die Yin tonisierenden Akupunkturpunkte wie Ni 3, Mi 6, Mi 4, Pe 6, Ren 3, Ren 4, Lu 7 und Ni 6 behandeln. Falls sie außerdem leere Hitze hat, würde ich Muttergedenken, Korkbaumrinde und „Rehmannia-Pille" (Zhi Bai Di Huang Wan) verschreiben, um Yin zu tonisieren und Hitze zu beseitigen. Zusätzlich zu den oben genannten Punkten würde ich auch Mi 10 und Di 11 oder Hbl 40 stimulieren, um die Hitze zu entfernen. Wenn Sie mehr Nebenwirkungen von Leber-Qi-Stagnation (Le Qi X) aufweisen – Gereiztheit, Kopfschmerzen und Sehstörungen –, würde ich die Leberhitze mit Punkten wie Le 2 und Le 3, Di 11 und Di 4 bereinigen und Heilkräuter wie zum Beispiel Nussgras- (*Xiang Fu*) und Silberkerzenwurzelstock (*Sheng Ma*) oder die Kräuterarznei „Pulver der heiteren Ungebundenheit" (Xiao Yao San) mit den folgenden Inhaltsstoffen zusätzlich nehmen, um Hitze zu beseitigen: Muttergedenken (*Shan Zhi Mu*), Korkbaumrinde (*Huang Bai*), Gardenienfrüchte (*Zhi Zi*), rote Päonie (*Chi Shao*) oder Strauchpäonienwurzelrinde (*Mu Dan Pi*). Noch eine Sache: Um die ovarielle Reserve einer Frau zu testen (ob sie genug Eizellen für eine IVF übrig hat), setzen Reproduktionsendokrinologen vielfach einen Clomifentest ein. In diesem Test werden die FSH-Werte einer Frau am 3. Tag ihres Zyklus gemessen, dann erhält sie etwa fünf Tage Clomifen und danach wird ihr FSH erneut am 10. Zyklustag gemessen. Ist es noch hoch, bedeutet dies, dass nicht genug empfängliche Eizellen in ihren Eierstöcken übrig sind – sie ist beim Test „durchgefallen". Man sagt ihr dann üblicherweise, dass ihre einzige Option eine IVF mit Spenderinnen-Eizellen ist. Doch falls eine Frau kürzlich in Vorbereitung zum Beispiel auf eine IUI oder einen anderen Eingriff der künstlichen Befruchtung irgendeine Form von Hormonbehandlung durchgeführt hat, sind ihre Eierstöcke erschöpft und brauchen Zeit, um sich zu erholen. Bei so einer Patientin sage ich dann: „Vielleicht sollten Sie einen Monat warten, ehe Sie den Test machen. Bis dahin können wir daran arbeiten, für mehr Blutfluss zu den Eierstöcken zu sorgen, damit sie besser reagieren." Viele Frauen, bei denen Clomifentests fehlschlagen, kommen zu mir zur Behandlung und stellen dann fest, dass sie ihren Eisprung auf natürliche Weise bekommen. Und der nächste Test bringt optimale Ergebnisse.

Humanes Menopausengonadotropin (hMG) (Menotropin)

Menotropin ist ein gereinigtes Präparat aus humanem Menopausengonadotropin (hMG), das aus dem Urin von Frauen nach der Menopause gewonnen wird. Die Arznei wird durch Injektion verabreicht und jede Ampulle enthält sowohl FSH als auch LH und Laktose. Humanes Choriongonadotropin (hCG), ein natürlich vorkommendes Hormon im Urin schwangerer und postmenopausaler Frauen, ist ebenfalls in Menotropin enthalten. Bei

Frauen mit Anovulation wird hMG gefolgt von hCG zur Auslösung von Ovulation und Schwangerschaft verabreicht, aber nur wenn die Ursache der Anovulation funktioneller Natur ist und nicht das Ergebnis primärer Ovarialinsuffizienz. Humanes Menopausengonadotropin wird auch eingesetzt, um eine vermehrte Produktion von Follikeln und Eizellen bei Frauen anzuregen, die IUI oder andere künstliche Befruchtungstechniken durchführen.

Das humane Menopausengonadotropin wirkt direkt auf die Eierstöcke, um die Follikelentwicklung zu fördern. Es wird mit Beginn des Zyklus für sieben bis zwölf Tage eingesetzt (die Protokolle sind je nach Klinik verschieden) und sollte zu Follikelwachstum und -reifung führen. Doch damit die reifen Eizellen auch freigesetzt werden, muss man hCG geben, wenn es den klinischen Beweis einer ausreichenden Follikelreifung gibt.

Während der hMG-Therapie besteht ein 25 prozentiges Risiko auf ovarielles Überstimulationssyndrom (OHSS), was zu Eierstockvergrößerung und einem schmerzhaften Blähbauch führt. Die negativen Reaktionen auf hMG sind vielfältig, dazu gehören auch Lungen- und Gefäßkomplikationen, Adnextorsion (Verdrehung der Eileiter) und Eierstockzysten sowie eine Reihe anderer „leichterer“ Symptome.

Menotropin ist eine Yang kräftigende, wärmende Arznei, deren Wirkungen deren Wirkung der von Clomifen ähnelt. Es bietet Frauen, die keinen Mangel an Yin, Qi oder Blut haben und deren Qi nicht blockiert ist, einen größeren therapeutischen Nutzen. Wenn Sie zu einer dieser Kategorien gehören, befolgen Sie zur Behandlung Ihres speziellen Musters die Leitlinien zu Ernährung, Akupressur und Sport.

Follitropine/Follikelstimulierendes Hormon (FSH) (Follistim, Fertinex, Bravelle, Gonal-F)

Das follikelstimulierende Hormon (FSH) ist für ein normales Follikelwachstum und die Reifung und Steroidproduktion in den Eierstöcken erforderlich. Erhöhungen beim FSH-Spiegel sind kritisch für die Follikelentwicklung und entsprechend für den Zeitpunkt und die Zahl an Eibläschen, die zur Reife gelangen. Follistim, Fertinex, Bravelle und Gonal-F werden genutzt, um das Follikelwachstum bei Frauen anzuregen, die nicht an primärer Ovarialinsuffizienz leiden. Diese reinen FSH-Medikamente werden bei Frauen mit PCOS (die im Verhältnis zu FSH zu viel LH haben) verwendet und um die Follikel- und Eizellenproduktion in Vorbereitung auf Verfahren künstlicher Befruchtung zu erhöhen. Das in Follistim und Gonal-F vorhandene FSH wurde über rekombinante DNA-Technologie hergestellt, was für Reinheit beim Genmaterial sorgt und mögliche allergische Reaktionen verhindert. Diese Arzneimittel werden per Injektion verabreicht.

Beim Einsatz von FSH-Medikamenten kann ebenfalls eine Überstimulation des Eierstocks auftreten. Zu den negativen Reaktionen gehören Fehlgeburt, OHSS, Eileiterschwangerschaft, Bauchschmerzen, Schmerzen an der Injektionsstelle und Vaginalblutung. Diese Nebenwirkungen werden durch die Qi und Yang stärkende Eigenschaft der Medikamente verursacht.

Follistim, Fertinex, Bravelle und GonalF bieten denjenigen, die keinen Yin-, Qi- und Blutmangel haben und deren Qi nicht beeinträchtigt ist, einen höheren therapeutischen

Nutzen. Sollten dies Ihre Muster sein, befolgen Sie die Leitlinien zu Ernährung, Akupressur und Sport, um Ihr System auszugleichen.

Humanes Choriongonadotropin (HCC) (Ovitrelle, Brevactid)

Pregnyl, Ovitrelle und Brevactid werden bei einer hMG- oder FSH-Behandlung eingesetzt, um bei Frauen mit Anovulation Eisprung und Schwangerschaft auszulösen, wenn die Ursache der Anovulation nicht das Ergebnis primärer Ovarialinsuffizienz ist. Falls die Beobachtung der Patientin ergibt, dass nach der Verabreichung von hMG/FSH eine angemessene Follikelentwicklung stattgefunden hat, wird hCG einmalig injiziert, um einen präovulatorischen LH-Anstieg zu simulieren, der dann die Freisetzung und endgültige Reifung der Eizellen auslöst. Humanes Choriongonadotropin regt auch den Gelbkörper des Eierstocks dazu an, Progesteron zu produzieren, das auf die Gebärmutterschleimhaut wirkt und eine günstige Umgebung für die Einnistung des Embryos schafft.

Humanes Choriongonadotropin sollte zusammen mit hMG/FSH nur von Ärzten verabreicht werden, die Erfahrung mit Infertilitätsproblemen haben und die mit den Kriterien zur Patientinnenauswahl, Kontraindikationen, Warnungen und Vorsorgemaßnahmen vertraut sind. Negative Reaktionen sind zum Beispiel OHSS, Riss von Eierstockzysten, Mehrlingsgeburten und Thrombose.

Die Indikationen, Verwendungen und energetische Kategorie von hCG entsprechen denen anderer Yang kräftigender Heilmittel. Wer zu wenig Yin oder Blut oder Qi-Stagnation hat, sollte ein ergänzendes oder Qi ausgleichendes Programm erstellen, um die therapeutische Wirkung dieses Medikaments zu verbessern.

Humanes Choriongonadotropin kann auch OHSS verschlimmern. Eine Studie, die 1997 im *Journal of Traditional Chinese Medicine* veröffentlicht wurde, berichtete über eine Gruppe von Frauen, die bei hormonell stimulierten Zyklen dazu neigten, OHSS zu bekommen. Um die Ovulation einzuleiten, erhielten sie Akupunktur anstatt hCG. Die Akupunktur führte den Eisprung herbei und verminderte die OHSS-Symptome.

Gonadotropin-freisetzende Hormon (Gnrh)-Agonisten (Lupron)

Zur Behandlung von Unfruchtbarkeit werden häufig Gonadotropin-freisetzende Hormon (GnRH)-Agonisten eingesetzt, um die normale Produktion von FSH, LH und Östrogenen zu unterbinden, damit die eigenen Hormone der Patientin nicht mit der medizinisch kontrollierten Hormonstimulation in Konflikt geraten. Die von GnRH-Agonisten ausgelöste Pseudomenopause erzeugt eine „unbeschriebene Tafel" für den nächsten medikamentös stimulierten Zyklus.

Lupron, eine synthetische Version von GnRH, bewirkt, dass die Hypophyse zunächst FSH und LH freisetzt; eine längere Einnahme unterdrückt diese Hormone jedoch völlig. Ein Fehlen von FSH und LH beendet dann die Östrogenproduktion in den Eierstöcken, was den Körper einer Frau effektiv innerhalb von zwei bis vier Wochen nach Behandlungsbeginn in die Menopause versetzt.

Lupron sorgt für etliche Nebenwirkungen, zu denen auch viele gehören, die mit dem Klimakterium assoziiert sind. Es kann Herz-Kreislauf-Symptome, Probleme im Verdauungstrakt, Anämie, diverse Schmerzen und andere Probleme zur Folge haben.

Da Lupron das Östrogen oder Yin unterdrückt, ruft es oft Zeichen und Symptome von Yin-Mangel und leerer Hitze hervor, wie Hitzewallungen, Nachtschweiß und Kopfschmerzen. Die Kopfschmerzen treten üblicherweise hinter einem oder beiden Augen und an Hinterkopf und Nacken auf, was Hitze signalisiert, die am Harnblasen- oder Gallenblasenmeridian emporsteigt. Die chinesische Medizin kann eine Linderung der Nebenwirkungen von Lupron-Einnahme herbeiführen, indem sie Hitze in den Kanälen beseitigt, wo sie auftritt. Behandeln Sie die in Kapitel 7 beschriebenen Hitze beseitigenden Akupressurpunkte und nehmen Sie Kräuter, die Yin nähren (aber keine mit östrogenen Wirkungen wie Chinesische Engelwurz (*Dang Gui*) und Nussgrasrhizom (*Xiang Fu*)), und solche, die leere Hitze klären.

Da Lupron die Östrogenproduktion des Körpers völlig unterbindet, wird es bei Frauen mit Endometriose eingesetzt, um dem Endometrium Östrogen „vorzuenthalten". Die Theorie geht davon aus, dass falls die Endometriose nicht durch Östrogen angeregt wird, die Geschwulste unterernährt werden und verkümmern und somit auch die auto-endometrialen Antikörper, die eine Einnistung verhindern können. Während dieser Ansatz auf die Senkung der Östrogenproduktion zutrifft, kontrolliert er unglücklicherweise nicht immer die Auto-Antikörper. Das Kräuterpräparat „Zimtzweig-und-Kiefernschwamm-Dekokt" (Gui Zhi Fu Ling Wan) gegen Endometriose, das aus Zimtzweig (*Gui Zhi*), Kiefernschwamm (*Fu Ling*), roter Päonie (*Chi Shao*), Strauchpäonienwurzelrinde (*Mu Dan Pi*) und Pfirsichsamen (*Tao Ren*) besteht, senkt nachweislich die Serumspiegel der Immunglobuline (welche die Auto-Antikörper kontrollieren), ohne die Östrogenproduktion im Körper zu senken.

Bei Patientinnen, die sich künstlichen Befruchtungszyklen unterziehen, kann der Östrogenspiegel trotz Lupron-Einnahme erhöht und die Gebärmutterschleimhaut zu dick sein. Da diese Frauen nicht auf die hormonelle Suppression von Lupron ansprechen, dürfen sie gewöhnlich nicht mit ihrem künstlichen Befruchtungszyklus fortfahren. Erfreulicherweise kann die TCM hier helfen. Frauen, die auf die Lupron-Therapie nicht ansprechen, verstoffwechseln Östrogen nicht effektiv und jedes überschüssige Hormon kann abgebaut werden, indem man den Leber-Kanal mit Akupunktur und Heilkräutern stärkt. Eine kraftvolle Stimulation bestimmter Akupunkturpunkte alle zwei Tage mit Punkten wie Le 2, Le 3, Le 14 und Di 4 kann die Östrogenwerte einer Frau mit nur ein paar Behandlungen auf das gewünschte Niveau bringen. Eine Kräuterbehandlung, die den Leber-Kanal entleert, kann ebenfalls helfen.

Ehe man die Hormone einen Monat lang herunter regelt, bevor der künstliche Befruchtungszyklus beginnt, ist es gelegentlich notwendig, dass eine Frau ihre Periode bekommt. Zu diesem Zweck kann man dieselben Punkte stimulieren, die im letzten Absatz genannt wurden, dazu Punkte wie zum Beispiel Mi 6, Gbl 21 und Mi 10. Werden diesem Programm blutstärkende Heilmittel hinzugefügt, kommt das Blut in Bewegung und bewirkt die Menstruation. (Falls Ihre Regel spärlich und kurz ist, nehmen Sie die in Kapitel 6 aufgeführten Blut-Nahrungsergänzungsmittel.)

Wenn der Ultraschall gezeigt hat, dass die Uterusschleimhaut oder die Eileiter Flüssigkeit zurückhalten (was Ihren Zyklus verzögert oder verhindert, da keine Einnistung stattfinden kann), nutzen Sie Akupunkturpunkte wie Mi 6, Mi 9, Ren 3, Hbl 66, *Fossa triangularis* und *Incisura intertragica* am Ohr sowie Epang II am Kopf, um Feuchtigkeit abzuleiten. Kräuter, die Flüssigkeitsansammlungen auflösen helfen, sind u. a. Algen, Beerentang, Hiobstränensamen (*Yi Yi Ren*), Kiefernschwamm (*Fu Ling*), Lärchenschwamm (*Zhu Ling*), Froschlöffelwurzel (*Ze Xie*) und Hypoglauca-Yams (*Bei Xie*). Dieser Ansatz lässt sich auch zur Beseitigung von Eierstockzysten anwenden. In solchen Fällen sollte man die Behandlung mit dem Akupunkturpunkt Zigong auf die Eierstöcke lenken.

TCM in Aktion: Rhondas Weg

Rhonda heiratete erst mit 41, wünschte sich aber schon immer eine Familie. Also fingen sie und ihr Mann Robert sofort damit an. Sie hatten keinen Erfolg und wandten sich nach sechs Monaten offensiveren Maßnahmen zu. Ihr Arzt begann, einen Clomifentest durchzuführen. Ihre FSH-Werte, die am 3. Tag ihres Zyklus ermittelt wurden, waren höher als normal (was andeutete, dass ihre Eierstöcke nicht richtig auf das von ihrem Körper produzierte FSH reagierten). Sie nahm fünf Tage lang Clomifen und dann wurden ihre FSH-Werte erneut gemessen, um die Reaktion ihrer Eierstöcke zu prüfen. (Die FSH-Werte sollten sinken.) Rhondas FSH-Werte hatten sich jedoch erhöht, sie „fiel" beim Test „durch". Ihr Arzt gab ihr wenig Hoffnung, jemals eigene Eizellen produzieren zu können.

Als Rhonda mich konsultierte, diagnostizierte ich eine verminderte ovarielle Reserve als Ergebnis von Nierenschwäche (ein typisches Szenario für eine Frau, die in ihren 40ern versucht, schwanger zu werden). Rhonda entwickelte zudem Zeichen von Nieren-Yin- und Leberblutmangel – Schmerzen im unteren Rücken, Nachtschweiß, Trockenheit der Scheide, visuelle Veränderungen und Haarausfall. Ich verschrieb Akupunktur und Heilkräuter, um das Nieren-Yin und das Blut zu nähren. Sobald es uns aber gelang, Änderungen bei diesen Symptomen zu erzielen, wollte Rhonda unbedingt sehen, ob sie mit der Hormonstimulation fortfahren konnte. Sie machte noch einen Test und diesmal „bestand" sie.

Rhonda war fest entschlossen. Sie erklärte, dass sie sich einem letzten IVF-Zyklus unterziehen und alles geben würde. Sie machte eine Diät, die nur aus reinen, makrobiotischen Biolebensmitteln und ernährungsphysiologisch unverfälschten Substanzen bestand. Drei Monate lang nahm sie jeden Tag Kräuter zur Tonisierung von Nieren-Yin und -Yang und Nahrungsergänzungen fürs Blut. Sie ließ sich beurlauben und wollte nur noch ihre Fertilität maximieren. Sie verringerte den Stress in ihrem Leben, meditierte, ließ sich massieren und besuchte einen Yoga-Kurs. Wir arbeiteten mit Akupressurtechniken an der Verbesserung der Blutzufuhr zu Eierstöcken und Uterus. Als Rhonda schließlich ihre IVF durchführte, sprach sie fabelhaft auf die Medikamente an – laut ihren Ärzten eine Reaktion, die für eine viel jüngere Frau typisch wäre. Sie wurde mit 43 schwanger und mit 44 von einer Tochter entbunden.

Leben nach der künstlichen Befruchtung

Es mag schwer vorstellbar sein, wenn Sie sich gerade auf einen Eingriff der künstlichen Befruchtung vorbereiten oder mittendrin stecken, aber es gibt ein Leben nach der künstlichen Befruchtung. Ihr Weg kann Sie in vier verschiedene Richtungen führen. Erstens könnten Sie schwanger sein (Hurra!). Zweitens sind Sie vielleicht nicht schwanger und wollen eine weitere künstliche Befruchtung versuchen. Drittens sind Sie nicht schwanger und wollen andere Wege gehen, um ein Kind zu bekommen – über alternative Heilmethoden, Eizellen oder Spermien von Spendern usw. und viertens entscheiden Sie sich eventuell dazu, keine Versuche mehr zu machen, um ein Kind zu empfangen. (In dem Fall lesen Sie bitte Kapitel 18.)

Falls das Verfahren der künstlichen Befruchtung zu einer erfolgreichen Empfängnis geführt hat, Gratulation! Doch mit der Empfängnis ist noch nicht alles erreicht. Es dauert eine ganze Weile, bis man die Tatsache realisiert, einen sich entwickelnden Fötus in sich zu tragen. Viele der Frauen, die ich vor ihrem künstlichen Befruchtungseingriff behandle, kommen danach zu mir und können es meist kaum glauben. Jetzt treibt sie eine andere Sorge um: die Angst vor einer Fehlgeburt. Sicher ist das Fehlgeburtsrisiko bei Kindern größer, die durch künstliche Befruchtung entstehen. Selbst bei einer normalen Schwangerschaft sind Fehlgeburten unvermeidlich, wenn sich Embryos nicht richtig entwickeln. Sind Eizelle oder Sperma genetisch anormal, endet die Schwangerschaft in einer Fehlgeburt. Es gibt jedoch keine Möglichkeit, die Gesundheit Ihrer Eizelle und Ihres Spermas festzustellen, es sei denn, Sie haben an dem sich entwickelnden Embryo vor der Einnistung genetische Studien durchführen lassen. Wenn Sie einen genetisch abnormen Embryo in sich tragen, können weder Bettruhe noch Akupunktur oder Kräuter das Unvermeidliche abwenden. Haben Sie sich aber gut um den Zustand Ihrer Hormone gekümmert, war also der Blutfluss zu den Eierstöcken und der Gebärmutter gut und sind gesunde Eizellen und Spermien das Ergebnis der Befolgung dieses Programms, sollten Sie sich keine Sorgen über die Gesundheit Ihres Embryos machen. Genießen Sie Ihre Schwangerschaft und nehmen Sie weiterhin Ihre Vitamine (auch Pycnogenol und Fischöl, falls Ihr Gynäkologe nichts dagegen hat). Nutzen Sie die Akupressur und Meditationen zur Stressminderung aus Kapitel 6 und 7.

Sollten Sie über eine Fehlgeburt besorgt sein, die mit Faktoren zu tun hat, bei denen es nicht um die genetische Gesundheit des Embryos geht, können Sie andere Dinge tun. Wenn während der Schwangerschaft Krämpfe, Blutungen und Schmerzen im unteren Rücken auftreten, sollten Sie *sofort* ärztliche Hilfe in Anspruch nehmen. Wir haben in Kapitel 12 über Fehlgeburten gesprochen, die auf mütterlichen Faktoren beruhen (und gewöhnlich immunologische Ursachen haben). Wollen Sie Ihre Schwangerschaft mit natürlichen Mitteln unterstützen, sollten Sie einen zugelassenen Akupunkteur aufsuchen, der Erfahrung in Gynäkologie und Geburtshilfe hat.

Falls Sie mit künstlicher Befruchtung keinen Erfolg hatten, kann sich Ihr Körper zum Glück von den extremen hormonellen und körperlichen Wechseln erholen. Ich sehe in meiner Praxis viele Frauen vor und nach künstlichen Befruchtungseingriffen und es braucht vergleichsweise kurze Zeit und wenig Behandlung, bis ihr Körper wieder im Gleichgewicht ist – immer vorausgesetzt, dass sie vorher gesund waren. Haben Sie jedoch wiederholte Zyklen einer künstlichen Befruchtung durchgeführt, sollten Sie unbedingt verstehen, wie sich eine Hormonmanipulation auf die reproduktive Gesundheit einer Frau auswirkt. Medikamente, die die Eierstöcke zwingen, mehr Eizellen zu produzieren, erschöpfen das Nieren-Yin energetisch gesehen langfristig. (Dies wird bei Frauen ab 40 wichtiger, da unsere reproduktiven Energien danach ohnehin zu sinken beginnen.) Es ist daher ratsam, Ihrem Körper zwischen den Hormonzyklen eine Pause zu gönnen, damit sich die Nieren-Essenz erholen kann. Unabhängig vom Alter empfehle ich Frauen, zwischen den Runden künstlicher Befruchtung *mindestens zwei Monate* verstreichen lassen.

Zur Hormonmanipulation sind auch die Pille und andere Formen von Hormonpräparaten (wie Östrogen) zu rechnen. Fertilität ist der natürliche Ausdruck einer ausreichenden Menge und dem angemessenen Fluss von Qi und Blut; daher behindern alle umweltbedingten Ursachen, psychischen Prozesse oder Medikamente, die den Anteil an freiem Qi- und Blutfluss vermindern oder blockieren, den natürlichen Ausdruck der Fruchtbarkeit. Die meisten Formen medizinischer Verhütungsmittel wirken entweder, indem sie die Produktion von Qi und Blut vermindern oder deren freies Fließen hemmen. Manche Frauen, die viele Jahre orale Verhütungsmittel oder eine andere Form hormoneller Ergänzung eingenommen haben, können daher permanente Veränderungen in ihrem Zyklus erleben. Bei der Behandlung kommen Methoden zum Einsatz, die wieder für eine angemessene Produktion von Qi und Blut sorgen und deren einwandfreies Fließen gewährleisten.

Egal welche Prozedur(en) Sie hinter sich haben, Sie sollten Ihren Körper und Ihre Seele wieder ins Gleichgewicht bringen und heilen. Sie haben gerade sehr viel physischen, mentalen und emotionalen Stress hinter sich. Ob Sie einen weiteren künstlichen Befruchtungszyklus beginnen, eine Pause einlegen oder ganz aufhören, es ist unerlässlich, dass Sie alles tun, damit Ihr Körper wieder so gesund wie möglich wird. Und vergessen Sie nicht: Die Grundsätze der TCM-Musterdiagnose gelten weiterhin. Die meisten Frauen, die sich Eingriffen künstlicher Befruchtung unterziehen, haben ihre physischen Ressourcen erschöpft – also beginnen Sie zunächst damit, das Qi, Yin und Blut zu tonisieren. Bereinigen Sie das Qi, insbesondere das Leber-Qi, das durch die emotionale Belastung des Verfahrens strapaziert worden sein kann.

Sie sollten auch unbedingt Ihr Herz nähren, und zwar nicht nur mit Heilkräutern oder Akupunktur. Falls Sie noch immer nicht schwanger sind, nähren Sie Ihren Geist, indem Sie sich erlauben zu trauern. Obgleich ich aufrichtig daran glaube, dass es einen göttlichen Plan gibt, wird nichts, was ich oder irgendjemand anders sagen kann, Ihren Verlust lindern. Er muss gefühlt, erlebt und betrauert werden. Das Bewusstsein der Trauer wird schließlich dafür sorgen, dass das Licht der Akzeptanz in Ihr Inneres dringt, damit Sie heilen können und vor allem wieder ganz Sie selbst sind, mit oder ohne Kind.

Kapitel 18

Seele und Körper heilen, wenn alles andere versagt

In den Tiefen des Winters erfuhr ich schließlich, dass in mir ein unbesiegbarer Sommer liegt.

Albert Camus

Wir alle sehnen uns nach dem Wunder, das Leben durch uns zum Ausdruck kommen zu lassen. Manche von uns müssen jedoch einen anderen Weg einschlagen, um Mutter zu werden. Und wir haben vielleicht das Gefühl, dass uns etwas fehlt: die Erfahrung, wie ein Leben in uns entsteht, den ersten Tritt zu spüren, unser Kind zu halten, sobald es auf die Welt kommt, zu stillen. Wir sind darauf programmiert zu glauben, dass Mutterschaft mit diesen Empfindungen verbunden ist, aus welchen Gründen auch immer. Und wenn wir uns entscheiden, auf anderem Weg Mutter zu werden, steht zu Beginn oft die Trauer über das Fehlen solcher Erfahrungen.

Es ist für mich ein Segen, dass ich den meisten Frauen, die in meine Praxis kommen, helfen kann, gesunde Kinder zu empfangen und auszutragen – aber nicht allen. Ich glaube, dass all meine Patientinnen gesünder sein werden, wenn sie den in diesem Buch dargestellten Prinzipien und Behandlungen folgen; doch niemand kann vorhersagen, ob der Funke des Lebens wirklich entfacht wird. Vielleicht ist an den Geschlechtsorganen einer Frau zu viel Schaden entstanden, sie hat ein Alter erreicht, in dem sie keine gesunden Eizellen mehr produziert oder sie oder ihr Ehemann haben andere Erkrankungen, die die Zeugung oder Austragung eines Kindes ausschließen – nicht jedes Paar ist erfolgreich.

In manchen Fällen besteht meine Rolle eher darin, eine Freundin und Beraterin zu sein, um Frauen dabei zu unterstützen, schwierige Entscheidungen zu treffen.

Dieses Kapitel handelt von Vergebung, Wandlung, Loslassen und davon, unsere mütterlichen Energien auf neue Art zu nutzen. Es geht darum, den unbesiegbaren Sommer in unserem Herzen zu finden, selbst im tiefsten Winter. Es dreht sich darum, die Wahrheit darüber zu entdecken, was Liebe tatsächlich bedeutet und wie viele Möglichkeiten es gibt, sie zu geben und zu empfangen. Vor allem beschäftigt sich dieses Kapitel damit, Ihre Seele und Ihren Körper dann zu heilen, wenn sie es am nötigsten haben.

Kummer überwinden

Kein Kummer ist so groß wie ein totes Herz.

Chinesisches Sprichwort

Wenn man damit beschäftigt ist, schwanger werden zu wollen, ist alles überwältigend. Man weiß nur, dass man Mutter werden will und es nicht kann. Für Frauen, die sich seit Jahren in der Infertilitäts-„Tretmühle“ befinden, erscheint es unmöglich, damit aufzuhören. Während sich alle Frauen irgendwann damit konfrontiert sehen, dass ihre Fruchtbarkeit zu ihrem Ende kommt, ist es nur natürlich, dass man ein Gefühl des Verlusts und der Trauer spürt und um die Kinder trauert, die man nun nie haben wird. Aber für diejenigen von uns, die sich Kinder gewünscht haben, kann sich der Entschluss, es nicht weiter zu versuchen, wie ein Tod anfühlen. Und der Kummer ist real.

Leid und Trauer sind schwierige Emotionen, speziell in einer Kultur wie der unseren, in der es lieber gesehen wird, wenn wir mit unserer Trauer zurückhaltend und schnell fertig sind. Zudem können nur wenige Menschen, die Unfruchtbarkeit nicht selbst erlebt haben, verstehen, wie viel Schmerz einem das erfolglose Streben nach Kindern bereitet. Sie kommen mit scheinbar einfachen Lösungen: „Vielleicht solltet ihr einfach keine Kinder haben.“ „Habt ihr schon an Adoption gedacht?“ „Kostet das nicht unglaublich viel Geld?“ Diese und viele andere gut gemeinte Kommentare können neue Schuldzuweisungen und frische Kreisläufe des Leids in jenen auslösen, die um jeden Preis Eltern werden wollen. Und was noch schlimmer ist: Wenn wir Freunden unseren Schmerz und unsere Wut zeigen, ernten wir in der Regel leere Blicke oder verlegene Gesichter.

Für unsere eigene geistige Gesundheit müssen wir uns jedoch erlauben, unseren Kummer zu fühlen und unsere verlorenen potenziellen Kinder zu betrauern. Unser größter Fehler ist es, unsere Gefühle nicht anzuerkennen, wenn wir sie erleben. In „Mourning the Losses of Infertility“ (‚Verluste durch Unfruchtbarkeit betrauern‘) beschreibt Kim Kluger-Bell ihre eigene Erfahrung mit Unfruchtbarkeit: „Wenn man seine eigene Trauer nicht spüren darf, kann man nur weiterleben, indem man einen Teil von sich abkapselt ... Wenngleich das Gefühl der Traurigkeit Sie nicht umbringt, kann es Ihr Herz verhärten, wenn Sie sich nicht erlauben, es zu fühlen ... Um mit offenem Herzen weiterleben zu können, müssen Sie Ihrer Traurigkeit erlauben, zu kommen und zu gehen, wie es ihr gefällt, anstatt die Tür fest zu verschließen."

Während des Verarbeitungsprozesses ist es besser, immer wieder kleine Nöte zu erleben, uns die Zeit zu nehmen, unsere wahren Gefühle und ihre Bedeutung anzuerkennen und so unser Herz intakt und fruchtbar zu halten. Lassen Sie Ihre Monatsblutung ein Symbol für die Tränen sein, die Ihr Körper vergießt, in Gedenken an eine weitere verpasste Gelegenheit. Wenn Sie eine Fehlgeburt haben oder nach einem künstlichen Befruchtungsverfahren nicht schwanger werden, setzen Sie Ihre Versuche gleich fort, wenn Sie wollen, aber schaffen Sie in Ihrem Herzen auch Raum für das, was Sie verloren haben. Und bitten Sie Ihren Partner, Sie bei diesem Trauerprozess zu unterstützen. So sehr sie sich auch Kinder wünschen mögen, Männer können den Verlust nicht so körperlich empfinden wie Frauen. Aber bedenken Sie, dass auch Ihr Partner etwas verloren hat. Sie finden in Ihrem Verlust vielleicht gegenseitig Trost oder sogar auf neue Weise zueinander.

Kümmern Sie sich zuallererst um sich selbst. Wir sind oft so sehr mit dem Teil von uns beschäftigt, der ein Baby machen soll, dass wir vergessen, uns auch um den Rest von uns zu kümmern. Nehmen Sie sich Zeit, um sich selbst zu verwöhnen. Holen Sie sich die emotionale Unterstützung, die Sie brauchen, sprechen Sie mit Freunden, die Sie verstehen, professionellen Therapeuten oder schreien Sie in ein Kissen, wenn das hilft. Machen Sie Spaziergänge in der Natur. Verbinden Sie sich mit der Erde unter Ihren Füßen und atmen Sie tief durch. Nähren Sie Ihr Herz und Ihre Seele auf möglichst viele Arten. Denken Sie daran: Wenn Sie mit einem Kind gesegnet werden, sollten Sie die bestmögliche Mutter für es sein. Werden Sie nicht mit einem Kind gesegnet, verlangt das *Leben* immer noch von Ihnen, dass Sie der bestmögliche *Mensch* sind.

Wenn Sie sich dafür entscheiden, Kinder durch alternative Formen der Elternschaft wie Adoption, Austragen eines durch Spender-Eizelle oder -Sperma gezeugten Babys oder mit Hilfe einer Leihmutter in Ihr Leben zu bringen, müssen Sie sich damit abfinden, dass dieses Kind biologisch nicht mit Ihnen „verwandt" ist. Ich glaube jedoch, dass wir, wann immer wir uns entscheiden, ein Kind in unsere Familie aufzunehmen, auf einer viel tieferen Ebene mit ihm oder ihr verbunden sind. Zunächst einmal sind wir durch unsere Entscheidung verbunden. Eine Patientin sagte einmal zu mir: „Unsere Kinder wissen immer, dass wir sie wollten, weil wir so hart dafür gearbeitet haben, sie auf die Welt zu bringen." Für Kinder, die wir über Leihmutterschaft, Adoption, Spender-Eizelle oder -Sperma usw. zum Teil unserer Familie machen, gilt das ebenso. Doch in spirituellem Sinne glaube ich, diese Kinder gehören zu uns, weil sie uns als Eltern wollten.

Was zählt, ist weniger, wie diese Kinder zu uns kamen – sei es von unseren eigenen Eizellen, künstlicher Befruchtung oder Adoption –, sondern eher unsere Beharrlichkeit, was wir alles durchgemacht haben, um diese Kinder zu einem Teil unseres Lebens zu machen. Ich glaube, der wichtigste Aspekt der Elternschaft ist, dass unsere Kinder wissen, wo sie in der Welt hingehören, und wir ihnen ein Gefühl der Zugehörigkeit vermitteln, ganz gleich wie sie zu uns gekommen sind. Ob sie *von* uns kommen, *durch* uns kommen oder zu uns kommen – Eltern zu sein bedeutet, sie zu halten und ihnen zu sagen: „Hier gehörst du hin."

Loslassen und weitermachen

Wenn du ganz werden willst,
erlaube dir, unvollständig zu sein.
Wenn du gerade werden willst,
erlaube dir, verdreht zu sein.
Wenn du voll werden willst,
erlaube dir, leer zu sein.
Wenn du wiedergeboren werden willst,
erlaube dir, zu sterben.
Wenn du alles bekommen willst,
gebe alles her.

Daodejing

Loslassen ist hin und wieder die einfachste Sache der Welt: Wir wissen, dass es an der Zeit ist, aufzuhören. „Keine Eingriffe mehr", sagen wir. „Es reicht." Aber für die meisten von uns ist die Entscheidung loszulassen, die schwierigste, die wir je getroffen haben. Wie können wir den Traum aufgeben, der uns jahrelang Tag und Nacht beschäftigt hat? Wir geben nicht nur unseren eigenen Traum auf, sondern auch die gesamte Zukunft, die dieser Traum geschaffen hat. Wir geben auf, ein Ziel zu verfolgen, das uns ausgemacht hat, solange wir denken können. Der Versuch, schwanger zu werden, birgt eine Identität in sich. Wir können uns sogar mit dem Etikett „unfruchtbar" anfreunden. Unser Leben dreht sich darum und es ist schwer, diese Obsession aufzugeben. Eine Patientin von mir sagte einmal: „Ich weiß, wie es ist, kinderlos zu sein, aber wer bin ich, wenn ich den Kinderwunsch aufgebe? Wer werde ich sein, wenn ich das nicht mehr anstrebe? Wer werde ich sein, wenn ich keine Mutter bin?"

Solche Fragen können uns in Panik versetzen oder aber der nächste Schritt in einem großartigen Abenteuer sein. Immer wieder habe ich erlebt, wie das Ende der Suche nach Fruchtbarkeit dazu geführt hat, dass sich eine umfassendere Idee davon erschlossen hat, wer wir sind. Natürlich wird es Leid und Trauer auslösen. Wir müssen die Stadien des Kummers durchleben – Verleugnung, Ärger, Verhandeln, Depression und Akzeptanz –, ehe wir uns damit befassen können, wie der Rest unseres Lebens aussehen kann. Aber meiner Erfahrung nach fällt es Frauen, die sich bewusst zum Loslassen entscheiden, viel leichter, ihr Leben nach der Infertilität zu beginnen, wenn sie erkennen, dass die Zeit reif ist. Es ergeht ihnen ähnlich wie einem Kind, das das Tischbein loslässt, um seine ersten Schritte zu machen.

Loslassen ist hin und wieder die einfachste Sache der Welt: Wir wissen, dass es an der Zeit ist, aufzuhören. Die Identität abzulegen, eine biologische Mutter oder eine „unfruchtbare" Frau zu sein, kann Verlust bedeuten oder auch, die tiefsten Wahrheiten über uns selbst zu entdecken. Unsere Fähigkeit, Kinder zu haben, und unsere Rolle als Mutter sind nur ein Teil davon, wer wir sind. Ich glaube, eines der wertvollsten Dinge, die wir tun können, um uns selbst zu würdigen, wenn wir uns dem Ende dieses Weges nähern, ist, uns sanft daran zu erinnern, dass wir vollständig sind. Tatsächlich sind wir jetzt *vollständiger*, weil wir nun mehr Substanz besitzen. Wenn wir unser heftiges Festhalten an äußeren Dingen und Überzeugungen aufgeben, kommen wir häufig an einen Punkt des Friedens, an dem wir feststellen, dass es uns in Wirklichkeit an nichts fehlt. An diesem Punkt sind unsere grundlegendsten Bedürfnisse immer erfüllt. In unserem Innersten – ohne Zuhause, Aussehen, Mann, Beruf und, ja selbst ohne Kinder – *haben wir bereits alles, was wir je brauchen*, und *das* versucht das Leben uns zu lehren.

Das Streben nach einem Kind entspringt der tiefen Sehnsucht des universellen Lebens, sich weiterzuentwickeln – doch ist es nicht vermessen von uns zu glauben, wir hätten irgendeine Kontrolle über die Bedingungen der universellen Evolution? Wir können nur unsere Physiologie manipulieren, aber den Ausdruck des Lebens selbst können wir nicht kontrollieren. Ich glaube, damit Gott den sich entwickelnden Zellen, die zu Föten, Babys und Menschen werden, Leben einhauchen kann, muss in unserer physischen Umgebung, unserer physiologischen Verfassung und unserem mentalen, emotionalen und spirituellen Zustand Harmonie hergestellt werden. Wenn diese Bedingungen erfüllt sind, müssen wir akzeptieren, dass wir Eltern werden, wenn es so sein soll.

Das erinnert mich an das Gebet „Gib mir die Gelassenheit, die Dinge zu akzeptieren, die ich nicht ändern kann, den Mut, die Dinge zu ändern, die ich ändern kann, und die Weisheit, den Unterschied zu erkennen." Wir müssen unsere genetische Verfassung akzeptieren: Es gibt bestimmte Aspekte unseres körperlichen Zustands, die nicht offen für Veränderung sind. Wir können weder die Vergangenheit noch irgendjemand anderen ändern. Doch wir *können* unsere Gesundheit und unsere Erfahrung der Gegenwart ändern – was wir in unseren Körper aufnehmen, die Umgebungen, in denen wir Stress ausgesetzt sind, und unseren geistigen und emotionalen Zustand.

Dieses Buch ist ein Versuch, Ihnen zu helfen, alles zu tun, was in Ihrer Macht steht, um ein Kind zu bekommen. Aber nachdem wir alles getan haben, was wir beeinflussen können, sollten wir uns daran erinnern zu atmen und uns vergegenwärtigen, dass wir noch immer den jetzigen Augenblick haben, in dem wir dem Leben erlauben, sich durch uns so auszudrücken, wie es ihm gefällt.

Julies „Erfolg"

In den Kapiteln habe ich immer wieder Beispiele für erstaunliche Erfolge angeführt, bei denen Kinder unter fast wundersamen Umständen geboren wurden. Doch eine meiner lohnendsten klinischen Erfahrungen erscheint mir noch immer eine Geschichte, die einige Paare als „Fehlschlag" betrachten würden. Julie war lebendig, energiegeladen und lustig. Ich mochte sie sofort und wir arbeiteten etwa zwei Jahre miteinander. Nach einer Reihe von männlichen und weiblichen reproduktiven Problemen, Untersuchungen, Sondierungen, Operationen und erfolglosen Versuchen, schwanger zu werden, beschloss Julie, dass das Universum ihre Versuche, Mutter zu werden, nicht unterstützte, den größten Traum ihres Lebens. Sie wurde depressiv und wütend, doch aus ihren Erfahrungen mit der Unfruchtbarkeit entstand eine erstaunliche Tatkraft. Julie und ihr Ehemann John begruben ihren Traum, Eltern zu werden. Nachdem sie beschlossen hatte, ihr Leben ohne ihre eigenen Kinder zu leben, stellte Julie fest, dass ihr inneres energetisches Potenzial grenzenlos wurde. Julie ist glücklicher und zufriedener, als sie es jemals in ihrem Leben war – nicht trotz ihres Kampfes mit der Unfruchtbarkeit, sondern ihrer Ansicht nach genau *deswegen*. Julie ist inzwischen eine meiner besten Freundinnen geworden. Wie die meisten Menschen, die ich bewundere, hat Julie eine Tiefe, die aus Angst und scheinbar endloser Verzweiflung gewachsen ist. Aber durch all das ist sie zu einer klugen Frau geworden. Und das ist etwas, was man nicht erreichen kann, wenn man seine Wünsche erfüllt bekommt.

Von einer „Mutter des Schoßes" zur Herzensmutter

In der chinesischen Medizin wird die Menopause als der Übergang von unseren reproduktiven Jahren zur „Zeit der Weisheit" beschrieben. Ab diesem Zeitpunkt wird die Energie, die durch das Durchdringungsgefäß in unseren Uterus geflossen ist, umgelenkt. Und da das Durchdringungsgefäß den Uterus mit dem Herzen verbindet, bewegt sich unsere reproduktive Energie zum Herzen. Wir werden von reproduktiven Müttern zu Müttern im Herzen, wo die Weisheit wohnt. Ob wir nun biologische Mütter sind oder nicht, *alle* Frauen haben die Chance, Herzensmütter zu werden. Wir können uns dafür entscheiden, unsere Liebe und mütterlichen Energien einzusetzen, indem wir eine Familie mit Kindern gründen, oder wir können uns dafür entscheiden, Kinder, Erwachsene, Gruppen oder Organisationen zu bemuttern. Louisa May Alcott schrieb: „Väterliche und mütterliche Herzen schlagen oft warm und klug in der Brust unverheirateter Onkel und Tanten; und ich persönlich bin der Überzeugung, dass diese edlen Geschöpfe eine schöne Einrichtung der Natur sind, um die Kinder anderer Menschen zu lieben." Man weiß nie, welchen Platz man im universellen Plan einnehmen wird, aber ich glaube von ganzem Herzen, dass die Liebe, die uns dazu bringt, Eltern werden zu wollen, nicht vergeudet werden sollte. Das *Daodejing* sagt:

Das Dao ist die große Mutter:
leer und doch unerschöpflich,
Es gebärt unendliche Welten.
Es ist immer in dir.
Du kannst es auf jede beliebige Weise nutzen.

Wenn Sie eine Mutter des Herzens werden, können Sie aus der Energie der „Großen Mutter" schöpfen, die Sie in sich tragen. Diese Liebe ist immer vorhanden und geht nie verloren, wenn Sie sie der Welt in irgendeiner Form zur Verfügung stellen.

Falls es einen göttlichen Plan gibt und wir uns auf Erden befinden, um zu lernen und zu wachsen, dann erhalten wir die Lehren, die unsere Seele lernen soll, vielleicht durch die Menschen, die in unserem Leben sind – und auch jene, die es nicht sind. Letztendlich müssen wir jedoch erkennen, dass die Kinder, die wir so sehr gewollt und für die wir so viel getan haben, eigentlich gar nicht unsere sind. Wie Khalil Gibran schrieb:

Eure Kinder sind nicht eure Kinder.
Sie sind die Söhne und die Töchter der Sehnsucht des Lebens nach sich selbst.

Sie kommen durch euch, aber nicht von euch,
Und obwohl sie mit euch sind, gehören sie euch doch nicht.
Ihr dürft ihnen eure Liebe geben, aber nicht eure Gedanken,
Denn sie haben ihre eigenen Gedanken.
Ihr dürft ihren Körpern ein Haus geben, aber nicht ihren Seelen,
Denn ihre Seelen wohnen im Haus von morgen,
das ihr nicht besuchen könnt, nicht einmal in euren Träumen.
Ihr dürft euch bemühen, wie sie zu sein, aber versucht nicht, sie euch ähnlich zu machen.
Denn das Leben läuft nicht rückwärts noch verweilt es im Gestern.
Ihr seid die Bogen, von denen eure Kinder als lebende Pfeile ausgeschickt werden.
Der Schütze sieht das Ziel auf dem Pfad der Unendlichkeit,
und er spannt euch mit seiner Macht, damit seine Pfeile schnell und weit fliegen.
Lasst eure Bogen von der Hand des Schützen auf Freude gerichtet sein;
Denn so wie er den Pfeil liebt, der fliegt, so liebt er auch den Bogen, der fest ist.

Die größte Lehre, die wir aus unserem Bemühen ziehen können, Kinder zu gebären, ist vielleicht die, dass wir in uns selbst Frieden finden müssen, *egal was passiert*. Ich weiß, dass das größte Geschenk für uns darin besteht, einen Ort des Friedens zu finden. Alle, die wir lieben, kommen und gehen auch wieder. Manche kommen gar nicht. Doch egal was geschieht, wir sind vollkommen und im Frieden mit uns. Mögen Sie diesen Ort des Friedens in sich selbst finden. Mögen Sie Glück finden. Und möge dieses Glück bedingungslos sein.

Weiterführende Literatur

Bensky, Dan / Barolet, Randall: *Chinese Herbal Medicine: Formulas & Strategies*. Vista, CA: Eastland Press, 1990.

Bensky, Dan / Gamble, Andrew: *Chinese Herbal Medicine: Materia Medica*. Vista, CA: Eastland Press, 1993.

Deadman, Peter / AI-Khafaji, Mazin / Baker, Kevin: *A Manual of Acupuncture*. Vista, CA: Eastland Press, 1998.

Flaws, Bob: *Fulfilling the Essence: A Handbook of Traditional & Contemporary Chinese Treatments for Infertility in Women*. Boulder, CO: Blue Poppy Press, 1993.

Jin, Yu, M. D.: *Handbook of Obstetrics & Gynecology in Chinese Medicine: An Integrated Approach*. Vista, CA: Eastland Press, 1998.

Kaptchuk, Ted J.: *The Web that Has No Weaver: Understanding Chinese Medicine*. Lincolnwood, IL: McGraw Hill/Contemporary Books, 2000.

Maciocia, Giovanni: *Obstetrics & Gynecology in Chinese Medicine*. London: Churchill Livingstone, 1998.

Pitchford, Paul: *Healing with Whole Foods: Asian Traditions and Modern Nutrition*. Berkeley, CA: North Atlantic Books, 1993.

Pizzorno, Joseph E. / Murray, Michael T. (Hg.): *Textbook of Natural Medicine*. London: Churchill Livingstone, 1993.

Te Velde, E. R. / Pearson, P. L. / Broekmans, F. J.: (Hg). *Female Reproductive Aging*. Studies in Profertility Series, Band 9. London: CRC Press-Parthenon Publishers, 2000.

Glossar

Agonisten des Gonadotropin-freisetzenden Hormons (GnRH): Agonisten des GnRH werden vor einer IVF eingesetzt, um die normale Produktion von FSH, LH und Östrogenen zu unterdrücken, damit eine Kontrolle dieser Hormone aufrechterhalten werden kann, ohne dass die eigenen Hormone der Patientin die medizinisch kontrollierte Hormonstimulation beeinträchtigen.

Agonisten des Gonadotropin-freisetzenden Hormons (GnRH): Die Eierstöcke stimulierende Medikamente. Siehe *humanes Choriongonadotropin (hCG)* und *humanes Menopausen-Gonadotropin (hMG).*

Akupressur: Akupressur wird in China als *Tuina* bezeichnet. Diese Form der Stimulation energetisiert bestimmte Akupunkturpunkte mit kräftiger manueller Massage.

Akupunktur: Das Mittel, mit dem TCM-Praktizierende das Energiesystem anregen, das den Körper belebt und leitet. Punkte entlang der Meridiane werden mit Nadeln stimuliert und normalisieren den Qi-Fluss im ganzen Körper.

Akupunkturpunkte: Punkte auf der Haut, wo das körperliche Energienetzwerk der Meridiane nahe der Oberfläche verläuft.

Amenorrhoe: Völliges Ausbleiben der Menstruation.

Androgen: Ein männliches Hormon, wie z. B. Testosteron.

Antagonisten des Gonadotropin-freisetzenden Hormons (GnRH): Antagonisten des GnRH werden bei einem hormonell stimulierten Zyklus eingesetzt, um zu verhindern, dass GnRH die Hypophyse erreicht; unterdrücken den Eisprung. Arzneiname: Antagon.

Antiphospholipid- und Anticardiolipin-Antikörper: Diese zwei Arten von Antikörpern bremsen die Blutgerinnung bei der Plazentaanheftung. Man geht davon aus, dass sie mit einer Immunreaktion auf den sich einnistenden Embryo zusammenhängen, die dessen Implantation verhindert.

Antrale Phase: Ein Stadium des Follikelwachstums, wenn das Eibläschen eine hohle, höhlenartige Gestalt im Eierstock einnimmt und eine Größe von ca. 1 mm besitzt.

Azoospermie: Die angeborene Abwesenheit von Spermien.

Basaltemperatur (BT): Die Körpertemperatur einer Frau in Ruhe.

Beckenbodengymnastik: Training Beckenbodenmuskeln rund um die Vagina.

Beckenbodenmuskulatur: Muskeln im Beckenboden, die die Fortpflanzungsorgane einer Frau stützen.

Bereinigen: In der TCM wird der Begriff verwendet, wenn die Energie in einem bestimmten Organsystem korrigiert wird.

Beta-3-Integrin: Der Proteinmarker, der sich an der Oberfläche des Endometriums in der Lutealphase entwickelt und erforderlich ist, um eine befruchtete Eizelle dazu zu bringen, sich einzunisten.

Blastomer: Ein Blastomer wird gebildet, wenn die Einzelzelle einer befruchteten Eizelle sich horizontal in zwei Zellen teilt.

Blastozyste: Ein Embryo, der ungefähr fünf Tage alt ist.

Blut: Ein TCM-Begriff, der einen der vier Vitalstoffe des Körpers beschreibt. Ähnelt der westlichen medizinischen Definition von Blut, aber hat andere Energiefunktionen im Körper.

Candidiasis: Übermäßige Besiedlung des Darms mit dem Hefepilz *Candida albicans.*

Chlamydieninfektion Eine sexuell übertragene Infektion, oftmals „still" (ohne Symptome). Falls sie unbehandelt bleibt, kann sie entzündliche Beckenerkrankung (PID) und Narbenbildung an den Fortpflanzungsorganen hervorrufen. Siehe *entzündliche Beckenerkrankung.*

Clomifentest: Clomifentest wird eingesetzt, um die Eierstockfunktion zu untersuchen.

Clomifencitrat: Ein oral verabreichtes, nichtsteroidales, ovulationsanregendes Mittel, das zu einer Gruppe von Medikamenten gehört, die als selektive Östrogenrezeptormodulatoren bezeichnet und verschrieben werden, um eine unregelmäßige Ovulation zu korrigieren. Eines der Medikamente, das am häufigsten bei Infertilität verabreicht wird. Markennamen: Clomid, Femara.

Dantian: In der TCM wird der Bereich 5 cm unterhalb des Nabels so bezeichnet. Einer der wichtigen Energiezentren im Körper.

Diindolylmethan (DIM): DIM ist ein Inhaltsstoff von Kohlgemüse und regt die effizientere Nutzung von Östrogen durch Erhöhung des Estradiol-Stoffwechsels an.

Dreifacherwärmer (San Jiao): Ein Organ ohne körperliches Gegenstück in der westlichen Medizin. In der TCM ist der Dreifache Erwärmer die Bahn, die Organe im Körper verbindet, welche mit Wasser zu tun haben: Lungen, Milz, Nieren, Dünndarm und Harnblase.

Durchdringungsgefäß (Chong Mai): Einer der Sondermeridiane oder Sondergefäße, kommuniziert mit den anderen Meridianen. Bei Frauen entspringt das Durchdringungsgefäß in der Gebärmutter und ist zuständig für Menstruation, Hormone und unsere psychoneuroendokrinologischen Systeme.

Eileiterschwangerschaft: Wenn eine befruchtete Eizelle sich an Stellen außerhalb des Uterus einnistet, gewöhnlich in den Eileitern. Zur Sicherheit der Mutter muss die Schwangerschaft abgebrochen werden. Eileiterschwangerschaften können durch Blockaden in den Eileitern entstehen.

embryonale Falten: Die Bruchlinien, die die Trennung einer Gruppe von Zellen von einer anderen im sich entwickelnden Embryo markieren; sie kennzeichnen auch die Verbindung zwischen Gruppen von verwandten Zellen. Es wird vermutet, dass embryonale Falten die Vorläufer der Meridian-Energiekanäle im Körper sind.

Endometriose: Abnormes Wachstum des Endometrialgewebes außerhalb vom Endometrium (Gebärmutterschleimhaut).

Endometrium: Uterusschleimhaut, die sich als Reaktion auf Hormone verdickt und entwickelt. Das Endometrium nimmt entweder die befruchtete Eizelle auf oder verflüssigt sie und es wird mit jeder Monatsblutung abgestoßen.

Endothelwachstumsfaktor: Ein chemischer Stoff, der in geschädigten Herzen nachweisbar ist; findet sich auch in den Eierstöcken, wenn Frauen älter werden. Er gibt dem Körper das Signal, dass das Follikelgewebe nicht genug durchblutet wird.

Entwicklungsstopp der endometrialen Drüsen: Ein Leiden, bei dem die Drüsen der Gebärmutterschleimhaut nicht angemessen auf die Signale von ansteigendem Progesteron reagieren, die der Gelbkörper aussendet.

entzündliche Beckenerkrankung (PID): Gewöhnlich das Ergebnis einer Bakterieninfektion, die Eierstöcke, Eileiter, Uterus und Gebärmutterhals betreffen kann.

Essenz: Essenz heißt auf Chinesisch *Jing*. In der TCM ist die Essenz eine der zwei Vitalflüssigkeiten des Körpers (das andere ist Feuchtigkeit). Die Essenz wird in den Nieren gespeichert und enthält den Plan unseres Erbguts. Sie ist ein entscheidendes Element des Fortpflanzungssystems im Körper.

Estradiol E2: Die häufigste Form von Östrogen, die vom Körper produziert wird. Zu viel Estradiol wird mit Brustschmerz, Gewichtszunahme, Brust- und Gebärmutterkrebs, Launenhaftigkeit und geringer Libido in Verbindung gebracht.

Estriol E3: Das schwächste und freundlichste (seltener Krebs auslösende) Östrogen. Es wird in der Leber aus Estron und Estradiol in einen Stoff umgewandelt, der von den Nieren ausgeschieden werden kann.

Estron (oder Östron): E1 – Estron ist von mittlerer Stärke und das Östrogen, das nach der Menopause hergestellt wird.

Feuchtigkeit: In der TCM einer der Zustände des Ungleichgewichts im Körper. Feuchtigkeit ist eine übermäßige Ansammlung von Flüssigkeit, die in schweren Fällen zu Schleim wird. Siehe *Hitze*.

Fimbrien: Die fingerartigen Enden des Eileiters, die dazu dienen, die reife Eizelle vom Eierstock in den Eileiter zu „fegen".

Folsäure: Eine für die Zellteilung extrem wichtige Substanz. Frauen, die schwanger werden wollen, sollten zusätzlich Folsäure nehmen.

Follikel: Das Gebilde im Eierstock, in dem sich die Eizelle entwickelt.

Follikelstimulierendes Hormon (FSH): Follikelstimulierendes Hormon ist für das normale Follikelwachstum, die Reifung und Steroidproduktion in den Eierstöcken erforderlich. Steigende FSH-Werte sind für die Follikelentwicklung unumgänglich und demzufolge auch für den richtigen Zeitpunkt und die Zahl an Follikeln, die ihre Reife erreichen.

Follitropine: Eine Gruppe von Medikamenten, die dazu dienen, das follikelstimulierende Hormon (FSH) einer Frau zu ergänzen. Markennamen des Medikaments: Follistim, Fertinex, Bravelle und Gonal-F.

Furchung: Der Vorgang der Zellteilung in einer befruchteten Eizelle.

Galaktorrhoe: Laktation, die nicht mit Geburt oder Stillen in Verbindung steht.

Gelbkörper: Eine Struktur, die vom Eibläschen gebildet wird, nachdem es seine Eizelle freigesetzt hat. Es ist vom Wesen her eine Hormondrüse, die das Progesteron ausschüttet, das zur Aufrechterhaltung der Schwangerschaft dient, falls die Eizelle befruchtet werden sollte.

Glucocorticoide: Medikamente, die von westlichen Ärzten eingesetzt werden, um immunologische Reaktionen im Körper zu verhindern.

Gonadotropine: Natürlich vorkommende Hormone, die die Eierstöcke anregen.

Gossypol: Ein chemischer Stoff, der die Spermienbildung verhindert und in Baumwollsamenöl zu finden ist.

Gürtelgefäß (Dai Mai): Einer der Sondermeridiane und der einzige Meridian oder das Gefäß, das im Körper horizontal verläuft. Das Gürtelgefäß „hält die Dinge im Körper" (d. h. Vaginalausfluss und Föten).

Herz: In der TCM regelt das Organ Geist und Seele, kontrolliert Blut- und Kreislaufsystem und versorgt die Gebärmutter mit Blut.

Hitze: Abnorme Hitze im Körper gilt in der TCM als Zustand des Ungleichgewichts. Sie wird vielfach mit anderen Beschwerden wie Feuchtigkeit, Nierenschwäche (Ni-) oder Leber-Qi-Stagnation (Le QX) assoziiert.

humanes Choriongonadotropin (hCG): Ein natürlich vorkommendes Hormon im Urin von schwangeren und postmenopausalen Frauen. hCG wird zur Anregung der Ovulation und Schwangerschaft bei anovulatorischen Frauen verwendet. Wird auch eingesetzt, um eine vermehrte Produktion von Eibläschen und Eizellen bei Frauen zu fördern, die sich einer IUI oder künstlichen Befruchtung unterziehen. Markennamen: Pregnyl, Brevactid.

humanes Menopausengonadotropin (hMG, Menotropin): hMG wird aus dem Urin von Frauen nach der Menopause gewonnen. hMG wirkt direkt auf die Eierstöcke und stimuliert die Follikelentwicklung. Wird als Teil eines IVF-Protokolls verabreicht. Markennamen: Menogon, Menopur.

Hydrosalpinx: Eine Erkrankung, bei der die Eileiter sich mit Flüssigkeit füllen, was die Fertilität behindert.

Hyperprolaktinämie: Überproduktion des Hormons Prolaktin, was Unfruchtbarkeit verursacht.

Hypothalamus: Der Hypothalamus befindet sich an der Basis des Gehirns und ist die Schaltzentrale für alle hormonellen Aktivitäten, einschließlich der Produktion von Gonadotropin freisetzenden Hormonen, die Eisprung, Menstruation und Schwangerschaft steuern.

Hypothalamus-Hypophyse-Gonaden-Achse (HHG): Das System, das die Gehirnstruktur (Hypothalamus) mit den Hormondrüsen (Hypophyse) und Eierstöcken verbindet. Verantwortlich für fast jeden Aspekt der Hormonsteuerung und Ovulation.

Hysterosalpingogramm (HSG): Ein Diagnosetest, bei dem einer Frau Farbstoff in den Uterus gespritzt und dann über eine Röntgenaufnahme untersucht wird, ob die Flüssigkeit sich in die Beckenhöhle ergießt, wodurch die Durchlässigkeit der Eileiter ermittelt wird.

Hysteroskopie: Ein Diagnoseverfahren, bei dem ein kleines Endoskop mit faseroptischem Licht durch den Gebärmutterhals eingeführt wird, um das Innere des Uterus zu untersuchen.

Iliakalgefäße: Gefäße, die aus der Bauchaorta entspringen, die Beckenorgane mit Blut versorgen und dann weiter in die Oberschenkelarterien übergehen, durch welche die Beine Blut erhalten.

Immunglobulin M (IgM): Ein Antikörpertiter, der sich im Serum befindet und eine Immunantwort auf das Endometrial- und andere Gewebe anzeigt. Immunologische und entzündliche Krankheiten können diese Immunantwort im Körper auslösen.

In-vitro-Fertilisation (IVF): Ein Begriff, der auf viele Verfahren der künstlichen Befruchtung angewandt wird, die von der westlichen Medizin angeboten werden. Bei der IVF werden einer Frau Eizellen entnommen, diese werden inkubiert und dann mit Sperma vermischt. Sobald sich die Eizellen zwei bis fünf Tage entwickelt haben, werden sie geprüft und bis zu fünf gesunde befruchtete Eizellen werden über einen Katheder in den Uterus der Frau eingepflanzt. 10 bis 14 Tage später wird ein Bluttest gemacht, um zu ermitteln, ob eine Schwangerschaft besteht.

Indol-3-Carbinol: Eine Substanz, die vom Körper produziert wird und der Leber hilft, den Körper von den negativen Wirkungen (feuchte Hitze) von zu viel Östrogen zu befreien.

Induration: Verhärtung des umgebenden Gewebes, das durch neue Verwachsungen wie z. B. Myome hervorgerufen wird.

Inhibin B: Inhibin B ist ein direkter Messwert für die Eierstockfunktion, d. h. die Fähigkeit des Eierstocks, eine ausreichende Anzahl von Eizellen guter Qualität zu produzieren, die normale Embryonen erzeugen können. Granulosazellen (meist aus dem dominanten ovariellen Follikel) schütten Inhibin B aus, das zum Gehirn zurückfließt, um die FSH-Sekretion von der Hypophyse zu kontrollieren.

Interleukin: Einer der hormonellen Faktoren in den Eierstöcken, die helfen, das letztliche Fruchtbarkeitspotential der Oozyte (dem Vorläufer zur Eizelle) zu ermitteln.

intrazytoplasmatische Spermieninjektion (ICSI): Eine Form der künstlichen Befruchtung, bei der die Befruchtung forciert wird, indem man Sperma direkt in die Eizelle injiziert. Kommt zum Einsatz, wenn Spermien nicht gesund genug sind, um von allein in die Eizelle einzudringen.

intrauterine Insemination (IUI): Eine Form der künstlichen Befruchtung, bei der eine gewaschene Spermaprobe direkt in den Uterus einer Frau gespritzt wird, um die Chance einer Befruchtung zu erhöhen.

Ischämie: Verminderte Zufuhr von sauerstoffreichem Blut zu einem Organ.

Jing: Siehe *Essenz*.

Kälte: Abnorme Kälte ist ein TCM-Muster, das von einem Mangel an Yang-Energien geprägt ist, was bewirkt, dass ein Organ oder System nicht richtig funktioniert.

Konzeptionsgefäß (Ren Mai): Das Konzeptionsgefäß entspringt im Durchdringungsgefäß und ist für die Yin-Energie im Körper zuständig. Die Produktion von Östrogen (einem Yin-Hormon) steht auch mit dem Konzeptionsgefäß in Verbindung.

Künstliche Befruchtung: Verfahren der westlichen Medizin, das Frauen helfen soll, schwanger zu werden. Die künstliche Befruchtung nutzt Arzneimittel und chirurgische Eingriffe, um Hindernisse zur Empfängnis auszuräumen. Dazu gehören In-vitro-Fertilisation (IVF), intratubarer Gametentransfer (GIFT), intrazytoplasmatische Spermieninjektion (ICSI), intrauterine Insemination (IUI) und intratubarer Zygotentransfer (ZIFT).

Laparoskopie: Ein chirurgisches Verfahren, das unter Vollnarkose durchgeführt wird, wobei die Bauchhöhle mit Kohlendioxid vollgepumpt wird und durch kleine Schnitte in der Bauchdecke Instrumente eingeführt werden, um die Beckenhöhle und Fortpflanzungsorgane zu untersuchen.

Lenkergefäß (Du Mai): Das Lenkergefäß entspringt im Durchdringungsgefäß, kontrolliert die Yang-Energie des Körpers und überwacht die Produktion von Testosteron und Progesteron, zwei Yang-Hormonen.

Leuprorelin-Acetat: Freiname für das Arzneimittel Lupron, einem Agonisten des Gonadotropin-freisetzenden Hormons (GnRH).

L-Glutamin: L-Glutamin ist die am weitesten verbreitete Aminosäure im Körper und an vielen Stoffwechselprozessen beteiligt.

Leber: In der TCM kontrolliert das Organ den gleichmäßigen Fluss und die Verteilung des Blutes. Sie ist verantwortlich für alle Umwandlungen im Körper, auch für den Eisprung.

L-Lysin: Eine essentielle Aminosäure, die für Wachstum, Entwicklung und Gewebeerhaltung und -reparatur nötig ist.

Lutealphase: Sie wird auch als Yang-, hypertherme oder Hochtemperaturphase bezeichnet und dauert etwa 14 Tage. Sie heißt Lutealphase, weil die luteinisierten Zellen aus den kollabierten Follikeln eine strukturelle Umwandlung durchlaufen, ein als Luteinisierung bekannter Vorgang.

luteinisierendes Hormon (LH): Ein Hormon, das von der Hypophyse gebildet wird. LH ist eines von zwei notwendigen Elementen zur Vorbereitung von Befruchtung und Einnistung der Eizelle.

Mangel: Ein TCM-Begriff, der verwendet wird, um einen Mangel an einer bestimmten Energie/Flüssigkeit in einem Organsystem oder im Körper insgesamt anzuzeigen. Wird auch als Leere bezeichnet.

Menometrorrhagie: Verlängerte und verstärkte Menstruation mit Zwischenblutungen.

Menorrhagie: Zu starke und zu lange andauernde Menstruation.

Meridiane: Es gibt zwölf Hauptmeridiane, die jeweils einem bestimmten Organsystem zugeordnet sind. Daneben gibt es auch vier Sondermeridiane, welche die anderen Meridiane verbinden. Siehe *Sondermeridiane* und *Organsysteme*.

Metrorrhagie: Azyklische, lang anhaltende Blutungen außerhalb des normalen Menstruationszyklus; auch Zwischenblutung genannt.

Milz: In der TCM ist sie das Organ, das Energieerzeugung, Stoffwechsel, Verdauung und Ausscheidung steuert. Eine gesunde Milz ist essentiell für einen gesunden Monatszyklus.

Moxibustion: Kräuterräucherung in der Nähe eines Akupunkturpunktes während einer Akupunkturbehandlung. Die durch Moxibustion erzeugte Hitze verstärkt die Wirksamkeit der Behandlung.

Muzin: Eine klebrige Substanz, die von der Gebärmutterschleimhaut produziert wird. Ein Teil von Muzin bindet sich stark an unsere Antikörper und verhindert, dass diese den implantierten Embryo schädigen.

Myome: Gebärmuttermyome sind das häufigste abnorme Wachstum in den weiblichen Fortpflanzungsorganen. Diese gutartigen Tumore entstehen an der Innen- oder Außenwand des Uterus, im Uterusmuskel oder an anderen Stellen in der Beckenhöhle.

natürliche Killerzellen: (NK) Weiße Blutkörperchen, die vor fremden Eindringlingen schützen. Bei Frauen mit Endometriose, Thyreoiditis, wiederholter Fehlgeburt und anderen Immunkrankheiten hat man festgestellt, dass aktivierte NK-Zellen in der Gebärmutter vorhanden sind und das Endometrium und etwaige Embryonen, die versuchen, sich dort niederzulassen, schädigen.

Netzwerkgefäße: Nebenzweige der Hauptmeridiane, wie Energiekapillaren.

nichtsteroidale Entzündungshemmer (NSAIDs): Schmerzmittel wie Ibuprofen. Sie blockieren die Synthese von Prostaglandinen und können daher die Ovulation verhindern.

Niere: In der TCM ist es das Organ, das den Plan unseres Erbguts enthält. Sie kontrolliert das reproduktive System und die Hormone einer Frau, verbindet das reproduktive, Skelett-, Nerven- und Hormonsystem und speichert die Essenz, eine der wichtigen Energien des Körpers.

Oozyte: Oozyten sind im Eierstock zu finden und die Vorläufer der Eizellen einer Frau.

Organ/Organsystem: In der TCM gibt es zwölf Organsysteme, die aus sechs Organpaaren bestehen, sowie einige außerordentliche Organe wie z. B. den Uterus.

Östrogen Estron, Estradiol und Estriol: Die vorherrschenden weiblichen Hormone, die zur Aufrechterhaltung gesunder reproduktiver Gewebe, Brüste, Haut und Gehirn notwendig sind.

ovarielles Überstimulationssyndrom (OHSS): Bei OHSS vergrößern sich die Eierstöcke und entzünden sich – eine Nebenwirkung, die bei ovarieller Stimulation auftritt und häufig durch eine hCG-Verabreichung im Laufe von IVF-Behandlungen verschlimmert wird.

Perfusion: Durchfluss einer Flüssigkeit (wie Blut) durch ein bestimmtes Organ oder einen Teil des Körpers.

Perikard: Der faserige Beutel, der das Herz umschließt. In der TCM schützt der Herzbeutel das Herz vor emotionalem Stress und Belastung.

Phytoöstrogene: Östrogene Verbindungen, die in Pflanzen vorkommen. Chemisch dem Östrogen ähnlich, erzeugen Phytoöstrogene (wie Soja und Chinesische Engelwurz) milde östrogene Eigenschaften im Körper.

polyzystisches Ovarialsyndrom (PCOS): Bei PCOS bilden sich im Eierstock mehrere kleine Zysten, die eigentlich winzige Follikel sind, und beeinträchtigen die Fertilität.

prämature Ovarialinsuffizienz (POI): Eine Krankheit, die die Fruchtbarkeit einer Frau beeinträchtigt, da ihre Eierstöcke nicht mehr funktionieren, lange vor dem Durchschnittsalter für die Menopause.

Progesteron: Ein Hormon, das vom Gelbkörper des Eierstocks nach dem Eisprung ausgeschüttet wird. Notwendig zur Entwicklung der Gebärmutterschleimhaut, damit sich eine befruchtete Eizelle implantieren kann.

Prolaktin: Ein Laktationshormon, das von der Hypophyse freigesetzt wird und bei Frauen in Stress-Situationen oft erhöht ist.

Prostaglandin(e): Hormonartige Stoffe, die als chemische Botenstoffe dienen und eine Funktion bei der zellulären Regulation besitzen.

Pyosalpinx: Ein Zustand, bei dem sich die Eileiter mit Eiter füllen. Kann die Fruchtbarkeit beeinträchtigen.

Qi: In der TCM ist es die universelle Energie, die allen Dingen innewohnt. Eine bioelektrische Kraft, die im ganzen Körper fließt und von den Meridianen getragen wird.

Qigong: Uralte taoistische Praktiken, die bestimmte Übungen umfassen, die sich auf die grundlegende Lebenskraft konzentrieren – den Atem.

retrograde Ejakulation: Eine Schwächung der Muskeln, die Blase und Harnröhre umgeben, wodurch das Ejakulat in die Blase zurückfließt.

retrograde Menstruation: Ein Zustand, bei dem das Menstrualblut nicht über die Zervix ausgeschieden wird, sondern zurück durch die Eileiter und in die Bauchhöhle fließt.

Samenleiter: Der Durchgang vom Hodensack zum Samengang.

Salpingitis: Entzündung der Eileiter innen. Kann die Fruchtbarkeit beeinträchtigen.

Schilddrüsenunterfunktion: Eine Krankheit, bei der die Schilddrüse zu wenig Schilddrüsenhormon produziert, was die Fertilität herabsetzt und eine Fehlgeburt oder abnorme Fötalentwicklung zur Folge hat.

selektive Östrogenrezeptormodulatoren (SERM): Siehe *Clomifencitrat.*

Shen: In der TCM eine Form von Energie, die als Niere und Geist übersetzt wird und das reproduktive System lenkt.

Sondermeridiane: In der TCM sind dies vier tiefe Meridiane (bzw. Gefäße), die mehrere Organsysteme verbinden. Die Sondermeridiane steuern die Energien, welche Wachstum, Reife und Altern bestimmen. Sie beeinflussen auch die hormonellen Aspekte der Fortpflanzung und steuern die embryologische Entwicklung, die genetische Konstitution, das Alter und den Verfall. Zusammen bilden diese Meridiane die Hypothalamus-Hypophyse-Gonaden-Achse (HHG). Siehe *Durchdringungs-*, *Lenker-*, *Konzeptions-* und Gürtelgefäß.

Sonohysterographie: Ultraschalluntersuchung, bei der Salzwasser in den Uterus einer Frau injiziert wird.

Spermatorrhoe: Austritt von Samenflüssigkeit aus der Harnröhre ohne sexuelle Erregung.

Stagnation: Ein Begriff, der Energien beschreibt, die sich nicht richtig im ganzen Körper umherbewegen.

Stase: Ein Begriff, der beschreibt, wenn das Blut nicht richtig fließt. Blutstase ist analog zu Schlamm.

Stein-Leventhal-Syndrom: Siehe *polyzystisches Ovarialsyndrom (PCOS).*

systemischer Lupus erythematodes: Eine Autoimmunerkrankung, die viele Systeme des Körpers angreift.

Tai Chi: Traditionelle Übungs- und Bewegungsform der Chinesen.

Traditionelle Chinesische Medizin (TCM): Ein Medizinsystem, das vor Tausenden von Jahren in China seinen Ursprung nahm.

Transfettsäuren: Toxische Form der Fettsäuren, die das ordnungsgemäße Funktionieren des Immun- und Reproduktionssystems beeinträchtigen kann.

Trichomoniasis: Eine verbreitete Infektion im Vaginalbereich.

trilaminar: Der Begriff wird verwendet, um die Entwicklung des dreischichtigen Endometriums vor Einnistung des Embryos zu beschreiben.

Überschuss: Ein TCM-Begriff, der verwendet wird, um ein Übermaß an einer bestimmten Energie oder Substanz in einem Organsystem oder im Körper insgesamt anzuzeigen. Um ein Gleichgewicht zu erreichen, muss der Überschusszustand beseitigt werden.

Uterus: Eines der außerordentlichen Organe in der TCM. Die Gebärmutter gilt als „Palast des Kindes", wo Konzeptions- und Durchdringungsgefäße entspringen.

Varikozele: Eine Krampfader in den Blutgefäßen der Hoden, verursacht manchmal eine Skrotalschwellung bzw. einen Anstieg der Hodentemperatur.

Verwachsungen (Briden): Gewebebänder, die sich im Körper als Heilreaktion auf Trauma wie z. B. Verletzung, Entzündung, Infektion oder Operation bilden. Verwachsungen im Becken können die Fertilität beeinflussen.

Yang: In der TCM eines der zwei Gegensätze, die das Universum schaffen und allem innewohnen, das andere ist Yin. Yang-Energie ist heiß, schnell, brennend, hell, leicht und aggressiv. Yang ist auch einer der vier Vitalstoffe im Körper.

Yin: In der TCM eines der zwei Gegensätze, die das Universum schaffen und allem innewohnen, das andere ist Yang. Yin-Energie ist nachgiebig, empfangend, kalt, langsam, dunkel, passiv und schwer. Yin ist auch einer der vier Vitalstoffe im Körper.

zervikale Dysplasie: Ein Zustand abnormer Zellteilung des Muttermunds.

Zervixstenose: Eine beengte oder eingeschnürte Zervix.

zweiphasig: Ein Begriff, der zur Beschreibung einer normalen B-Kurve dient.

Zygote: Der Begriff für eine befruchtete Eizelle zwischen dem Zeitpunkt der Vereinigung von Eizelle und Sperma bis zur ersten Furchung.

Danksagung

Mein Dank gilt Victoria St. George von Just Write Literary & Editorial Services, die meine berufliche Arbeit in Poesie verwandelt hat. Ich möchte meiner Literaturagentin Carol Susan Roth für ihre fachkundige Leitung auf diesem Weg danken, Brian Carli für seine schönen Illustrationen und Little, Brown und Company für ihr sorgfältiges Lektorat und ihre Beratung.

Ich danke allen Reproduktionsmedizinern, die offen dafür waren, diese Arbeit in ihre Praxis zu integrieren, meinen Kollegen von Eastern Harmony und RESOLVE, dass sie so vielen Frauen mit Fertilitätsproblemen Zuflucht bieten. Im Laufe der Zeit habe ich eine Menge meiner Lehrerinnen und Lehrer der östlichen und westlichen Medizin gelernt, in den Vereinigten Staaten ebenso wie in China. Schließlich bin ich meinem Mann Ed für seine endlose Geduld bei diesem Prozess dankbar und auch meinen Kindern Theresa, Kyra und Lars, denn sie sind die Geschenke, die alles lohnenswert machen.

Meine tiefste Dankbarkeit gilt meinen Patientinnen, die auch meine Lehrerinnen sind und deren Geschichten diese Arbeit erst möglich machen. Sie bringen mir ihre zerbrochenen Träume und erlauben mir, sie auf ihrem Weg zur Ganzwerdung zu begleiten. Ich ehre ihren Weg und hoffe, dass ihre Geschichten andere zu neuer Hoffnung und Heilung inspirieren werden.

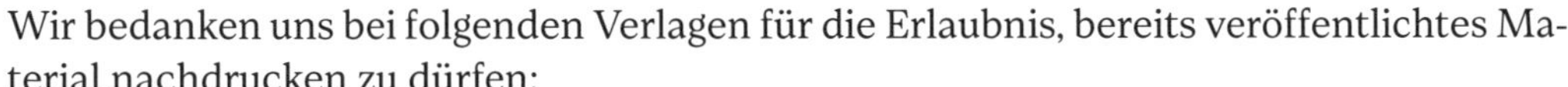

Wir bedanken uns bei folgenden Verlagen für die Erlaubnis, bereits veröffentlichtes Material nachdrucken zu dürfen:

Harper Collins Publishers: Auszüge der Gedichte 2, 6, 22 und 64 aus *Tao Te Ching, A New English Version,* übersetzt von Stephen Mitchell. Copyright© 1988 der Übersetzung von Stephen Mitchell. Nachdruck mit Genehmigung von HarperCollins Publishers, Inc.

Random House: Auszug von „Von den Kindern" aus *Der Prophet* von Khalil Gibran, Copyright 1923 von Khalil Gibran und erneuert 1951 von Administrators C. T. A. of Khalil Gibran Estate und Mary G. Gibran. Nutzung mit Genehmigung von Alfred A. Knopf, einer Tochter von Random House.

Shambhala Publications: „Der Embryo" aus dem Mathnawi I, 3775-3782. Aus *The Rumi Collection,* herausgegeben von Kabir Helminski, Copyright© 1998 von Kabir Helminski. Nachdruck nach Absprache mit Shambhala Publications, Inc., Boston, MA, www.shambhala.com.

Stichwortverzeichnis

H

I

K

L

M

N

O

P

Q

R

S

T

U

V

W

Y

Z

Bezugsquellen

Die meisten der im Buch erwähnten Nahrungsergänzungsmittel können Sie direkt über unseren Online-Shop www.narayana-verlag.de erhalten. Patentierte Kräuterrezepturen sowie weitere Heilkräuter kann man über Apotheken beziehen, die chinesische Medizin führen.

Über die Autorin

Dr. Randine Lewis, Master of Science in Traditioneller Chinesischer Medizin, ist zertifizierte Akupunkteurin und ausgewiesene Kräuterspezialistin. Nach ihrem klassischen Medizinstudium erwarb sie Abschlüsse in Traditioneller Chinesischer Medizin mit dem Schwerpunkt Fruchtbarkeitsgesundheit.

Dr. Lewis hält Vorträge im Namen von Berufsverbänden, Akupunkteuren und Infertilitätsorganisationen. Sie ist Mitglied von RESOLVE, der American Infertility Association und der American Society for Reproductive Medicine sowie medizinische Expertin im International Council on Infertility Information Dissemination. Die intensiven Fertilitätsbehandlungen von Dr. Lewis wurden in vielen amerikanischen Fernseh- und Radiotalkshows vorgestellt, in denen ihre Erfolge bei der Behandlung von Unfruchtbarkeit mit Traditioneller Chinesischer Medizin beleuchtet wurden. Weitere Informationen über ihre Arbeit, Behandlungen und Retreats finden Sie unter www.theinfertilitycure.com (Seite in englischer Sprache, Anm. d. Verlags).

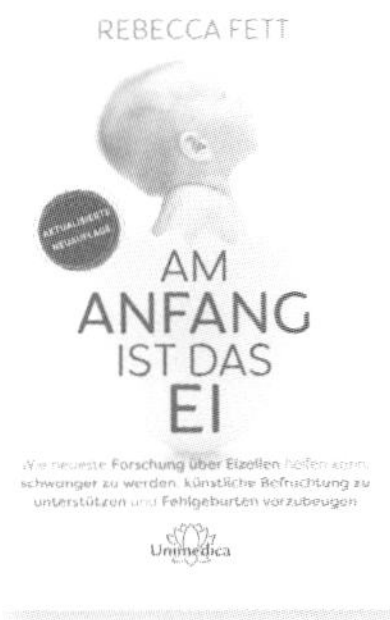

Rebecca Fett

Am Anfang ist das Ei

Wie neuste Forschung über Eizellen helfen kann, schwanger zu werden, künstliche Befruchtung zu unterstützen und Fehlgeburten vorzubeugen.

368 S., geb., € 24,80

Die neuesten wissenschaftlichen Erkenntnisse verändern die Art und Weise, wie wir über Fruchtbarkeit denken. Rebecca Fett präsentiert einen bahnbrechenden neuen Ansatz zur Verbesserung der Eiqualität und Fruchtbarkeit:

- Minimierung der Exposition gegenüber Toxinen wie BPA und Phthalaten
- Ernährungsplan mit den entscheidenden Lebensmitteln
- Auswahl der passenden Vitamine und Nahrungsergänzungsmittel

Mit einem 3-Stufen-Aktionsplan bietet die Autorin praktische Lösungen, um schneller schwanger zu werden und ein gesundes Baby zur Welt bringen. Dazu erklärt sie auch komplexe biologische und biochemische Prozesse in einer leicht verständlichen Sprache.
Am Anfang ist das Ei gibt auch Frauen Hoffnung, die sich auf dem langen Weg von Fruchtbarkeitsbehandlungen und fehlgeschlagenen In-vitro-Fertilisationen (IVF) befinden oder bereits mehrere Fehlgeburten erlitten haben.

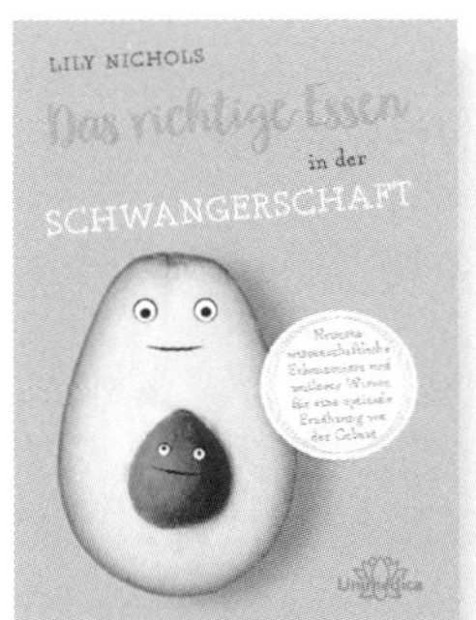

Lily Nichols

Das richtige Essen in der Schwangerschaft

Über Neueste wissenschaftliche Erkenntnisse und zeitloses Wissen für eine optimale Ernährung vor der Geburt

440 S., kart., € 25,80

Mehr als ein Ernährungsleitfaden für Schwangere und Mütter:

Es gibt nur wenige Autoren, die sich mit dem Thema „Das richtige Essen in der Schwangerschaft" so intensiv auseinandergesetzt haben, wie Lily Nichols. In den USA ist das Buch bereits ein Dauerbrenner.

Es gibt wohl kaum einen so umfassenden Ratgeber, der viele Ernährungsmythen, wie z. B. die von der Industrie über viele Jahre propagierte fettarme Kost, entkräftet und zeitloses Wissen mit den neuesten ernährungswissenschaftlichen Erkenntnissen verbindet. Einen ganz besonderen Stellenwert räumt die Autorin den Mikronährstoffen (Mineralien, Vitamine, Spurenelemente etc.) ein, sie erwähnt potentielle Risiken durch Toxine jeglicher Art (Schwer- und Leichtmetalle etc.) und wie man diese im Alltag vermeiden kann.

Mit den Grundsätzen der Autorin lassen sich die typischen Schwangerschaftsbeschwerden wie Heißhungerattacken, Übelkeit, Erbrechen, Schwangerschaftsdiabetes, Sodbrennen, Reflux oder Völlegefühl deutlich reduzieren. Zudem bietet sie Lösungen für die Herausforderungen bei einer vegetarischen Ernährung.

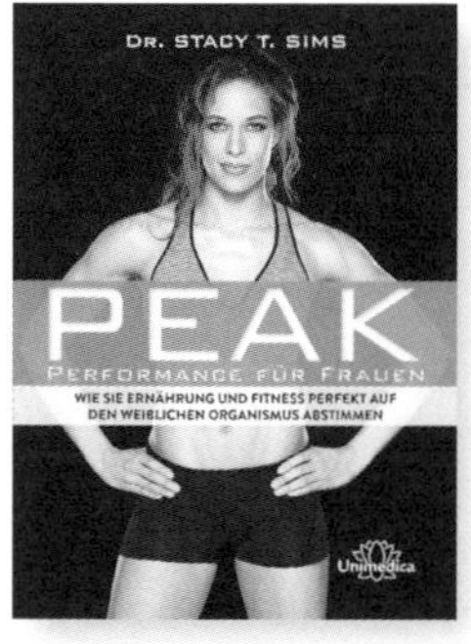

Stacy T. Sims

Peak-Performance für Frauen

Wie Sie Ernährung und Fitness perfekt auf den weiblichen Organismus abstimmen

368 S., kart., € 22,80

„Frauen sind keine kleinen Männer. Hören Sie auf zu essen und zu trainieren, als wären Sie einer."

Mit dieser Aufforderung ruft Dr. Stacy Sims eine Revolution ins Leben.
Ihr Bestseller *Peak-Performance für Frauen* rückt den Menstruationszyklus sowie den Stoffwechsel des weiblichen Körpers in den Fokus und wird zu den besten Sportbüchern aller Zeiten gezählt.

Viele Ratgeber zur Wettkampfvorbereitung wurden für Männer entwickelt – da ist es vorprogrammiert, dass Sportlerinnen meist nicht ihr volles Potenzial ausschöpfen können. Mit diesem Trainingsleitfaden für Frauen arbeiten Sie mit Ihrem Körper – nicht gegen ihn! Dr. Sims zeigt Ihnen, wie Sie auf die Hormonschwankungen während der 1. Phase (Follikelphase) und der 2. Phase (Lutealphase) Ihrer Periode reagieren und wie Sie Ernährung, Flüssigkeitszufuhr und Training an Ihre einzigartige Physiologie anpassen.

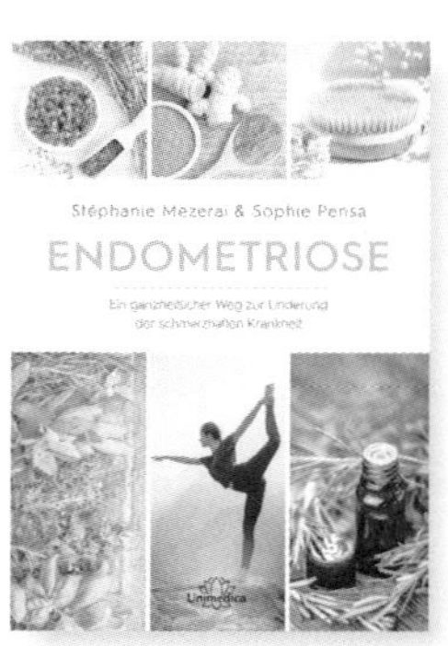

Stéphanie Mezerai / Sophie Pensa

Endometriose

Ein ganzheitlicher Weg zur Linderung der schmerzhaften Krankheit

384 S., kart., € 22,80

- Ein wertvoller Leitfaden zur Linderung von Endometriose auf naturheilkundlicher, ernährungswissenschaftlicher und ganzheitlicher Basis, der auch die psychosomatische Dimension dieser Krankheit beleuchtet.

- Eine vollständige Darstellung für ein besseres Verständnis der häufigsten chronischen Frauenkrankheiten, die nicht nur schmerzhaft ist, sondern auch zu Unfruchtbarkeit führen kann.

- Richtige Ernährung als Therapie: ausführliche Empfehlungen für eine entzündungshemmende, heilsame Ernährungsweise mit Rezepten und Heilkräuteranwendungen.

- Neben einem 14-tägigen Entgiftungsprogramm für den Körper sind Kompressen und Bäder sowie leicht verständliche Pilates- und Yogaübungen zur Beckenbodenentspannung Teil der Strategie gegen den Schmerz.

- Fragebögen zur Standortbestimmung, Tipps für Wochenpläne und ein Schmerztagebuch sowie Übungen zur mentalen Neuausrichtung helfen dabei, wieder Vertrauen in den eigenen Körper zu gewinnen.

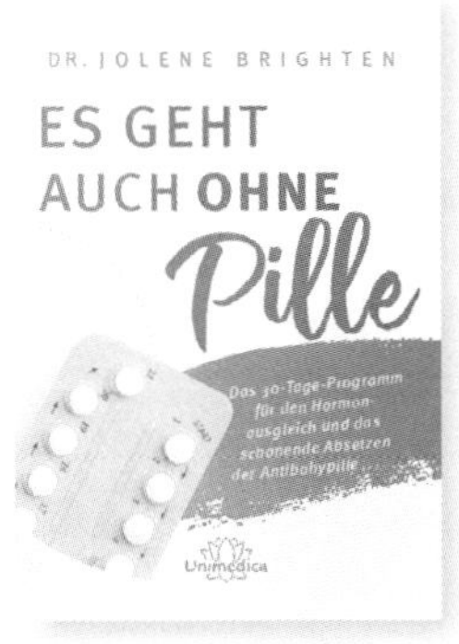

Dr. Jolene Brighten

Es geht auch ohne Pille

Das 30-Tage-Programm für den Hormonausgleich und das schonende Absetzen der Antibabypille

400 S., kart., € 23,80

Von weltweit 100 Millionen Frauen – alleine in Deutschland sind das 7 Millionen – nehmen etwa 60 Prozent die Antibabypille nicht zur Verhütung ein. In vielen Fällen wird „die Pille" zur Bekämpfung von Symptomen wie schmerzhafter Regelblutung oder sogar Akne verschrieben.

Doch was viele nicht wissen: Das beliebte Verhütungsmittel kann schwere gesundheitliche Folgen haben. Die Liste ist lang. Wussten Sie etwa vom erhöhten Risiko für Herzinfarkte, Schilddrüsen-, Nieren- und Autoimmunerkrankungen, Brust- und Gebärmutterhalskrebs, Haarausfall, chronische Infektionen oder extreme Müdigkeit?

Dr. Jolene Brighten, spezialisiert auf die Behandlung von durch die Antibabypille verursachten Hormonstörungen, legt mit Es geht auch ohne Pille ihr bewährtes 30-Tage-Programm der breiten Öffentlichkeit vor. Damit lassen sich die Nebenwirkungen spielend leicht umkehren und dem Post-Pill-Syndrom nach dem Absetzen erfolgreich entgegenwirken.

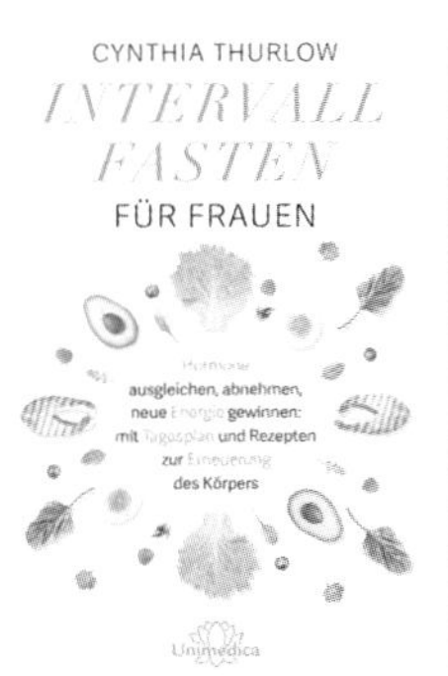

Cynthia Thurlow

Intervallfasten für Frauen

Hormone ausgleichen, abnehmen, neue Energie gewinnen: mit Tagesplan und Rezepten zur Erneuerung des Körpers

384 S., kart., € 24,80

ENTDECKEN SIE DAS GEHEIMNIS DER ERNEUERUNG IHRES KÖRPERS!

Dieses speziell für Frauen entwickelte sechswöchige Fastenprogramm verändert alles – unabhängig davon, ob frau sich im Zyklus, in der Menopause oder danach befindet. Es basiert auf dem 16:8-Fastenmodell und erklärt die erstaunliche Wirkung auf sämtliche Körperprozesse. Von zentraler Bedeutung ist dabei der Hormonhaushalt, von dem unser Wohlbefinden, gesunder Schlaf, die Fettverbrennung, eine regelmäßige Entgiftung und unsere Lebensenergie abhängig sind.

Dieses einzigartige Programm wird Ihnen helfen,

- kontinuierlich Gewicht zu verlieren und dieses ohne Hunger zu halten,
- einen geregelten Zyklus zu haben und die Symptome der Menopause zu lindern,
- körperliche und geistige Energie den ganzen Tag über zu erleben und den Alterungsprozess aufzuhalten!